Atlas Frühkarzinome des Gastrointestinaltrakts

Frieder Berr · Tsuneo Oyama · Thierry Ponchon ·
Naohisa Yahagi
(Hrsg.)

Atlas Frühkarzinome des Gastrointestinaltrakts

Endoskopische Diagnostik und Therapieentscheidungen

Springer

Hrsg.
Frieder Berr
Klinik für Innere Medizin I
Paracelsus Medizinische Universität
Salzburg, Österreich

Thierry Ponchon
Specialities Digestives
Hôpital Édouard-Herriot
Lyon, France

Tsuneo Oyama
Department of Endoscopy
Saku Central Hospital Advanced Care Center
Saku, Nagano, Japan

Naohisa Yahagi
Cancer Center, Division of Research and Development for Minimally Invasive Treatment
Keio University Hospital
Shinjuku-ku, Tokyo, Japan

ISBN 978-3-031-25622-6 ISBN 978-3-031-25623-3 (eBook)
https://doi.org/10.1007/978-3-031-25623-3

Die Deutsche Nationalbibliothek verzeichnet diese Publikation in der Deutschen Nationalbibliografie; detaillierte bibliografische Daten sind im Internet über http://dnb.d-nb.de abrufbar.

Planung/Lektorat: Susanne Sobich
Springer ist ein Imprint der eingetragenen Gesellschaft Springer Nature Switzerland AG und ist ein Teil von Springer Nature.
Die Anschrift der Gesellschaft ist: Gewerbestrasse 11, 6330 Cham, Switzerland

Dieses Buch ist allen Kollegen gewidmet, die sich für eine verbesserte endoskopische Analyse von frühen gastrointestinalen Krebserkrankungen einsetzen. Eine genaue endoskopische Bewertung oberflächlicher Neoplasien führt zu korrekten Indikationen für die geeignete Resektionstechnik und dient dem Wohl der Patienten.

Salzburg, 20. August 2018
Die Herausgeber

Vorwort

„State-of-the-art endoscopic skills best serve the patient"

Seit der ersten Ausgabe dieses Endoskopie-Atlas und Kompendium der Indikationen hat sich gezeigt, dass die endoskopische En-bloc-Resektion auf der Grundlage der ESD-Techniken für die Resektion von gastrointestinalen Frühkarzinomen ebenso kurativ ist wie die chirurgische Resektion. Und die Techniken sind jetzt für ESD von Frühkarzinomen sowie für endoskopische Tunnelresektion von symptomatischen oder prä-/malignen frühen intramuralen Tumoren verfeinert. Folglich haben einige westliche Richtlinien das Prinzip der endoskopischen En-bloc-Resektion maligner erscheinender GI-Neoplasien übernommen, während andere immer noch an stückweisen Schlingenpolypektomie-Techniken für Frühkarzinome im Barrett-Oesophagus oder im Kolorektum festhalten – und die Diagnosestellung anschließend ausschließlich dem Histopathologen überlassen.

In den letzten zehn Jahren hat ein Netzwerk von Pionier-Referenzzentren im Westen über die Implementierung der ESD-Technik berichtet. Und die endoskopisch-elektrochirurgische Qualität – gemessen an hohen Raten der En-bloc-Resektion und niedrigen Raten der Notfallchirurgie und Mortalität – ist fast an die Ostasiatischen Standards herangekommen. Die Raten der kurativen Resektion durch ESD liegen jedoch immer noch unter dem Ostasiatischen Standard, was hauptsächlich auf eine weniger treffsichere Vorhersage des submukösen Invasionsverhaltens und weniger auf unzureichende Abgrenzung der lateralen Ränder oder mehrerer Foci von Frühkrebs zurückzuführen ist.

Die aktualisierte und leicht erweiterte zweite Ausgabe dieses Atlas über Frühneoplasien des Gastrointestinaltrakt *hat zum Ziel,* die Detektion von prä-/malignen Neoplasien in einem frühen Stadium zu erhöhen, die *Tumorkategorie* mit hoher Genauigkeit vorherzusagen und die *Indikation* für die minimalst invasive, kurativ-resektive Technik auf der Grundlage dieser Diagnose zu treffen. Es ist eine Anstrengung erforderlich, diese Professionalität der Patientenversorgung zu leisten. Die Lernkurve für die professionelle bildgebende Endoskopie und die genaue endoskopische Diagnose von GI-Frühneoplasien kann bis zu 2 Jahre dauern, bis die Technik zur schnellen und treffsicheren Routine wird. Wir veröffentlichen diesen detaillierten Atlas für alle, die diesen Stand der Technik der endoskopischen Diagnose und Behandlung der GI-Frühneoplasien erreichen wollen.

Salzburg, Österreich — Frieder Berr
Saku, Nagano, Japan — Tsuneo Oyama
Lyon, Frankreich — Thierry Ponchon
Shinjuku-ku, Tokio, Japan — Naohisa Yahagi
20. August 2018

Danksagung

Der besondere Dank der Herausgeber und Autoren geht an alle, die unermüdlich zum Text und den Abbildungen des Buches beigetragen haben, insbesondere an Dr. Tobias Kiesslich aus Salzburg und Dr. Akiko Takahashi aus Nagano sowie an das Springer US-Klinikmedizin-Verlagsteam, insbesondere an Herrn Andy Kwan und Herrn Richard Hruska, Senior Editor, Klinikmedizin.

Salzburg
20. Aug. 2018

Die Herausgeber

Inhaltsverzeichnis

Teil I Allgemeine Prinzipien der Endoskopie für gastrointestinale Frühneoplasien

1 Endoskopische Detektion und Analyse von Mukosaneoplasien: Verbesserte Bildgebung der Tumormorphologie 3
Frieder Berr, Thierry Ponchon und Toshio Uraoka

2 Histopathologie der Mukosa-Frühneoplasien: Morphologische Karzinogenese im GI-Trakt 29
Daniel Neureiter und Tobias Kiesslich

3 Prinzipien der endoskopischen Resektion: Diagnostische und kurative Resektion von Mukosaneoplasien 53
Tsuneo Oyama und Naohisa Yahagi

4 Subepitheliale gastrointestinale Tumore: Diagnose und Indikationen für eine Resektion 71
Frieder Berr, Jürgen Hochberger und Tsuneo Oyama

5 Hochauflösender endoskopischer Ultraschall: Klinisches T-Staging von oberflächlichen und subepithelialen gastrointestinalen Neoplasien 89
Hans Seifert, Daisuke Kikuchi und Naohisa Yahagi

6 Endoskopie für Screening und Überwachung: Indikationen und Standards 113
Thierry Ponchon, Frieder Berr und Tsuneo Oyama

Teil II Organ-spezifische endoskopische Analyse von Frühneoplasien

7 Plattenepithelialer Ösophagus und Hypopharynx: Mukosaneoplasien 135
Tsuneo Oyama

8 Barrett-Oesophagus: Mukosaneoplasien 165
Pierre H. Deprez und Takashi Toyonaga

9 Magen: Mukosaneoplasien 193
Tsuneo Oyama

10 Duodenum und Dünndarm: Mukosaneoplasien 243
Motohiko Kato, Naohisa Yahagi und Thierry Ponchon

11 Kolorektum: Mukosaneoplasien 263
Andrej Wagner, Tadateru Maehata, Frieder Berr und Naohisa Yahagi

12 Chronisch entzündliche Darmerkrankung in Remission: Mukosaneoplasien 317
Naohisa Yahagi, Tadateru Maehata und Atsushi Nakayama

Anhang: Terminologie 333

Herausgeber- und Autorenverzeichnis

Frieder Berr Klinik für Innere Medizin I, Paracelsus Medizinische Universität, Salzburg, Österreich

Pierre H. Deprez Departement of Hepato-Gastroenterology, Cliniques Universitaires de Saint-Luc, Université Catholique de Lovain, Brussels, Belgium

Jürgen Hochberger Abteilung für Gastroenterologie, Vivantes Klinikum Berlin Friedrichshain, Berlin, Deutschland

Motohiko Kato Division of Research and Development for Minimally Invasive Treatment, Cancer Center, Keio University School of Medicine, Shinjuku-ku, Tokyo, Japan

Tobias Kiesslich Department of Internal Medicine I & Institute of Physiology and Pathophysiology, Paracelsus Medical University, Salzburg, Austria

Daisuke Kikuchi Department of Gastroenterology and Endoscopy Unit, Toranomon Hospital, Tokyo, Japan

Tadateru Maehata Division of Research and Development for Minimally Invasive Cancer Treatment, Cancer Center, Keio University School of Medicine, Shinjuku-ku, Tokyo, Japan

Atsushi Nakayama Division of Research and Development for Minimally Invasive Treatment, Cancer Centrum, Keio University School of Medicine, Shinjuku-ku, Tokyo, Japan

Daniel Neureiter Institut für Pathologie, Paracelsus Medizinische Universität, Salzburg, Österreich

Tsuneo Oyama Department of Endoscopy, Saku Central Hospital Advanced Care Center, Saku, Nagano, Japan

Thierry Ponchon Service Hospitalier Specialités Digestives, Hôpital Eduard Herriot, Lyon, Frankreich

Hans Seifert Abteilung für Innere Medizin-Gastroenterologie, Universitätskrankenhaus Oldenburg, Oldenburg, Deutschland

Takashi Toyonaga Department of Endoscopy, Kobe University Hospital, Kobe, Japan

Toshio Uraoka Department of Gastroenterology and Hepatology, Gunma University Hospital, Maebashi, Gunma, Japan

Andrej Wagner Abtlg. Innere Medizin-Gastroenterologie, Kreiskrankenhaus Bad Reichenhall, Bad Reichenhall, Deutschland

Naohisa Yahagi Division of Research and Development for Minimally Invasive Treatment, Cancer Center, Keio University School of Medicine, Shinjuku-ku, Tokyo, Japan

Teil I
Allgemeine Prinzipien der Endoskopie für gastrointestinale Frühneoplasien

Kapitel 1
Endoskopische Detektion und Analyse von Mukosaneoplasien: Verbesserte Bildgebung der Tumormorphologie

Frieder Berr, Thierry Ponchon und Toshio Uraoka

1.1 Einleitung

Weltweit ist der Gastrointestinal (GI) Trakt das Organsystem mit der höchsten Krebsinzidenz (20,5 % aller neuen Fälle) und jährlichen Mortalität (22 % = 1,81 Mio). Die endoskopische Detektion und Resektion im Frühstadium hat die Überlebensraten von Kolorektal- und Magenkrebs verbessert, insbesondere für Magenkrebs in Japan, wo jetzt mehr als 70 % als Frühkarzinome diagnostiziert werden [1, 2].

Die Mehrzahl der Ösophagus- und Magenkarzinome und etwa 50 % der Kolorektal-Karzinome (CRC) entwickeln sich aus flachen Vorläuferläsionen [3, 4]. Allerdings werden kleine (5–10 mm) oder winzige (<5 mm) flache Neoplasien leicht bei der Routine-Endoskopie übersehen. Die Übersehensrate solcher Läsionen wurde auf bis zu 19 % geschätzt [5]. Die Erkennung kleiner Frühneoplasien erfordert Kenntnisse über das endoskopische Spektrum neoplastischer Läsionen im konventionellen Weißlicht-Imaging (WLI) [3, 6], sowie über die hochauflösende, bildverstärkende Videoendoskopie (IEE) [7] zur Bildanalyse mit Färbetechniken (Chromendoskopie, CE) und Wellenlängen-Filterung (Narrow-Band Imaging, NBI; Blue Light Imaging, BLI) [8–12]. Mit diesen

F. Berr
Department of Internal Medicine I, Paracelsus Medical University, Salzburg, Österreich
E-Mail: frieder.berr@pmu.ac.at

T. Ponchon
Department of Digestive Diseases, Hôpital Eduard Herriot, Lyon, France
E-Mail: thierry.ponchon@chu-lyon.fr

T. Uraoka (✉)
Department of Gastroenterology and Hepatology, Gunma University Hospital, Maebashi, Prefecture Gunma, Japan
E-Mail: uraoka@gunma-u.ac.jp

F. Berr et al., *Atlas Frühkarzinome des Gastrointestinaltrakts*,
https://doi.org/10.1007/978-3-031-25623-3_1

hochauflösenden IEE Techniken wurde die Mikrooberflächenstruktur (S, surface) und Mikrogefäß (V, vessel) Architektur in normaler Schleimhaut und Neoplasien im Vergleich zur morphometrischen Oberflächen-Mikroskopie charakterisiert [13–15].

1.2 Standard-Endoskopie und Chromoendoskopie-Techniken

Die Bild Qualität hängt von *Auflösung* und *Kontrast* ab. Kontrast ist das Verhältnis der Helligkeit (Lichtdichte) zwischen einem Muster und seinem Hintergrund. Die Auflösung wird durch die Pixelzahl des Bildsensor-Chips (CCD = charge-coupled device) und das optische Linsensystem, sowie die Pixel-Kapazität des Video-Prozessors und des Display-Monitors bestimmt; daher wird die Auflösung durch high-definition endoscopy (HD > 850 000 Pixel), verbessert, was die Erkennungsrate flacher Neoplasien erhöht. Der Kontrast wird durch Oberflächenfärbung (Chromendoskopie, CE, in Weißlicht, WLI, mit 400–700 nm Wellenlänge) oder Narrow-Band-Spektral-Imaging (NBI) Endoskopie [8, 11] erhöht. HD-Videoendoskope (Zoom 40- bis >100-fach) mit Wellenlängenfilterung (NBI, und andere) sind aktueller Standard zur Karzinomdiagnostik [7]. Die meisten Video-Endoskopie-Systeme verwenden eine helle Xenon-Lampe als weißes Licht. Aber für die Farbreproduktion sind zwei verschiedene Systeme im Einsatz: das Farb-CCD-System mit kleinen roten-grünen-blauen (RGB) Farbfiltern in jedem CCD-Pixel (simultan RGB-Imaging System), das in westlichen Ländern verwendet wird; und das sequenzielle RGB-Imaging-System mit einem monochromatischen (schwarz-weiß) CCD und Farbtransformation der Lichtpulse im Video-Prozessor (Abb. 1.1a, b), das in Japan, Ostasien und dem Vereinigten Königreich verwendet wird. Das Farb-CCD-System hat ein besseres Bewegungs-Imaging, das sequenzielle RGB-Imaging System eine bessere Auflösung [11].

Für *NBI-Beobachtung* (Abb. 1.1a, b), wird ein schmalbandiger Filter in den Lichtpfad geschaltet. Aus dem breitbandigen weißen Licht der Xenonlampe werden zwei Bänder mit reduzierter Lichtintensität gesplittet, blau mit einer Wellenlänge von 415 nm und grün mit 540 nm, die den Absorptionsspitzen des Hämoglobins entsprechen. Das im Gewebe gestreute und reflektierte Licht zeigt eine grünblaue Farbe, und seine Absorption durch Hämoglobin in den Blutgefäßen zeigt die komplementäre Pseudofarbe, d. h. bräunlich und dunkelzyan. Das 415 nm blaue Lichtband hebt bräunlich wirkende Kapillaren in der Lamina propria mucosae (LPM) hervor, und das mehr gewebedurchdringende 540 nm grüne Band zeigt pseudo-zyanfarbene Venen in der Submukosa, die zusammen die oberflächliche vaskuläre (V) Architektur [11, 15] kontrastieren (vergleiche Abb. 1.4). Blue Light Imaging (BLI, Fujifilm Corp., Tokio) generiert ohne Filter ähnliche Lichtbänder wie NBI durch die Verwendung von vier LED (blauviolett, 415 nm/blau/grün/rot), und verbessert durch größere Lichtintensität die Bildgebung der Ober-

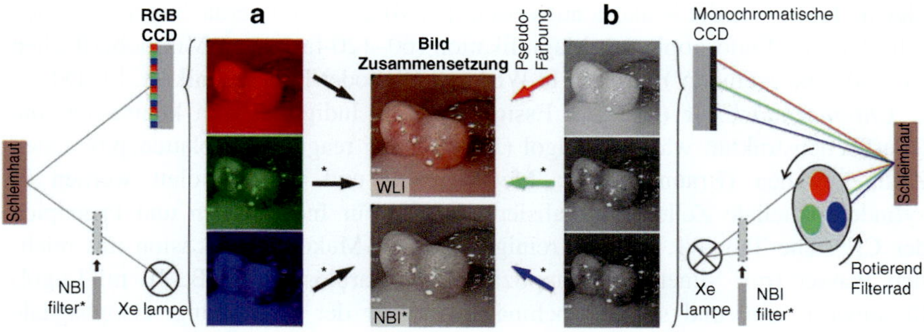

Abb. 1.1 (**a**) Schematisches Diagramm eines CCD-basierten simultanen Farbbildgebungssystems (EVIS Excera III). *CCD* Ladungskopplungsdetektor. (**b**) Schematisches Diagramm eines sequentiellen rot-grün-blauen (RGB) Bildgebungssystems (EVIS Lucera Spectrum) (Olympus Medical System Co., Tokio, JP). Die Einfügung eines NBI-Filters in den Xe-Lichtpfad eliminiert das rote Licht und beleuchtet die Mukosa mit weniger intensivem, dual -schmalbandigem Licht von 415 nm und 540 nm – interagierend mit den beiden Absorptionsmaxima des Hämoglobins. (Modifiziert von Uedo et al. [11])

flächenstruktur (S) und der mikrovaskulären Architektur (V) [8]. Das aktuelle System EVIS X1 (Olympus Medical Systems Co, Tokyo JP) arbeitet ebenfalls mit 5 LEDs (anstatt Xe-Lampe) sowie Filtern zur Optimierung der o. a. Frequenzbänder; bei sequentiell scannenden Endoskopen (vgl. Abb. 1.1b) werden die zwei LEDs (für NBI) abwechselnd an- und ausgeschaltet, simultan scannende Endoskope haben Parallelschaltung der 5 LEDs. Basierend auf den Prinzipien von NBI verwenden alternative Verarbeitungssysteme eine computerbasierte Filterung des reflektierten Lichts für spektrale Lichtbänder im Bildprozessor, z. B. flexible spektrale Bildverarbeitung (FICE, Fujifilm Corp., Tokio) oder i-Scan-Tonverbesserung (TE) -Modus (Pentax Medical Corp., Tokio) [10, 16].

1.3 Standard Weisslicht- (WLI) und Chromoendoskopie (CE)

Vorsorge von und Überwachung nach Frühkrebs verwenden eine hochauflösende (HD) Weisslicht(WLI)-Videoendoskopie zur *Detektion* von frühen Neoplasien mit Schwerpunkt auf Veränderungen in *Oberflächenstruktur* (epitheliale Architektur) und/oder *Farbe* der Mukosa [6]. Ösophagus und Pharynx müssen zusätzlich komplett in NBI-Mode (s. unten) inspiziert werden. Die rötliche Farbe von neoplastischen Läsionen in WLI entspricht einer erhöhten Gefäßdichte der Lamina propria mucosae (LPM), verringerten Drüsen Schicht, oder der Kombination beider Veränderungen; eine blassere Farbe spiegelt erhöhte Drüsendichte/neoplastische Infiltration von Zellen, vermindertes vaskularisiertes Bindegewebe der LPM, oder beide Faktoren kombiniert wider. Selten werden Neoplasien die gleiche Farbe wie die Mukosa aufweisen. Die *Analyse* von verdächtigen Läsionen erfordert HD Endoskopie mit Magnifikation (60–120-fach) von Mikrooberflächen (S) und Mikrogefäß (V) Struktur in WLI und NBI oder BLI Technik [8, 17, 18].

Chromoendoskopie (CE) mit Essigsäure oder Indigo-Karmin kontrastiert die Oberflächenstruktur, während Lugol (Jod) Lösung reagiert mit plattenepithelialen Zellmembranen (Braunfärbung); Methylenblau und Kristallviolett werden in zylinderepitheliale Zellen internalisiert [3, 19]. Für Indikationen und Prinzipien der CE siehe Tab. 1.1. Vor CE reinigen Sie die Mukosa und Läsion mit reichlich Wasser (mit Simethicon), applizieren die Farblösung (z. B. 10 ml Lugol) für etwa 1 min, und spülen nochmals kurz vor der Bildgebung. Ösophageale Plattenepithelneoplasien stellen sich als Lugol-*ungefärbter* Bereich in WLI dar, und das Auftreten einer leichten pink-Färbung (rosa) im ungefärbten Bereich nach 1–2 min ist hochspezifisch für Karzinom *(pink color Zeichen)* [20]. Lugol Färbung induziert eine entzündliche Reaktion (cave Histologie binnen zwei Wochen). Neutralisieren Sie die irritierende Wirkung der Lugol-Lösung sofort nach Jod-CE mit Natriumthiosulfat (5 %ige wässrige Lösung, doppeltes Volumen vgl. zu Lugol). Kristallviolett (zur Färbung winziger Neoplasieareale) ist die beste Färbung für irreguläre Mikrooberfläche im Kolon (pit pattern Typ V, siehe Kap. 11).

Tab. 1.1 Gastrointestinale Chromoendoskopie und virtuelle Chromoendoskopie (NBI oder BLI)

A. Indikationen		
Lokalisation	**Neoplasie**	**Färbemittellösung oder VCE (NBI, BLI)**
Ösophagus	Plattenepithelkarzinom	Lugol[a]-Färbung/NBI
	Barrett's HGIN, Karzinom	Essigsäure (AA)/Indigokarmin (IC)/NBI
Magen	Magenadenom, Frühkarzinom	Indigokarmin (IC)/AIM[b]/NBI
Kolon	Adenom, HGIN, Frühkarzinom	Indigokarmin (IC)/Kristallviolett/NBI
B. Anwendung und Prinzipien der Färbung		
Prinzip	**Lösung**	**Zielstruktur/Zellen**
Reaktiv	Jod-Kaliumjodid (0,75–1,0 % aq.) (Lugol-Lösung)[a]	Zellmembranen des Plattenepithels (PL); PL-Carcinom: ungefärbter Bereich mit klarer Abgrenzungslinie, „pink color Zeichen“ nach 2 Minuten
Kontrastierend	Indigokarmin (0,15 % aq.) AIM[b] (0,6 % AA, 0,4 % IC)	Für makroskopischen Typ und Grenze der Läsion AIM zur Identifizierung der Läsionsgrenze
Absorbiert	Kristallviolett (0,05 % wässrig)[c]	Kolonepithel zur Analyse von pit pattern Typ V (Volumen < 5 ml, per Sonde)

HGIN hochgradige intraepitheliale Neoplasie, *VCE* virtuelle Chromoendoskopie
[a]Vermeiden Sie die Exposition des Larynx, Jodallergie und Hyperthyreose! (vgl. Kap. 7). Neutralisieren (s. Text).
[b]AIM, frisch zubereitete Mischung aus 0,6 % Essigsäure und 0,4 % Indigo-Karmin [22]
[c]Nach dem Sprühen von Indigo-Karmin oft kombiniert (vergleiche Kap. 11)

Hinweis CE kontrastiert die Oberflächenstruktur (S). NBI und BLI (oder i-Scan, TE-Modus) betonen die mikrovaskuläre Architektur (V) und eventuell die S-Struktur und Randlinie von Mukosaneoplasien, die mit CE aber besser darzustellen sind.

1.4 Charakteristika mukosaler Frühneoplasien in WLI

Die Detektion einer Läsion hängt ab von in WLI sichtbaren Veränderungen in *Oberflächenstruktur* oder *Farbe* [6], während die Vorhersage der histopathologischen Tumorkategorie (pT) oder Invasivität (siehe Abschn. 1.5) auf der *Bewertung* von drei Kriterien beruht – *Tumorwachstums-Typ (Paris Klassifikation)*, *Mikrooberflächenstruktur* (S) und *mikrovaskuläre* Architektur (V) der Läsion.

1.4.1 Makroskopische Klassifikation (Paris-Japanische Klassifikation)

Die endoskopische Klassifikation der Wachstumsformen mukosaler Neoplasien – entwickelt in Japan [23] und durch Konsens in Paris international anerkannt – ist ähnlich für Ösophagus, Magen und Dickdarm [3, 19] (siehe Abb. 1.2a). Diagnostische Fehler kommen hauptsächlich von der Fehlklassifizierung von Typ 0-IIa gegenüber Typ 0-Is Läsionen – von geringer Bedeutung für die Karzinomdiagnostik – und von mangelnder Detektion der Typ 0-IIc Läsionen, die eine wichtige Ursache für verpasste Frühkrebs Diagnosen ist. Denn selbst kleine 0-IIc Neoplasien weisen eine hohe Rate intramukosaler und sogar invasiver Karzinome auf [3, 9].

Superficial protruding lesions, Polypoide Läsionen (0–Ip, Isp, Is) sind leicht erkennbar. Im Magen umfassen sie Hyperplastische Polypen (80–90 %, multiple bei chronischer Typ-B-Gastritis), Adenome (5–10 %, mit hohem Risiko für maligne Foci), oder differenziertes Adenokarzinom (2–3 %), entzündliche Polypen (~2 %, z. B. eosinophiles Granulom), selten Fundusdrüsen-Polypen (z. B. bei familiärer adenomatöser Polypose, FAP), Hamartome (z. B. bei juveniler Polypose oder Peutz-Jeghers-Syndrom) oder erbliche Polypose (z. B. Cowden-Syndrom, Cronkhite-Canada-Syndrom).

Im Kolon sind die meisten Mukosaläsionen polypoid; etwa zwei Drittel sind Adenome (einige mit hochgradiger intraepithelialer Neoplasie [HGIN] oder Frühkarzinom), und ein Drittel sind harmlose hyperplastische Polypen, die nicht mit serratierten Adenomen verwechselt werden dürfen. Submuköse Tumoren (Lipom, Carcinoid [hauptsächlich im Rektum], seltenes Leiomyom) sind mit normaler oder entzündlicher Mukosa bedeckt; das sind auch die Hamartome (Peutz-Jeghers-Polyp und juveniler Polyp) und entzündliche Pseudopolypen.

Flat lesions, d. h. leicht erhabene, völlig flache und leicht eingesenkte Läsionen (IIa, IIb, IIc), sind in WLI weniger auffällig und erfordern eine kontinuierliche

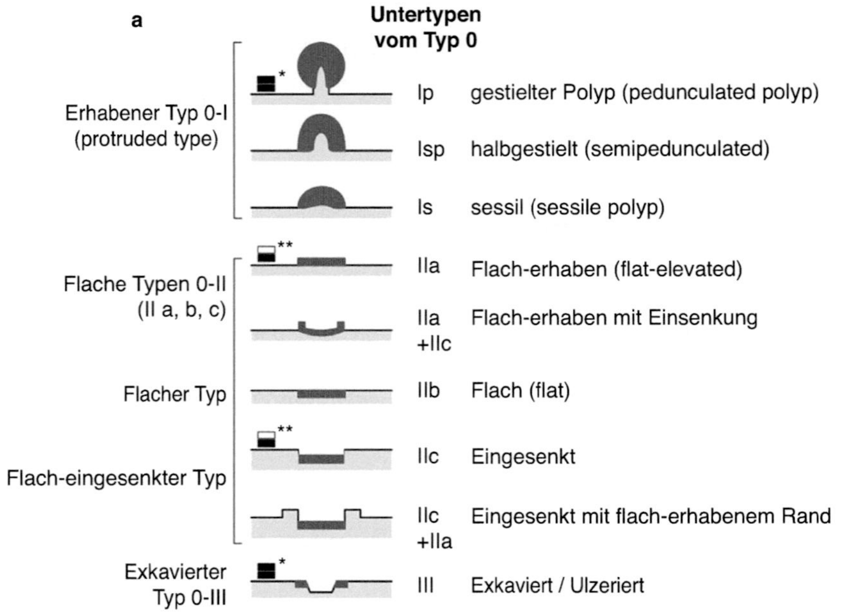

Abb. 1.2 (**a**) Endoskopische Paris Klassifikation von oberflächlichen Neoplasien des Verdauungstrakts (Modifiziert gemäß [3, 19]): Der makroskopische Typ wird im Vergleich der Läsion mit einer Standardbiopsiezange typisiert (* geschlossene Zange = 2,5 mm; ** eine Branche = 1,25 mm). Läsionen werden im Verhältnis zur angrenzenden Oberfläche als polypoid „protruded 0-I" (>2,5 mm↑ in Zylinderepithel) und nicht polypoid, d. h. flach-erhaben „superficial-elevated, 0-IIa" (<2,5–0,5 mm↑), flach „flat, 0-IIb" und eingesenkt „depressed, 0-IIc" (0,5–1,25 mm↓) oder „exkaviert/ulzeriert 0-III" (>1,25 mm↓) definiert. Zusammengesetzte Läsionen werden gemäß Kombination der Oberflächenuntertypen beschrieben. In *Ösophagus*-Plattenepithel werden nur *die Hälfte* der Grenzwerte für die cut-offs der Typen verwendet, z. B. „>1,25 mm↑ für 0-I", „>0,25 mm↑ für 0-IIa", „>0,25 mm↓ für 0-IIc" und „>0,5 mm↓ für 0-III". *, ** Standardbiopsiezange (* geschlossen = 2,5 mm, **eine Branche = 1,25 mm)

Aufmerksamkeit für Veränderungen in Farbe und/oder Oberflächenstruktur (S) der Mukosa. Im platten- und zylinder -epithelialen Ösophagus und im Magen sind die meisten Frühkarzinome (75–80 %) flache Läsionen (IIa, IIb, IIc) [3]. Kleine frühe Magenkarzinome (EGC) weisen typischerweise rötliche Läsionen vom Typ 0-IIc auf, wenn sie gut differenziert sind, aber sind kleine, blasse Läsionen vom Typ 0-IIb, oft mit intakter Oberflächenstruktur, wenn sie gering differenziert (G3, G4) sind. Letztere sind schwer zu erkennen und machen in Japan etwa 15 % der flachen EGC aus und in westlichen Ländern einen höheren Anteil (bis zu 40 %) [24].

Etwa 36 % der Kolonneoplasien sind Läsionen vom Typ 0-IIa, und etwa 2 % Läsionen vom Typ 0-IIc [9, 25]. Durch weiteres Wachstum kann sich aus Typ 0-IIc eine eingesenkte Neoplasie mit erhabenem hyperplastischem Rand (Typ 0-IIc + 0-IIa) oder eine komplett erhabene Läsion mit Einsenkung (Typ IIa + IIc) oder ein ulzeriertes Karzinom (Typ 0-III) bei tief sm-invasivem Wachstum (Abb. 1.2a)

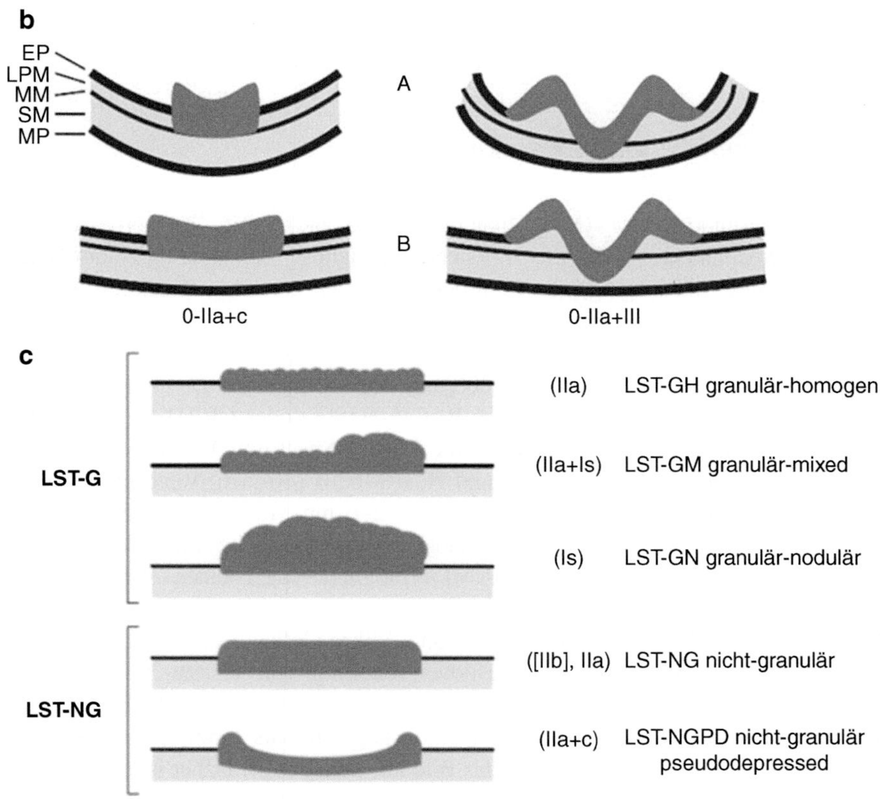

Abb. 1.2 (**b**) Desufflation (*A*)/Insufflation (*B*) eines viszeralen Organs liefert Informationen über die Tiefe des invasiven Wachstums. *Links*: Die durch Luft-Insufflation verursachte Deformation der Form (AID, air induced deformation) weist auf eine Infiltration der Muscularis mucosae (MM)-Schicht hin. *Rechts:* Die fixierte Form der Neoplasie weist auf eine Invasion der tiefen sm- oder Muscularis propria (MP)-Schicht hin. (**c**) Lateral spreitende Neoplasietypen (lateral spreading types, LSTs), definitionsgemäß d > 10 mm, Bezeichnung wie graphisch dargestellt [9]

entwickeln. Die Form einer Läsion und Verformung während der Insufflation/Desufflation des Organs liefern auch Informationen über das invasive Wachstum in die Muscularis mucosae oder in die tiefe Submucosa/Muscularis propria (Abb. 1.2b).

Laterally spreading-type (LST) neoplasia (Lateral-spreitende Neoplasie-Typen, Abb. 1.2) wurden von Kudo et al. als flache oder erhabene neoplastische Läsion im Kolorektum von mehr als 10 mm Durchmesser definiert [9]. Diese Neoplasien (meist Adenome) sind kaum von der umgebenden normalen Mukosa zu unterscheiden und können ganz flach oder nur geringfügig erhöht sein. Eine Chromoendoskopie mit Indigo-Karmin ist ratsam, um die Ausdehnung des Tumors zu demonstrieren. Uraoka et al. beschrieben das Spektrum der LST, einschließlich der nongranular-type LST mit hoher Wahrscheinlichkeit für maligne Foci (bis zu 50 %) (vgl. Abb. 11.17) [26].

1.5 Hochauflösende bildverstärkte Videoendoskopie (IEE) zur Analyse der Mikroarchitektur

1.5.1 Magnifikations-Endoskopie

Vergrößerungsendoskopie (Magnifikations-Endoskopie) mit bildverbessernden Endoskopietechniken erlaubt die treffsichere Diagnose von Frühkarzinom-Kategorien (optisches pT staging) zur Wahl der geeigneten kurativen Resektionstechnik [13, 27, 28]. Hochauflösende (HD) Endoskope, selbst mit dem Farb-CCD-System, haben eine physikalische Vergrößerung in bis zu 2 mm Abstand von der epithelialen Oberfläche, was eine optische Vergrößerung von 40-fach im Dual-Focus-Modus ergibt. Mit Dual-Focus-Endoskopen (z. B. GIF-H190Q oder CF-H190Q für Exera III oder GIF-HQ290 oder CF-HQ290 für Lucera Spectrum, Olympus) kann der Anwender zwischen Standardmodus und Near-Modus (40-fach) wechseln für eine Bildanalyse mit geringem Abstand (DoF) von 2–6 mm. In Kombination mit dem 1,5-fachen Digitalzoom bieten diese Endoskope eine 60-fache Vergrößerung. Das Multi Light^{TM}system (Eluxeo, Fujifilm) ermöglicht sogar einen Wechsel vom Standard-WLI oder BLI zum magnifizierenden (100×) HD-WLI oder BLI zur Beurteilung der Mikro-Oberflächen- (S) und Mikro-Gefäß- (V) Struktur. Es gibt Zoom-Endoskope mit einstellbarer Bildvergrößerung von bis zu 120-fach und einer Tiefenschärfe (DoF) von 2–3 mm sowohl im sequentiellen RGB- als auch im simultanen Farb-CCD-System. Wenn das Endoskop näher als 2 mm oder weiter als 3 mm vom Gewebe entfernt wird, geht das Bild aus dem Fokus. Daher ist eine weiche schwarze Aufsatz-Kappe mit einer Länge, die der Tiefenschärfe (DoF) entspricht, auf dem Zoom-Endoskop wesentlich, um für klare, scharfe Bilder den genauen Focus-Abstand der Linse von der Neoplasie zu halten (Abb. 1.3). Um Kontaktblutungen zu vermeiden, nähern Sie die Kappe sanft der Läsion an und saugen/spülen vorsichtig, um die Fokaldistanz zu optimieren. Die Beobachtung unter Wasser mit höherer Vergrößerung (60×–120×, anstatt 40x-100x) verbessert die Auflösung und beseitigt die Oberflächenlichtreflexion. Im Magen gibt es zwei alternative Techniken: (1) Wasserfüllung des Magens (z. B. mit 500 mL Wasser) oder (2) vorsichtige Wasserirrigation aus einer Spritze (20 oder 50 mL) über den Arbeitskanal in die distale Aufsatz-Kappe, wenn sie der Zielmukosa sanft anliegt. Letztere Technik ist auch nützlich für die Vergrößerungs-CE von kleinen Läsionen mit Essigsäure.

1.5.2 Bild-verstärkte Endoskopie (image enhanced, IEE)

Narrow-Band-Imaging (NBI), wie auch CE, erhöht den Kontrast und verbessert die Sichtbarkeit von Strukturen (IEE) bei gleichzeitiger Änderung der Bildfarbe [15, 29]. NBI basiert auf der Hämoglobin-Absorption und bildet die Mikrogefäße in der oberflächlichen Schleimhautschicht (Lamina propria) und der Submukosa

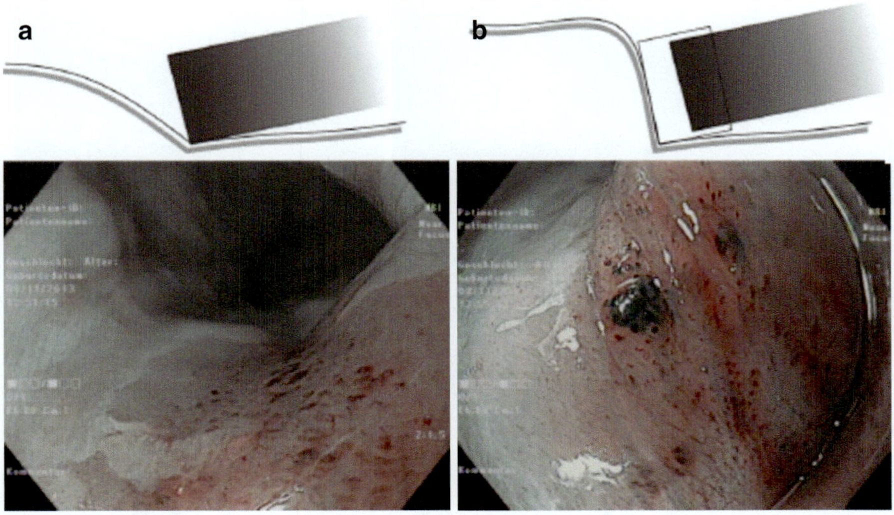

Abb. 1.3 M-NBI Bilder der Speiseröhre (**a**) ohne und (**b**) mit distaler Aufsatzkappe. (Abgeändert aus [11])

ab [15, 28, 29] (Abb. 1.4). Die Schärfe der Abbildung hängt vom Index der Hämoglobin-Farbverstärkung (IHb) ab [12]. Die Strukturverstärkung verbessert die Bildauflösung bei Betrachtung mit Vergrößerung (M) in den Videoprozessoren Olympus Lucera CV-260LS und Excera CV-190. Es gibt zwei Modalitäten (Modi A und B) mit jeweils acht Stufen, von denen drei voreingestellt werden können. Die besten Einstellungen für die Strukturverbesserung finden Sie in Tab. 1.2. Das ELUXEO-System (Fujifilm Corp., Tokio) verfügt ebenfalls über die Modi A und B mit neun Stufen für BLI. Die Standardeinstellung für BLI ist B4 sowohl für Standard als auch für Vergrößerung.

Die „post-imaging digitale Filtertechnik“ (*i-Scan,* Pentax) muss für Kontrastierung der Oberflächenstruktur (in den SE-Modus) oder der grün-blauen Spektralbänder in den „Tone Enhancement”-Modus (TE) eingestellt werden [16]. BLI, FICE und *i-Scan* verwenden Prinzipien, die für NBI etabliert wurden. Deshalb gelten auch die für NBI berichteten Erkenntnisse [8, 10, 16].

Kernpunkte für die Magnifikations-Endoskopie (60× − 130×):

- Richtige Einstellung der Strukturverbesserung des Videoprozessors (Tab. 1.2)
- Weiche distale Kappe (Tiefe = DoF), um den Fokusabstand (in DoF) beizubehalten
- Wasserimmersion (Wasserfüllung oder Spültechnik)
- Oberflächenkontrastierung mit Essigsäure-CE (Tab. 1.1, in der Spültechnik).

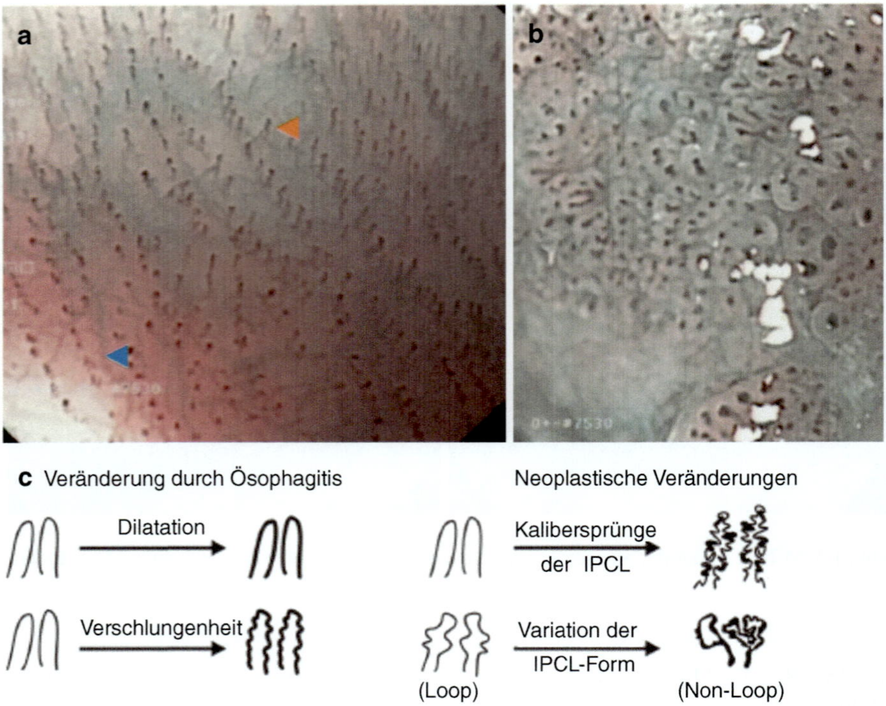

Abb. 1.4 Mikrovasculäres Muster (m-NBI, 60×) der plattenepithelialen Mukosa. (**a**) Normaler Ösophagus. Schwache submuköse Sammelvenen (cyan ◀) und intrapapilläre Kapillarloops (IPCL, hellbraun ◀) in der LPM der Plattenepithelmukosa. (**b**) Neoplasie mit HGIN. Verschwinden der sm Sammelvenen, typische Veränderungen der IPCL (Dicke, Krümmung, Tortuosität). (**c**) Grundlegende Veränderungen der schematischen IPCL-Struktur. (Modifiziert aus [11], Genehmigung durch John Wiley & Sons Inc. erteilt.)

Tab. 1.2 Einstellungen zur Strukturverbesserung (Modus A vs. B, Stufen 1–8) [11, 12]

OLYMPUS	Excera III,CV-190	Lucera, CV-290
Standard WLI	A3 und A5	A5
M-WLI (>40-fach)	A8	A8 (oder B8)
Standard NBI	B1 und B3	B1 und B3
M-NBI (>40-fach)	B8 (oder A8)	B8

Farbmodus (Niveau 1–3): Niveau 1 für WLI und für NBI Niveau 1 und 3 im GI-Trakt

Hinweis Die Kombination von Vergrößerung (60-fach bis 130-fach) mit bildverstärkenden Techniken (NBI, BLI, i-Scan, Essigsäure oder Kristallviolett-CE) ergibt die höchste Leistung für die diagnostische Analyse von Frühneoplasien.

1.6 Die Kapillarstruktur der Plattenepithel-Neoplasien und Mukosa

Die Plattenepithel-Schleimhaut im Oesophagus zeigt Reihen von winzigen rötlichen Punkten in der WLI, die bei der Vergrößerung mit NBI als intrapapilläre Kapillarloops (IPCL) in den Papillen der mukosalen LPM-Schicht identifiziert werden (Abb. 1.4a). Mukosale Neoplasien induzieren Angiogenese und verändern die vaskuläre Architektur der IPCL, die in der IEE als Veränderungen der Morphologie der IPCL sichtbar sind (Abb. 1.4b). Die grundlegenden abnormalen Veränderungen sind im Durchmesser („Kaliber-Änderung" um 2×; „dicke Gefäße" um 3×), in der Form (nicht-Loop aufgrund der Fusion/Zerstörung der Papillen) und der Tortuosität. Diese Sequenz von angiogenen Veränderungen durch Frühkarzinome (Abb. 1.4b, c) ist im plattenepithelialen Ösophagus gut sichtbar (*siehe* Tab. 7.2) und wird in ähnlicher Weise bei Frühkrebserkrankungen der zylinderepithelialen Mukosa beobachtet (siehe unten).

Kernunkte für intrapapilläre Kapillarloops (IPCL)

- Kalibersprünge (Dicke)
- Tortuosität
- Loop-Form (Loop/Nicht-Loop)

Hinweis Der plattenepitheliale Ösophagus wird am besten im WLI-Modus beim Einführen des Endoskops und im NBI-Modus beim Rückzug des Endoskops untersucht, während der Oropharynx und Hypopharynx mit NBI beim Einführen des Endoskops während des Ausatmens (zum besseren Überblick) untersucht werden (siehe Abschn. 6.4.2)

1.7 IEE-Analyse der zylinderepithelialen Neoplasien und Mukosa

Zylinderepitheliale Mukosa erstreckt sich zwischen den „squamocolumnar Junctions" der Cardia und des Analkanals und sie präsentiert verschiedene Oberflächenmuster je nach Typ der Mukosadrüsen. Einschichtiges Zylinderepithel (im Dickdarm mit mucin-reichen Becherzellen) bedeckt die Oberfläche der Mukosa und der Drüsen. Die Mukosa enthält tubuläre Drüsen mit grübchenförmigen (pit-) Öffnungen im Kolorektum und Magenfundus/Corpus (Fundus-Typ Mukosa), die mit IEE ein Muster von regelmäßigen Grübchen (pit pattern) in einer gleichmäßigen Mukosaoberfläche aufweist. Im Antrum und Pylorus sowie der Cardia und im Barrett's Ösophagus bildet die Mukosaoberfläche Zotten und Grate, die von Vertiefungen wie Krypten umgeben sind; Die Oberflächenstruktur ist daher *villös* (zottig) oder *gyrös* (gratartig gewunden). Im Dünndarm ist die Mukosaoberfläche vollständig villös (zottig).

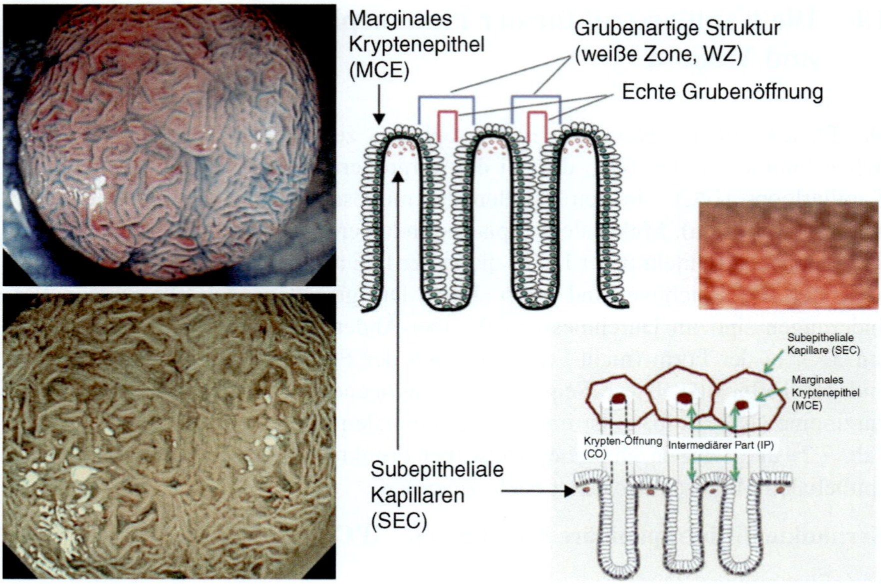

Abb. 1.5 Erklärung komplexer NBI Muster in zylinderepithelialer Mukosa (*rechte Seite*; Kolon) und Adenom *(linke Seite)*. (Adaptiert von Tanaka et al. [31], Genehmigung erteilt von John Wiley & Sons Inc.). Vergrößerte koloskopische Bilder von normaler Mukosa *(rechts)* und tubulovillösem Adenom (*links, oben:* Indigo-Karmin CE; *links, unten:* NBI). Die „weiße Zone" *(WZ)* auf dem NBI-Bild stellt die senkrecht beleuchteten Schichten des marginalen Kryptenepithels der Drüsenpits dar (das V-Muster ist ausgelöscht), das die gesamte pitartige Struktur *(rechte Graphik)* darstellt. Ein tatsächlicher Pit (= Drüsenlumen) wird kaum als *dunkler Punkt* (mNBI 100×) beobachtet, weil die senkrechte Beleuchtung des Drüsenpits selten erreicht wird. Das Gefäßmuster (V) der normalen kolorektalen Mukosa ist regelmäßig und bräunlich auf NBI *(rechtes Bild, oben)*. Das Adenom hat eine gyröse Struktur mit Rillen *(Graphik links oben)*

Im *NBI-Modus* ist bei Zylinderepithel-/metaplasie (Barrett-Oesophagus, Magenfundus/-corpus und Dickdarm) das Oberflächenmuster des marginalen Krypten-Epithels auf das Kapillarmuster der Lamina propria überlagert, was zu einer komplexen Oberflächen- (S) und Gefäß- (V) -Struktur führt (Abb. 1.5). Die Dickdarmmukosa weist ein regelmäßiges Grübchenmuster (pit pattern) auf, das sich von Adenomen und Frühkarzinomen eindeutig unterscheidet (wie erklärt in Abb. 1.5).

1.7.1 Mikroarchitektur kolorektaler Neoplasien

Adenome im Gastrointestinaltrakt sind histologisch definiert durch Zylinderepithelzellen mit erhöhter Proliferation (ohne Becherzellen), *gleichmäßiger* Struktur der Pseudodrüsen und nicht- *invasives* Wachstumsmuster (Abb. 1.6). Diese klonalen epithelialen Neoplasien bilden unterschiedliche makroskopische

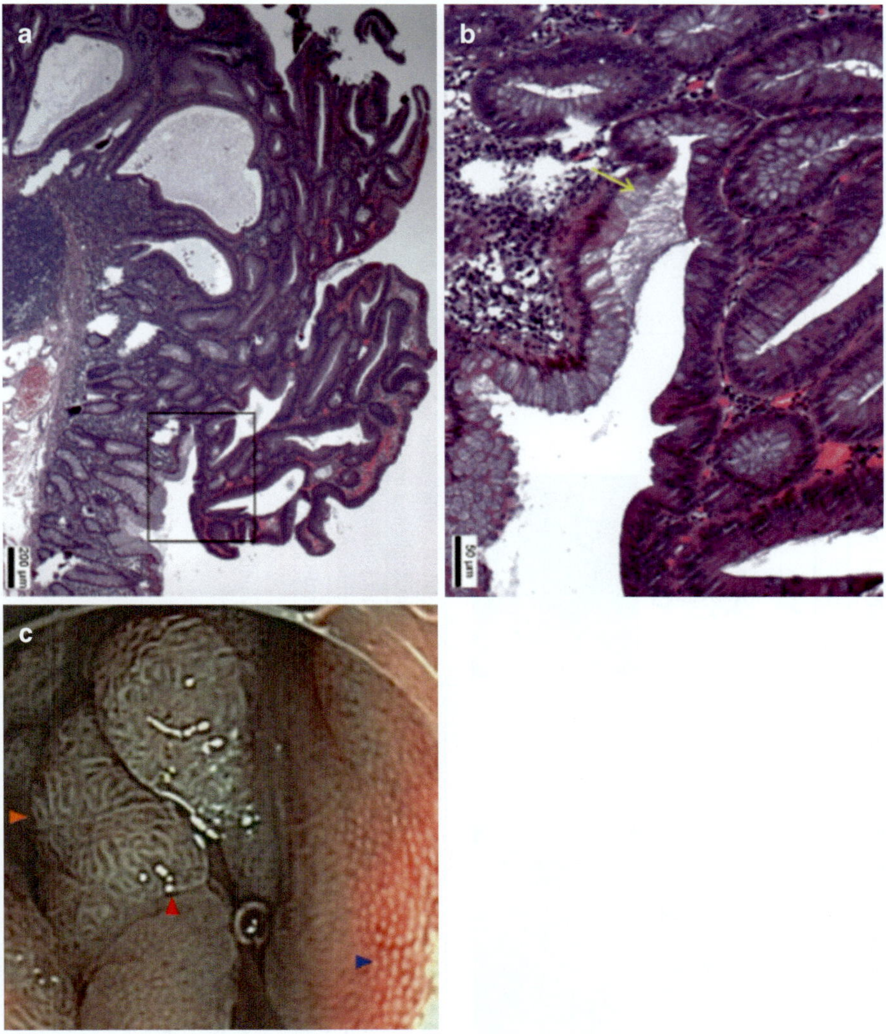

Abb. 1.6 (**a**) Ein Klassisches tubuläres Adenom im Kolon zeigt ein nicht-invasives Wachstumsmuster von regelmäßigen tubulären Drüsen. Kohärentes expansives Wachstum von transformiertem Epithel führt zu Pseudodrüsen mit einschichtigem Oberflächepithel *(gleichmäßige WZ)* und kann zu erhabenen Mukosalneoplasien 0-IIa oder Isp führen (HE-Färbung). (**b**) Vergrößerter Ausschnitt aus **a**,: zeigt einen scharfen Übergang *(gelber Pfeil)* von einer gleichmäßigen Oberfläche *(klare Grenze, gleichmäßige Oberfläche)* mit kolorektalem Epithel *(linke Seite)* zu adenomatösen Kolonozyten *(rechte Seite),* die ein erhöhtes Kern-/Zellplasma-Verhältnis, einen Verlust der basalen polaren Orientierung und eine klonale Proliferation ohne Becher-Zellen aufweisen. (Freundlicherweise zur Verfügung gestellt von Dr. Daniel Neureiter). (**c**) Vergrößertes NBI (60×) zeigt normale kolorektale Mukosa (*rechte Seite,* ▶) mit runden weißen Punkten, die marginales Kryptenepithel (WZ) von tubulären Drüsen und ein feines, bräunliches Netz von Kapillaren um die Drüsen in der Mukosaschicht darstellen. Oben und links (▶) zeigt sich ein sessiles Adenom (0-Is) mit einer villösen Oberflächenstruktur, die gleichmäßige Bänder von WZ und gratartige Spiralen von bräunlichem V in der LPM von Pseudogland-Zotten aufweist. Das Adenom hat eine scharfe Grenze (▲) zur Kolonschleimhaut.

Tab. 1.3 Sano's Kapillarstrukturtypen (CP) wurden für die JNET-Klassifizierung mittels mNBI [18, 31] als Gefäßtypen (V) umbenannt

Gefäßtyp	V 1	V 2A	V 2B	V 3
CP-Typ	CP I	CP II	CP IIIA	CP IIIB
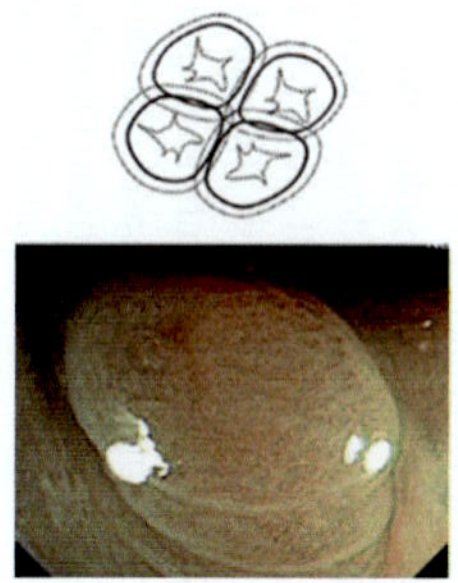		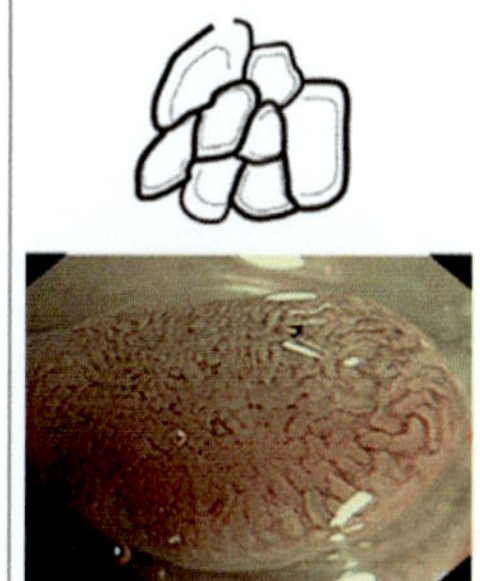	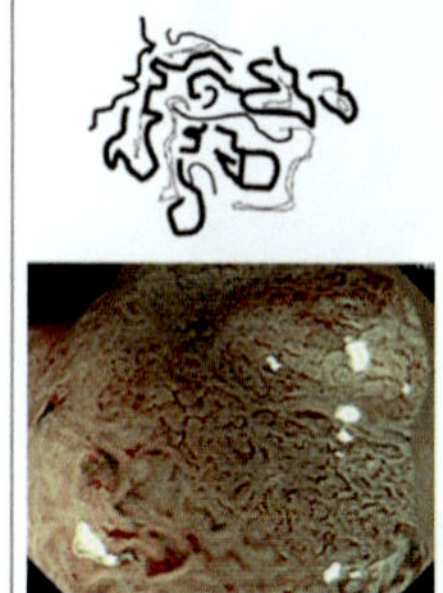	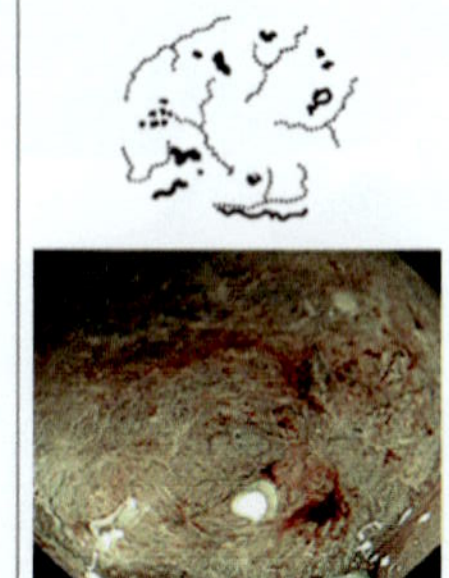
Vernetzte Kapillargefäße, unsichtbar (-) oder normal		Vernetzte Kapillargefäße, regulär (+)	Vermaschte Kapillargefäße gekennzeichnet durch Verzweigungen, Unregelmäßigkeiten und blinde Gefäßenden	
		Kapillargefäße umgeben die Pseudo-drüsen	Mangel an Uniformität Hohe Dichte an kapillaren Gefäßen	Nahezu avaskulär oder spärliche Kapillargefäße
Hyperplastischer Polyp [a]		Adenom, LGIN	Ca-m [b], sm-oberflächlich [c]	Ca sm – tief [d]

Genehmigung durch die Japan Gastroenterological Endoscopy Society/Digestive Endoscopy und John Wiley & Co. erteilt.
[a]normaler hyperplastischer Polyp oder sessiler serratierter Polyp [18]
[b]HGIN, intramuköses -Karzinom-m
[c]sm- oberflächlich, Invasion der sm <1000 μm ab MM
[d]sm-tief, Invasion der sm ≥1000 μm ab MM

Typen, z. B. flache Typen 0-IIb und 0-IIc oder flach -erhabene Typen 0-IIa bis hin zu sessilen oder polypoiden Adenomen oder ausgedehnten flachen oder flach erhabenen Lateral spreading-Typen (LST, im Kolon).

Hinweis *Das klassische Adenom* unterscheidet sich im Vergleich zur normalen kolorektalen Mukosa auf M-NBI (Abb. 1.6) durch folgende Merkmale:

- *Reguläres Oberflächenmuster, S* (gleichmäßig angeordnete WZ = MCE der Pseudodrüsen)
- *Ausgeprägtes, aber gleichmäßiges Gefäßmuster, V* (retikulär oder spiralförmig) um Pseudodrüsen [15]
- *Klare Grenze* (ohne Demarkationslinie im Oberflächenrelief)
- *Verschwinden* des verzweigten (dendritischen) *sm Venenmusters (zyanblau)*

Ein Mukosakarzinom-Focus im Adenom entspricht unregelmäßigeren Strukturen:

- *Unregelmäßiges S (unregelmäßige WZ, Verlust der Struktur von* Kryptenepithelien und Pseudodrüsen)
- *Unregelmäßiges V* (rarefiziertes oder gekräuseltes Gefäßmuster infolge Zerstörung der Pseudodrüsen-Struktur)
- *Demarkationslinie mit Niveaustufe* im Oberflächen*relief* (*expansiver Knoten* oder Niveaustufe *(encroachment)*, wenn invasiv in die LPM (Abb. 1.7a, c) oder oberflächliche Submucosa (SM1) Schicht [18]

Im Allgemeinen nimmt das Risiko einer malignen Transformation zu, je länger die adenomatöse Proliferation andauert, d. h. je größer das Adenom wird. Das Potenzial für eine karzinomatöse Transformation von kolorektalen Adenomen hängt zudem vom histomorphologischen Typ ab und nimmt in der Reihenfolge tubulär, tubulovillös, villös und serratiert zu sowie bei der intraepithelialen Neoplasie (siehe Abb. 2.2 und Tab. 2.1). Kleine, eingesenkte Neoplasien (Typ 0–IIc) neigen dazu, früh in ein invasives Adenokarzinom zu transformieren, das die Mukosa oder die SM-Schicht infiltriert. Manche entwickeln sich sogar als kleine intraepitheliale HGIN oder Carcinoma in situ [9].

Diese Veränderungen der kolorektalen Mukosa und der Gefäßstrukturen, die durch adenomatöse und karzinomatöse Transformationen hervorgerufen werden, wurden von Kudo [9] als *Pit-Muster (PP)* und von Sano et al. [15] als *Kapillarmuster (CP)* klassifiziert (Tab. 1.3; vergleiche Abb. 11.2a–h). Eine kombinierte Analyse des Gefäßmusters (V = CP) und des Oberflächenmusters (S = PP) von kolorektalen Mukosatumoren ermöglicht eine Vorhersage der Dignität bzw. Malignität und der submukosalen Invasion mit hoher Genauigkeit (>90 %). (Details dazu finden Sie in Kap. 11.)

Eine internationale Expertengruppe hat diese beiden Klassifikationen auf die *Narrow-Band Imaging International Colorectal Endoscopic (NICE) classification* vereinfacht, die für die *Standardendoskopie* (Indigokarmin-CE und NBI) ohne Vergrößerung gilt [31, 32]. Die NICE-Klassifikation wurde evaluiert, unterscheidet aber nur unzuverlässig die oberflächlich von tief sm-invasiven (≥sm2)

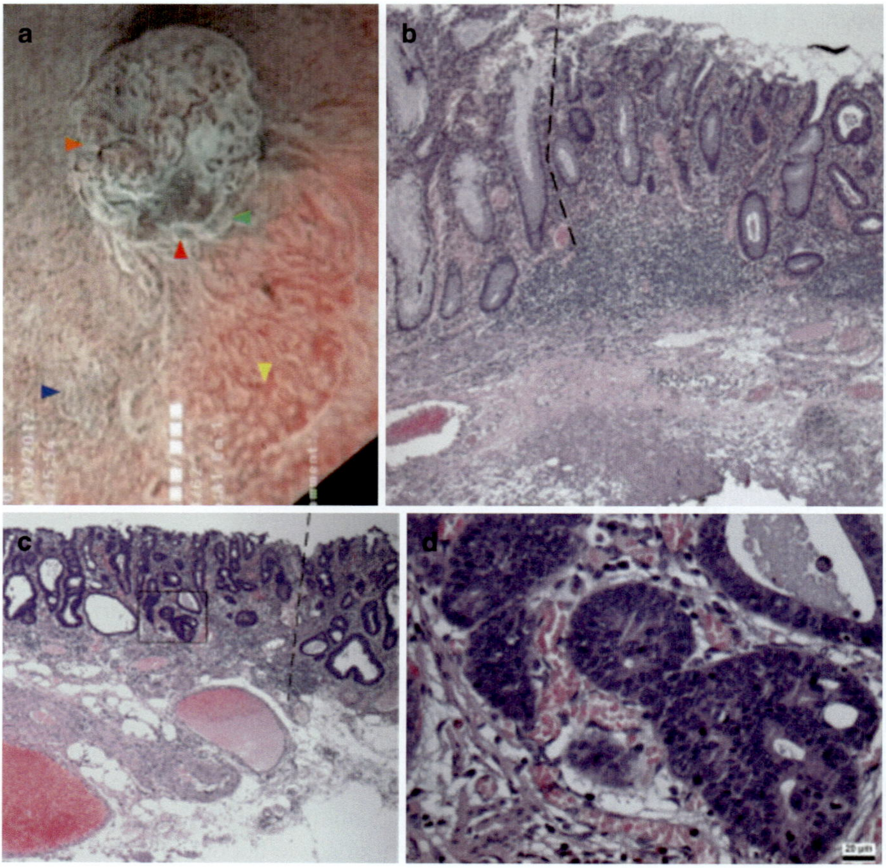

Abb. 1.7 (**a**) Colon LST 0-IIb präsentiert ▶ ein vernetztes Kapillarmuster (CP II) und kleines Knötchen 0-IIa (▲ mit Abgrenzungslinie), das ▶ unregelmäßig dichtes CP (IIIA) aufweist und ◀ unregelmäßig spärliches CP IIIB mit dicken Gefäßen (Vergrößerung NBI, 80×). Die ESD ergab ein tubuläres Adenom mit niedriggradiger intraepithelialer Neoplasie (LGIN) in 0-IIb und ein Adenokarzinom pTis (LPM) im Knoten 0-IIa. Vertikale Pfeile markieren die Ränder zwischen hyperplastischer und neoplastischer Schleimhaut (▼ in (**a**) entspricht der *gepunkteten Linie* in (**b**)). und zwischen Adenom und intramukosalem Adenokarzinom [G2, T1a LPM] (▲ in (**a**) markiert *gepunktete Linie* in (**c**)). (**b**) Übergang *(gepunktete Linie)* von hyperplastischer Schleimhaut mit becherzellreichen Grübchen (*links*) zum tubulärem Adenom mit regelmäßigen Pseudodrüsen, Fehlen von Becherzellen, vergrößerten Kapillaren in der Schleimhaut, LPM. (**c**) Übergang *(gestrichelte Linie)* vom Adenom *(rechts)* zum Adenokarzinom (*links;Einsatz = d*) mit unregelmäßigen Drüsen und dicken Mikrogefäßen. (**d**) Adenokarzinom [G2, T1a LPM] (Insert in **c**, 10fach vergrößert). (Mit freundlicher Genehmigung von Dr. Daniel Neureiter)

Karzinomen [32]. Auf Basis der Magnifikations-NBI (mNBI) hat das Japan NBI Experten-Team (JNET) den Konsens für die *JNET-Klassifizierung* erzielt, um oberflächlich von tief sm-invasiven Carcinomen besser zu unterscheiden [18] (Tab. 1.4).

Tab. 1.4 Beziehung zwischen der Narrow-Band Imaging International Colorectal Endoscopic (NICE) Klassifizierung[a], der Sano-Klassifizierung und der Japan NBI Expert Team (JNET) Klassifizierung

NICE	Typ 1	Typ 2	Typ 3
Farbe	Gleich oder heller als der Hintergrund	Braun relativ zum Hintergrund (Verifiziere, die Farbe entsteht durch die Gefäße)	Braun bis dunkelbraun relativ zum Hintergrund; manchmal fleckige weißere Bereiche
Gefäße	Keine oder isolierte, spitz zulaufende Gefäße können über die Läsion verlaufen	Dicke, braune Gefäße umgeben weiße Strukturen[b]	Areal(e) mit stark verzerrten oder fehlenden Gefäßen
Oberflächenmuster	Dunkle oder weisse Flecken gleicher Größe oder homogene Abwesenheit des Musters	Ovale, tubuläre oder verzweigte weiße Strukturen umgeben von braunen Gefäßen	Bereiche mit Verzerrung oder Abwesenheit des Musters
Wahrscheinlichste Pathologie	Hyperplastisch	Adenom, HGIN, intramuköses Karzinom[c]	Tief in die Submukosa invasives Karzinom
Sano's CP-Klassifikation[d] [28]	Typ I	Typ II/Typ IIIA	Typ IIIB
JNET-Klassifikation[e]	Typ 1	Typ 2A/Typ 2B	Typ 3

Modifiziert von Tanaka et al. [31], Sano et al. [18]

[a]Kann mit Koloskopen mit und ohne optische Vergrößerung angewendet werden

[b]Diese Strukturen könnten die Pits und das Epithel der Kryptenöffnung sein

[c]Typ 2 besteht aus den Vienna-Klassifikationstypen 3, 4 und oberflächlichem 5. In einigen Ländern (z. B. den USA) umfasst Typ 2 alle Adenome mit entweder niedrigem oder hohem Grad der Dysplasie. Die hohe Dysplasiegrad in den USA umfasst Adenome mit Carcinoma in situ oder intramukösem Carcinom. In Japan kann das intramuköse Karzinom als *Karzinom* bezeichnet werden, anstatt als hoher Dysplasiegrad. Einige Läsionen mit oberflächlich submukösem invasiven Carcinom können auch das Typ-2-Erscheinungsbild haben

[d]Für die Beschreibung der Sano-Typen vergleichen Sie Tab. 1.3

[e]Die Typen 1-3 der JNET-Klassifikation entsprechen den Typen I bis IIIB der Sano-CP-Klassifikation

1.7.2 Mikroarchitektur von Magenfrühkarzinom und Magenmukosa

Die Magenschleimhaut weist eine Zylinderepithel-Mucosa auf mit durch feine Rillen getrennten Schleimhautarealen (areae gastricae). Die Schleimhaut des Magenfundus und -korpus ist mit fundusartigen Drüsen ausgekleidet, die ein regelmäßiges Muster runder oder ovaler, grubenartiger Drüsenöffnungen aufweisen, welche von einem maschenartigen, bräunlichen Netz von Mikrokapillaren auf dem m-NBI umgeben sind (Abb. 1.8a, normaler Rand; Abb. 1.9). Im Gegensatz dazu haben das distale Korpus und die antropylorische Region

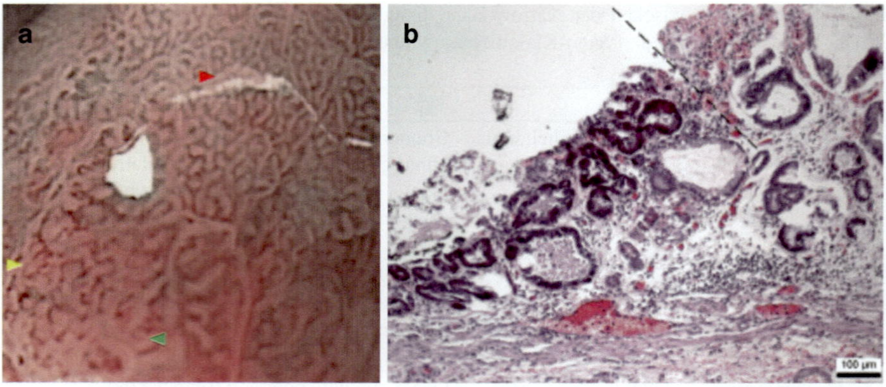

Abb. 1.8 Gut differenziertes Adenokarzinom (well diff. AC, WDAC, tub, G1, pT1a MM) 0-IIa, Magenkorpus. (**a**) NBI (100-fach): ▶ Fundusschleimhaut (rechts oben: ovales Grübchenmuster); ▶ deutlicher Rand *(Abgrenzungslinie)* aufgrund der Ausdehnung von WDAC/MDAC (mäßiggradig differenziertes AC) als zusammenhängende Tumorzellhaufen; ◀ feines Netz mit unregelmäßigem mikrovaskulärem Muster (VP). Zu den jeweiligen VP vgl. Abb. 1.9. (**b**) HE-Färbung zeigt scharfe Ränder *(gepunktete Linie)* zu WDAC *(linke Seite)*. (Mit freundlicher Genehmigung von Dr. Daniel Neureiter)

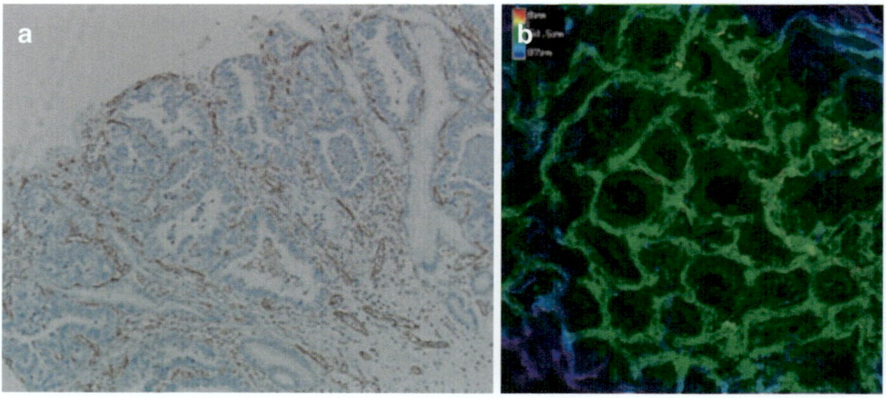

Abb. 1.9 (**a**) Die Histologie des gastralen WDAC (gut differenzierten AC) zeigt ein *zusammenhängend expansives Wachstum* des Mukosakarzinoms mit relativ regelmäßiger Pseudogland- und Kapillarstruktur (VP). (**b**) Analog dazu zeigt die Laser Scanning Mikroskopie der Probe nach HE-Färbung & CD31-Immunohistochemie (zur Darstellung der Kapillarendothelien) ein nahezu regelmäßiges Kappillarnetzwerk VP. (aus [14]mit Genehmigung von Thieme (https://www.stm-assoc.org/permissions/guidelines-2022/))

Drüsen vom Pylorus-Typ, die im m-NBI eine zottenartige Oberfläche (S) und ein regelmäßiges offenes Schleifenmuster (V) zeigen (Abb. 1.10a, normaler Rand). Normale Fundusschleimhaut ohne Gastritis zeigt im WLI ein regelmäßiges rotes Muster von sternförmigen submukösen Sammelvenolen (regular arrangement

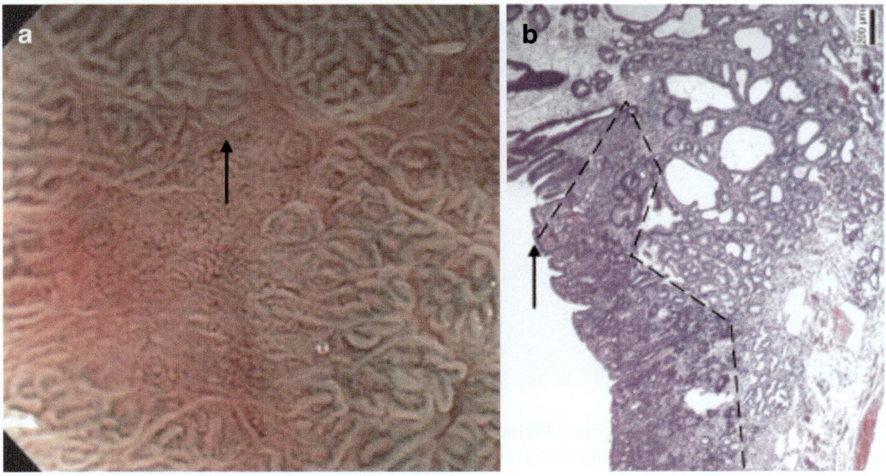

Abb. 1.10 (**a**) Gering differenzierter, diffuser Typ (PDAC) des Magenfrühkarzinoms. Fehlende Mikrooberflächenstruktur, spärliches VP mit korkenzieherartigen, unregelmäßigen Mikrogefäßen, mit Enroachment *(Pfeil, Reliefstufe)* (M-NBI), umgeben von pylorischer Schleimhaut mit villösem SP. (Mit Genehmigung von John Wiley and Sons/J Gastroenterol Hepatol [33]). (**b**) Histologie eines weiteren PDAC *(linke Seite der gestrichelten Linie)* mit Oberflächenvergrößerung (*Pfeil*) und Unterminierung des Schleimhautrandes, Verlust der Oberflächenstruktur der Drüse und einer diffus von Krebszellen infiltrierten LPM-Schicht. (Mit freundlicher Genehmigung von Dr. Daniel Neureiter)

of collecting venules, RAC), das bei schwerer Gastritis verschwindet. Schwere chronische atrophische Gastritis – mit erhöhtem Krebsrisiko – zeigt im WLI ein ausgeprägtes submuköses Gefäßmuster und häufig intestinale Metaplasie, welche sich im WLI häufig als weißliche Bereiche mit unscharfem Rand und Verlust des submukösen Gefäßmusters darstellt, und im m-NBI WZ Strukturen mit hellblauen Kämmen (light blue crests, LBC) zeigt, die dem brush border-Saum von intestinalisierten Epithelzellen des marginalen Epithels entsprechen [30]. (Vergleiche Kap. 9.)

Small early gastric cancer Das Kleine Magenfrühkarzinom (<10 mm) (EGC) ist leicht zu übersehen, wenn man sich im WLI nicht auf *verfärbte Flecken* fokussiert, die das Kennzeichen für ein flaches EGC sind. Denn nur 15–20 % sind erhabene Läsionen (0–IIa/Is, meist differenziertes Adenokarzinom [AC]), aber 80–85 % sind kleine flache (0-IIb) oder eingesenkte (0-IIc) Läsionen (Abb. 1.8 und 1.10). Bis zu 40 % des kleinen flachen EGC sind schlecht differenzierte diffus wachsende Karzinome (Grad G3, PDAC) [24]. Leider sind kleine PDAC auf WLI oder sogar M-NBI aufgrund ihres blassen oder isochromen Aspekts meist schwer zu erkennen. Die Histologie erklärt, warum: Das Kapillarnetz der LPM ist oft spärlich, und die Krebszellen verteilen sich diffus in der LPM und sm, wodurch das Gefäßmuster verborgen wird (Abb. 1.10 und 1.11); außerdem können das Epithel und die Glandöffnungen der luminalen Oberfläche als normal erhalten bleiben.

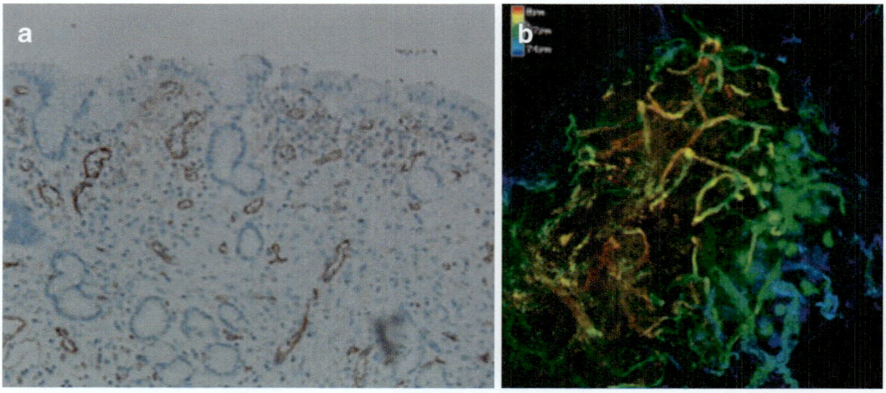

Abb. 1.11 Mikroarchitektur eines kleinen, eingesenkten Magenfrühkarzinoms (EGC) vom diffusen Typ mit schlecht differenziertem Grading (PDAC). (Erlaubnis von Thieme/Endoskopie [14] Thieme: (https://www.stm-assoc.org/permissions/guidelines-2022/)). (**a**) Histologie des PDAC, HE-Färbung und CD31-Immunfärbung des Endothels. (**b**) Laseroberflächenmikroskopische Rekonstruktion des VP in der LPM-Schicht eines ähnlichen undifferenzierten AC (PDAC) mit einem spärlichen, unregelmäßigen Kapillarmuster und einigen Korkenziehergefäßen

Das vaskuläre Muster (VP) zeigt in der normalen Corpus/Fundus-Schleimhaut ein dünnes und regelmäßiges periglanduläres Kapillarmaschennetz (Mesh) mit tubulären Drüsen sowie in der normalen Antrum/Pylorus-Schleimhaut ein spiralförmiges Kapillarmuster, das mit Oberflächenzotten oder-kämmen (Abb. 1.8 und 1.10) bedeckt ist. Das differenzierte Frühkarzinom (WDAC) zeigt im vergrößerten NBI ein auffälliges unregelmäßiges Mesh-VP und ein unregelmäßiges Oberflächenmuster (SP) (Abb. 1.8). Im Gegensatz dazu findet sich ein nicht-retikuläres, oft rarefiziertes VP beim kleinen, schlecht differenzierten Adenokarzinom 0-IIc (PDAC, Abb. 1.10b) oder bei tiefer sm-Invasion eines gut differenzierten Frühkarzinoms0-IIc (PDAC) (Spezifität 85 %).

Die korrekte Kartierung der *Tumorextension von EGC* ist erforderlich (EGC) für eine endoskopische Resektion mit freien Rändern. Die m-NBI hilft dabei, Tumorgrenzen von umgebender normaler Schleimhaut im Kardiatyp von EGC oder häufiger von atrophischer Schleimhaut mit intestinaler Metaplasie in einer chronischen *Helicobacter pylori*-induzierten oder autoimmunen Gastritis zu unterscheiden [17]. Die Oberflächenkontrastierung mittels CE mit Essigsäure-Indigokarmin-Gemisch (AIM) ist sehr hilfreich für die Kartierung eines differenzierten Adenokarzinoms, tendiert aber dazu, kleine, blass imponierende PDAC Typ 0-IIb zu überdecken. (Vgl. Kap. 9)

Die M-WLI gefolgt von M-NBI-Endoskopie erreicht eine Spezifität und Genauigkeit von > 90 % für die endoskopische Diagnose eines kleinen, typischen 0-IIc Magenfrühkarzinoms und verbessert die Differentialdiagnose für kleine flache oder eingesenkte Läsionen, bei chronisch atrophischer Gastritis [17, 34]. Die Analyse von SP und VP bei EGC wird im Kap. 9 detailliert beschrieben.

Hinweis In der Magenspiegelung ermöglicht die Beurteilung von SP und VP mit M-NBI eine genaue Unterscheidung (> 90 %) [17, 34–36]

- nicht-neoplastische *versus* neoplastische Mukosa
- Adenom oder differenziertes Mukosakarzinom (HGIN, T1 m/sm1) *versus* tief sm-invasives Karzinom (≥sm2)

1.7.3 Mikroarchitektur des Barrett-Ösophagus

Barrett-Ösophagus (BE) ist ein Bereich von zylinderepithel-bedecktem Ösophagus *(CLE),* der sich über mehr als 1 cm oral des gastro-ösophagealen Übergangs erstreckt; dieser entspricht dem oralen Ende der Magenfalten (westliche Definition) oder dem distalen Ende des longitudinalen Palisaden-Gefäßmusters (IPCL) im Ösophagus (japanische Definition). Nach der US-Definition beweisen Becherzellen in der Biopsie eines CLE eine spezialisierte intestinale Metaplasie (SIM), welche für die Diagnose des BE in CLE erforderlich ist. Nach der japanischen und der britischen Gastroenterologischen Gesellschaft wird BE durch CLE (mit oder ohne Becherzellen (goblet cells) definiert. CLE erhöht das Risiko für ein Adenokarzinom des Ösophagus oder des gastroösophagealen Überganges in ähnlicher Weise in Abwesenheit oder bei Vorhandensein von goblet cells [37–39]. Tatsächlich können sogar Inseln von Zylinderepithel-Mukosa in einer unregelmäßigen Z-Linie (sogenannter *ultrashort BE*) ein erhöhtes Krebsrisiko tragen, ebenso wie der nicht-goblet CLE [39] (Abb. 1.12).

Berichte aus Japan über das mikroskopische Oberflächenmuster (S) und das Gefäßmuster (V) der Barrett-Neoplasie sind rar aufgrund ihrer sehr geringen Prävalenz dort. Deshalb ist für Barrett Oesophagus (BE) und Neoplasien die Oberflächen- (S) und Gefäß-Struktur (V) weit weniger charakterisiert, im Vergleich zur kolorektalen und gastralen Mukosa. Es sind mindestens vier Klassifikationen des S und V der CLE-Mukosa bekannt [40–44], zwei davon sind gebräuchlich [43, 44]. Im Allgemeinen zeigt die reguläre Zylinderepithel-Metaplasie im BE fünf unterschiedliche regelmäßige Muster (runde Grübchen und tubuläre, lineare, villöse oder atrophische-rarefizierte SP) (*Siehe* Tab. 8.2). Eine lineare/villöse Mukosaoberfläche mit „hellblauen Kämmen" (LBC) in M-NBI ist hoch (~90 %) sensitiv und spezifisch für eine spezialisierte intestinale Metaplasie (SIM) [30].

Maligne Frühneoplasien (HGIN, mucosales AC) sind meist flache Läsionen (0-IIa-c, 85 %) und schwer als winzige (≤5 mm) oder kleine Läsionen in der Barrett-Schleimhaut [45] zu erkennen. Grundsätzlich muss jede geringfügige Veränderung der rötlichen Farbe oder der unebenen Oberflächenstruktur bei der WLI mit M-NBI-Endoskopie (>60 ×) und einer Essigsäure-CE untersucht werden (*siehe* Abb. 1.12). *Neoplasiebereiche* (HGIN, Frühkarzinom), Typ 0-IIa-c, zeigen unebene Oberflächenstruktur und fleckige Unregelmäßigkeiten der

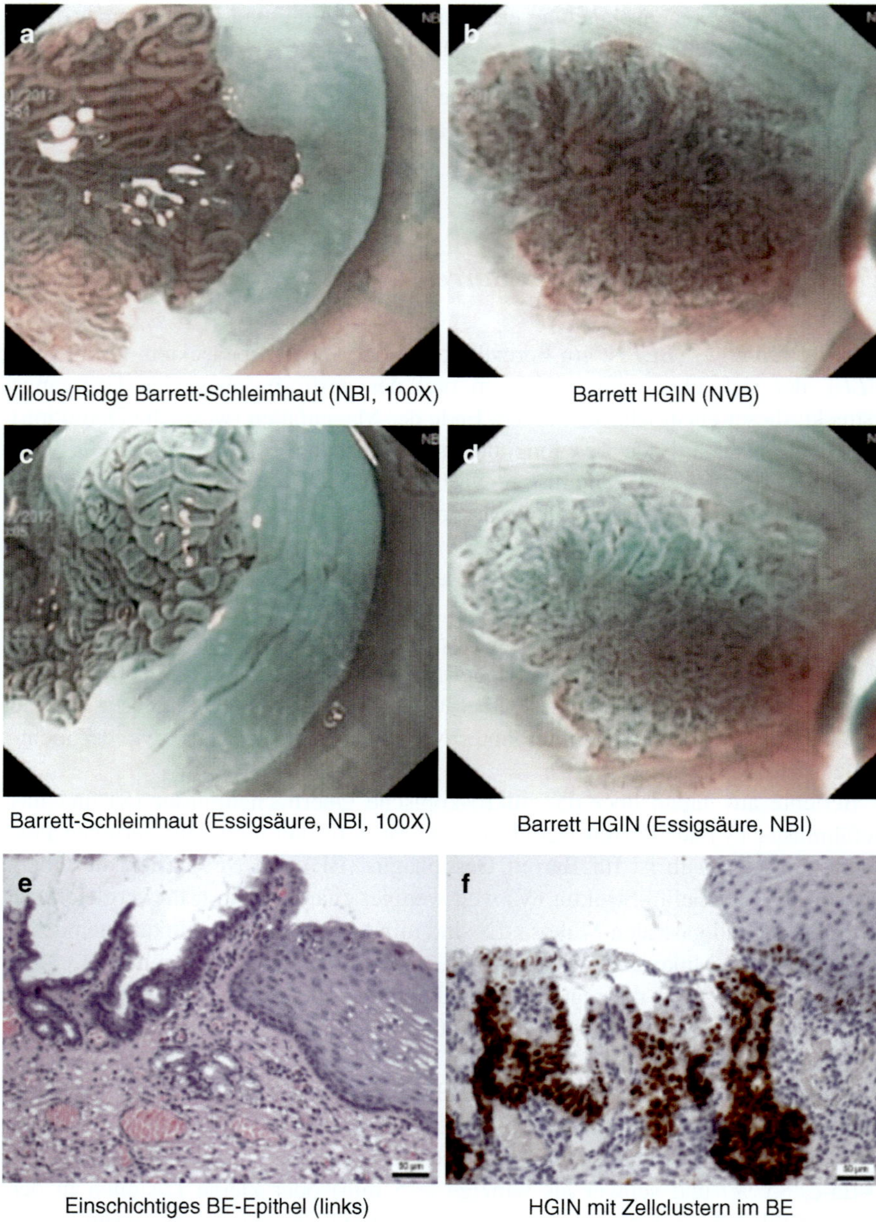

Abb. 1.12 Typischer Fall einer Barrett-Mukosa mit HGIN (Courtesy of Dr. H.P. Allgaier). *Linke Panels* (**a**,**c**,**e**): Lineare, gleichförmige WZ einer villösen/kammförmigen Barrett-Mukosa mit (**a**) regelmäßigem spiralartigem CP in M-NBI (100×); (**c**) gleichmäßiges S nach 1,5 % iger Essigsäure; (**e**) Randzone des einschichtigen BE-Zylinderepithels auf der linken Seite und Plattenepithel rechts (HE-Färbung, 100×). *Rechte Panels* (**b**,**d**,**f**): HGIN in BE mit (**b**) unregelmäßig gekräuseltem CP (M-NBI), (**d**) unregelmäßiger WZ des Zylinderepithel-SP (AA-CE, 100x) und (**f**) Cluster von dysplastischen Zylinderzellen (HE Färbung, 100x). (**e**,**f**) HE-Färbung nach ESD, (**f**) mit p53-Immunhistochemie. (Courtesy of Dr. Tsuneo Oyama, Nagano; und Dr. Daniel Neureiter, Salzburg)

Weiße Zone (WZ) marginaler Epithelien, kombiniert mit Unregelmäßigkeiten in VP (unregelmäßiges Schlingen- oder Spiralmuster) und klarer Grenze des verdächtigen Bereichs innerhalb der umgebenden BE-Mukosa [40, 42] Die Diagnose einer Neoplasie sollte durch gezielte Biopsie immer noch bestätigt werden.

Hinweis Unregelmäßige S und V in CLE unterscheiden mit einer Genauigkeit von 80–85 % [40, 42, 44] zwischen:

- Nicht-neoplastische BE-Mukosa (-/+SIM) *gegenüber* differenzierter Mukosaneoplasie (HGIN, T1 m oder sm1 Adenokarzinom) *gegenüber*
- Tiefer Submukosainvasion (≥ sm2) eines Frühkarzinoms mit stark unregelmäßigem S (Zerstörung der Drüsenstruktur) und C (spärliche und dicke Gefäße)

Danksagungen Der Beitrag von Dr. Hans-Peter Allgaier, Freiburg, Deutschland; Dr. Gerhard Kleber, Aalen, Deutschland; Dr. Tsuneo Oyama, Saku Central Hospital, Nagano, Japan; und Dr. Daniel Neureiter, Universitätsinstitut für Pathologie, Salzburg, Österreich, wird dankend anerkannt.

Literatur

1. Ferlay J, et al. Cancer incidence and mortality worldwide: sources, methods and major patterns in GLOBOCAN 2012. Int J Cancer. 2015;136:E359–86.
2. Inoue M, et al. Epidemiology of gastric cancer in Japan. Postgrad Med J. 2005;81:419–24.
3. The Paris endoscopic classification of superficial neoplastic lesions: esophagus, stomach, and colon: November 30 to December 1, 2002. Gastrointest Endosc. 2003;58:S3–43.
4. George SM, et al. Classification of advanced colorectal carcinomas by tumor edge morphology: evidence for different pathogenesis and significance of polypoid and nonpolypoid tumors. Cancer. 2000;89:1901–9.
5. Heresbach D, et al. Miss rate for colorectal neoplastic polyps: a prospective multicenter study of back-to-back video colonoscopies. Endoscopy. 2008;40:284–90.
6. Yao K, et al. Development of an e-learning system for teaching endoscopists how to diagnose early gastric cancer: basic principles for improving early detection. Gastric Cancer. 2017;20(Suppl 1):S28–38.
7. Bisschops R, et al. Advanced imaging for detection and differentiation of colorectal neoplasia: ESGE Guideline – Update 2019. Endoscopy 2019; 51: 1155–1179.
8. Dohi O, et al. Diagnostic ability of magnifying endoscopy with blue laser imaging for early gastric cancer: a prospective study. Gastric Cancer. 2017;20:297–303.
9. Kudo S, et al. Colonoscopic diagnosis and management of nonpolypoid early colorectal cancer. World J Surg. 2000;24:1081–90.
10. Osawa H, et al. Present and future status of flexible spectral imaging color enhancement and blue laser imaging technology. Dig Endosc. 2014;26(Suppl 1):105–15.
11. Uedo N, et al. Role of narrow band imaging for diagnosis of early-stage esophagogastric cancer: current consensus of experienced endoscopists in Asia-Pacific region. Dig Endosc. 2011;23(Suppl 1):58–71.
12. Uraoka T, et al. Narrow-band imaging for improving colorectal adenoma detection: appropriate system function settings are required. Gut. 2009;58:604–5.
13. Kudo S, et al. Pit pattern in colorectal neoplasia: endoscopic magnifying view. Endoscopy. 2001;33:367–73.

14. Nakayoshi T, et al. Magnifying endoscopy combined with narrow band imaging system for early gastric cancer: correlation of vascular pattern with histopathology (including video). Endoscopy. 2004;36:1080–4.
15. Sano Y, et al. Magnifying observation of microvascular architecture of colorectal lesions using a narrow-band imaging system. Dig Endosc. 2006;18:s44–51.
16. Kodashima S, et al. Novel image-enhanced endoscopy with i-scan technology. World J Gastroenterol. 2010;16:1043–9.
17. Muto M, et al. Magnifying endoscopy simple diagnostic algorithm for early gastric cancer (MESDA-G). Dig Endosc. 2016;28:379–93.
18. Sano Y, et al. Narrow-band imaging (NBI) magnifying endoscopic classification of colorectal tumors proposed by the Japan NBI Expert Team. Dig Endosc. 2016;28:526–33.
19. Update on the Paris classification of superficial neoplastic lesions in the digestive tract. Endoscopy. 2005;37:570–8.
20. Ishihara R, et al. Quantitative analysis of the color change after iodine staining for diagnosing esophageal high-grade intraepithelial neoplasia and invasive cancer. Gastrointest Endosc. 2009;69:213–8.
21. Kondo H, et al. Sodium thiosulfate solution spray for relief of irritation caused by Lugol's stain in chromoendoscopy. Gastrointest Endosc. 2001;53:199–202.
22. Kawahara Y, et al. Novel chromoendoscopic method using an acetic acid-indigocarmine mixture for diagnostic accuracy in delineating the margin of early gastric cancers. Dig Endosc. 2009;21:14–9.
23. Japanese Research Society for Gastric Cancer. Japanese classification of gastric carcinoma First English ed. Tokyo: Kanehara & Co., Ltd; 1995.
24. Everett SM, et al. Early gastric cancer in Europe. Gut. 1997;41:142–50.
25. Rembacken BJ, et al. Flat and depressed colonic neoplasms: a prospective study of 1000 colonoscopies in the UK. Lancet. 2000;355:1211–4.
26. Uraoka T, et al. Endoscopic indications for endoscopic mucosal resection of laterally spreading tumours in the colorectum. Gut. 2006;55:1592–7.
27. Yao K, et al. Novel magnified endoscopic findings of microvascular architecture in intramucosal gastric cancer. Gastrointest Endosc. 2002;56:279–84.
28. Yoshida T, et al. Narrow-band imaging system with magnifying endoscopy for superficial esophageal lesions. Gastrointest Endosc. 2004;59:288–95.
29. Gono K, et al. Appearance of enhanced tissue features in narrow-band endoscopic imaging. J Biomed Opt. 2004;9:568–77.
30. Toyoda H, et al. Detection of intestinal metaplasia in distal esophagus and esophagogastric junction by enhanced-magnification endoscopy. Gastrointest Endosc. 2004;59:15–21.
31. Tanaka S, et al. Aim to unify the narrow band imaging (NBI) magnifying classification for colorectal tumors: current status in Japan from a summary of the consensus symposium in the 79th Annual Meeting of the Japan Gastroenterological Endoscopy Society. Dig Endosc. 2011;23(Suppl 1):131–9.
32. Hayashi N, et al. Endoscopic prediction of deep submucosal invasive carcinoma: validation of the narrow-band imaging international colorectal endoscopic (NICE) classification. Gastrointest Endosc. 2013;78:625–32.
33. Okada K, et al. Diagnosis of undifferentiated type early gastric cancers by magnification endoscopy with narrow-band imaging. J Gastroenterol Hepatol. 2011;26:1262–9.
34. Ezoe Y, et al. Magnifying narrowband imaging is more accurate than conventional white-light imaging in diagnosis of gastric mucosal cancer. Gastroenterology. 2011;141:2017–25. e2013.
35. Abe S, et al. Depth-predicting score for differentiated early gastric cancer. Gastric Cancer. 2011;14:35–40.
36. Tanaka K, et al. Features of early gastric cancer and gastric adenoma by enhanced-magnification endoscopy. J Gastroenterol. 2006;41:332–8.

37. Gatenby PA, et al. Relevance of the detection of intestinal metaplasia in non-dysplastic columnar-lined oesophagus. Scand J Gastroenterol. 2008;43:524–30.
38. Kelty CJ, et al. Barrett's oesophagus: intestinal metaplasia is not essential for cancer risk. Scand J Gastroenterol. 2007;42:1271–4.
39. Riddell RH, et al. Definition of Barrett's esophagus: time for a rethink--is intestinal metaplasia dead? Am J Gastroenterol. 2009;104:2588–94.
40. Anagnostopoulos GK, et al. Novel endoscopic observation in Barrett's oesophagus using high resolution magnification endoscopy and narrow band imaging. Aliment Pharmacol Ther. 2007;26:501–7.
41. Goda K, et al. Usefulness of magnifying endoscopy with narrow band imaging for the detection of specialized intestinal metaplasia in columnar-lined esophagus and Barrett's adenocarcinoma. Gastrointest Endosc. 2007;65:36–46.
42. Kara MA, et al. Detection and classification of the mucosal and vascular patterns (mucosal morphology) in Barrett's esophagus by using narrow band imaging. Gastrointest Endosc. 2006;64:155–66.
43. Goda K, et al. Diagnostic utility of a novel magnifying endoscopic classification system for superficial Barrett's esophagus-related neoplasms: a nationwide multicenter study. Esophagus. 2021;18:713–723. https://doi.org/10.1007/s10388-021-00841-1.
44. Sharma P, et al. Development and validation of a classification system to identify high-grade dysplasia and esophageal adenocarcinoma in Barrett's esophagus using narrow-band imaging. Gastroenterology. 2016;150:591–8.
45. Pech O, et al. Prospective evaluation of the macroscopic types and location of early Barrett's neoplasia in 380 lesions. Endoscopy. 2007;39:588–93.

Kapitel 2
Histopathologie der Mukosa-Frühneoplasien: Morphologische Karzinogenese im GI-Trakt

Daniel Neureiter und Tobias Kiesslich

2.1 Einleitung

Der Begriff *Frühkarzinom* deutet auf ein Karzinom hin, das durch eine chirurgische R0-Resektion geheilt werden kann. Dieses klinische Konzept wurde in Japan geprägt und im Laufe der Jahre immer mehr durch makroskopische und mikroskopische Kriterien im gesamten Gastrointestinaltrakt definiert. Es gilt für differenzierte Krebserkrankungen ohne (oder mit geringer) Submukosainvasion, mit geringem Risiko für Lymphknotenmetastasierung und einer Heilungsrate von >90 % durch chirurgische R0-Resektion [1–3].

In der japanischen Praxis wurden endoskopische Merkmale mit histopathologischen Befunden in Beziehung gesetzt. Die Veränderungen der Mukosaoberfläche von gut differenzierten Krebserkrankungen und Vorstufen im Vergleich zur nicht neoplastischen Mukosa wurden anhand der Histologie parallel zur stereomikroskopischen Beobachtung und der magnified image-enhanced endoscopy (M-IEE) charakterisiert. Gut differenzierte frühe mukosale Neoplasien, z. B. im Kolon, zeigten eindeutige Ränder und typische Veränderungen der epithelialen Oberfläche und der mukosalen Kapillarstruktur [4, 5]. Darüber hinaus existieren in jedem Organ mehrere morphologische Karzinogenesepfade [4, 6–9], so dass der Endoskopiker mit den unterschiedlichen Frühkarzinomen und deren Vorstufen vertraut sein muss.

Westliche und japanische Klassifikationen unterschieden sich in den Kriterien für intraepitheliale hochgradige Dysplasien und invasive Karzinome [10, 11].

D. Neureiter (✉)
Institute of Pathology, Paracelsus Medical University, Salzburg, Österreich
E-Mail: d.neureiter@salk.at

T. Kiesslich
Department of Internal Medicine I & Institute of Physiology and Pathophysiology, Paracelsus Medical University, Salzburg, Österreich
E-Mail: tobias.kiesslich@pmu.ac.at

F. Berr et al., *Atlas Frühkarzinome des Gastrointestinaltrakts*,
https://doi.org/10.1007/978-3-031-25623-3_2

Dieser Unterschied wurde durch die Wiener Konsensusklassifikation der gastrointestinalen Epithelneoplasien [12], die in Paris durch die makroskopische und mikroskopische Internationale Klassifikation erweitert wurde, weitgehend beseitigt [6]. Frühkarzinome (Vienna Klassifikation Kategorien 4 und 5) und Vorläuferläsionen im Gastrointestinaltrakt lassen sich mit diesen Klassifikationen am besten definieren.

2.2 Pariser Klassifikation und malignes Potenzial von Neoplasien

2.2.1 Klassifizierung bösartiger Schleimhautneoplasien

Die Internationale Klassifikation (makroskopische Typen; siehe Kap. 1, Abb. 1.2) basiert auf den histopathologischen Definitionen, die in der Wiener Klassifikation vereinbart wurden (Tab. 2.1). Zwischen japanischen und westlichen Pathologen besteht nach wie vor eine gewisse Uneinigkeit über die Einteilung der Läsionen in hochgradige intraepitheliale Neoplasie (HGIN) oder definitives Karzinom in situ (T0 m1), weil die Diagnosekriterien für Malignität im Westen eher auf einer durch Biopsie nachgewiesenen Tumorinvasion in die Lamina propria der Schleimhaut beruhen, während in Japan die Kriterien eher von Atypien (Kernmerkmale und intraepitheliale Drüsenstruktur) abhängen, die der intraepithelialen Ausbreitungskomponente invasiver Karzinome ähneln (Tab. 2.2). Daher können bis zu 50 % der in Japan diagnostizierten in situ Karzinome im Westen als HGIN

Tab. 2.1 Wiener Klassifikation der gastrointestinalen epithelialen Neoplasien [12]

Kategorie 1	Negativ für Neoplasie/Dysplasie	+ [a]
Kategorie 2	Unklares Ergebnis für Neoplasie/Dysplasie	+ [a]
Kategorie 3	Nicht-invasive niedriggradige Neoplasie (niedriggradiges Adenom/Dysplasie)	+ [a]
Kategorie 4	Invasiv hochgradige Neoplasie	
	4.1 Hochgradiges Adenom/Dysplasie	Nicht-invasives Karzinom[c]
	4.2 Nicht-invasives Karzinom (Carcinoma in situ)[b]	
	4.3 Verdacht auf invasives Karzinom	+ [a]
Kategorie 5	Invasive Neoplasie	
	5.1 Intramukosal-Karzinom[d]	+ [a]
	5.2 Submukosal-Karzinom oder darüber hinaus	+[a]

[a]+ Identische Begriffe in Japan
[b]Non-invasive bedeutet die Abwesenheit einer offensichtlichen Invasion
[c]High-grade-Adenom/Dysplasie könnte als nicht-invasives Karzinom nach japanischen Kriterien der Atypie betrachtet werden
[d]*Intramukosal* bedeutet Invasion in die Lamina propria oder die Muscularis mucosae

Tab. 2.2 Japanische Kriterien zur Diagnose von Kolorektalkarzinomen und differenzierten Krebsen [13]

Kriterien der Atypie		Normal	Adenom	Gut differenziertes Adenokarzinom	
				Niedriges Risiko	Hohes Risiko
Zelluläre Atypie	Kerngröße (μm)	4,5 × 1,5	——→		≤20 × 10
	Chromatin (blauviolett)	Gepunktet	——→		Grobes, helles
	Nukleare Polarisierung	Basal	——→		Unpolarisiert
	Nukleus/Drüsen-Verhältnis	Niedrig	——→		Hoch
	Nukleus/Zellhöhenverhältnis	0,15–0,3	——→		0,5-0,9
Strukturelle Atypie	Drüsige Struktur	Tubular	Tubular/villös ± Verzweigung	Tubulovillös, ± schlängelnd, verzweigend	Tubulovillös und cribriform (por)
	Index der strukturellen Atypie	Normal	——→		Erhöht

kategorisiert werden. [10, 11]. Die japanischen Pathologen erkannten jedoch aus einzelnen Biopsien besser die korrekte Kategorisierung der gesamten en-bloc entfernten Neoplasien, da die Mehrheit der HGIN im Magen in den entfernten Proben definitiv Krebserkrankungen waren [11]. Für die Entscheidung, ob eine frühe bösartige Läsion en-bloc entfernt werden soll, ist dieser Unterschied irrelevant, da sowohl HGIN als auch Carcinoma in situ en-bloc entfernt werden sollten [1, 3, 6]. Kleinere Unterschiede können auch in der Kategorisierung von niedriggradigen gegenüber hochgradigen intraepithelialen Neoplasien (LGIN vs. HGIN) bestehen, aber diese Entscheidung ist hauptsächlich eine Frage der individuellen Expertise und sollte einen Experten-Referenzpathologen einbeziehen [3, 6, 10].

2.2.2 *Malignes Potenzial*

Die *Wahrscheinlichkeit von nodalen Metastasen* (Lymphknotenmetastasen) hängt hauptsächlich von der *histologischen Bewertung* und der *Tiefe der submukosalen Invasion* eines T1-Karzinoms sowie von der *makroskopischen Typisierung* und der *anatomischen Lokalisation* im gastrointestinalen Trakt ab. Der makroskopische Typ des frühen Karzinoms (Paris-Klassifikation; *siehe* Abb. 1.2) steht in Beziehung zum Risiko der lymphovaskulären Ausbreitung [1–4, 16], was wahrscheinlich auf morphogenetische und molekulare Onkogenese-Pfade zurückzuführen ist (Abschn. 2.3).

Gut differenziertes, auf die Mukosa begrenztes Karzinom (Mukosakarzinom) zeigt ein relativ strukturiertes und kontinuierliches infiltratives Wachstumsmuster von glandulärer Ansammlung, Verzweigung und Knospung mit klaren histologischen Grenzen zum Normalgewebe, die sich in klaren endoskopischen Rändern der Neoplasie widerspiegeln. Der relative Verlust der polaren Struktur der epithelialen Zellschichten, die erhöhte Nukleus-/Cytoplasma-Ratio und das kompakte Wachstum der epithelialen Zellschicht in der Neoplasie verändern das Oberflächenmuster der Mukosa-assoziierten Neoplasie und führen zu einem sichtbaren Mukosamuster im M-IEE. Bei massiver submukosaler Invasion eines zusammenhängend wachsenden Karzinoms wird die Struktur der Schleimhautoberfläche (typisch für ein differenziertes Mukosakarzinom) zerstört und führt zu einer sehr unregelmäßigen oder sogar nicht strukturierten Oberfläche (amorphes Muster) sowohl bei der stereomikroskopischen Beobachtung als auch bei der M-IEE. Darüber hinaus benötigen differenzierte Mukosalkarzinome für eine tiefe submukosale Invasion eine Neo-Angiogenese, so dass M-IEE unregelmäßige Mikrogefäße in der Mukosaschicht aufweist, wie durch Immunohistochemie in Präparaten von entfernten Frühkarzinomen nachgewiesen und mit den bildgebenden Merkmalen im M-IEE korreliert [1, 3, 5, 14, 15].

Die Wahrscheinlichkeit einer Lymphknotenmetastase nimmt im Allgemeinen mit der *Tiefe der Invasion* eines gut differenzierten Frühkarzinoms zu [2, 3, 16]. Die besten Daten zu diesen Korrelationen wurden in großen Serien von chirurgisch entfernten Frühkarzinomen mit Dissektion der regionalen Lymphknoten [2, 3, 16–22] gesammelt, wie in Tab. 2.3 zusammengefasst. Um das Risiko

Tab. 2.3 Wahrscheinlichkeit der Lymphknotenmetastasierung bei oberflächlichen Karzinomen nach Ausmaß der submukösen Invasion (μm)

Karzinom	Tiefe der Invasion	Lymphknoten-positive Fälle, %
Ösophagus [3, 17, 19, 21, 22]		
SCC (Typ 0-II; Bewertung G1, G2)	m1	0 %
wenn *L0, V0, d < 5 cm, kein Ulkus, cN0*	m3 (Muscularis mucosae)	8 %
	sm1 (<200 μm und d < 5 cm)	4,2 %
Insgesamt	sm1 (<200 μm)	17 %
AC (Barrett-Karzinom)	pT1m	1,9 % (CI 1,2–2,7 %)
	pT1sm	21 %
Magen (wenn L0, V0) (L0, V0) [2, 18]		
AC intestinal type G1–G2	pT1m (d < 30 mm)	0 % (CI 0–0.3 %)
	pT1sm1 (<500 μm)	0 % (CI 0–2.5 %)
AC undifferentiated G3–G4	pT1m (d < 20 mm, no ulcer)	<1 % (CI 0–2.6 %)
Colon (wenn *G1 or G2, L0, V0*) [1, 20]		
AC type 0–II	pT1 (sm <1000 μm)	1.4 % (0–5 %)
AC type Ip	pT1 (Ip-head, sm < 3000 μm)	0 % (0–5 %)

AC Adenokarzinom, *CI* Konfidenzintervall, *d* Durchmesser, *SCC* Plattenepithelkarzinom, *sm* submukös

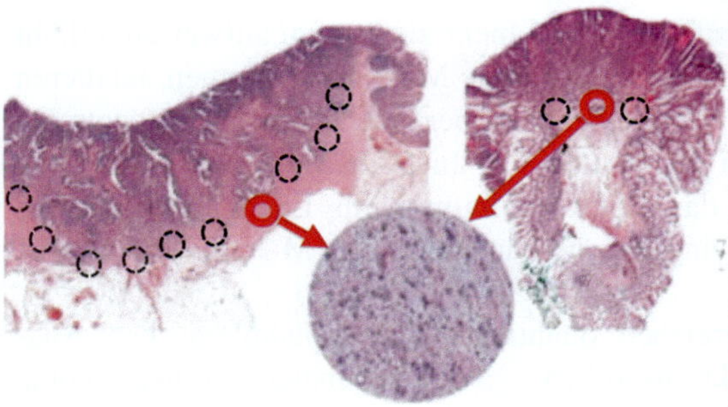

Objektvergrößerung: 20		
Okular FN Durchmesser (mm)	**Probenbereich (mm^2)**	**Normierung Faktor**
18	0.636	0.810
19	0.709	0.903
20	0.785	1.000
21	0.866	1.103
22	0.950	1.210
23	1.039	1.323
24	1.131	1.440
25	1.227	1.563
26	1.327	1.690

$$\text{Anzahl der Tumorknospen pro } 0{,}785\ mm^2 = \frac{\text{Anzahl der Knospen } (20 \times \text{Ziel})}{\text{Normierungsfaktor*}}$$

Bd1 (niedrig)	0–4 Knospen	pro 0.785 mm^2
Bd2 (mittel)	5–9 Knospen	pro 0.785 mm^2
Bd3 (hoch)	≥10 Knospen	pro 0.785 mm^2

Beispiel für einen Bericht:
Tumorknospung:Bd3 (hoch),
Anzahl 14 (pro 0.785 mm^2)

Abb. 2.1 Von der International Tumor Budding Consensus Conference (ITBCC) [23] vorgeschlagene Prozedur zur Befundung über Tumorbudding beim Kolorektalkarzinom. Der Bereich von 20-facher Vergrößerung des Mikroskops wird auf 0,785 mm^2 (für 20 × Objektivlinse 20 mm Okularfeldnummer [FN] Durchmesser) normiert. Aus 10 separaten Feldern (20 × Objektiv) wird das „Hotspot"-Feld mit dem höchsten Tumorbudding an der Invasionsfront ausgewählt (angezeigt durch *roten Kreis;* HE Färbung, oberes Feld) und alle Tumorzellen werden gezählt. Das Tumorbudding, welches auf den Feldbereich von 0,785 mm^2 normiert ist, wird in *Tumorbuddingkategorien* Bd1-Bd3 berichtet. (Modifiziert von Lugli et al. [23] mit Genehmigung von USCAP Inc)

einer Metastasierung in die lokoregionalen Lymphknoten für gut differenzierte Frühkarzinome vorherzusagen, werden T1-Läsionen des Kolons in „geringes Risiko", d. h. Bewertung G1 oder G2, keine Invasion von Lymphgefäßen (L0) oder submukosalen Venen (V0) und submukosale Ausdehnung von weniger als 1000 μm, gegenüber „hohes Risiko" in Gegenwart eines Merkmals wie Tumorzellknospung (budding (Bd)> 1) an der Invasionsfront (Abb. 2.1), submukosale Invasion >1000 μm, lymphatische oder venöse Gefäßinvasion oder Bewertung G3 oder G4 [20, 23, 24].Tumor budding wird als eine einzelne Tumorzelle oder ein Cluster von bis zu 4 Tumorzellen – im Gegensatz zu schlecht differenzierten clusters (≥5 Tumorzellen), die mit erhöhten ‚epithelial-mesenchymal-transition'-Eigenschaften und erhöhter metastatischer Potenz verbunden sein könnten.

Schlecht differenzierte oder *undifferenzierte* frühe Mukosakarzinome (G3/G4) zeigen einen Verlust der Zell-Zell-Adhäsion, ein diskontinuierliches Wachstum smuster und ein hohes Verhältnis von Kern/Cytoplasma, was mit einer schnelleren Replikation/Proliferation der Tumorzellen und einem höheren metastatischen Potential (z.B. Anoikis) auf zellbiologischer Ebene einhergeht. Daher ist eine Invasion der Lymphgefäße oder Blutgefäße durch kleine, schlecht differenzierte intramuköse frühe Mukosakarzinome häufig, und die Raten der Lymphknoten-(oder hämatogenen) Metastasen sind höher als bei gut differenzierten Mukosakarzinomen [2, 16, 18]. Das Risiko einer metastatischen Ausbreitung auf die lokoregionären Lymphknoten ist bei schlecht differenzierten frühen Magenkarzinomen, die eine laterale Ausdehnung von mehr als 20 mm aufweisen, erhöht [2, 18]. Auch die Ränder von undifferenzierten Mukosakarzinomen tendieren dazu, weniger deutlich zu sein, die epitheliale Oberflächenstruktur im zentralen Teil des Karzinoms kann durch eine epitheliale Invasion mit undifferenzierten Krebszellen zerstört sein, und das Mikrokapillarnetz im Lamina propria der Mukosa tendiert bei der magnifying narrow-band imaging (M-NBI) Endoskopie sehr unregelmäßig zu sein.

Basierend auf einer umfangreichen quantitativen histopathologischen Analyse von chirurgischen Resektionsproben gastrointestinaler Frühkarzinome ermöglicht es nun, die Wahrscheinlichkeit einer Heilung von frühen Mukosakarzinomen durch endoskopische En-Bloc-Resektion mit freien Rändern auf der Grundlage der histologischen Merkmale vorherzusagen: der lateralen Größe, der lateralen Größe, der Tiefe der submukösen Invasion, des Fehlens einer lymphovaskulären Invasion und der Lokalisation des Organs im GI-Trakt (Tab. 2.4). Die vergrößernde endoskopische Analyse von frühen Mukosakarzinomen versucht vorherzusagen, ob die Läsion eine endoskopische En-Bloc-Resektion für die Heilung ermöglicht, basierend auf den charakteristischen Veränderungen des makroskopischen Typs und der Oberflächen- und Mikrogefäßstruktur.

Tab. 2.4 Kriterien der kurativen endoskopischen Resektion in Speiseröhre, Magen, und Rektum

Organ	Kriterien der kurativen en-bloc Resektion
Magen	*Richtlinienkriterien*
	m-ca, diff. Typ, ly (-), v (-), Ul (-), und ≤2 cm in der Größe
	Erweiterte Kriterien
	m-ca, diff. Typ, ly (-), v (-), Ul (-), und Größe >2 cm
	m-ca, diff. Typ, ly (-), v (-), Ul (+), und ≤3 cm in der Größe
	sm 1-ca (Eindringtiefe <500 μm), diff. Typ, ly (-), v (-)
	m-ca, undiff. Typ (G3), ly (-), v (-), Ul (-), und Größe <2 cm
Ösophagus (nur flächige Läsionen)	*Richtlinienkriterien*
	pT1a-EP-ca, pT1a-LPM-ca
	Erweiterte Kriterien
	pT1a-MM-ca, diff. Typ, expansives Wachstum, ly (-), v (-)
	cT1b/sm-ca (Invasionstiefe <200 μm), infiltratives Wachstumsmuster, expansiv, diff. Typ, ly (-), v (-)
Colorectum	*Guideline criteria*
	m-ca, diff. type, ly (−), v (−)
	sm-ca (<1000 μm), diff. type, ly (−), v (−)

Abgeändert von Toyonaga et al. [25]
ca Karzinom, *diff* differenziert, *EP* Epithel, *LPM* Lamina propria mucosae, *ly* lymphatische Invasion, *m* mucosal, *MM* Muscularis mucosae, *sm* submucosal, *Ul* Ulzeration, *v* vaskuläre Invasion

2.3 Merkmale neoplastischer Läsionen des Kolons

Bei der Koloskopie werden die meisten vorgewölbten oder flachen Läsionen je nach Histomorphologie als adenomatös oder hyperplastisch/serratiert eingestuft (Abb. 2.2). Während hyperplastische Läsionen nicht neoplastisch sind, stellen die ähnlich aussehenden serratierten Adenome (wie klassische polypoide Adenome) Krebsvorläuferläsionen dar.

Die übliche Auffassung der morphologischen Karzinogenese konzentriert sich immer noch auf die klassische „Polyp-Karzinom-Sequenz" [26], obwohl im Dickdarm mindestens vier andere Präkursor-Krebs-Pfade existieren: der flach/eingesenkte Neoplasie-Pfad, der erbliche nicht-polypöse kolorektale Karzinom-(HNPCC) Pfad, der serratierte Adenom-Pfad, und (in Kolitis Ulzerosa und in Crohn-Kolitis) der „Entzündung-Dysplasie-Karzinom-Pfad" [1, 4, 26–28] (Tab. 2.5). Die genetischen Analysen-Daten von kolorektalem Krebs (CRC) wurden jetzt in vier Konsensus-molekulare Subtypen (CMS 1–4) plus eine CMS „gemischte Merkmale" Gruppe eingeteilt [28], und die zugehörigen Immunzellen, Fibroblasten und die angiogene Mikroumgebung für die vier Subtypen jeweils definiert [29]. Die morphogenen Typen wurden noch nicht systematisch auf ihre Beziehung mit den molekularen CMS untersucht.

2.3.1 Klassischer polypoider Adenom-Karzinom-Pfad

Polypen wurden seit 1972 im Kolon endoskopisch durch Schlingen abgetragen, und die histologischen Befunde (Tab. 2.6) führten zur Definition der Adenom-Dysplasie-Karzinom-Sequenz [30], die in molekulare Onkogenese-Pfade von Vogelstein et al. [26] zusammengefasst wurde. Darüber hinaus hatte die Screening -Koloskopie mit Entfernung aller erkennbaren Adenome durch endoskopische Polypektomie die Inzidenz von CRC weit unter die vorhergesagten Raten reduziert [31]. Dies diente als Begründung für die Zulassung von Koloskopie-Screeningprogrammen zur Vorbeugung von CRC in den Vereinigten Staaten und vielen anderen westlichen Ländern. Aus einer endoskopischen Perspektive beschrieb Kudo [4] und Uraoka [32] eine separate Entität – seitlich sich ausbreitende Adenome von mehr als 10 mm Durchmesser – als laterales Ausbreitungstyp (LST) Neoplasma mit eigenen ablativen Strategien.

2.3.2 Flach-Eingesenktes kolorektales Adenom-Karzinom-Pfad

Die Mehrheit der fortgeschrittenen CRC können sich aus einer nicht-polypoiden Vorläsion entwickeln [1, 4, 33, 34]. In der „Flat-Depressed-Neoplasie-Karzinom-

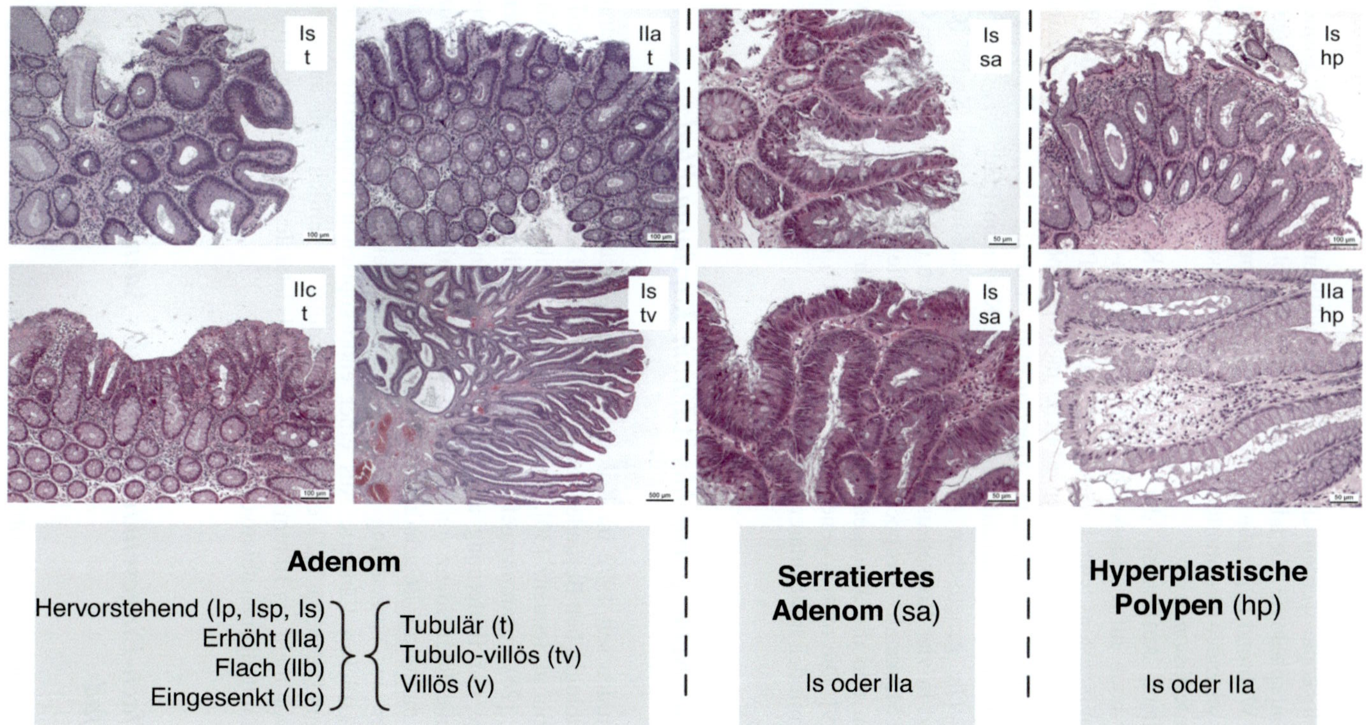

Abb. 2.2 Prinzipien der Histomorphologie adenomatöser oder hyperplastischer Schleimhautläsionen im Kolon

Tab. 2.5 Morphogene Pfade der kolorektalen Karzinogenese [1, 4, 26–28, 34–36]

Oberflächliche Neoplasien	Einschätzung des Darmkrebsrisikos	Vorstufen von Darmkrebs geschätzt	Prävalenz von CRC-Neoplasie[a]
Klassisches Adenom	10 Jahre 15–30 %	50 %	50 %
Polypoider (Typ 0-Ip, s)			
Distal > proximal			
CIN (LoH, kRAS, APC)			
Serratiertes Adenom	5 Jahre 60 %	15–20 %	30 %
Serratierter Polyp (kRAS), distal			
Sessile SA *(BRAF)*, proximal			5 %
CIN (kRAS)			
MSI+++ (*BRAF*, CIMP)			
Serratiertes Polyposis Syndrom SPS	Lebenszeit 50 %	< 1 %	0.5 %
Eingesenktes Npl 0–IIc	1–5 Jahre 75 %	20–30 %	<3 %
"De novo cancer"			
Proximal > distal			
MSI+++			
HNPCC-Adenom	1–5 Jahre 40–80 %	~5 %	<5 %
Flaches Adenom 0–IIa/b/c			
Proximal (70 %) > gesamter Dickdarm			
MSI+++ (MLH mut, CIMP)			

[a]Schätzungen für CRC-Screening-Population. Abkürzungen siehe Text

Sequenz" beschrieb Shimoda et al. minimale *de novo* Krebserkrankungen von 2- bis 5-mm Größe, die meisten mit submukosaler Invasion [34]. Bei mehr als 1000 kolorektalen Neoplasien diagnostizierten sie 71 Karzinomerkrankungen, wovon 78 % aus nicht-polypoiden Vorläuferläsionen und 22 % aus polypoiden Adenomen entstanden. Zehn (13 %) von 75 Krebserkrankungen waren kleine (<5 mm) depressed-typische Krebserkrankungen ohne adenomatöse Bereiche, die alle eine submukosale Invasion aufwiesen [34]. Depressed-typische (0-IIc) kolorektale Karcinome weisen ein weiter fortgeschrittenes Stadium als non-depressed Läsionen (0-IIa oder b) auf [4, 33]. Daher haben diese depressed-typischen Neoplasien eine hohe Wahrscheinlichkeit für maligne Progression und zeigen eine kürzere Entwicklungszeit zum Auftreten des Karzinoms.

Tab. 2.6 Histopathologische Klassifizierung von adenomatösen und serratierten Läsionen

Histologische Kriterien der kolorektalen Läsionen 0-I& 0-II	Histologische Kriterien für SSA/P
Konventionelle adenomatöse Läsionen Tubuläres oder villöses Wachstumsmuster Grad der Dysplasie (niedrig vs. hoch) Serratierte Läsionen Hyperplastischer Polyp Sessiles serratiertes Adenom/Polyp SSA/P ohne Dysplasie SSA/P mit Dysplasie (= MSA) Traditionelles serratiertes Adenom	Kriterien [diagnostisch, wenn 2 von 4 (+) in ≥2 Krypten[a]] 1. Hyperserratierung der Krypten, im unteren Drittel mit/ohne Verzweigung 2. T-förmige und L-förmige Krypten oberhalb MM 3. Invertierte Krypten unterhalb MM (Pseudoinversion) 4. Kryptendilatation im unteren Drittel

Modifiziert von East et al. [27]
MM Muscularis Mucosae, *MSA* gemischte serratiertes Adenom (vorherige Nomenklatur), *SSA/P* sessiles serratiertes Adenom/Polyp
[a]Zwei Krypten müssen nicht benachbart sein

2.3.3 Serratiertes Adenom-Karzinom-Pfad

Sessile serratierte Adenome sehen aus wie hyperplastische Polypen mit dilatiertem pit pattern Typ II-O, während polypoide (d. h. „traditional") serratierte Adenome ein adenomatöses pit pattern (pp IIIL oder IV) mit Typ II-O (Tab. 2.6) aufweisen. Diese Läsionen sind jedoch vorzeitig maligne über den serratierten Pfad zum Adenokarzinom [27, 36]. Ungefähr 8 % aller und 18 % der proximalen kolorektalen Karzinome entstehen über den serratierten Pfad, der die Sequenz hyperplastische aberrante Kryptenfoci → sessile/polypoide serratierte Adenome (SSA/P) → dysplastisches serratiertes Adenom → serratiertes Adenokarzinom umfasst [27, 36]. Sessile serratierte Adenome befinden sich vorwiegend im proximalen Kolon, während traditionelle polypoide serratierte Adenome häufiger (> 60 %) im linken Hemikolon auftreten [27, 37]. Serratierte Adenome weisen eine maligne Transformation etwa doppelt so häufig wie konventionelle Adenome auf. Auf molekularer Ebene sind serratierte Adenome die Vorläufer des Typ-1-KRK (CIMP-high/MSI-high/*BRAF*-Mutation) und des Typ-2-KRK (CIMP-high/MSI-low oder MSS/*BRAF*-Mutation) [8, 38]. Serratierte Präkanzerosen wurden in der National Polyp Study nicht beschrieben und erhielten erst nach 2010 in endoskopischen Studien Aufmerksamkeit [27, 31].

2.3.4 Erblicher nicht-polypöser kolorektaler Krebs (HNPCC)

HNPCC zeigt eine rechtsseitige (~ 70 % der Fälle) oder gleichmäßige (30 %) kolorektale Verteilung von Karzinomen und hauptsächlich nicht-polypöse Vorläuferläsionen (0-IIa und 0-IIb) mit vorherrschender villöser Architektur, die hohe Dysplasiegrade enthalten sowie muzinöse Differenzierung aufweisen [39–45]. Bei der initialen und follow-up-Überwachungskoloskopie beträgt die Erkennungsrate für nicht-polypöse Adenome etwa 1,1 pro HNPCC-Patient [40, 42]. Die Progression zu einer hohen Dysplasie ist in proximalen HNPCC-Adenomen häufiger als in distalen [45]. Ein hoher Anteil dieser nicht-polypösen Adenome wird schnell zu einem Karzinom, der einen CpG-Insel-Methylator-Phenotyp (CIMP)-negativ mit Mikrosatelliten-Instabilität (MSI-high) oder eine chromosomale Instabilität (und MS-stabil) aufweist [39].

2.3.5 Entzündung-Dysplasie-Krebs-Pfad in der entzündlichen Darmerkrankung

Patienten mit Kolitis ulzerosa oder Morbus Crohn können drei verschiedene Arten von neoplastischen Läsionen aufweisen: *sporadisches Adenom, sichtbare Dysplasie,* und *unsichtbare Dysplasie.* Das sporadische Adenom tritt nur in der Mukosa auf, die nicht mit entzündlicher Darmerkrankung (IBD) assoziiert ist. Der Begriff *DALM* (dysplasia-associated lesion or mass) wurde 1981 eingeführt, war aber ungenau und wurde oft als Indikation für eine Kolektomie interpretiert. Dieser Begriff wurde in den neuen SCENIC-Richtlinien aufgegeben [46, 47]. Diese neue Klassifikation passt zur Paris-Klassifikation und einheitlichen histologischen Kriterien [48]. Systematische zufällige Biopsieprotokolle, wie das Seattle-Protokoll, werden nicht mehr empfohlen. Stattdessen wird die Mukosa mit hochauflösender Koloskopie und Chromoendoskopie auf sichtbare dysplastische Läsionen untersucht, die nach der Paris-Klassifikation beurteilt werden. Zielgerichtete Biopsien werden aus Bereichen entnommen, die verdächtig auf Dysplasie hindeuten.

Dysplasie weist in den kolorektalen Epithelien eine Vergrößerung der Nuklei, erhöhte Zellzahl (crowding) und eine Stratifizierung, eine Hyperchromasie und prominente Nukleoli in Krypten und im Oberflächenepithel (d. h. einen Verlust der maturierenden Oberflächenepithelien) auf. HGIEN und CRC, die mit IBD in Verbindung stehen, färben sich positiv für p53 in der IHC (sporadische HGIEN/CRC bei IBD sind jedoch p53-negativ). Dysplasie wird systematisch als hochgradige intraepitheliale Neoplasie (HGIEN), niedriggradige intraepitheliale Neoplasie (LGIEN) oder „unbestimmt" oder „negativ" [12, 48] beurteilt. *Sichtbare Dysplasie* (HGIEN und LGIEN) ist eine Indikation für eine endoskopische Resektion (vorzugsweise en-bloc), wenn die Läsion abgegrenzt und resezierbar ist; ansonsten ist sie eine Indikation für eine Kolektomie. Das Risiko für ein assoziiertes Krebsgeschehen ist bei HGIEN sehr hoch (42–67 %) und auch bei multifokaler LGIEN hoch (22 %) [49–51]; für beides wird eine Kolektomie empfohlen [46, 47]. Eine einzelne LGIEN sollte mit einer erneuten Endoskopie und einer Resektion untersucht werden, wenn dies gut machbar ist; die Behandlung wird individualisiert durchgeführt. Eine prospektive Studie über flache niedriggradige Dysplasien (LGD) fand nur eine initiale Progression zu CRC in 3 % und eine Progression in den nächsten 10 Jahren in 10 % der Fälle [49]. Eine spätere Metaanalyse (477 Patienten) ergab jedoch, dass flache LGD ein Risiko von 22 % für ein synchrones Karzinom und eine Progression von 33–53 % in 5 Jahren zu fortgeschrittenen Neoplasien (CRC oder HGD) aufwiesen [51].

Unsichtbare Dysplasie ergibt sich aus ungezielten zufälligen Biopsien in IBD-betroffener Mukosa. Zufällige Biopsien sind bei Vorhandensein multipler Pseudopolypen, einer postinflammatorischen Verengung oder nahegelegenen sichtbaren Läsionen gerechtfertigt, ansonsten jedoch nicht mehr empfohlen [46, 47]. Ein Befund von „unbestimmt für Dysplasie" kann Ausdruck einer aktiven Epithelregeneration sein. Regenerative Mukosaveränderungen lassen sich endoskopisch und histologisch von Dysplasien bei Kolitis Ulzerosa schwer unterscheiden. Daher sollte die Behandlung der entzündlichen Darmerkrankung intensiviert werden, um die Entzündung vor einer erneuten Endoskopie zu beseitigen, um wiederum eine Dysplasie auszuschließen oder zu bestätigen. Im Allgemeinen sollte eine Surveillance-Koloskopie geplant werden, wenn die entzündliche Darmerkrankung klinisch in Remission ist [46, 47].

2.4 Eigenschaften von Magenkarzinomen

Gastrale Adenokarzinome (GC) treten sporadisch in etwa 90 % der Fälle auf; 10 % sind erblich. Letztere umfassen mindestens drei Formen: familiäres diffuses Magenkarzinom (FDGC), familiäres intestinales Magenkarzinom (FIGC) und das erbliches diffuses Magenkarzinom (HDGC), das durch *CDH1*-Gendefekte verursacht wird, die das Zell-Adhäsionsprotein E-Cadherin codieren [52]. Vier molekulare Untergruppen von GC wurden definiert: *i) EBV-induziertes GC* (9 %, mit einer hohen Häufigkeit von *PIK3CA*-Mutationen, Hypermethylierung und Amplifikation von *JAK2,* PD-L1 und PD-L2), oft ähnlich wie HP-induziertes GC; *ii) MSI pos.* (22 %, mit einer hohen Mutationrate, auch oft in HP-induziertem GC); iii) *genomisch stabiles GC* mit diffuser Histologie (20 %, Mutationen von *RAS* und Genen, die Integrine und Adhäsionsproteine codieren, einschließlich *CDH1)* und iv) *chromosomal instabiles GC (CIN& Aneuploidie)* [53]. Therapeutische Überlegungen basieren jedoch weiterhin auf der histomorphologischen Klassifizierung. Die zwei hauptsächlichen *histogenetischen Typen* des Magenkarzinoms sind der intestinale Typ, der glanduläre tubuläre Strukturen bildet (meist mit der Bewertung G1 oder G2), und der *diffuse Typ,* der keine Zellzusammenhänge aufweist und sich durch eine Ausbreitung einzelner Karzinomzellen in die Magenwand charakterisiert ist (Bewertung G3) (Abb. 2.3) [9, 54, 55].

2.4.1 Intestinaler Typ Adenokarzinom des Magens

Das Magenkarzinom umfasst zwei große histogenetische Phänotypen: der *intestinale* Phänotyp und der gastrische Phänotyp [56, 57]. Der klassische intestinale

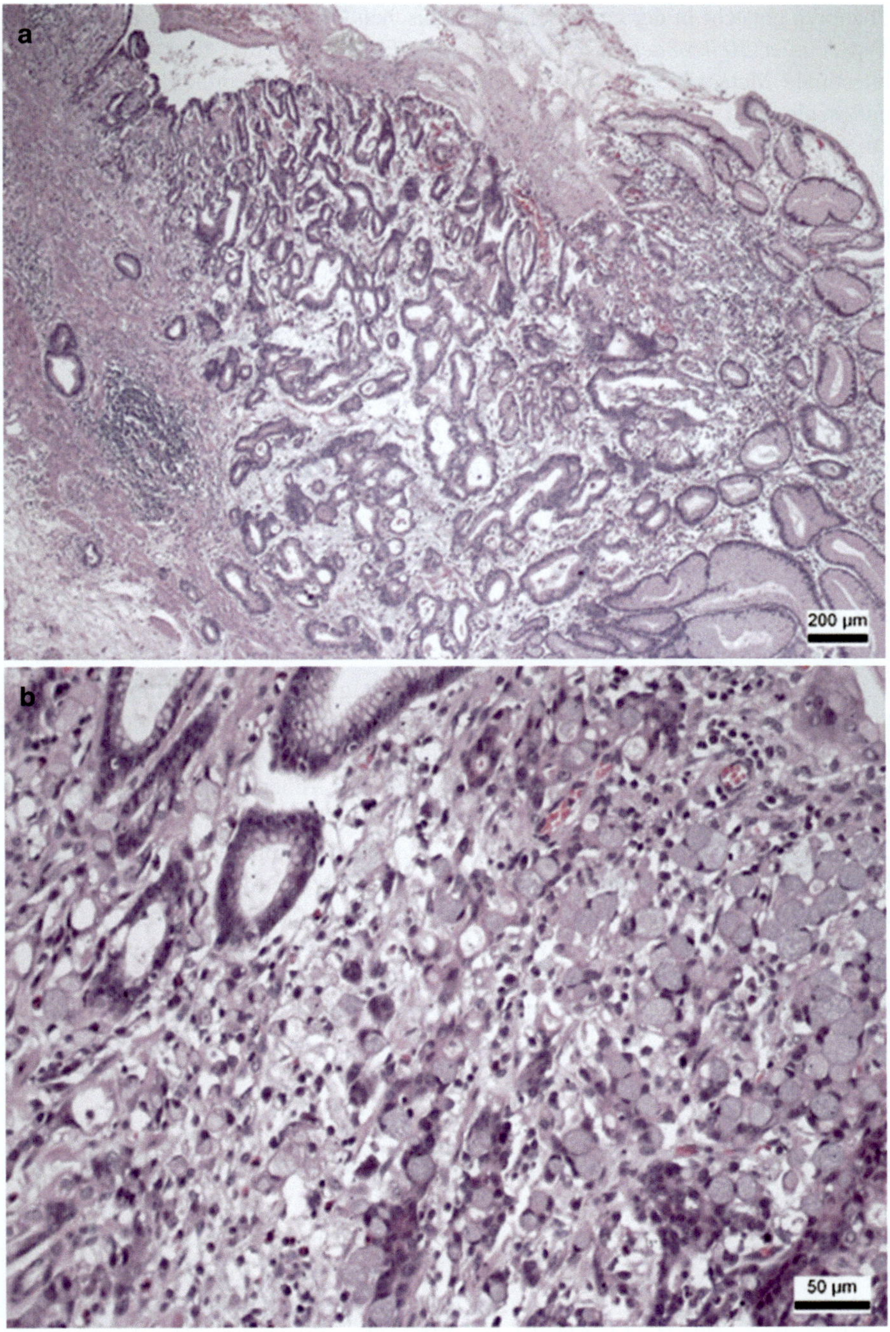

Abb. 2.3 Typische Histomorphologie von (**a**) intestinalem Magenkarzinom und (**b**) diffus/siegelringzellhaltigem Magenkarzinom. Das Wachstumsmuster im intestinalen Typ zeigt gut definierte Drüsen, im Gegensatz zum diskohäsiven Tumorwachstum im diffusen Typ

Phänotyp entsteht in der chronischen atrophischen Gastritis (entweder autoimmune Typ A oder *Helicobacter pylori*-induzierter Typ B Gastritis) über die „unreife" intestinale Metaplasie zur flachen oder adenomatösen intraepithelialen Neoplasie und schließlich zum glandulären intestinal differenzierten Karzinom, das häufig ein solides Tumorwachstum und weniger Invasion aufweist [56–58]. Die intestinale Metaplasie mit HGIN hat eine 33–85 %ige Wahrscheinlichkeit zum Magenkarzinom fort zu schreiten [59]. Sporadische Magenadenome treten selten auf; sie haben eine 35 %ige Wahrscheinlichkeit, karzinomatöse Foci aufzuweisen [59].

Frühe Magenkarzinome des intestinalen Phänotyps können jede der makroskopischen Läsionen (0-Ip/s, 0-IIa/b/c, 0-III) aufweisen. Polypöse Adenome spielen als Vorläuferläsionen für Magenkrebs eine untergeordnete Rolle, da weniger als 5 % aller Magenkarzinome aus 0-Is-Adenomen hervorgehen. Das Risiko einer submukösen Invasion ist beim Typ 0-Is hoch und beim Typ 0-IIc sogar noch höher [6]. Das Risiko einer Lymphknoten-Metastase ist gering (<5 %), wenn die submuköse Invasion <500 μm (Ly 0, V 0) beträgt, jedoch 21 % für eine Invasion von sm2 >500 μm [2, 18].

2.4.2 *Gastrischer Typ Adenokarzinom des Magens*

Der gastrische Typ des Magenkarzinoms, häufig mit Mikrosatelliten-Instabilität, entwickelt sich aus nicht-metaplastischem gastrischem Epithel, entweder *de novo* oder aus kleinen Adenomen der pylorischen Mukus-Drüsen [58, 60]. Das gastrisch differenzierte Karzinom stellt 8–24 % der frühen Magenkarzinome dar, oft Typ II-b oder II-c Läsionen mit weniger verfärbter Oberfläche [56]. Dieser Typ von Magenkarzinom neigt dazu, größer zu sein und häufiger submuköse Invasion als der intestinale Typ aufzuweisen [56–58]. Fortgeschrittene gastrische und intestinale Adenokarzinome des Magens weisen oft einen gemischten Phänotyp auf, einschließlich diffuser Wachstumskomponenten, der durch Inaktivierung des e-Cadherin-Gens *CDH1* verursacht wird, vielleicht durch biallelische Hypermethylierung [58]. Individuelle therapeutische Entscheidungen basieren hauptsächlich auf dem Tumorgrading G3.

2.4.3 *Diffuses/Siegel-Ring-Typ (De Novo) Magenkarzinom*

Frühe diffuse Magenkarzinome zeigen entweder flache Läsionen (Typ 0-IIb) oder vertiefte Läsionen (0-IIc) mit diffuser Infiltration einzelner Karzinomzellen in der Mukosa und Submukosa, die massive zelluläre Atypien aufweisen (die meisten mit Bewertung G3) [6, 14, 61]. Kleine diffuse Typ-Karzinome (Durchmesser <5 mm) sind schwer zu erkennen; sie erscheinen am häufigsten als kleiner, blasser Fleck in der gastrischen Mukosa [62].

2.4.4 Erblicher Diffuser Typ des Magenkarzinoms (HDGC)

Bei Patienten die jünger als 60 Jahre sind, ist dieses Karzinom des Magens (verursacht durch *CDH1* Germline-Mutationen) normalerweise multifokal und synchron; die neoplastischen Foci sind sehr schwer zu erkennen. Daher muss die Diagnose in verdächtigen Fällen durch molekulargenetische Analyse, beginnend mit dem Indexfall in der Familie, gestellt werden. Personen mit einem bewiesenen erblichen Gendefekt müssen sich einer prophylaktische Gastrektomie unterziehen [52].

2.5 Merkmale von Neoplasien des Ösophagus

Für beide Typen von Ösophagus-Karzinomen – Plattenepithelkarzinom (SCC) und Adenokarzinom (AC) in dem Zylinderepithel des Ösophagus (Abb. 2.4) – ist die chronische Entzündung des Ösophagus-Epithels der Auslöser der Karzinogenese. Das chronische Ösophagitis-Dysplasie-Krebs-Sequenz wird durch eine Reihe von schädlichen Substanzen bei SCC und hauptsächlich durch gastroösophagealen Reflux von Säure und Pepsin oder Galle bei AC bedingt [63].

2.5.1 Zylinderepithel-Dysplasie-Karzinomsequenz (Barrett-Adenokarzinom)

Das Barrett-Adenokarzinom entsteht in der Zylinderepithelmetaplasie des zuvor SC-ausgekleideten Ösophagus. Aufgrund der chronischen Entzündung bei Reflux-Erkrankung mit gesteigerter Regeneration entwickelt sich die Dysplasie aus der Zylinderepithelmetaplasie, die selbst als Vorläuferläsion für Neoplasien gilt. Daher werden die Begriffe *kolumnare intraepitheliale Neoplasie*(CIN) in der Wiener Klassifikation oder *intraepitheliale Neoplasie*(IEN) in der WHO-Klassifikation dem Begriff Adenom zur Bezeichnung von Karzinom-Vorläuferläsion bevorzugt [7, 12]. Bei einem hohen Anteil an HGIEN ist der Wnt-β-Catenin-Pfad aktiviert und *p53* ist mutiert [64]. Die Dysplasie niedrigen Grades kann sich entweder wieder zurückbilden oder zu HGIN fortschreiten, die im Durchschnitt eine 30 %ige Wahrscheinlichkeit für konkurrierende karzinomatöse Foci aufweist [65]. Die flachen Läsionen (0-IIa-c) sind schwerer zu erkennen und weisen mit Abstand die häufigsten makroskopischen Typen neoplastischer Läsionen auf [7].

Die mukosale glatte Muskulatur (MM) wird im Barrett-Mukosa dupliziert, weil chronische Entzündungen Myofibroblasten dazu anregen, eine oberflächliche Muskelschicht (SMM) in der Lamina propria mucosae (LPM) zu bilden. Die ursprüngliche tiefe MM-Schicht (DMM) dient als Referenz für die Tiefe der submukosalen Invasion (Abb. 2.5). Das Risiko für Lymphknotenmetastasen

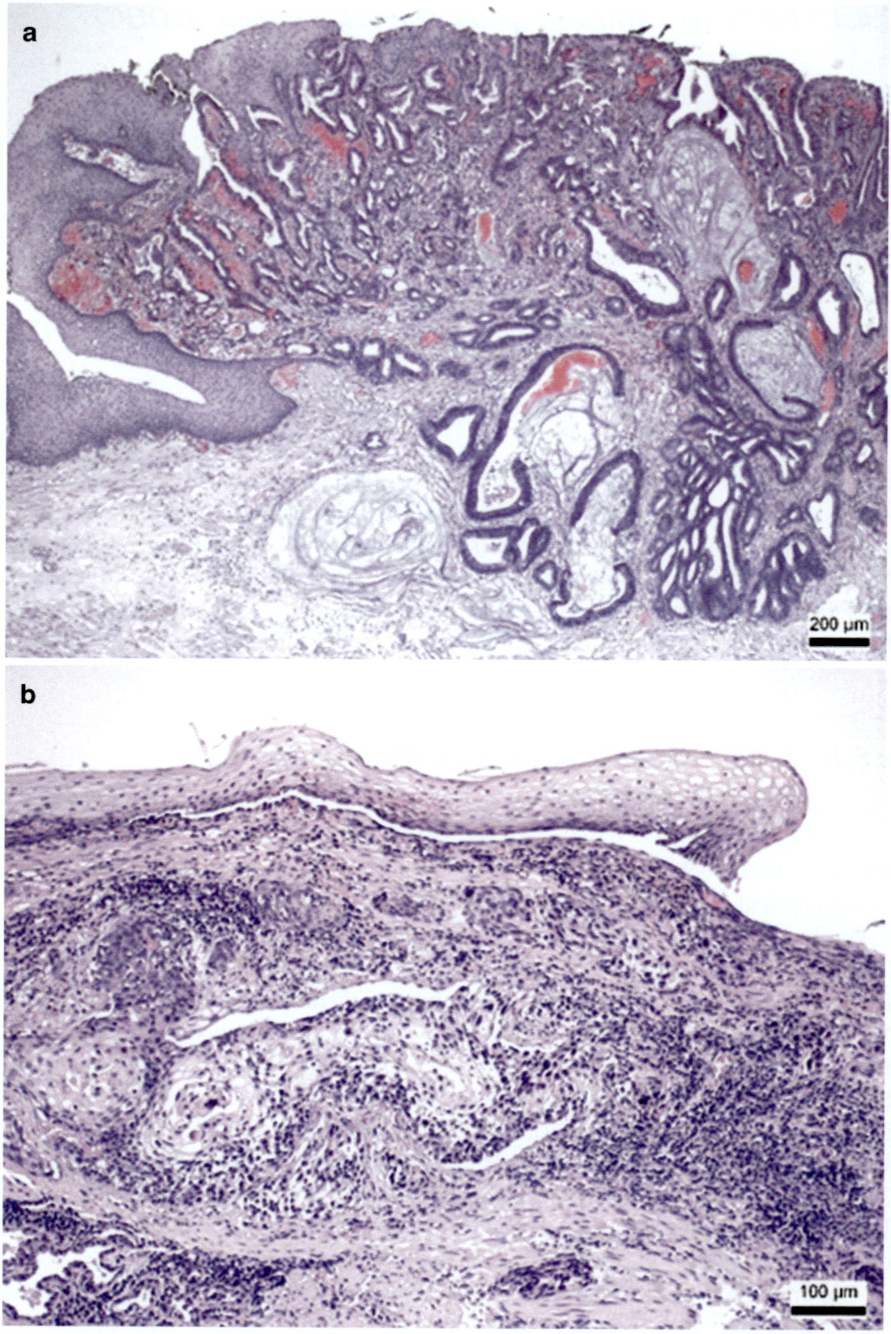

Abb. 2.4 Die Histomorphologie von (**a**) Barrett-Karzinom und (**b**) Plattenepithelkarzinom des Ösophagus, zeigt zum einen die atypischen tubulären Drüsen des Barrett-Ösophagus sowie unregelmäßig ausgebildete plattenepitheliale Zellnester mit Keratinperlen mit Ausdehnung des squamösen Epithels darüber in beiden Fällen

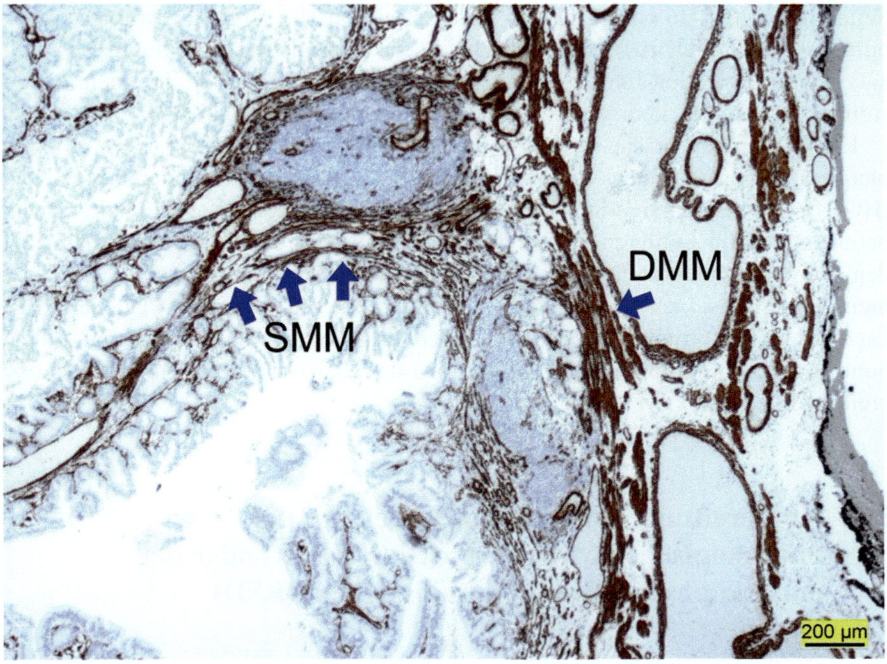

Abb. 2.5 Rand des gut differenzierten Barrett-Adenokarzinom (WDAC) pT1a-MM G1 L0 V0 mit benachbarter Barrett-Mukosa, die die charakteristische Verdoppelung der MM-Schicht in eine oberflächliche neu gebildete Schicht (SMM) und die ursprüngliche tiefe MM-Schicht (DMM) zeigt. (Desmin IHC-Färbung, glatte Muskulatur). Das AC dringt in die MM ein. Die endoskopische submuköse Dissektion (ESD) war kurativ

(LN 1) beträgt bei intramukosalen AC pT1a-LPM (die klassische Grenze für eine chirurgische Resektion) etwa 1 % und steigt mit der Invasion der MM (<4 %) und noch mehr mit pT1b-sm1 (9 %, aber für niedrige Risikokriterien <4 %) [17, 66] an. Die Mukosakarzinome pT1a weisen hauptsächlich niedrige Risikokriterien (95 %) auf. Mit tieferer Infiltration der submukosalen Schicht T1b-sm2-3 werden höhere Bd $\geq$ 2 und Grading G3 häufiger (bis zu ~30 %), und das Risiko für Lymphknotenmetastasen steigt auf 10 % in sm1 und 30–50 % mit T1b-sm2-3 an [66–68].

2.5.2 Plattenepitheliale Dysplasien-Karzinomsequenz

Chronische Ösophagitis kann durch eine Vielzahl von Reizstoffen der squamösen Zellepithelien durch die ätzende Wirkung von heißen Getränken oder Nahrungsmittel oder chronischen Alkoholkonsum, oft kombiniert mit Karzinogenen aus dem Tabakkonsum verursacht werden; hinzu kommen Ernährungsmängel

(Vitamine A, B1–B6 oder C; Zink) und/oder chronische virale Infektionen (z. B. humanes Papillomavirus) [59, 63]. Chronische Entzündung in Kombination mit karzinoger Exposition führt zur plattenepithelialen Dysplasie, die in einem zweistufigen System der niedrigen und hohen Grade unterteilt wird [6, 12].

Frühe Läsionen erscheinen als rötliche Flecken oder kleine grau-weiße oder plaqueartige Erhebungen der Mukosa, sichtbare intraepitheliale Neoplasien (HGIN), oder Carcinoma in situ [3,15, 69]. Ungefähr die Hälfte dieser Läsionen befinden sich im mittleren Drittel des Ösophagus, mit dem Rest gleichmäßig in den oberen und unteren Dritteln; etwa 10 % sind synchron multifokal [3, 69]. Die meisten der Läsionen sind gut oder mäßiggradig differenzierte Plattenepithelkarzinome (Bewertung G1 oder G2), aber aufgrund der dünnen submukosalen Schicht, reich an lymphatischen Gefäßen, ist das Risiko einer frühen lokalen Ausbreitung hoch [3].

2.6 Aufbereitung von En-Bloc-Proben aus der endoskopischen Mukosaresektion (EMR) oder der endoskopischen Submukosadissektion (ESD)

Das mit 0,9 %-iger Kochsalzlösung getränkte Resektat wird (alle 1,5 mm, 0,5 mm vom Rand entfernt) auf Kork oder ein Gummibrett gestreckt [→ auf Originalgröße] und ausgerichtet, so dass die umgebende Schleimhaut sichtbar ist. Dann wird das Präparat unter Bilddokumentation rasch in 4 %ige gepufferte Formaldehydlösung getaucht und 24 h lang fixiert. Anschließend Serienschnitte in 2–3 mm Abständen angefertigt und für die serielle mikroskopische Untersuchung bilddokumentiert [3, 70] (Abb. 2.6).

Hinweis Die Histologie der Mukosektomieprobe (EMR en bloc oder ESD) muss bewerten:

- Makroskopischer Typ 0 und Subtypen
- Niedriggradige oder hochgradige intraepitheliale Neoplasie oder Grading des Karzinoms
- Budding des Tumors an der Invasionsfront
- Lymphovaskuläre oder perineurale Invasion des Karzinoms
- Invasion der Submukosa unter Angabe der Tiefe jenseits der Muscularis mucosae
- Vollständigkeit der Resektion an den Rändern der Probe

Die Diagnose der Invasivität(einschließlich lymphovaskulärer Infiltration und Infiltrationstiefe des malignen gastrointestinalen Tumors) in dem ESD-Präparat sollte durch zusätzliche immunohistochemische Analysen unterstützt werden. Dafür können immunohistochemische Marker wie glattmuskuläres Aktin/Desmin, CD34 und Podoplanin nützlich sein, um die Muskularis mucosae sowie die vaskulären und lymphatischen Strukturen in der Tumorprobe hervorzuheben.

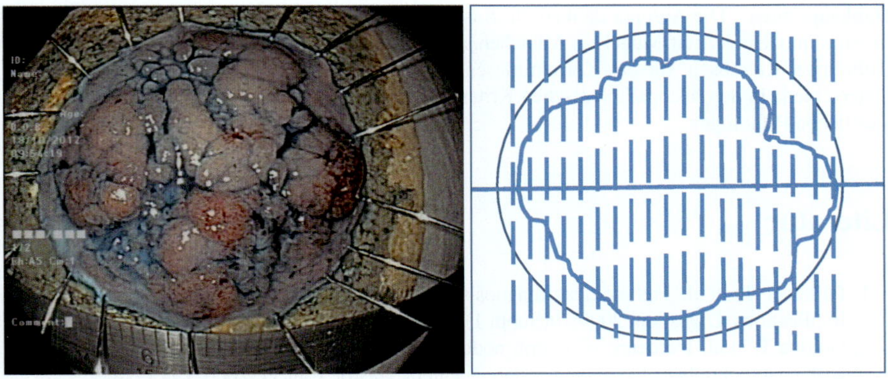

Abb. 2.6 *Linkes Panel:* Endoskopische submuköse Dissektion (ESD) Probe (4,5 × 5 cm; WLI, Indigo-Karmin-Chromoendoskopie [CE]) auf Kork befestigt. (malign/invasiv aussehende Areale werden dokumentiert) *Rechtes Panel:* Schema des makroskopischen Zuschnitts: Serielle Schnitte senkrecht zur langen Tumorachse, beginnend am nächsten Tumorrand (rechte Seite), nach 24 h Fixierung in Formalin. Im Befundbericht: Rectosigmoid LST-gemischt, tubulovillöses Adenom, fokales pTis, Resektion R0

Darüber hinaus quantifiziert ein Bildanalyse-System die Invasionstiefe (in Mikrometern) für weitere therapeutische Stratifizierungen. Schließlich kann die Anwendung der Immunohistochemie die Tumordifferenzierung (intestinal, plattenepithelial, muzinös, neuroendokrin) sowie die onkogene Potenz (z. B. Proliferation und Tumorbildung) im ESD-Präparat zur Abschätzung der hämatogenen und lymphatischen Metastasierungsrate klären. All diese Informationen sollten in der endgültigen pathologischen Untersuchung/Bewertung des ESD-Präparates integriert werden.

Hinweis Der *Pathologiebericht* bestätigt die kurative Sicherheit der lokalen Exzision oder empfiehlt eine zusätzliche chirurgische Resektion oder adjuvante Behandlung, basierend auf

- qualitativen Kriterien (Grading, L und/oder V-Invasion, Budding, kribriformes Wachstumsmuster) und
- quantitativen Kriterien (Breite und Tiefe der Invasion in die Submukosa).

Wie bereits erwähnt, korreliert die Invasionstiefe mit dem Risiko der Lymphknotenmetastasierung (*siehe* Tab. 2.1). Quantitative Mikrometer (μm) Messungen werden vom unteren Rand der Muscularis mucosae gemeldet, wenn die Position der Muskularis mucosae im Bereich der Tumorinvasion genau bestimmt werden kann. Eine sorgfältige Analyse des entfernten Läsions stellt einen Qualitätsstandard für die therapeutische Endoskopie dar und dient als Sicherheit gegen fehlerhafte Entscheidungen, z. B. unnötige chirurgische Resektion einer nicht-neoplastischen Läsion oder die unangemessene endoskopische Resektion (R1 oder R2) eines Karzinoms mit submukosaler Invasion.

Danksagungen Die Autoren danken Dr. Susanna Müller, Pathologisches Institut der Ludwig-Maximilians-Universität München, München, Deutschland, und Dr. Manfred Stolte, Institut für Pathologie, Kulmbach, für das Korrekturlesen des Kapitels und den Hinweis auf die formalen Unterschiede in den histopathologischen Kriterien der Krebsdiagnose zwischen japanischen und westlichen Pathologen.

Literatur

1. Fujimori T, et al. Pathological diagnosis of early colorectal carcinoma and its clinical implications. Digestion. 2009;79(Suppl 1):40–51.
2. Gotoda T, et al. Incidence of lymph node metastasis from early gastric cancer: estimation with a large number of cases at two large centers. Gastric Cancer. 2000;3:219–25.
3. Takubo K, et al. Early squamous cell carcinoma of the oesophagus: the Japanese viewpoint. Histopathology. 2007;51:733–42.
4. Kudo S, et al. Nonpolypoid neoplastic lesions of the colorectal mucosa. Gastrointest Endosc. 2008;68:S3–47.
5. Sano Y, et al. Narrow-band imaging (NBI) magnifying endoscopic classification of colorectal tumors proposed by the Japan NBI Expert Team. Dig Endosc. 2016;28:526–33.
6. The Paris endoscopic classification of superficial neoplastic lesions: esophagus, stomach, and colon: November 30 to December 1, 2002. Gastrointest Endosc. 2003;58:S3–43.
7. Paris workshop on columnar metaplasia in the esophagus and the esophagogastric junction, Paris, France, December 11–12, 2004. Endoscopy. 2005;37:879–920.
8. Jass JR. Classification of colorectal cancer based on correlation of clinical, morphological and molecular features. Histopathology. 2007;50:113–30.
9. Lauren P. The Two histological main types of gastric carcinoma: diffuse and so-called intestinal-type carcinoma. An attempt at a histo-clinical classification. Acta Pathol Microbiol Scand. 1965;64:31–49.
10. Schlemper RJ, et al. Differences in the diagnostic criteria used by Japanese and Western pathologists to diagnose colorectal carcinoma. Cancer. 1998;82:60–9.
11. Schlemper RJ, et al. Differences in diagnostic criteria for gastric carcinoma between Japanese and western pathologists. Lancet. 1997;349:1725–9.
12. Schlemper RJ, et al. The Vienna classification of gastrointestinal epithelial neoplasia. Gut. 2000;47:251–5.
13. Kudo SE. Early colorectal cancer. In:Detection of depressed types of colorectal carcinoma. Tokyo: IGAKU-SHOIN Ltd; 1996.
14. Muto M, et al. Magnifying endoscopy simple diagnostic algorithm for early gastric cancer (MESDA-G). Dig Endosc. 2016;28:379–93.
15. Oyama T, et al. Prediction of the invasion depth of superficial squamous cell carcinoma based on microvessel morphology: magnifying endoscopic classification of the Japan Esophageal Society. Esophagus. 2017;14:105–12.
16. Ueno H, et al. Risk factors for an adverse outcome in early invasive colorectal carcinoma. Gastroenterology. 2004;127:385–94.
17. Dunbar KB, et al. The risk of lymph-node metastases in patients with high-grade dysplasia or intramucosal carcinoma in Barrett's esophagus: a systematic review. Am J Gastroenterol. 2012;107:850–62. quiz 863
18. Hirasawa T, et al. Incidence of lymph node metastasis and the feasibility of endoscopic resection for undifferentiated-type early gastric cancer. Gastric Cancer. 2009;12:148–52.
19. Holscher AH, et al. Prognostic impact of upper, middle, and lower third mucosal or submucosal infiltration in early esophageal cancer. Ann Surg. 2011;254:802–7; discussion 807–808.

20. Kitajima K, et al. Correlations between lymph node metastasis and depth of submucosal invasion in submucosal invasive colorectal carcinoma: a Japanese collaborative study. J Gastroenterol. 2004;39:534–43.
21. Stein HJ, et al. Early esophageal cancer: pattern of lymphatic spread and prognostic factors for long-term survival after surgical resection. Ann Surg. 2005;242:566–73; discussion 573–565.
22. Tajima Y, et al. Histopathologic findings predicting lymph node metastasis and prognosis of patients with superficial esophageal carcinoma: analysis of 240 surgically resected tumors. Cancer. 2000;88:1285–93.
23. Lugli A, et al. Recommendations for reporting tumor budding in colorectal cancer based on the International Tumor Budding Consensus Conference (ITBCC) 2016. Mod Pathol. 2017;30:1299–311.
24. Watanabe T, et al. Japanese Society for Cancer of the Colon and Rectum (JSCCR) guidelines 2016 for the treatment of colorectal cancer. Int J Clin Oncol. 2018;23:1–34.
25. Toyonaga T, et al. Principles of quality controlled endoscopic submucosal dissection with appropriate dissection level and high quality resected specimen. Clin Endosc. 2012;45:362–74.
26. Vogelstein B, et al. Genetic alterations during colorectal-tumor development. N Engl J Med. 1988;319:525–32.
27. East JE, et al. Serrated lesions in colorectal cancer screening: detection, resection, pathology and surveillance. Gut. 2015;64:991–1000.
28. Guinney J, et al. The consensus molecular subtypes of colorectal cancer. Nat Med. 2015;21:1350–6.
29. Becht E, et al. Immune and stromal classification of colorectal cancer is associated with molecular subtypes and relevant for precision immunotherapy. Clin Cancer Res. 2016;22:4057–66.
30. Hermanek P. Polypectomy in the colorectum histological and oncological aspects. Endoscopy. 1983;15(Suppl 1):158–61.
31. Lieberman DA. Clinical practice. Screening for colorectal cancer. N Engl J Med. 2009;361:1179–87.
32. Uraoka T, et al. Endoscopic indications for endoscopic mucosal resection of laterally spreading tumours in the colorectum. Gut. 2006;55:1592–7.
33. Goto H. Proportion of de novo cancers among colorectal cancers in Japan. Gastroenterology. 2006;131:40–6.
34. Shimoda T, et al. Early colorectal carcinoma with special reference to its development de novo. Cancer. 1989;64:1138–46.
35. Ijspeert JEG, et al. Detection rate of serrated polyps and serrated polyposis syndrome in colorectal cancer screening cohorts: a European overview. Gut. 2017;66:1225–32.
36. Makinen MJ. Colorectal serrated adenocarcinoma. Histopathology. 2007;50:131–50.
37. Oka S, et al. Clinicopathologic and endoscopic features of colorectal serrated adenoma: differences between polypoid and superficial types. Gastrointest Endosc. 2004;59:213–9.
38. Leggett B, et al. Role of the serrated pathway in colorectal cancer pathogenesis. Gastroenterology. 2010;138:2088–100.
39. De Jong AE, et al. The role of mismatch repair gene defects in the development of adenomas in patients with HNPCC. Gastroenterology. 2004;126:42–8.
40. East JE, et al. Narrow band imaging for colonoscopic surveillance in hereditary non-polyposis colorectal cancer. Gut. 2008;57:65–70.
41. Huneburg R, et al. Chromocolonoscopy detects more adenomas than white light colonoscopy or narrow band imaging colonoscopy in hereditary nonpolyposis colorectal cancer screening. Endoscopy. 2009;41:316–22.
42. Lecomte T, et al. Chromoendoscopic colonoscopy for detecting preneoplastic lesions in hereditary nonpolyposis colorectal cancer syndrome. Clin Gastroenterol Hepatol. 2005;3:897–902.

43. Lynch HT, et al. Hereditary colorectal cancer. N Engl J Med. 2003;348:919–32.
44. Rijcken FE, et al. Proximal adenomas in hereditary non-polyposis colorectal cancer are prone to rapid malignant transformation. Gut. 2002;50:382–6.
45. Watanabe T, et al. Flat adenoma as a precursor of colorectal carcinoma in hereditary nonpolyposis colorectal carcinoma. Cancer. 1996;77:627–34.
46. Laine L, et al. SCENIC international consensus statement on surveillance and management of dysplasia in inflammatory bowel disease. Gastrointest Endosc. 2015;81:489–501. e426.
47. Magro F, et al. Third European evidence-based consensus on diagnosis and management of ulcerative colitis. Part 1: definitions, diagnosis, extra-intestinal manifestations, pregnancy, cancer surveillance, surgery, and Ileo-anal pouch disorders. J Crohns Colitis. 2017;11:649–70.
48. Chiu K, et al. DALM, rest in peace: a pathologist's perspective on dysplasia in inflammatory bowel disease in the post-DALM era. Mod Pathol. 2018;31:1080–90.
49. Lim CH, et al. Ten year follow up of ulcerative colitis patients with and without low grade dysplasia. Gut. 2003;52:1127–32.
50. Soetikno R, et al. Paradigm shift in the surveillance and management of dysplasia in inflammatory bowel disease (West). Dig Endosc. 2016;28:266–73.
51. Thomas T, et al. Meta-analysis: cancer risk of low-grade dysplasia in chronic ulcerative colitis. Aliment Pharmacol Ther. 2007;25:657–68.
52. Blair V, et al. Hereditary diffuse gastric cancer: diagnosis and management. Clin Gastroenterol Hepatol. 2006;4:262–75.
53. Cislo M, et al. Distinct molecular subtypes of gastric cancer: from Lauren to molecular pathology. Oncotarget. 2018;9:19427–42.
54. Japanese Gastric Cancer Association. Japanese gastric cancer treatment guidelines 2014 (ver. 4). Gastric Cancer. 2017;20:1–19.
55. Sobin LH, et al. TNM classification of malignant tumours. Oxford: Wiley-Blackwell; 2009.
56. Namikawa T, et al. Mucin phenotype of gastric cancer and clinicopathology of gastric-type differentiated adenocarcinoma. World J Gastroenterol. 2010;16:4634–9.
57. Yamazaki K, et al. Tumor differentiation phenotype in gastric differentiated-type tumors and its relation to tumor invasion and genetic alterations. World J Gastroenterol. 2006;12:3803–9.
58. Tajima Y, et al. Gastric and intestinal phenotypic marker expression in early differentiated-type tumors of the stomach: clinicopathologic significance and genetic background. Clin Cancer Res. 2006;12:6469–79.
59. Hirota WK, et al. ASGE guideline: the role of endoscopy in the surveillance of premalignant conditions of the upper GI tract. Gastrointest Endosc. 2006;63:570–80.
60. Vieth M, et al. Pyloric gland adenoma: a clinico-pathological analysis of 90 cases. Virchows Arch. 2003;442:317–21.
61. Endoscopic Classification Review Group. Update on the Paris classification of superficial neoplastic lesions in the digestive tract. Endoscopy. 2005;37:570–8.
62. Yao K, et al. Magnifying endoscopy for diagnosing and delineating early gastric cancer. Endoscopy. 2009;41:462–7.
63. Engel LS, et al. Population attribuTab. risks of esophageal and gastric cancers. J Natl Cancer Inst. 2003;95:1404–13.
64. Quante M, et al. Insights into the pathophysiology of esophageal adenocarcinoma. Gastroenterology. 2018;154:406–20.
65. Buttar NS, et al. Extent of high-grade dysplasia in Barrett's esophagus correlates with risk of adenocarcinoma. Gastroenterology. 2001;120:1630–9.
66. Leers JM, et al. The prevalence of lymph node metastases in patients with T1 esophageal adenocarcinoma a retrospective review of esophagectomy specimens. Ann Surg. 2011;253:271–8.

67. Landau MS, et al. Tumor budding is associated with an increased risk of lymph node metastasis and poor prognosis in superficial esophageal adenocarcinoma. Mod Pathol. 2014;27:1578–89.
68. Zemler B, et al. Early Barrett's carcinoma: the depth of infiltration of the tumour correlates with the degree of differentiation, the incidence of lymphatic vessel and venous invasion. Virchows Arch. 2010;456:609–14.
69. Yokoyama A, et al. Risk appraisal and endoscopic screening for esophageal squamous cell carcinoma in Japanese populations. Esophagus. 2007;4:135–43.
70. Nagata K, Shimizu M. Pathological evaluation of gastrointestinal endoscopic submucosal dissection materials based on Japanese guidelines. World J Gastrointest Endosc. 2012;4:489–99.

Kapitel 3
Prinzipien der endoskopischen Resektion: Diagnostische und kurative Resektion von Mukosaneoplasien

Tsuneo Oyama und Naohisa Yahagi

3.1 Einleitung

Die endoskopische Analyse kann jetzt ziemlich genau Vorläuferläsionen sowie Differenzierungsgrad (G, grading) und pT-Kategorie von Frühkarzinomen des Gastrointestinaltrakts (GI) vorhersagen. Diese Läsionen werden durch endoskopische Mukosaresektion (EMR), endoskopische Submukosadissektion (ESD) oder minimal-invasive laparoskopische Resektion (LR) entfernt. Die ESD wurde entwickelt, um dem Prinzip der En-bloc-Resektion zu entsprechen für Läsionen, die verdächtig auf Frühkarzinom sind. Indikationskriterien für die ESD sowie Benchmark-Kriterien für die ESD-Technik, wie sie in Japan etabliert wurden, werden weithin als state-of-the-art akzeptiert [1–4]. Im Westen hat die ESD ähnliche Raten der En-bloc-Resektion erzielt, aber geringere Raten kurativer Resektion, hauptsächlich aufgrund mangelhafter Differenzialindikationen für die Resektionstechniken [5, 6]. Dieses Kapitel soll ein grundlegendes Verständnis dieser Resektionstechniken vermitteln, das erforderlich ist, um korrekte Indikationen für die am besten geeignete Resektionstechnik zu stellen. Es gibt keine Anleitungen zur Durchführung von EMR oder ESD, da diese Techniken andernorts veröffentlicht wurden [3, 4, 7–10].

T. Oyama
Department of Endoscopy, Saku Central Hospital Advanced Care Center, Saku, Nagano, Japan
E-Mail: oyama@coral.ocn.ne.jp

N. Yahagi (✉)
Division of Research and Development for Minimally Invasive Treatment, Cancer Center, Keio University School of Medicine, Shinjuku-ku, Tokyo, Japan
E-Mail: yahagi-tky@umin.ac.jp

F. Berr et al., *Atlas Frühkarzinome des Gastrointestinaltrakts*,
https://doi.org/10.1007/978-3-031-25623-3_3

3.2 Grundlegende Resektionstechniken für oberflächliche epitheliale Neoplasien

3.2.1 Schlingen-Resektionstechniken: Polypektomie, EMR und EFTRD

Krebsvorläufer-Neoplasien sollten vollständig entfernt werden, üblicherweise mit Schlingen-Resektionstechniken, die eine en-bloc-Resektion von semi-/polypoiden Neoplasien (0-Ip/Isp) und kleinen flachen Neoplasmen (0-IIa-b) erreichen. Im Westen wurden seit zwei Jahrzehnten auch maligne intraepitheliale Läsionen (0-II, HGIEN oder T0-Karzinome) mit 5–10 % Risiko eines submukös (sm) -invasiven Karzinoms mit Mukosaresektionstechnik durch Elektrothermieschlinge (EMR) im Barrett-Ösophagus und Kolorektum entfernt [7, 11] (Abb. 3.1). Voraussetzungen

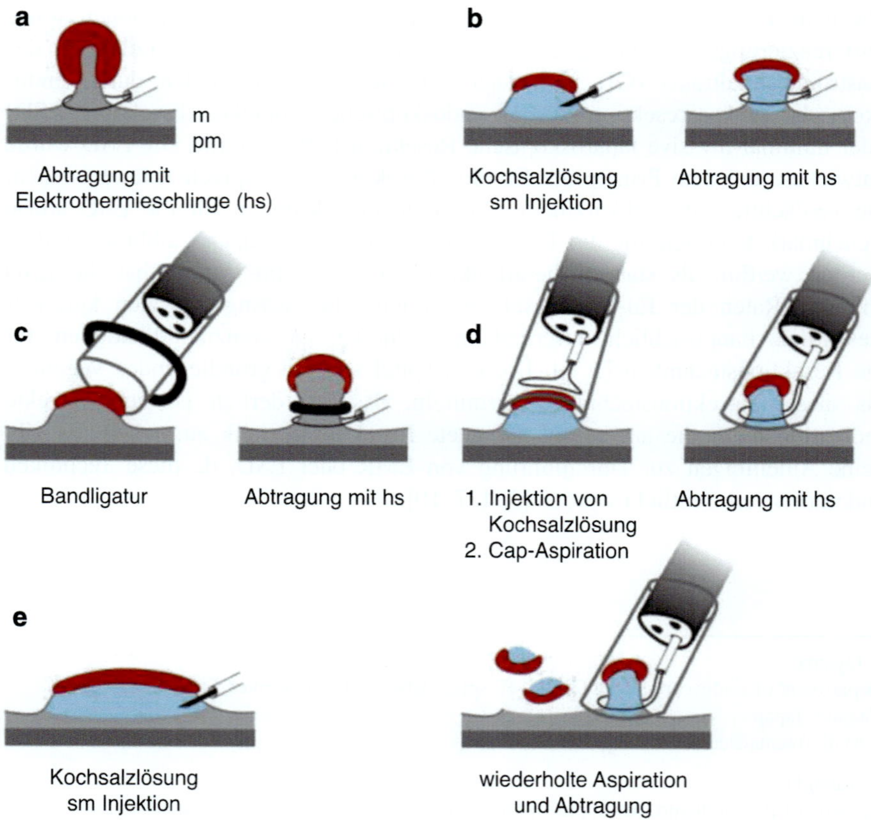

Abb. 3.1 Grundlegende Elektrothermieschlingen(hs, hot snare)-Resektionstechniken von Mukosaneoplasien: (**a**) Polypektomie oder (**b–d**) endoskopische Mukosaresektion (EMR).9 (**e**) Größere Läsionen (>20 mm) sind nur stückweise resezierbar (piece meal-EMR, EPMR)

für EMR-Techniken waren ein differenziertes Mukosafrühkarzinom (G1 oder G2) und fehlende Anzeichen für eine Submukosa-Invasion. Allerdings sind flache Läsionen 0-IIa/b jenseits der Größe von 20 mm und eingesenkte Läsionen 0-IIc jenseits von 10 mm nur durch EMR in piece meal Technik (EPMR, Abb. 3.1e) d. h. in mehreren Partikeln resektabel, und EPMR kann nicht nachweisen, ob die horizontalen Resektionsränder frei von Tumorzellen sind [12]. Wir verwenden en-bloc-Resektion für Läsionen, die verdächtig sind auf intraepitheliales (HGIN) oder mukosales Frühkarzinom [1, 13, 14, 17]. Neuere Studien haben gezeigt, dass die cold snare Polypektomie (CSP, ohne Elektrothermie) der hot-snare Polypektomie (HSP, mit Elektrothermie) bei kleinen Polypen und möglicherweise sogar bei EPMR von größeren flachen Läsionen überlegen ist hinsichtlich histologischer Bewertbarkeit und Risiko einer thermischen Organschädigung; die europäischen Richtlinien empfehlen die CSP oder CS-EMR als bevorzugte Technik gegenüber der HSP für kleinere oder flache Läsionen [15].

Das endoskopische *Vollwandresektionsgerät* (FTRD, full thickness resection device) verwendet ein Clip-über-das-Scope-Gerät für eine en-bloc-Resektion mit Elektrothermieschlinge, die sich zur vollständigen Wandresektion relativ kleiner Läsionen eignet (Durchmesser weniger als etwa 2,5 cm). Das Gerät, eine lange Kappe mit eingefügter Hot-Snare und einem Clip-über-das-Scope-Aufsatz wird auf die Spitze des Scopes montiert. Die gesamte Wand des Darms mit der Läsion wird mit einem Greifer in die Kappe gezogen, bevor der Clip ausgelöst und die davon eingegeklemmte Wand in voller Dicke mit der Elektrothermieschlinge abgetragen wird. Das Ergebnis ist ein optimaler Nachweis der vertikalen Tumorinvasion, aber keine visuelle Kontrolle der seitlichen Ränder während der Resektion. Die endoskopische Vollwandresektion (EFTR) wurde bei 89,5 % von 181 kolorektalen Läsionen (Größe 2,4 [1,2–4,0] cm) mit 76 % R0-Resektionsrate durchgeführt, aber die kurative Resektionsrate der Frühkarzinome (n = 15) war zu gering, so dass eine Erst-Linien-Anwendung der EFTR nicht zu empfehlen war [16]. EFTR wird untersucht für pT1-CRC nach EPMR [19, 82]. Die in Europa zugelassenen Indikationen sind mittelgroße (<2 cm) oberflächliche, sm-fibrotische Frühkarzinome.

3.2.2 Endoskopische En-bloc-Resektionstechniken

Die Endoskopische Submucosa-Dissection (ESD) ermöglicht die En-Bloc-Resektion von großen, flachen Schleimhautläsionen (0-IIa/Is (Durchmesser> 20 mm) oder eingesenkten Läsionen 0-IIc (Durchmesser> 10 mm) mit Nachweis tumorfreier Ränder [3, 17–18] (Abb. 3.2). Deshalb ist bei malignitätverdächtiger Schleimhautläsion (HGIN/Carcinom T0) eine Endoskopische En-Bloc-Resektion angezeigt, um die optische Diagnose durch die Histopathologie des intakten Präparats zu bestätigen, da solche Läsionen ein invasives Karzinom enthalten können. Dieser Punkt ist für das Kolorektum und den Barrett-Oesophagus umstritten, wo in einigen westlichen Ländern immer noch EPMR angewendet wird [7, 11]. Allerdings muss ein mukosales oder ein submukosales (sm) Früh-

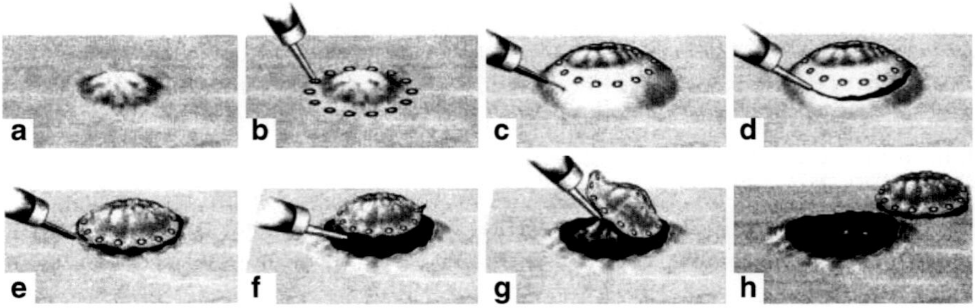

Abb. 3.2 Grundlegende Technik der endoskopischen submukösen Dissektion (ESD) – Methode der initialen kompletten circumferenziellen Inzision. (**a**) Kleine flache Neoplasie (0-IIa) ohne Ulzeration. (**b**) Circumferenzielle Markierung des Sicherheitsabstandes mit Koagulationsstrom. (**c**) Anhebung der Läsion durch submuköse Injektion. (**d**) Circumferenzielle Mukosa-Inzision um die Markierungspunkte. (**e**) Re-Injektion und (**f**) Visualisierung des submukösen Raums unter der Läsion mit Hilfe einer transparenten Kappe. (**g**) Dissektion des submukösen Gewebes, bis die Läsion entfernt ist. (**h**) Das Resektionsbett wird auf perforierende Gefäße oder Verletzung der Muskularis propria Schicht untersucht und dies ggf. prophylaktisch mit Clips versorgt. (Aus Yahagi N, et al. [20], mit Genehmigung von John Wiley & Sons Inc)

karzinom (T1a, T1b-sm1) mit EMR oder ESD en-bloc entfernt werden, um eine genaue Stadieneinteilung und Bewertung der onkologischen Heilung zu ermöglichen. Im Gegensatz dazu muss ein tief sm-invasives Frühkarzinom (T1b-sm2–3) primär mit LR & Lymphadenektomie behandelt werden; nur an der Cardia und im Anorektum oder bei Patienten mit hohem chirurgischen Risiko darf primär eine *diagnostische ESD* vor definitiver chirurgischer oder onkologischer Therapie erfolgen.

Hinweis Die Entwicklung der ESD hat zu wesentlichen klinischen Vorteilen geführt:

- Bessere endoskopische Detektion/Analyse von Neoplasien im Frühstadium
- Organerhaltende, kurative Tumorresektion, insbesondere bei älteren Patienten
- Präzise histopathologische Stadienbeschreibung der pT-Kategorie (kuratives Stadium) und des Resektionsstatus (R0 vs R1, kein Rx)
- En-Bloc-Resektion (kurativ) mit sehr geringem Rezidivrisiko.

ESD-Methoden, Ergebnisse und Komplikationen werden in Abschnitt 3.4 weiter besprochen.

3.2.3 *Laparoskopische Resektionstechniken für Frühkarzinome*

Thorakoskopische Oesophagektomie und laparoskopische Hemikolektomie mit Lymphknotendissektion sind die bevorzugten minimal-invasiven Verfahren für tief sm-invasive Frühkarzinome [1, 14]. Fortgeschrittene oder Sentinel-Lymphknoten-positive Magenkarzinome (T1b) müssen mindestens einer partielle Gastrektomie mit erweiterter LN-Dissektion unterzogen werden [13].

Bei Magenkrebs ist das Risiko einer Lymphknotenmetastase bei tief sm-invasivem, differenziertem Magenkarzinomen ohne weitere Risikokriterien geringer als 20–25 % [21]. Im Gegensatz dazu würden bei einer subtotalen Gastrektomie etwa 75–80 % der Patienten, bei denen keine LK-Metastasen vorliegen, durch eine radikale Operation übertherapiert, was ein höheres Mortalitäts- und Morbiditäts-Risiko und eine geringere Lebensqualität bedeutet. Für Patienten mit sm-invasiven, differenzierten Magenadenokarzinomen der Größe <4 cm zeigte die Japan Society of Sentinel Node Navigation Surgery in einer prospektiven Studie, dass ein Mapping (d. h. Kartierung) der Sentinel-Lymphknoten durchgeführt werden kann, um die LK-Metastase zu bestätigen oder auszuschließen [22], so dass dann die Behandlung mit einer Gastrektomie oder einer Magen-Keilresektion fortgesetzt werden kann.

Bei der klassischen *laparoskopisch-endoskopischen kombinierten Chirurgie (LECS)* wird unter laparoskopischer Beobachtung eine endoskopische Vollwandresektion der Magenwand um den Tumor durchgeführt, und der Wanddefekt wird laparoskopisch durch lineare Staplernaht oder fortlaufende Naht geschlossen. Der offene Magenwanddefekt ermöglichte aber das Austreten von Flüssigkeit in den Peritonealraum, kontaminiert mit Bakterien oder sogar Tumorzellen mit dem Risiko einer Peritonitis oder peritonealen Metastasierung. Die *Nicht-exponierende endoskopische Wandinversionschirurgie* (*NEWS*) vermeidet eine Eröffnung des Magenlumens (Abb. 3.3). Nachdem die Sentinel-Lymphknoten-Navigationschirurgie (SNNS) einen negativen Sentinel-Lymphknoten-Status nachgewiesen hat, kann ein klinisch sm-invasives, differenziertes T1b-Magenadenokarzinom cT1N0 mittlerer Größe (Durchmesser <4 cm) einer lokalen Resektion mit NEWS unterzogen werden, wobei der Vorteil der

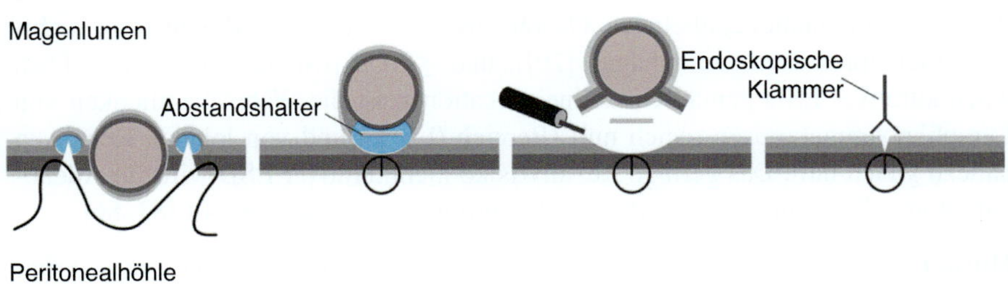

Abb. 3.3 Non-exposed endoscopic wall inversion surgery (NEWS) Technik. Nach endoskopischer sm-Injektion wird laparoskopisch eine zirkumferenzielle Sero-Muscularis-Inzision (Bild links) durchgeführt. Die Seromuskel-Schichten werden linear vernäht, wobei die Läsion in das Magenlumen eingestülpt wird. Ein chirurgischer Schwamm *(grau)*wird als Abstandshalter (Spacer) zwischen der Serosaschicht und der Verschlussnaht eingefügt (2. Bild). Die zirkumferenzielle Inzision der Mukosa und residuellen Submucosa erfolgt in ESD-Technik (3. Bild). Die perorale Entnahme des Resektates ist durch die Präparatgröße limitiert. Der Mucosa -Defekt wird mit Endoclips geschlossen (rechtes Bild) (Basierend auf Maehata T, et al. [24])

Nicht-Exponierungstechnik darin besteht, die Vollwandresektion unter präziser endoskopischer Lokalisierung der Resektionslinien durchzuführen (die geringst invasive Technik). Das Konzept ist attraktiv und prospektiv an 48 gastralen T1b-Adenokarzinomen kurativ erprobt [23].

3.3 Indikationen für die endoskopische En-bloc-Resektion im GI-Trakt

Die Indikationen für ESD basieren auf pathohistologischen Stadien von großen Serien resezierter Tumoren und definieren Läsionen mit minimalem Risiko einer metastatischen Ausbreitung auf regionale Lymphknoten [25–28]. In Japan etablierte Indikationen für en-bloc ESD sind in Tab. 3.1 aufgeführt.

Hinweis *Allgemeine Indikation* für die ESD ist jede *Mucosa*neoplasie (prä-/maligne), die

- sich nur für piecemeal-EMR (EPMR) eignet, aber
- *en-bloc Resektion* (für pT-Staging und Heilung) erfordert,

in Abwesenheit der Kontraindikation:

- Evidenz für eine tiefe Invasion der Submukosaschicht (sm2–3).

Klassische (Guideline-) Indikationen zielen auf eine *kurative* endoskopische Resektion ab.

En-bloc EMR oder ESD von gut differenzierten(G1 oder G2) Frühkarzinomen ist *kurativ* (*siehe* Tab. 2.4), wenn das Karzinom kein Budding (Bd $\leq$ 1), d. h. keine Streuinfiltration, keine Invasion von Lymph- oder Blutgefäßen (L0, V0), und nur geringe vertikale sm-Invasion zeigt (sm-Invasion unter der Muscularis mucosae $\leq$200 μm im plattenepithelialen Ösophagus, $\leq$500 μm im Magen (und wahrscheinlich im Barrett Oesophagus [29]), und $\leq$1000 μm im Kolorektum) [18]. Nach kurativer ESD gemäß Guidelineindikationen ist die Wahrscheinlichkeit von Lymphknotenmetastasen gleich null (Bereich 0–3 %) und von lokalen Rezidiven nahezu gleich null. Das geringe Rezidivrisiko nichtkurativer ESD wird für Adenokarzinome-T1b (ohne weitere Risikofaktoren) nun quantitativ erfasst [83–86].

Hinweis *Chirurgische Resektion ist nach* (nicht-kurativer) ESD eines Frühkarzinoms indiziert, wenn eines der folgenden Kriterien zutrifft:

- Vertikaler (tiefer) Resektionsrand ist tumorpositiv (R1)
- Tiefe submuköse Invasion (sm2-sm3, über die organ-spezifische Tiefe hinaus),
- Lympho/vaskuläre Tumorinfiltration ist positiv (L 1 oder V 1).
- Tumorzell-Budding (Bd 2 oder 3) ist an der tiefsten Invasionsfront nachweisbar.
- Karzinom ist schlecht differenziert (G3, G4), außer im Magen für mukosales, diffuses Karzinom G3, G4 von Größe <2 cm ohne Ulzeration.

Tab. 3.1 Indikationen für endoskopische En-Bloc-Resektion von GI-Neoplasien

Organ	Indikationen für …	Verweise
Magen	*ESD – klassische Indikationen* Mukosales-Adenokarzinom; intestinaler Typ G1 oder G2, Größe d $\leq$ 2 cm, kein Ulkus *ESD – erweiterte Indikationen* Adenokarzinom, intestinaler Typ, G1 oder G2, jede Größe ohne Ulkus, Adenokarzinom, intestinaler Typ, G1 oder G2, sm-invasiv <500 μm, Adenokarzinom, intestinaler Typ, G1 oder G2, d $\leq$ 3 cm, mit Ulkus, Adenokarzinom, diffuser Typ, G3 oder G4, d $\leq$ 2 cm, kein Ulkus.	[2, 17]
Ösophagus	*ESD – klassische Indikationen* SCC Typ 0-IIb (HGIN oder G1, G2), intramukosal (m1, m2), beliebige Größe Barrett-Adenokarzinom. Typ 0-II (G1, G2), intramukosal (m1, LPM), kein Geschwür. *ESD – erweiterte Indikationen* SCC Typ 0-II (G1, G2) gering invasiv (m3, sm <200 μm), beliebige Größe[a], klinisch N0 Barrett-Adenokarzinom Typ 0-II (HGIN oder G1,G2), mukosal ($\leq$ MM), klinisch N0	[1, 28, 29]
Colorectum	*ESD – Indikationen gemäß Japan Gastroenterological Endoscopy Society (JGES)*[b] Läsionen, für die eine endoskopische En-Bloc-Resektion erforderlich ist: 1. Läsionen, für die eine En-Bloc-Resektion mit Snare-EMR schwierig anzuwenden ist: LST-NG, insbesondere LST-NGPD Läsionen mit Pit-pattern Typ V_I (irregulär-amorph) Mukosakarzinom mit geringer T1b (SM) Invasion Große flach-eingesenkte-Tumore (0-IIc) Große polypoide Läsionen[b], die Karzinom-verdächtig sind 2. Mukosale Tumore mit submuköser Fibrose[c] 3. Sporadische lokalisierte Neoplasien bei chronisch-entzündlicher Darmerkrankung, z. B. Colitis ulcerosa, Colitis Crohn 4. Lokale Residual- oder Rezidiv- Frühkarzinome nach endoskopischer Resektion	[4, 27, 30]

HGIN hochgradige intraepitheliale Neoplasie, *LST* lateral spreitender Typ, *MM* Muscularis Mucosae, *NG (PD)* nicht-granulär (pseudo-depressed), *SCC* Plattenepithel-Frühkarzinom

[a]Erhöhtes Risiko für Stenosebildung, wenn die ESD sich auf $\geq$70 % des Umfangs erstreckt

[b]Einschließlich LST-G, und LST-GM, nodulärer gemischter Typ. LST-granulärer Typ kann auch in Stücken entfernt werden, wenn zuerst der größere Knoten entfernt wird [30]

[c]Aufgrund einer vorherigen Biopsie oder Mukosaprolaps, der durch die Peristaltik des Darms verursacht wird

3.4 Endoskopische submuköse Dissektion: Grundtechniken

Erster Schritt ist die Diagnostische Endoskopie zur Bewertung der seitlichen Ausdehnung und von fehlenden Anzeichen einer tief-submukösen Invasion – d. h. der *Nachweis der Indikationskriterien* – sowie zur Entscheidung über die *Dissektionsstrategie*. Die Strategie der ESD hängt ab von der Lage der Läsion in Bezug auf die Schwerkraft (Wasserspiegel = Boden) und Lage des Patienten sowie von den besonderen Risikofaktoren der Läsion, wie z. B. der Ausdehnung über Haustrenfalten oder der Unzugänglichkeit der Ränder. Die diagnostische Bewertung und die Entscheidung über die Strategie erfolgen am besten während einer separaten diagnostischen Endoskopie.

Die ESD beginnt mit schwachen Elektrokoagulationsmarkierungen um die Läsion im Sicherheitsabstand (3–5 mm; bei Barrett-Läsionen 10 mm), außer bei Kolonläsionen mit sichtbar scharfen Rändern, gefolgt von der submukösen Injektion. Die Dissektionsstrategie folgt dem besten Plan für das sequentielle Schneiden der Schleimhaut und die submukösen Dissektionsschritte, so dass die Schwerkraft des Präparats dazu beiträgt, den dissezierten submukösen Raum mit der Kappe zu öffnen und die Submucosaschicht für die weitere Dissektion zu exponieren. Eine schrittweise Drehung der Lage des Patienten um seine Längsachse ist eine Option, um den Zugang zur Submukosa zu erleichtern. Eine weitere Option ist das Anbringen eines Clips mit einer Zuglinie am Rand der Läsion, um eine Gegentraktion zu erreichen. [31].

Für die Dissektionsstrategie sind mehrere Überlegungen grundlegend [3, 9, 10, 31]

- Die *tangentiale Annäherung* des Messers zur Muskularis propria-Schicht (und Mukosaschicht) ist der *perpendikulären Annäherung* vorzuziehen, da die erstere einen besseren Zugang zur Submukosaschicht unterhalb der Läsion ermöglicht, weniger Risiko einer Perforation birgt und schneller ist.
- *Partielle kreisförmige Inzision* (PCI-Methode) erleichtert in der Regel die anschließende Submukosadissektion besser als die *initiale komplette kreisförmige Inzision* der Mukosa (ICCI-Methode, Abb. 3.2), weil die PCI-Methode das unterhalb der Läsion injizierte Flüssigkeitspolster besser aufrechterhält (Abb. 3.4a).
- *Tunnelling-Technik* beginnt mit einer Mukosainzision an beiden Enden des geplanten Tunnels, gefolgt von einer prograden sm-Tunnelling-Dissektion entlang der gesamten Länge der Läsion, und schließlich werden die seitlichen Ränder und seitlichen sm-Brücken disseziert.
- *Pocket-Creation Methode (PCM)* der ESD bedeutet eine kleine Mukosainzision und Tunnelling unter der gesamten Läsion, bevor schrittweise der kreisförmige Schnitt erweitert und die seitliche sm-Brücke am Einlass der Tasche disseziert wird (Abb. 3.4b). PCM-ESD hat die Resektion von herausfordernden und riskanten Läsionen erleichtert [32].
- *Hybrid ESD* mit Schlingenabtragung des finalen zentralen SM-Gewebes nach zirkumferenzieller Inzision und weit reichender SM-Dissektion wurde ursprüng-

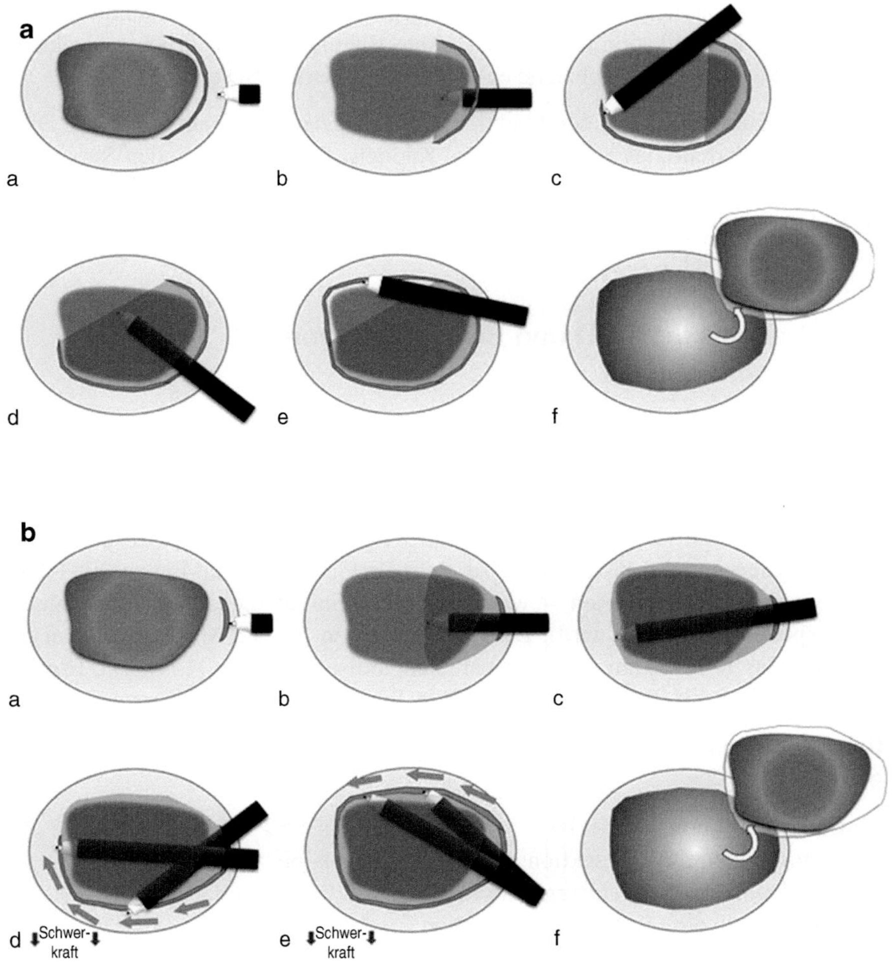

Abb. 3.4 Endoskopische submuköse Dissektionsstrategien für das „Lifting" der Submukosa (sm). (**a**)*Partial circumferential incision (PCI)*method:*(a)* Sm-Injektion und geringfügige (≤25 %) zirkumferenzielle m-Inzision. *(b)* Tiefer sm-Schnitt (→mucosa-Flap, -Lappen). *(c)* Erweitern des mucosa-Schnittes (an der „unteren" Schwerkraft-Seite). *(d)* Weitere sm-Dissection. *(e)* Kompletter mucosa-Schnitt. *(f)* Komplette sm-Dissection (en-bloc ESD). (**b**)*Pocket creating (PCM)* Methode: *(a)* Sm-Injektion und kleine mucosa-Inzision. *(b)* Zugang zur tiefen sm-Schicht. *(c)* Schaffung einer smd-Tasche unter gesamten Läsion (durch wiederholte Injektion & Dissektion). *(d)* Schritt-für-Schritt mucosa-Schnitte entlang der unteren Schwerkraft-Seite und *(e)* entlang der „oberen" Seite. (Modifiziert von Sakamoto H et al. [32], Nachdruck gemäß Open Access Regulations unter der Creative Commons Public Domain Mark 1.0)

lich entwickelt, um die ESD-Durchführung zu beschleunigen (*siehe* Abb. 11.27). Wenn die Läsion en bloc oder in zwei oder drei Teilen final abgetragen wurde, war das Ergebnis „klinisch kurativ" (<3 % Rezidivrate) [33, 34]. Während Einführung der ESD-Technik im Westen diente die Hybrid-ESD zur Komplettierung (self-completion) der ESD nach langer Eingriffsdauer – oder als Notfallmaßnahme nach einer Komplikation (Perforation, akute Blutung), was natürlich schlechtere Ergebnisse als die unkomplizierte en-bloc ESD / Hybrid-ESD ergab [5, 34].

ESD-Technik der submukosalen Injektion, Mukosainzision und submukosalen Dissektion ist außerhalb des Umfangs dieses Kapitels. Einzelheiten finden Sie in der Literatur [4, 8–10, 35] und in e-Learning-Quellen zur ESD (www.early-cancer.eu; www.olympusprofed.com).

3.5 Ergebnis der ESD und Behandlung von Komplikationen

3.5.1 Ergebnisse der ESD

Die ESD mit kurativer Indikation führt bei 84–98 % der Eingriffe zu einer En-bloc-Resektion und bei bis zu 10 % zu einer Perforation (initial bis zu 20 % bei Erlernen ohne ESD-Experten – wieso seit 2019 initial die Anwesenheit eines ESD-Experten empfohlen wird). Die ESD-Verfahren für den Magen, die Speiseröhre und das Kolorektum sind in Japan standardisiert worden [1–4]. Die Ergebnisse der ESD im GI-Trakt (bis 2018) sind in Tab. 3.2 zusammengefasst.

Hinweis Benchmark-Kriterien (Prozentsatz) für ESD mit kurativer Absicht [3, 5, 46, 51, 54]:

- En-bloc-Resektionsrate >90 %
- Onkologisch kurative Resektion ≥ 80 % (R0-Resektion ≥ 85 %)
- Komplikationen <5 %, chirurgische Reparatur <2 %, Mortalität <0,1 %
- Lokale Rezidive <3 % nach R0-Resektion

In westlichen Ländern sind die Ergebnisse der ESD ähnlich für die en-bloc-Resektion, jedoch unterlegen für die kurative Resektion und lokale Rezidive, zumindest im plattenepithelialen Ösophagus und Kolorektum [5, 6]. Bisher ist die endoskopische Analyse für ESD-Indikationen weniger genau, und tief sm-invasive Karzinome werden oft unterdiagnostiziert. Die meisten westlichen Fallserien präsentieren weniger als 10–20 % der Fallzahl asiatischer Studien [5, 6].

ESD aus diagnostischer Indikation (ohne R2-Resektion!) bei suspekt sm-invasivem Frühkarzinom verschlechtert nicht die Progonose nach einer anschließenden kurativen Chirurgie weder beim Ösophaguskarzinom, noch beim Magen- oder Kolorektaladenokarzinom [55, 56]. Ungefähr 20 % der Patienten mit plattenepithelialem Ösophaguskarzinom, klinisch eingestuft als cT1-m3-sm1 N0 M0, können eine Ösophagektomie vermeiden durch eine diagnostische ESD mit kurativem Resektionergebnis [56]. Selbst eine nicht-kurative ESD (mit geringer Morbidität und Mortalität) kann sich besser mit adjuvanter Chemoradiotherapie kombinieren bei Kandidaten mit hohem chirurgischen Risiko und hat

Tab. 3.2 Organ-spezifische Ergebnisse der kurativen ESD für klassische Indikationen

	Speiseröhre (% der ESDs)[a]		Magen (% der ESDs)	Kolorektum (% der ESDs)[b]	
	SCL-E	B-E		Asiatisch	Nicht-asiatisch[c]
En-bloc-Resektion	100 [95–100]	91 [90–100]	92 [83–98]	93 (91–94)	81 (77–85)
Kurative Resektion	90 [79–97]	66 [39–84]	83 [74–93]	84 (79–88)	67 (58–76)
Lokale Rezidive[d]	0 [0–4][e]	0 [0–2.4][f]	1.5 [0–3.2]	1.1 (0.7–1.8)	5.2 (3.3–8.1)
Rückfall-freies Overall Survival	100 [96–100][e]	99 [97–100][f]	98[f][94[e]–100[g]]	99.6 [98–100][b, h]	n. b.
Perforation	0 [0–5]	2 [0–7]	4 [3–11]	4.5 (3.9–5.3)	8.6 (6–12)
Verzögerte Blutung	0 [0–2]	4 [0–9]	1.6 [0–23]	2.4 (1.9–3.0)	4.2 (1.9–5.9)
Chirurgische Reparatur (Notfall-OP)	0	0	0 [0–3.5]	0.3 [0–4.3][h]	n. b.
ESD Mortalität	0	0 [0–3.8]	0	0[h]	0

B-E Barrett Oesophagus (intestinale Metaplasie), *n. b.* nicht berichtet, *Overall Survival* Gesamtüberleben, *SCL-E* plattenepithelialer Ösophagus

[a]Kompilierte Raten (Median [Bereich]) für SCL-E [3, 36–39, 45], B-E [40–45], Magen [12, 46–50, 54]

[b]Meta-Analyse von Studien aus asiatischen und nicht-asiatischen Ländern (Median, 95 % CI) nach [5]

[c]Einschließlich Studien über ESD Lernkurve

[d]Alle nur nach histopathologisch kurativer ESD

[e]Pro 1,7 Jahre

[f]Pro 3 Jahre

[g]Pro 5 Jahre

[h]Kompilierte Raten (Median, 95 % CI) für das Kolorektum [49, 51–53]

in hat in ersten Studien eine besseres Überleben und höhere Lebensqualität als alleinige definitive Chemoradiotherapie gezeigt [57, 58]. Dies kann ein neues Feld adjuvanter und palliativer first-line Behandlungskonzepte für die lokale Kontrolle von Karzinomen im GI-Trakt eröffnen, um einen Stadium IV des Lokaltumors bei onkologischer Therapie zu verhindern [58].

3.5.2 *Komplikationen der ESD und Behandlung von Komplikationen*

Das *Risiko einer Perforation* nimmt zu mit geringer Erfahrung und schlechter Fertigkeit des Operateurs sowie mit größerer Dimension, submuköser Fibrose und schwieriger Lage der Läsion. Das Risiko ist im Magencorpus und oralen Antrum am geringsten und steigt an anderen Stellen und Organen in folgender Reihenfolge an: präpylorisches Antrum; Magenfundus und -fornix; – und in dünnwandigen Organen – Rektum, Ösophagus, Colon descendens und transversum, Colon ascendens, Caecum, Colon sigmoideum, Flexura lienalis bzw. hepatica sowie insbesondere Duodenum [59, 60]. Im Kolon und Duodenum kann selbst vorsichtige Kontaktkoagulation von kleinen Gefäßen über der dünnen (~ 1 mm) Muscularis propria Schicht zu einer freien Mini-Perforation führen. Im Duodenum hat das ulcus-artige Resektionsbett nach ESD aufgrund des aggressiven pankreo-biliären Sekrets ein hohes Risiko für eine verzögerte Blutung oder Perforation; der Defekt sollte durch Adaption der Mukosaränder dann komplett mit Clips geschlossen werden [60].

Akute Perforationen sind in der Regel klein. In erfahrenen Händen werden sie durch Endoclips geschlossen und ggf. mit intravenösen Antibiotika, parenteraler Ernährung und klinischer Nachsorge für wenige Tage ohne chirurgische Operation behandelt [61]. Es gibt einige Tricks und Geräte, um auch größere Perforationen zu schließen [61–63]. Ein freies Pneumoperitoneum oder ein Thoraxkompartmentsyndrom (Pneumomediastinum oder Pneumothorax) infolge verzögerter Klammerung der Perforation kann zu einer lebensbedrohlichen kardiorespiratorische Notfallsituation führen und muss sofort durch Punktion des Peritoneums mit einer Teflon-Kanüle (mit 20 G) oder sogar eine Notfall-Operation behandelt werden [61–63]. Die freie Perforation während ESD differenzierter Magenfrühkarzinome erhöhte nicht das Risiko für eine Peritonealkarzinose [64].

Verzögerte Perforation (nach 2–10 Tagen) ist selten und tritt nach 0,3–0,7 % der kolorektalen ESDs auf, birgt aber ein hohes Risiko für eine Peritonitis, da der abdominelle Schmerz *langsam* zunimmt. Das *Elektrokoagulationssyndrom* (lokaler Loslaß-Schmerz und Fieber oder deutliche Leukozytose) und selbst verzögerte Perforation kann auftreten, wenn zu viel Koagulationsstrom über der Muscularis propria angewendet wurde. Die verzögerte Perforation erfordert eine offene Laparotomie [61, 65, 66].

Blutungsrisiko ist im Magen erhöht an großer Kurvatur, Antrum und Kardia sowie im Duodenum und im distalen Rektum. Verzögerte Nach-Blutung nach ESD wird am besten durch prophylaktische Elektrokoagulation bzw. durch Clipping von koagulierten perforierenden Gefäßen verhindert.

Schwere Stenose tritt oft auf nach ESD, die mehr als 70 % des Umfangs des Ösophagus, präpylorischen Antrums oder anorektalen Kanals [67, 68] umfasst. Wiederholte topische Korticosteroid-Anwendung und Ballondilatationen nach zirkumferenzieller ESD können die Striktur des Ösophagus oder anorektalen Kanals verhindern. Zirkumferenzielle ESD ist im präpylorischen Antrum und Pylorus kontraindiziert, weil eine schwere Magenausgangsstenose unvermeidlich ist und die Ballondilatation ein sehr hohes Risiko für Perforation hat [69]. Die Magenmukosa muss an mindestens 40 % des Umfangs im präpylorschen Antrum erhalten bleiben.

Mukosaverschluss. Der Verschluss des ESD-Resektionsbetts mit fortlaufender endoskopischer Mucosa-Naht ist machbar, verkürzt meist den stationären Aufenthalt auf 1 Tag (Tagesklinik) und fördert die komplikationsfreie Abheilung, aber prospektive Daten zum Risiko eines verdeckten Lokalrezidivs stehen noch aus [62].

Hinweis ESD an Hochrisiko-Lokalisationen erfordert hohe Fertigkeiten und ESD-Kompetenz (siehe unten). Die Operateure müssen vorsichtig sein, ihre technische Herausforderung langsam steigern, und gleichzeitig ihr Wissen und ihre Fertigkeiten laufend mit ESD-Experten aktualisieren.

3.6 ESD erlernen: Minimal Invasive endoskopische Chirurgie

Die ESD ist eine OP-Technik mit geringem technischen Aufwand aber hoher Anforderung an die Fertigkeiten. Sie erfordert *zwei Lernkurven* für die wesentlichen Fähigkeiten, die erworben werden müssen:

- *Endoskopische Diagnose* durch genaue Bewertung von Frühneoplasien
- *Endoskopische elektrochirurgische Fertigkeiten*
  - Exzellente einhändige Handhabung des Endoskops für „einhändige“ Chirurgie
  - Planung der besten, Schwerkraft-abhängigen Resektions-Strategie
  - Unterscheidung von submukosalen Geweben (Kollagenfasern/Gefäße/Muscularis propria/Muscularis Mucosae/Neoplasie)
  - Hohe Fertigkeiten in der Handhabung des Elektro-Messers und der endoskopischen chirurgischen Assistenz
  - Hohe Fertigkeiten in der Behandlung von Komplikationen (z. B. Blutungen, Perforation).

Das ESD-Verfahren erfordert einen Teamansatz. Ein erfahrener Endoskopiker benötigt 30–50 ESDs, um das *Kompetenzniveau* zu erreichen und es zu beweisen, d. h. für sichere Durchführung mit <10% Komplikationen (Mini-Perforationen und Blutungen). Das Ziel (nach weiteren 50–100 ESDs) ist es, auf das *Professionelle Niveau* [6, 70–72] zu kommen:

- Sicherheit (<5 % Perforationsrate)
- Hohe Rate an en-bloc-Resektion (95 %), R0-Resektion (85 %) und kurativer Resektion (>80%)
- Kurze ESD-Verfahrenszeit (<60 Minuten für 3 × 3 cm gastrische Läsion).

Basis-Ausrüstung für ESD:

- Endoskope – allseits maximal angulierbar, manövrierfähig und mit kurzgepulstem Wasser-Jet
- CO_2-Insufflation, Elektrochirurgie-Generator für eine Reihe von Strommodi

- Elektrische Messer, Koagulationszange, Injektionssets, Schlingen, Injektionslösung usw.
- Transparente distale Aufsatzkappe für ESD-Endoskope

Insgesamt erfordert dieses Verfahren hohe Expertise des Operateurs und Assistenzteams, ein Zentrumkrankenhaus (für die nötige Struktur und Fallzahl), und die Unterstützung der medizinischen Disziplinen und der Verwaltung.

Zur Implementierung der ESD-Technik empfehlen japanische Experten den westlichen Endoskopikern mehrere Schritte:

- Theoretische Erfahrungen sammeln und mindestens 15 komplette ESD-Eingriffe von Experten in verschiedenen Lokalisationen des GI-Trakts beobachten
- Grundkenntnisse für elektrische Messertechniken in isolierten Schweine- oder Rindermägen erwerben (Kurse und ~ 30 selbständige Eingriffe)
- Mindestens fünf experimentelle ESD-Eingriffe an lebenden Ferkeln durchführen, unter Anleitung durch Top-Experten
- Schrittweise Steigerung (step-up) der technischen Herausforderungen für klinische ESD befolgen (Magen → Rektum → Ösophagus → Kolon) [73, 74]. Seit 2019 wird empfohlen, die initialen ESD-Eingriffe in Anwesenheit eines ESD-Experten durchzuführen [81].

Die meisten Teilnehmer an so einem experimentellen ESD-Trainingskurs führten erfolgreich die klinische ESD ein – ohne Anleitung durch einen Experten – in verschiedenen Organen mit einer akzeptablen Komplikationsrate (Perforation, 9,7 %; chirurgische Reparatur, 3,5 %) und ohne langfristige Morbidität [75]. Nach einem Jahrzehnt solcher jährlicher Kurse geben Rückmeldungen durch frühere Teilnehmer nun an, dass mehr als 53 Zentren mit einem erheblichen Fallvolumen (> 50 ESD pro Zentrum, 67 % kolorektal) die Prozedur mit wenigen schweren Komplikationen (Notfall-OP <2 %; 30-Tage-Mortalität 0,04 %) [76] implementiert haben. Das ESD Verfahren wurde hauptsächlich im gesamten Kolorektum – auch mit technical Step-up – durchgeführt, das Kompetenzniveau wurde nach 30 Eingriffen erreicht und ein fortgeschrittenes Niveau nach 80 Eingriffen [76–79].

In Europa wiesen im Jahr 2018 über 22 Zentren ein Fallvolumen von mehr als 150 ESD-Eingriffen vor und sind wahrscheinlich auf professionellem Niveau [38, 45, 76–80]. Jetzt ist eine Anstrengung erforderlich, um überall in den Referenzzentren eine Qualität der endoskopischen Diagnose und ESD auf Benchmark-Niveau anzubieten.

Kernpunkte für die *kurative endoskopische Resektion* von Frühneoplasien:

- Frühe endoskopische Detektion
- Genaue endoskopische Bewertung für die korrekte Indikation der Resektionstechnik
- Ausschluss eines tief invasiven Frühkarzinoms der Submukosa
- En-bloc-Resektion zum Zweck der histopathologischen Bewertung
- ESD-Technik ist auch für große und schwierige Läsionen vielversprechend.

Literatur

1. Kitagawa Y, et al. Esophageal cancer practice guidelines 2022 edited by the Japan esophageal society: part 1. Esophagus 2023; 20:343–372. https://doi.org/10.1007/s10388-023-00993-2.
2. Ono H, et al. Guidelines for endoscopic submucosal dissection and endoscopic mucosal resection for early gastric cancer. Dig Endosc. 2016;28:3–15.
3. Oyama T, et al. Endoscopic submucosal dissection of early esophageal cancer. Clin Gastroenterol Hepatol. 2005;3:S67–70.
4. Tanaka S, et al. JGES guidelines for colorectal endoscopic submucosal dissection/endoscopic mucosal resection. Dig Endosc. 2015;27:417–34.
5. Fuccio L, et al. Clinical outcomes after endoscopic submucosal dissection for colorectal neoplasia: a systematic review and meta-analysis. Gastrointest Endosc. 2017;86:74–86. e17.
6. Oyama T, et al. How to establish endoscopic submucosal dissection in Western countries. World J Gastroenterol. 2015;21:11209–20.
7. Pech O, et al. Long-term efficacy and safety of endoscopic resection for patients with mucosal adenocarcinoma of the esophagus. Gastroenterology. 2014;146:652–60.
8. Tanaka S, et al. Endoscopic submucosal dissection for colorectal neoplasia: possibility of standardization. Gastrointest Endosc. 2007;66:100–7.
9. Toyonaga T. Endoscopic submucosal dissection using the Flush knife and Flush knife BT. Tech Gastrointest Endosc. 2011;13:84–90.
10. Yahagi N, et al. Endoscopic submucosal dissection using the flex and the dual knives. Tech Gastrointest Endosc. 2011;13:74–8.
11. Lee EY, et al. EMR should be the first-line treatment for large laterally spreading colorectal lesions. Gastrointest Endosc. 2016;84:326–8.
12. Watanabe K, et al. Clinical outcomes of EMR for gastric tumors: historical pilot evaluation between endoscopic submucosal dissection and conventional mucosal resection. Gastrointest Endosc. 2006;63:776–82.
13. Japanese Gastric Cancer Association. Japanese Gastric Cancer Treatment Guidelines 2021 (6th edition). Gastric Cancer 2023; 26:1–25. https://doi.org/10.1007/s10120-022-01331-8
14. Watanabe T, et al. Japanese Society for Cancer of the Colon and Rectum (JSCCR) guidelines 2016 for the treatment of colorectal cancer. Int J Clin Oncol. 2018;23:1–34.
15. Ferlitsch M, et al. Colorectal polypectomy and endoscopic mucosal resection (EMR): European Society of Gastrointestinal Endoscopy (ESGE) Clinical Guideline. Endoscopy. 2017;49:270–97.
16. Schmidt A, et al. Colonoscopic full-thickness resection using an over-the-scope device: a prospective multicentre study in various indications. Gut. 2018;67:1280–9.
17. Gotoda T, et al. Extending and limitation of the indication for endoscopic mucosal resection of gastric mucosal cancer. The importance of histological evaluation and the necessity of one-piece resection for endoscopic gastric mucosal resection. Stomach Intestine. 2002;37:1145–54.
18. Toyonaga T, et al. Principles of quality controlled endoscopic submucosal dissection with appropriate dissection level and high quality resected specimen. Clin Endosc. 2012;45:362–74.
19. Zwager LW, et al. Long-term oncological outcomes of endoscopic full-thickness resection after previous incomplete resection of low-risk T1 CRC (LOCAL-study): study protocol of a national prospective cohort study. BMC Gastroenterology 2022; 22:516-527. https://doi.org/10.1186/s12876-022-02591-5.
20. Yahagi N, et al. Endoscopic submucosal dissection for the reliable en bloc resection of colorectal tumors. Dig Endosc 2004;16:s89–92.
21. Matsuda T, et al. Laparoscopic endoscopic cooperative surgery (LECS) for the upper gastrointestinal tract. Transl Gastroenterol Hepatol. 2017;2:40.

22. Kitagawa Y, et al. Sentinel node mapping for gastric cancer: a prospective multicenter trial in Japan. J Clin Oncol. 2013;31:3704–10.
23. Goto O, et al. First case of non-exposed endoscopic wall-inversion surgery with sentinel node basin dissection for early gastric cancer. Gastric Cancer. 2015;18:434–9.
24. Maehata T, et al. Cutting edge of endoscopic full-thickness resection for gastric tumor. World J Gastrointest Endosc. 2015;7:1208–15.
25. Gotoda T, et al. Incidence of lymph node metastasis from early gastric cancer: estimation with a large number of cases at two large centers. Gastric Cancer. 2000;3:219–25.
26. Hirasawa T, et al. Incidence of lymph node metastasis and the feasibility of endoscopic resection for undifferentiated-type early gastric cancer. Gastric Cancer. 2009;12:148–52.
27. Kitajima K, et al. Correlations between lymph node metastasis and depth of submucosal invasion in submucosal invasive colorectal carcinoma: a Japanese collaborative study. J Gastroenterol. 2004;39:534–43.
28. Oyama T, et al. Diagnosis and long-term results and prognosis of m3 and sm1 esophageal cancer. Lymph nodal metastasis of m3, sm1 esophageal cancer. Stomach Intestine. 2002;37:71–4.
29. Paris workshop on columnar metaplasia in the esophagus and the esophagogastric junction, Paris, France, December 11–12 2004. Endoscopy. 2005;37:879–920.
30. Uraoka T, et al. Endoscopic indications for endoscopic mucosal resection of laterally spreading tumours in the colorectum. Gut. 2006;55:1592–7.
31. Oyama T. Counter traction makes endoscopic submucosal dissection easier. Clin Endosc. 2012;45:375–8.
32. Sakamoto H, et al. Pocket-creation method facilitates endoscopic submucosal dissection of colorectal laterally spreading tumors, non-granular type. Endosc Int Open. 2017;5:E123–9.
33. Sakamoto T, et al. Learning curve associated with colorectal endoscopic submucosal dissection for endoscopists experienced in gastric endoscopic submucosal dissection. Dis Colon Rectum. 2011;54:1307–12.
34. Toyonaga T, et al. The new resources of treatment for early stage colorectal tumors: EMR with small incision and simplified endoscopic submucosal dissection. Dig Endosc. 2009;21(Suppl 1):S31–7.
35. Pioche M, et al. Randomized comparative evaluation of endoscopic submucosal dissection self-learning software in France and Japan. Endoscopy. 2016;48:1076–83.
36. Esaki M, et al. Risk factors for local recurrence of superficial esophageal cancer after treatment by endoscopic mucosal resection. Endoscopy. 2007;39:41–5.
37. Ishihara R, et al. Comparison of EMR and endoscopic submucosal dissection for en bloc resection of early esophageal cancers in Japan. Gastrointest Endosc. 2008;68:1066–72.
38. Repici A, et al. Endoscopic submucosal dissection in patients with early esophageal squamous cell carcinoma: results from a prospective Western series. Gastrointest Endosc. 2010;71:715–21.
39. Teoh AY, et al. Outcomes of endoscopic submucosal dissection versus endoscopic mucosal resection in management of superficial squamous esophageal neoplasms outside Japan. J Clin Gastroenterol. 2010;44:e190–4.
40. Chevaux JB, et al. Clinical outcome in patients treated with endoscopic submucosal dissection for superficial Barrett's neoplasia. Endoscopy. 2015;47:103–12.
41. Coman RM, et al. Prospective evaluation of the clinical utility of endoscopic submucosal dissection (ESD) in patients with Barrett's esophagus: a Western center experience. Endosc Int Open 2016;4:E715–21.
42. Hirasawa K, et al. Superficial adenocarcinoma of the esophagogastric junction: long-term results of endoscopic submucosal dissection. Gastrointest Endosc. 2010;72:960–6.
43. Hobel S, et al. Single center experience of endoscopic submucosal dissection (ESD) in early Barrett's adenocarcinoma. Surg Endosc. 2015;29:1591–7.
44. Kagemoto K, et al. Clinical outcomes of endoscopic submucosal dissection for superficial Barrett's adenocarcinoma. Gastrointest Endosc. 2014;80:239–45.

45. Probst A, et al. Early esophageal cancer in Europe: endoscopic treatment by endoscopic submucosal dissection. Endoscopy. 2015;47:113–21.
46. Gotoda T, et al. Endoscopic resection of early gastric cancer treated by guideline and expanded National Cancer Centre criteria. Br J Surg. 2010;97:868–71.
47. Nakamoto S, et al. Indications for the use of endoscopic mucosal resection for early gastric cancer in Japan: a comparative study with endoscopic submucosal dissection. Endoscopy. 2009;41:746–50.
48. Probst A, et al. Endoscopic submucosal dissection in gastric neoplasia – experience from a European center. Endoscopy. 2010;42:1037–44.
49. Toyonaga T, et al. 1,635 endoscopic submucosal dissection cases in the esophagus, stomach, and colorectum: complication rates and long-term outcomes. Surg Endosc. 2013;27:1000–8.
50. Yamamoto Y, et al. Therapeutic outcomes of endoscopic submucosal dissection of undifferentiated-type intramucosal gastric cancer without ulceration and preoperatively diagnosed as 20 millimetres or less in diameter. Dig Endosc. 2010;22:112–8.
51. Saito Y, et al. A prospective, multicenter study of 1111 colorectal endoscopic submucosal dissections (with video). Gastrointest Endosc. 2010;72:1217–25.
52. Niimi K, et al. Long-term outcomes of endoscopic submucosal dissection for colorectal epithelial neoplasms. Endoscopy. 2010;42:723–9.
53. Nishiyama H, et al. Endoscopic submucosal dissection for laterally spreading tumours of the colorectum in 200 consecutive cases. Surg Endosc. 2010;24:2881–7.
54. Bang CS, et al. Endoscopic submucosal dissection for early gastric cancer with undifferentiated-type histology: a meta-analysis. World J Gastroenterol. 2015;21:6032–43.
55. Goto O, et al. Endoscopic submucosal dissection as a staging measure may not lead to worse prognosis in early gastric cancer patients with additional gastrectomy. Dig Liver Dis. 2008;40:293–7.
56. Takeuchi M, et al. Technical feasibility and oncological safety of diagnostic endoscopic resection for superficial esophageal cancer. Gastrointest Endosc. 2018;88:456–65.
57. Ikeda A, et al. Endoscopic submucosal dissection (ESD) with additional therapy for superficial esophageal cancer with submucosal invasion. Intern Med. 2015;54:2803–13.
58. Kawaguchi G, et al. The effectiveness of endoscopic submucosal dissection followed by chemoradiotherapy for superficial esophageal cancer. Radiat Oncol. 2015;10:31.
59. Uraoka T, et al. Colorectal endoscopic submucosal dissection: is it suitable in western countries? J Gastroenterol Hepatol. 2013;28:406–14.
60. Yahagi N, et al. Outcomes of endoscopic resection for superficial duodenal epithelial neoplasia. Gastrointest Endosc. 2018;88:676–82.
61. Hotta K, et al. Criteria for non-surgical treatment of perforation during colorectal endoscopic submucosal dissection. Digestion. 2012;85:116–20.
62. Kantsevoy SV, et al. Endoscopic suturing closure of large mucosal defects after endoscopic submucosal dissection is technically feasible, fast, and eliminates the need for hospitalization (with videos). Gastrointest Endosc. 2014;79:503–7.
63. Minami S, et al. Complete endoscopic closure of gastric perforation induced by endoscopic resection of early gastric cancer using endoclips can prevent surgery (with video). Gastrointest Endosc. 2006;63:596–601.
64. Ikehara H, et al. Gastric perforation during endoscopic resection for gastric carcinoma and the risk of peritoneal dissemination. Br J Surg. 2007;94:992–5.
65. Jung D, et al. Risk of electrocoagulation syndrome after endoscopic submucosal dissection in the colon and rectum. Endoscopy. 2013;45:714–7.
66. Toyonaga T, et al. Retrospective study of technical aspects and complications of endoscopic submucosal dissection for laterally spreading tumors of the colorectum. Endoscopy. 2010;42:714–22.
67. Coda S, et al. Risk factors for cardiac and pyloric stenosis after endoscopic submucosal dissection, and efficacy of endoscopic balloon dilation treatment. Endoscopy. 2009;41:421–6.

68. Ono S, et al. Predictors of postoperative stricture after esophageal endoscopic submucosal dissection for superficial squamous cell neoplasms. Endoscopy. 2009;41:661–5.
69. Tsunada S, et al. Case series of endoscopic balloon dilation to treat a stricture caused by circumferential resection of the gastric antrum by endoscopic submucosal dissection. Gastrointest Endosc. 2008;67:979–83.
70. Hotta K, et al. Learning curve for endoscopic submucosal dissection of large colorectal tumors. Dig Endosc. 2010;22:302–6.
71. Oda I, et al. Learning curve for endoscopic submucosal dissection of early gastric cancer based on trainee experience. Dig Endosc. 2012;24(Suppl 1):129–32.
72. Yoshida M, et al. Learning curve and clinical outcome of gastric endoscopic submucosal dissection performed by trainee operators. Surg Endosc. 2017;31:3614–22.
73. Deprez PH, et al. Current practice with endoscopic submucosal dissection in Europe: position statement from a panel of experts. Endoscopy. 2010;42:853–8.
74. Gotoda T, et al. A learning curve for advanced endoscopic resection. Gastrointest Endosc. 2005;62:866–7.
75. Berr F, et al. Experimental endoscopic submucosal dissection training in a porcine model: learning experience of skilled Western endoscopists. Dig Endosc. 2011;23:281–9.
76. Oyama T, et al. Implementation of endoscopic submucosal dissection in Europe: Survey after ten ESD Expert Training Workshops 2009 – 2018. iGIE 2023. https://doi.org/10.1016/j.gie2023.08.004.
77. Sauer M, et al. Endoscopic submucosal dissection for flat or sessile colorectal neoplasia >20 mm: a European single-center series of 182 cases. Endosc Int Open. 2016;4:E895–900.
78. Spychalski M, et al. Colorectal endoscopic submucosal dissection (ESD) in the west – when can satisfactory results be obtained? A single-operator learning curve analysis. Scand J Gastroenterol. 2017;52:1442–52.
79. Wagner A, et al. Single-center implementation of endoscopic submucosal dissection (ESD) in the colorectum: low recurrence rate after intention-to-treat ESD. Dig Endosc. 2018;30:354–63.
80. Pimentel-Nunes P, et al. Long-term follow-up after endoscopic resection of gastric superficial neoplastic lesions in Portugal. Endoscopy. 2014;46:933–40.
81. Pimentel-Nunes P, et al. Curriculum for endoscopic submucosal dissection training in Europe: Eureopean Society of Gastrointestinal Endoscopy (ESGE) Position Statement. Endoscopy 2019;51:980–992.
82. Zwager LW, et al. Adverse events of endoscopic full-thickness resection: results from the German and Dutch nationwide colorectal FTRD registry. Gastrointest Endosc. 2023;97:780-789.e4. https://doi.org/10.1016/j.gie.2022.11.005.
83. Hatta W, et al. A Scoring System to Stratify Curability after Endoscopic Submucosal Dissection for Early Gastric Cancer: "eCura system". Am J Gastroenterol. 2017;112:874–81.
84. Morais R, et al. Predicting residual neoplasia after a non-curative gastric ESD: validation and modification of the eCura system in the Western setting – the W-eCura score. Gut 2023; in press.
85. Kajiwara Y, et al. Nomogram as a novel predicitive tool for lymph node metastasis in T1 colorectal cancer treated with endoscopic resection: a nation-wide multicenter study. Gastrointest Endosc 2023. https://doi.org/10.1016/j.gie.2023.01.022.
86. Santos-Antunes J, et al. Risk of residual neoplasia after noncurative colorectal ESD for malignant lesions: a multinational study. Endosc 2023;55:235–244.

Kapitel 4
Subepitheliale gastrointestinale Tumore: Diagnose und Indikationen für eine Resektion

Frieder Berr, Jürgen Hochberger und Tsuneo Oyama

4.1 Einleitung

Subepitheliale Läsionen (SEL) werden bei etwa 0,3 % der Männer und Frauen mittleren Alters im Magen beobachtet; die Hälfte davon sind Neoplasien [1, 2]. In Speiseröhre, Dünndarm und Dickdarm scheint ihre Häufigkeit geringer zu sein, ist aber nicht genau bekannt. Die Häufigkeit von subepithelialen Tumoren (SET) gastrointestinalen (GI) Ursprungs ist in den letzten 30 Jahren um das Zwei- bis Fünffache gestiegen [3, 4]. Etwa ein Drittel der soliden SET sind maligne (hauptsächlich Lymphome, maligne Gastrointestinale Stroma-tumore [GIST] oder neuroendokrines Carcinom) oder haben ein malignes Potenzial, wie GIST und neuroendokrine Tumore (NET). Nach Ausschluss unbedeutender SEL durch endoskopischen Aspekt und endosonographischen Ultraschall (EUS) verbleibt uns ein solider, raumfordernder SET, und wir müssen uns zwischen Überwachung, Probenahme zur histologischen Diagnosesicherung oder En-bloc-Resektion zur Diagnostik und Heilung entscheiden [2, 3, 5, 6].

In jüngster Zeit haben endoskopische und minimal-invasive chirurgische Resektion von intramuralen Tumoren Fortschritte gemacht, so dass die meisten SET

F. Berr (✉)
Department of Internal Medicine I, Paracelsus Medical University, Salzburg, Österreich
E-Mail: frieder.berr@pmu.ac.at

J. Hochberger
Department of Gastroenterology, Vivantes Klinikum Berlin Friedrichshain, Berlin, Deutschland
E-Mail: juergen.hochberger@vivantes.de

T. Oyama
Department of Endoscopy, Saku Central Hospital Advanced Care Center, Saku, Nagano, Japan
E-Mail: oyama@coral.ocn.ne.jp

F. Berr et al., *Atlas Frühkarzinome des Gastrointestinaltrakts*,
https://doi.org/10.1007/978-3-031-25623-3_4

im GI-Trakt jetzt sicher reseziert werden können, ohne dass eine GI-Dysfunktion entsteht. Aber wir müssen Strategien individuell gestalten und ausgewogene Entscheidungen zwischen Überwachung oder En-bloc-Resektion für solche SET treffen, und die sicherste und geringst invasive Technik wählen [5–9].

4.2 Differentialdiagnose von gastrointestinalen subepithelialen Läsionen

SEL sind mit normaler Mukosa bedeckt und, wenn sie ziemlich hervorragen, haben sie im Magen Brückenfalten (Abb. 4.1). Die meisten dieser Läsionen sind asymptomatisch und werden übersehen, wenn sie kleiner als 5 mm sind. Wenn wir die gängigen Differentialdiagnosen für häufige und seltene SEL in verschiedenen Organen berücksichtigen (Tab. 4.1), können wir mehrere nicht-neoplasische SEL mit endoskopischen und EUS-Befunden ausschließen.

Submuköse polypoide Läsionen sind hauptsächlich hyperplastische oder fibromatöse Polypen oder Hamartome, wie beim Peutz-Jeghers-Syndrom. Die meisten polypoiden Läsionen eignen sich für die diagnostische und therapeutische Abtragung mit Diathermieschlinge. Sie haben jedoch eine breite Differentialdiagnose im Duodenum und Dünndarm; deshalb kann die Untersuchung des gesamten Dünndarms erforderlich sein mittels Kapsel-Endoskopie oder Enteroklysma-MRT, und bei Diagnose eines SET die Doppel-Ballon-Enteroskopie zur Bestätigung und ggf. Resektion. (Vgl. Kap. 10.)

Sessile oder erhabene SET. Endoskopisch ermöglichen makroskopischer Aspekt, Farbe, Konsistenz bei sanftem Druck mit der Biopsiezange, und die Morphologie

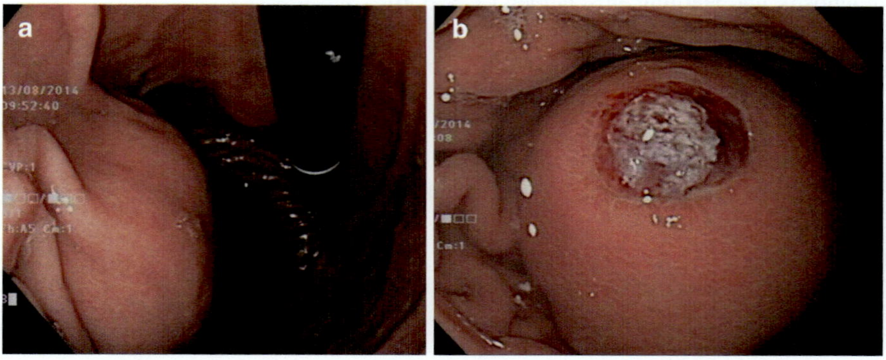

Abb. 4.1 Subepithelialer Tumor (d 3 cm, hart) in der großen Curvatur des Magencorpus eines 75-jährigen Mannes mit akutem Myokardinfarkt und Meläna. (**a**) Typische Brückenfalten in normaler Magenschleimhaut. (**b**) Zentrales Ulkus mit frischem Fibringerinnsel (nach Blutungsepisode). Die Feinnadelpunktion (FNP) zeigte einen GIST mit niedriger Mitoserate 0/4 HPF; Ki-67-Index 2 %; cKIT und DOG1+

Tab. 4.1 Prädilektion der Lokalisation und relative Prävalenz von subepithelialen Läsionen (SEL) im GI-Trakt

SEL	Ösophagus	Magen	Dünndarm	Dickdarm
Vorherrschende SET	Leiomyom[a] GCT Lipom	GIST NET MALT-Lymphom Lipom Leiomyom	NET GIST MALT-Lymphom Lipom Lymphangiom	NET (Karzinoid) Lipom MALT-Lymphom
Seltene SET	GIST Hämangiom Neurofibrom Schwannom	GCT Schwannom Metastase Lymphangiom	Leiomyom Hamartom (Peutz-Jeghers) GCT	GCT GIST Lymphangiom
Nicht-neoplastische SEL	Fibromatöser Polyp Duplikationszyste	Heterotopes Pankreas Fundus-Drüsenpolyp Duplikationszyste	Brunner-Drüsenadenom Aberrantes Pankreas Fibromatöser Polyp Duplikationszyste	Invertiertes Divertikel

Modifiziert von Nishida et al. [3] und Wiech et al. [4]

GCT Granularzelltumor, *GIST* gastrointestinaler Stromatumor, *MALT* mucosa-assoziiertes lymphoides Gewebe, *NET* neuroendokriner Tumor

[a]Am häufigsten im Ösophagus; Transformation zu Sarkom sehr selten

im hochauflösenden endoskopischen Ultraschall (hr-EUS) die klinische Diagnose von vaskulären Tumoren, Lymphangiomen, Lipomen, aberrierendem Pankreasgewebe und Duplikationszysten [3, 4]. Unterscheiden lassen sich durch den makroskopischen Aspekt die Hämangiome („blue rubber bleb sign") und die weichen, eindrückbaren SELs („Kissen-Zeichen" bei Sondendruck), wie z. B. weiche, erhabene SEL mit weiß-grauer Farbe *(Lymphangiom),* gelblicher Farbe *(Lipom)* oder isochromer Farbe *(Zyste).* Die Diagnose wird mit hr-EUS (20 MHz) gestellt anhand der typischen Echostruktur und intramuralen Schicht des Tumorursprungs, sowie mit der Feinnadelaspiration oder Punktions-Histologie von soliden Läsionen mittels EUS (7,5 MHz) [3,10] (Vgl. Kap. 5). Keine dieser Läsionen, außer intermittierend blutende Hämangiome, stellt eine Indikation für endoskopische Abtragung dar.

Lymphome. Mukosa-assoziiertes lymphatisches Gewebe (MALT) Lymphom im Magen (Abb. 9.5) und Darm, oder andere bösartige B-Zell- oder T-Zell-Lymphome im Dünn- oder Dickdarm, neigen dazu, die Mukosa (lpm) und Submukosa zu infiltrieren, was zu Ödem und oberflächlichen submukosalen Läsionen mit Veränderungen der Oberflächenstruktur und der Kapillararchitektur führt. Hochgradig bösartige Lymphome präsentieren oft grobe Massen (bulky disease). Ein bösartiges Lymphom erfordert eine Partikelbiopsie (z. B. mit einer *cold snare*) für eine detaillierte Zytologie und Histochemie, um die geeignete systemische Therapie auszuwählen. Wenn diese SEL ausgeschlossen sind, bleiben einige feste SET zur diagnostischen Bewertung übrig.

4.3 Solide gastrointestinale SET

Solide SET bestehen hauptsächlich aus prämalignen oder malignen GIST (~50 %), gastroenteropankreatischen Neuroendokrinen Tumoren (GEP-NET, 20–25 %), benignen Leiomyomen (~15 %), seltenen Granularzelltumoren (GCT) und sehr seltenen hochmalignen Leiomyoosarkomen (LMS) [3, 4, 6, 11]. Die mesenchymalen Tumore – GIST, Leiomyom, Leiomyosarkom – und die NET wurden erst seit Ende der 1990er Jahre exakt diagnostiziert, als deren immunhistochemische Marker identifiziert wurden. Seitdem ist die Inzidenz dieser Neoplasien um das zweifache bis fünffache angestiegen. GIST entsteht aus den interstitiellen Zellen von Cajal, die die GI-Motilität regulieren; Leiomyosarkome entstehen aus der glatten Muskelschicht und nur sehr selten aus Leiomyom, GCT aus Schwann'schen Neuronalzellen (<4 % maligne Transformation) und NET aus parakrinen neuroendokrinen Zellen (intramukosalen epithelialen Ursprungs). Die Diagnose kann klinisch vermutet werden anhand der Prävalenz am Organort, des endoskopischen Gesamtbildes und den EUS-Merkmalen einschließlich der EUS-Schicht des Tumorursprungs. Für besondere EUS-Merkmale, einschließlich der typischen Echostruktur und der charakteristischen Wandschicht des Tumorursprungs (layer of EUS contingency), siehe Kap. 5, Abschn. 5.4. Die Retention von ^{18}Fluorodeoxy-Glucose in der FDG-Positronen-Emissions-Tomographie ist ein Anzeichen für eine maligne Transformation (Sarkom, NE-Karzinom). Die klinische Diagnose ist jedoch unsicher und erfordert eine Bestätigung durch EUS-geführte Kernnadel-Biopsie (EUS-FNP) für die Histologie oder die Feinnadel-Aspiration (EUS-FNA) für die Zytologie.

Hinweis *En-bloc Resektion* ist zu bevorzugen für die Diagnose von *mesenchymalen SET,* außer Leiomyomen, da Differentialdiagnose und Ausschluß der Malignität von SET durch hr-EUS Merkmale unzuverlässig sind gemäß den NCCN Clinical Guidelines für Weichteil-Sarkome [12].

Gastrointestinaler Stromatumor (GIST) ist der häufigste mesenchymale SET und die häufigste Art von Weichteilsarkom. GIST entsteht in der Wand des GIT oder im Retroperitoneum; Rezidive und Metastasen befallen das Peritoneum und/oder die Leber [13]. Die jährliche Inzidenz beträgt etwa 1–1,5 pro 100.000, und die Prävalenz beträgt 13 pro 100.000 [13–15]. Die wichtigsten Lokalisationen sind der Magen (60 %), der Dünndarm (20–30 %) und selten das Kolorektum, der Ösophagus, das Mesenterium und das Retroperitoneum [5, 16]. GIST wächst zu protuberanten submukösen oder subserösen Läsionen mit zentraler Vertiefung und zeigt Invasion und Ulzeration bei zunehmender Größe (d ~ 2 cm). GIST kann sich als Polyp präsentieren (ausgehend von MM), als sessile Läsion (0-Is) (Abb. 4.1), oder als stumpf hervorragender SET (0-Isp, in der Muscularis Propria-Schicht) oder kann lumenal nicht sichtbar sein (als erhabener subseröser Tumor). Einige verursachen Symptome (Schmerzen, Gewichtsverlust) oder bluten. Im EUS-Bild erscheinen die Tumore homogen und hypoechoisch oder mit heterogener Struktur und anechoischen Zystenherden und entspringen von der vierten Echo-Schicht

Tab. 4.2 Modifizierte NIH-Risikoklassifikation für primären GIST[a]

Risikokategorie	Tumorgröße, cm	Mitotischer Index (*n*/50 HPF)	Primärer Tumorort
Sehr geringes Risiko	<2.0	≤5	Beliebig
Geringes Risiko	2.1–5.0	≤5	Beliebig
Mittleres Risiko	2,1–5,0 <5,0 5 (1–10)	>5 6–10 ≤5	Magenschleimhaut Beliebig Magenschleimhaut
Hohes Risiko	Jede >10 >5.0 2.1–5.0 5.1–10	Jede Jede >5 >5 ≤5	Tumorruptur Jeder Jeder Nicht-gastrisch Nicht-gastrisch

HPF high-power field
[a]Modified acc. to [13, 19]

(mp) oder selten von der zweiten Schicht (mm) [3, 4, 17]. Sie stammen ab von Cajal-Pacemaker-Zellen oder GI-Stammzellen und sind für Pancytokeratin (PCK) negativ, aber positiv für aktivierte/mutierte Onkogene (~ 95 % DOG1, 80 % cKIT, 15 % PDGFRα pos.) oder in 5 % der Fälle Wildtyp [SDH-B pos., Succinat-Dehydrogenase-Untergruppe B] [15, 18].

Das Verhalten von GIST ist variabel und nicht genau vorhersehbar [8]. Daher werden die Tumore gemäß dem klinischen Malignitätsrisiko stratifiziert basierend auf Größe, primärem Tumorstadium und Mitose-Rate [5, 13, 19] (Tab. 4.2). Kleine GIST (<2 cm Größe; <5 Mitosen/5 mm^2) verhalten sich wie gutartig. Das Malignitätsrisiko nimmt beträchtlich zu mit größerem Durchmesser (> 2 cm), inhomogener Struktur und unscharfen Rändern im EUS, primär extragastrischem Tumorursprung und hoher Mitose-Rate (> 5/5 mm^2; Ki-67-Index > 7 %) [5, 11]. Sie breiten sich durch hämatogene/peritoneale Metastasen aus, aber nicht durch Lymphknotenmetastasen. Größere Tumore benötigen eine neoadjuvante Therapie mit dem monoklonalen Antikörper Imatinib, sofern die Mutationanalyse des GIST ein gezieltes Ansprechen vorhersagt. Patienten mit GIST von 1–2 cm Größe (oder größer) oder Verdacht auf maligne Transformation sollten an spezialisierte Zentren überwiesen und dort gemäß den aktuellen Richtlinien behandelt werden [13, 15]. In Ostasien entfernen chirurgische Onkologen häufig GIST von <2 cm Größe mit minimal-invasiven endoskopischen Techniken [20–23], und mit sehr guter Gesamtüberlebensrate [18, 24]. In westlichen Ländern wird eine Resektion für GIST <2 cm im Rektum empfohlen, aber für gastrische GIST <2 cm wird endoskopische und EUS-Nachsorge empfohlen (zuerst nach 6 Monaten, dann nach 12 Monaten) [13]. Symptomlose „zufällige" gastrische GIST von <1 cm Größe sind ein häufiger Befund bei 20–30 % der älteren Patienten („Keim-GIST = seedling GIST" oder „Micro-GIST"), und die Resektion solch kleiner GIST ist nicht angezeigt [25]. Abgesehen von kutanen und neurologischen Manifestationen, kann Neurofibromatose Typ 1 (Morbus von Recklinghausen) mit multiplen endokrinen Neoplasien, Neurofibromen, NETs (z. B. Carcinoid) und sogar symptomatischen GIST, vor allem des Duodenums und des Dünndarms, assoziiert sein [26].

Die Standardbehandlung für lokalisierte GIST (≥2 cm) ist die chirurgische Entfernung ohne Dissektion der klinisch negativen Lymphknoten. Die laparoskopisch-endoskopisch kooperative Chirurgie (LECS) – insbesondere die *Nicht-exponierende* Wandinversionschirurgie (NEWS) – ist die beste minimal-invasive Methode für mittelgroße GIST (2–4 cm) in spezialisierten Zentren, aber die offene Chirurgie wird bei größeren GIST bevorzugt, da das Risiko einer Tumorruptur und einer peritonealen Aussaat besteht [13, 15]. Die Resektion en-bloc mit einer intakten Pseudokapsel ist erforderlich, um eine Tumorzellausaat zu vermeiden, histologisch Malignitätskriterien nachzuweisen (z. B. Infiltration der Pseudokapsel oder Herd mit ≥5 oder mehr Mitosen pro 5 mm^2) und eine Mutationsanalyse für targeted Therapie durchzuführen [13, 15, 27].

Das Leiomyom(LM) ist der häufigste SET in der Speiseröhre (Mitte und unteres Drittel). Es entsteht in der Muscularis Propria und wird selten im übrigen GI-Trakt gefunden. Die Transformation in ein Leiomyosarkom (LMS) ist selten (<4 %); die meisten LMS sind größer (>3 cm). Leiomyome, die größer als 1–2 cm sind, wachsen oder dysphagische Symptome aufweisen, sollten en-bloc reseziert werden, z. B. mit subepithelialer Tunneling-Endoskopie-Resektion (STER) [3, 11, 23, 28]. Kleine (3–5 mm) „Keimling"-Leiomyome und -GIST sind sehr häufig und bilden Cluster in der Speiseröhre und im Magen in Nähe des oesophagogastralen Übergangs (EGJ), wobei Leiomyome bei 47 % und GIST bei 10% der Oesophagusresektionen wegen Oesophaguskarzinom gefunden werden [29] (Abb. 4.2).

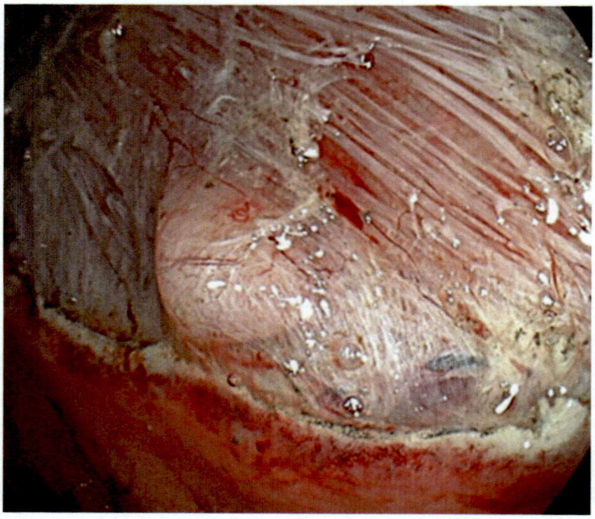

Abb. 4.2 Subepithelialer Tumor (d=8 mm, fest) in der subkardialen Magenwand einer 82-jährigen Frau, der bei der ESD des Barrett-Karzinoms freigelegt wurde und zu den kleinen, inapparenten Tumoren vom „Seedling-Typ" (wie LM, GIST [29]) im Bereich des EG-Übergangs gehört. Histologie: Leiomyom

Granularzelltumore (GCT, Abrikosoff-Tumore*)* sind einzelne submuköse Neoplasien, die aus neuronalen Schwann-Zellen stammen und ein geringes malignes Potenzial aufweisen [4, 30, 31]. Ungefähr 60 % der GCT lokalisieren sich im GI-Trakt, vorwiegend im Ösophagus (Prävalenz 0,3 %) und im Anorektum; sehr selten im Magen oder anderswo. Sie präsentieren sich endoskopisch als noduläre, hell-weissliche Läsion („Backenzahn-ähnlich"), die mit normaler Mukosa bedeckt ist, und im EUS als isoechoische oder hypoechoische Läsion in der *Submukosaschicht* [3, 30]. Die Diagnose wird durch EUS-FNP mit typischen lysosomhaltigen Zellen (PAS +) gestellt, die für S-100-Protein stark positiv und für PCK negativ sind [11, 30]. Die maligne Transformation ist selten (~ 4 %); das Risiko hängt von der Lokalisation (AR > EG), der Größe > 3–4 cm und der erhöhten Mitose-Rate (> 2 Mitosen/10 HPF) ab. Große (> 1–2 cm), wachsende oder symptomatiche GCT sollten reseziert werden [11, 31]. (*Siehe* Fall 1, Abb. 4.4). Im Gegensatz dazu befindet sich das sehr seltene *Schwannom* in der mp-Schicht, ist homogen-hypoechoisch und im hr-EUS eingekapselt; die FNP zeigt ebenso S-100 positive Zellen.

Neuroendokrine Tumoren (NET) des Foreguts (GEP-NET) und des Hindguts (kolorektale, CR-NET) sind in den letzten 20 Jahren um das zweifache bis fünffache angestiegen, jedoch weniger die Midgut-NET (small intestine, SI-NET), die allerdings bei Routineendoskopie nicht zufällig detektiert werden. Gastrointestinale NET befinden sich im Ösophagus (5 %), Magen (G-NET, 50–60 %), Dünndarm (SI-NET, 20–30 %) und Kolon (CR-NET, 5–15 %) [6] (Abb. 4.3). Neben dem Kolorektalkarzinom sind dies die häufigsten GI-Tumoren (Inzidenz 35 pro 100.000 in den Vereinigten Staaten). Sie haben ein karzinomatöses Potenzial

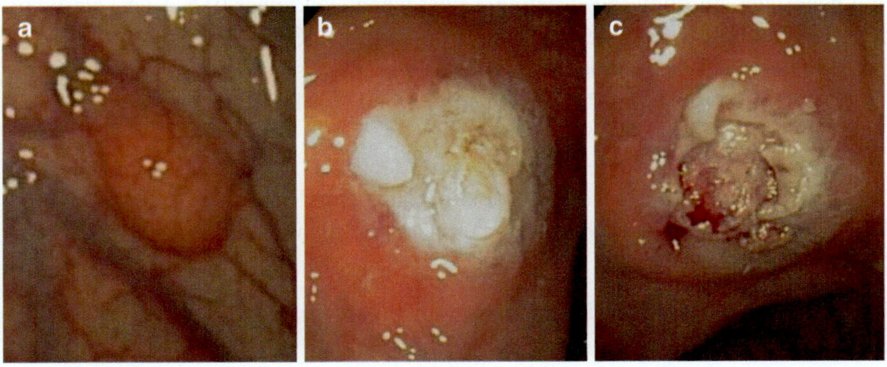

Abb. 4.3 Subepithelialer Tumor (SET, 8 mm) in der Vorderwand des Rektums bei einem 54-jährigen Mann. (**a**) Solider SET gelblich durch die Mukosa schimmernd, verdächtig auf einen neuroendokrinen Tumor (NET). (**b**) Die Resektion nach sm-Injektion war offenbar R2. (**c**) Das Resektionsbett wurde mit einer Jumbo-Biopsiezange bis zur Muskularis Propria Schicht abgetragen. Histologie: NET G1 T1 (Ki-67-Index 1,3 %). Die Nachbeobachtung war nach 2,5 Jahren rezidivfrei. **Hinweis:** So einen NET sollten Sie besser en bloc resezieren (z. B. mit Bandligatur-EMR)

und metastasieren in regionale Lymphknoten und haematogen in die Leber. Midgut- und kolorektale NET haben die schlechteste Prognose und das höchste Risiko für metastatische Erkrankungen: SI-NET bei einer Größe von 1 cm haben in 30 % der Fälle positive LNM, und nahezu 100 % bei einer Größe von 2 cm [6, 32, 37]. NET werden für das Risiko der Malignität basierend auf der Tumorlokalisation, der Größe und der Mitosezahl stratifiziert (Tab. 4.3). Die Prognose des NE-Karzinoms G3 (<5 % der NET) ist so schlecht wie beim fortgeschrittenem Magenkarzinom [6, 32, 33]. Außer bei SI-NET ist jedoch das Risiko für eine Metastasierung bei NET von $\leq$ 1 cm Größe (Kategorie T1) gering, und ein solch zufälliger NET sollte bei klinischem Stadium N0 (negative EUS- oder CT-Untersuchung und negative FDG-PET- oder DOTA-TOC-Szintigraphie) endoskopisch en-bloc entfernt werden [6]. Wir empfehlen jedoch, so einen NET Richtlininen gemäß in einem spezialisierten Zentrum ab zu klären, ob er hormonell aktiv oder größer als 1 cm ist [6, 32].

Gastric NET sind vorwiegend (~70 %) G-NET-Typ 1, rötliche halbkugelförmige subepitheliale Tumoren (SET) mit Hyperplasie enterochromaffinähnlicher Zellen, Grading G1 in Tab. 4.4. Sie sind oft multipel und durch Hypergastrinämie in allen Formen der atrophischen Gastritis verursacht. Sehr selten zeigen sie invasive Wachstumsformen in die MP-Schicht und LN-Metastasen, wenn sie die Größe von 2 cm überschreiten. Die jährliche endoskopische Überwachung und Kryoschlingen-Resektion (bei $\leq$1 cm Größe) oder ESD bei etwas größeren Tumoren wird empfohlen [6]. G-NET-Typ 2 entstehen ebenfalls durch Hypergastrinämie, bei Zollinger-Ellison-Syndrom (ZES) oder multipler endokriner Neoplasie (MEN) Typ I. G-NET-Typ 2 sind einzeln und sporadisch, meist mit Grading G2 und mäßiger Größe (1–2 cm), aber bereits mit LN-Metastasen. Sie tendieren dazu, LN häufiger zu befallen als G-NET-Typ 1, und benötigen ein klinisches Staging, selbst wenn sie kleiner (0,5–1 cm) sind, vor der endoskopischen En-bloc-Resektion (bei cT1 N0). G-NET-Typ 3 sind schlecht differenzierte NE-Karzinome (NEC) G3; die meisten sind größer (>3–5 cm) und haben eine sehr schlechte Prognose, mit etwa 50 % Mortalität im ersten Jahr [6, 32, 33].

Duodenale NET umfassen Gastrinome (50–60 %), somatostatinbildende NET (10–15 %), nicht funktionelle serotoninproduzierende NET (20 %) und NE-Karzinome G3 (<3 %); sie befinden sich hauptsächlich in den Teilen I und II des Duodenums.

Hinweis Empfehlung zur Überweisung an ein spezialisiertes Zentrum für die Behandlung von

- NET mit einer Größe von >1 cm (außer G-NET-Typ 1)
- Hormonaktive NET und G-NET-Typen 2 und 3
- Gastrische GIST mit einer Größe von >2 cm oder mit einer Größe von >1 cm an anderer Stelle

Tab. 4.3 Charakteristik für maligne Transformation von GI SET und Resektionsstrategie [2, 5, 11, 17, 30, 32]

SET-Typ	Zeichen von maligner/m Transformation oder Verhalten						Indikation
	SET-Lokalisation	Malignitätsrisiko, %	Kritische Größe, cm	EUS-Zeichen	Mitosen, *n/x* HPF	Ki67-Index, %	Resektionstechnik
GIST [5, 17]	R, D, I > G[a]	Größe <1 cm: 2–10 %	>1[b]	Hypoechoische oder echogene & anechoische Foci/Kapsel-invasiv	>5/50	>7	STER (wenn 1–2 cm)[c] LECS (wenn >2 cm) Chir. Res. (≥2 cm)[a]
		Größe <5 cm: 4–57 %	>2[b]				
LM [11]	E, G, I	<1 %	>4 oder ↑ Größe[b]	Anechogene & echogene Foci/invasiver Rand	>2/10	n.g.	STER (sympt.) Chir. Res. (≥2 cm)[c]
GCT [2, 30]	E, A	<4 %	>3 oder ↑ Größe	Anechogene & echogene Foci/Kapsel-invasiv	>2/10	n.g.	ESD (<2 cm) STER[c], LECS
NET [6, 32]	G-NET-Typen 2 & 3	*T1 < 1 cm* <5 %	>1–2[d]	Anechogene & echogene Foci/Kapsel-invasiv in MP/vergrößerte regionale LN	2–20/10	3–20	EMR, EFTR (<1 cm)[e] ESD, STER (falls cT1N0) Chirurg. Res. & LND (falls ≥2 cm)[f]
	D-NET	<5 %					
	SI-NET	**<10 %**					
	CR-NET	<2 %					

A Anus, *EFTR* endoskopische Vollwand-Resektion, *EMR* endoskopische Mukosaresektion, *ESD* endoskopische Submukosadissektion, *HPF* High Power Field (50 HPF = 5 mm^2), *LECS* laparoskopisch-endoskopisch kooperative Chirurgie, *LND* Lymphknotendissektion, *MP* Muscularis Propria, *n.g.* nicht gegeben, *STER* submukosale tunnelierende-endoskopische Resektion, *TE* thorakoskopische Enukleation

[a] Höheres malignes Potenzial im *Rektum* und *Darm* (>10 %, wenn Größe >1 cm). Erwägen Sie für GIST >2 cm neoadjuvante Therapie mit Imatinib vor der Operation (Überweisung an spezialisiertes Zentrum)

[b] Positive ^{18}FDG-Retention in der FDG-PET-Untersuchung ist ein Anzeichen für Malignität

[c] Resektion (ohne LND) bei Wachstum, Anzeichen für maligne Transformation oder symptomatisch

[d] Negative Somatostatin-Rezeptor-Szintigraphie mit DOTA-TOC erlaubt die Indikation für endoskopische Resektion (nur für T1 cN0)

[e] Resektion für jede Größe empfohlen, z. B. Snare-PE für NF-NET ≤1 cm; ESD/STER für NF-NET ≤2 cm cLN 0; Überweisung an spezialisiertes Zentrum (radioszintigraphische Diagnostik), wenn >1 cm oder hormonell aktiver NET

[f] Chirurgische Resektion mit Lymphadenektomie, wenn ≥2 cm oder Verdacht auf malignen NET

Tab. 4.4 Histologische Risikobewertung von gastroenteropankreatischen neuroendokrinen Tumoren (GEP-NET) [32]

ENETS Grading	Mitotischer Index, (×10 HPF)[a]	Ki-67 Proliferations-index, %[b]	WHO Klassifizierung 2019 [37]
G1	<2	≤2	NET G1 (früher Karzinoid)
G2	2–20	3–20	NET G2
G3	>20	>20	NEC G3, großzellig oder kleinzellig

ENETS Europäische Neuroendokrin-Tumor-Gesellschaft (European Neuroendocrine Tumor Soc.), *NEC* Neuroendokrinkarzinom
[a]10 HPF (High Power Field) = 2 mm^2
[b]MiB1-Antikörper: % pos. von 2000 Zellen

4.4 Minimal invasive Resektionstechniken für SET des GI-Trakts

Die gastrointestinalen SET sind eine neue Indikation für minimal invasive Resektionstechniken und die Behandlung ist noch investigativ, ohne Konsens-Richtlinien. Siehe Kap. 3, Abschn. 3.5 für die Erklärung der Resektionstechniken.

4.4.1 Techniken der endoskopischen Resektion

Bandligatur EMR-L und ESD. SET kleiner Größe (≤1 cm) können einer endoskopischen Überwachung unterzogen werden, insbesondere kleine Magen GIST (G-GIST ≤1 cm, von der MP ausgehend) bei älteren Patienten [25]. Die Resektion zu diagnostischen und kurative Zwecken wird für kleine G-NET Typ 1 (oft multipel) in atrophischer Gastritis, kleine G-NET Typ 2 und ano-/rektale NET empfohlen. Diese submukösen NET können en-bloc mit der Band-Ligatur EMR-L reseziert werden (Kap. 3). Moderat große (1–2 cm) SET, die in den EUS-Schichten 2 und 3 (MM und SM) im Ösophagus und Magen liegen, können mit ESD reseziert werden, wenn ein schwaches Echo-Band der Schicht 3 (echogene sm-Schicht) erhalten bleibt, wie bei GCT, moderat großen Magen-NET (cT1 N0) und oberflächlichen Magen-GIST mit nur einer schmalen Verbindung mit der Magen-mp-Schicht auf hr-EUS [8]. (Siehe Fall 4, Abb. 4.5 und 4.6).

Submukös tunnelierende endoskopische Resektion (STER) ist noch in Erprobung in hochspezialisierten Zentren [20, 22, 23]. Moderat große, unauffällige SET (1–2 cm) in der Mitte der MP-Schicht (nahe der EUS-Bande 4) können mittels STER im unteren Ösophagus und an den meisten Magenstandorten (außer im Fundus oder in der kleinen Curvatur) reseziert werden [20, 23]. Ping-Hong Zhou und Mitarbeiter haben eine große retrospektive Serie ($n \geq 180$)

berichtet über Ösophagus- und Magen-SET (maximale Länge von bis zu 5 cm) mit en-bloc Resektionsrate $\geq$ 85 % ohne Mortalität, schwere Morbidität oder rezidivierende oder metastatische Erkrankung binnen median 10 bis 24 Monaten Nachbeobachtung [21, 34]. Wenn STER in weniger spezialisierten Zentren implementiert wird, kann es jedoch zu geringer kompletter Resektionsrate führen mit dem Risiko einer Perforation der Organwand oder Pseudokapsel und damit zu Morbidität oder sogar zur peritonealen Dissemination eines GIST [8]. Daher empfehlen die Leitlinien eine chirurgische Resektion für GIST größer als 2 cm [17, 18, 27].

4.4.2 Laparoskopisch-endoskopisch kooperative Chirurgie (LECS)

Allgemein sollten Magen- oder Ösophagustumore, die größer als 2 cm und in der EUS-Schicht 4 (mp) sind, an spezialisierte endoskopische & laparoskopisch-chirurgische Zentren überwiesen werden. Für bestätigte GIST kann in so einem Zentrum eine Vorbehandlung mit Imatinib und eine Resektion nach partieller Remission eine Option sein. SET, die größer als 2 cm sind, erfordern im Allgemeinen eine laparoskopische Chirurgie [17, 18, 27]. Die beste minimalinvasive Technik ist die LECS, um komplette und organschonende Resektionslinien zu gewährleisten. Bei der klassischen LECS wird jedoch das Magenlumen in den Peritonealraum eröffnet, wodurch peritoneale Übertragung von luminalen Bakterien oder Tumorzellen von ulzerierten GIST möglich ist [8, 35]. Die nicht exponiernde endoskopische Wandinversionschirurgie (NEWS) eröffnet die Magenwand nicht und vermeidet somit peritoneale Infektionen oder Tumordissemination, allerdings begrenzt die orale Entnahme des Präparats die SET-Größe auf etwa 3 cm [35, 36] (*siehe* Abb. 3.3). Die alternative LECS-Nicht-Expositions-Technik, das Einwickeln der dicken Wand und des GIST-Präparats in das Peritoneum (CLEAN-NET), kann durch Erweiterung des Zugangsschnitts auch größere NET durch laparoskopische Chirurgie entfernen [7]. Trotzdem empfehlen Richtlinien eine offene Chirurgie für große GIST [13, 15, 27].

4.5 Fälle von subepithelialen Tumoren des GI-Trakts

Fall 1: NET im Teil III des Duodenums
Bei einem 76-jährigen Mann wurde während einer Stein-Entfernung aus dem Gallengang ein 1 cm großer SET im cranialen Wandbereich von Duodenum Teil III aufgezeigt. Bei der hochauflösenden EUS (20 MHz Miniprobe) zeigte der

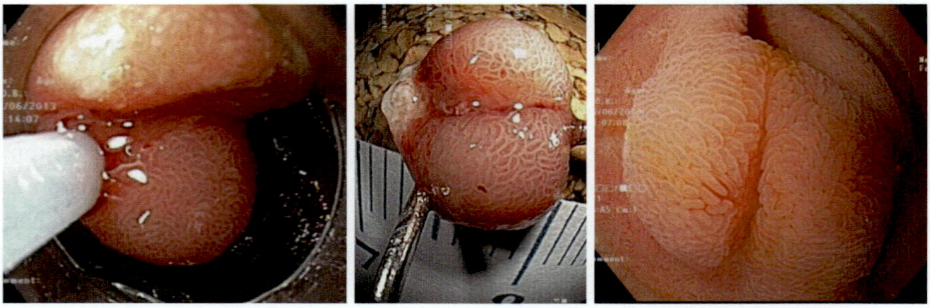

Abb. 4.4 Submukosaler 9-mm Tumor im horizontalen Duodenum (Teil III), *Rechtes Feld,* Normales villöses Oberflächen epithel ist deutlich sichtbar (WLI, Vergrößerung 40×). *Linkes Feld,* EMR en bloc. *Mitte,* Proben. Histologie: NET G1 (Ki-67 <2 %) pT1, R0. Kein Rezidiv bei der Nachsorge nach 2 Jahren

kleine SET (9×9 mm) eine homogene, hypoechoische Struktur mit einer klaren Grenze. In einer zweiten Sitzung wurde die Läsion nach sm-Injektion en-bloc mit der Diathermieschlinge abgetragen und der Resektionsbereich mit Clips geschlossen (Abb. 4.4).

Fall 2: GIST im Magen unterhalb des Oesophagogastrischen Übergangs
Eine 56-jährige Frau wurde zur endoskopischen Resektion eines GIST (Durchmesser 2,5 cm) in der Magenhinterwand zur kleinen Curvatur hin zugewiesen. Zwei Wochen zuvor hatte der Versuch einer Polypektomie den GIST nur apikal freigelegt. Die durchgeführte ESD war kurativ (Abb. 4.5).

Fall 3: Oesophagealer SET der SM-Schicht mit intermittierender Dysphagie
Eine 46-jährige, sonst gesunde Frau mit intermittierender Dysphagie für Feststoffe wurde mit einer 1,5 cm großen, glatt-subepithelialen, protuberanten Läsion im mittleren Ösophagus vorgestellt. Bei EUS Untersuchung war die Läsion solid, hypoechoisch und kontingent mit der dritten Schicht (SM), und war durch ein schwaches Echoband von der vierten Schicht (mp) getrennt. Die FNA hatte PAS-Färbung positive, zylindrische Zellen mit positiver IHC-Färbung für S-100-Protein ergeben. Die ESD erfolgte en bloc; histologisch zeigte sich einen submukösen Granularzell Tumor; der Ki-67-Index betrug 1 %, was mit einem benignen GCT (Abrikossoff-Tumor) konsistent ist (Abb. 4.6).

Hinweis Ein oesophagealer SM-Tumor, der im hr-EUS von der MP-Schicht getrennt ist, kann leicht mit ESD reseziert werden.

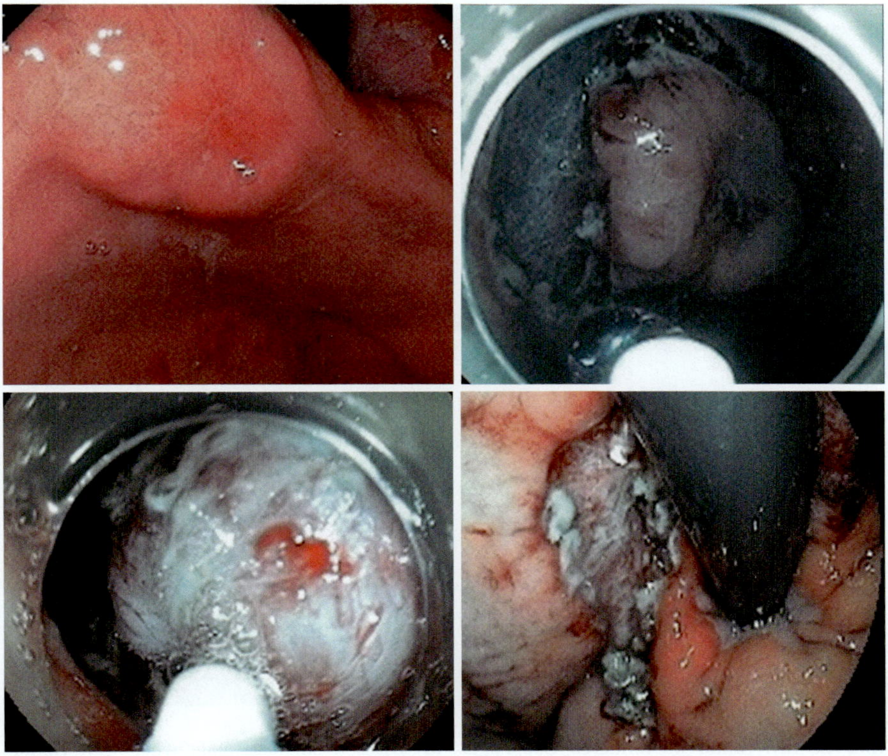

Abb. 4.5 Gastrointestinaler Stroma-Tumor (G-GIST, d 2 cm) unterhalb der EG-Grenze in der posterioren gastralen Wand in Richtung der kleinen Curvatur (*oben links*). ESD wurde mit einem Hybridmesser durchgeführt (*oben rechts*). Der GIST war in engem Kontakt mit der MP-Schicht (*oben rechts*), und wurde mit intakter Pseudokapsel in einem Probennetz (*unten links*) extrahiert. Resektionsbett nach prophylaktischer Koagulation der Gefäßstumpfe (*unten rechts*). Histologie: gastrischer GIST, maximaler Durchmesser 21 mm, cKIT+, Mitosen 3,5/50 HPF. En-bloc-Resektion mit intakter Pseudokapsel (wahrscheinlich kurativ)

Fall 4: Symptomatischer Ösophagus-SET mit Ursprung in der MP-Schicht
Ein 78-jähriger Mann unterzog sich einer Endoskopie wegen intermittierender Schluckbeschwerden bei festen Speisen seit etwa 6 Monaten. In der Mitte des Ösophagus präsentierte er einen 15 mm protuberanten SET mit fester Konsistenz, bedeckt von normaler Mukosa. Der SET wies keine malignitätsverdächtigen

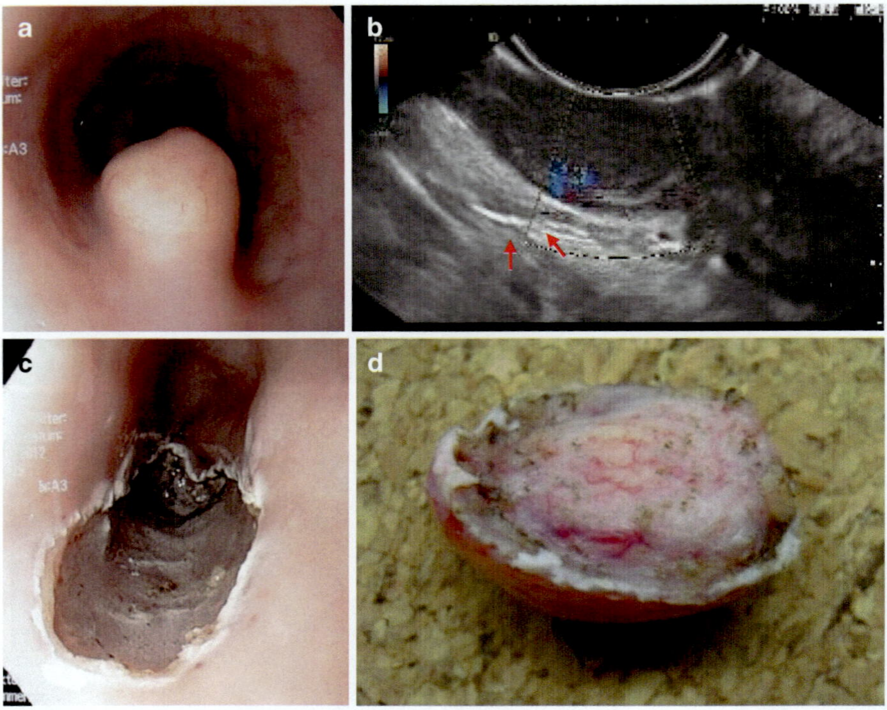

Abb. 4.6 SM-Tumor im mittleren Ösophagus. (**a**) Blasser, „molarzahnähnlicher" SM-Tumor von 15×10×10 mm Größe im mittleren Oesophagusdrittel (Standard-WLI). (**b**) EUS (7,5 MHz) zeigt eine hypoechoische Läsion, die an die SM-Schicht angrenzt (Pfeil), EUS FNP zeigt einen S-100 exprimierenden Granularzelltumor (Abrikossoff). (**c**) Resektionsbett nach endoskopischer Submukosa-Dissektion (ESD), WLI. (Mit freundlicher Genehmigung von G. Kleber, Aalen, Deutschland; und T. Oyama, Nagano, Japan.) (**d**) Präparat eines Granularzelltumors, ESD R0. **Hinweis:** Nicht-infiltrierende, oesophageale SET, die im hr-EUS in der sm von der mp-Echoschicht separiert sind, können mit ESD gut reseziert werden

Zeichen im EUS auf. FNA ergab unklare Ergebnisse. Er wurde zur endoskopischen Resektion dieses symptomatichen, wahrscheinlich benignen MP-SETs (Abb. 4.7) vorgestellt.

Fall 5: Duodenaler NET mit Fibrose der Submukosaschicht – Hybrid-ESD
Ein 72-jähriger Mann hatte einen halbkugelförmigen SET (0-Is, 10 mm) unter normaler, rötlicher Mukosa ín der inferioren Wand des Duodenalbulbus, festgestellt bei einer Gastroskopie wegen Teerstuhl von NSAR-induzierter, rechtsseitiger

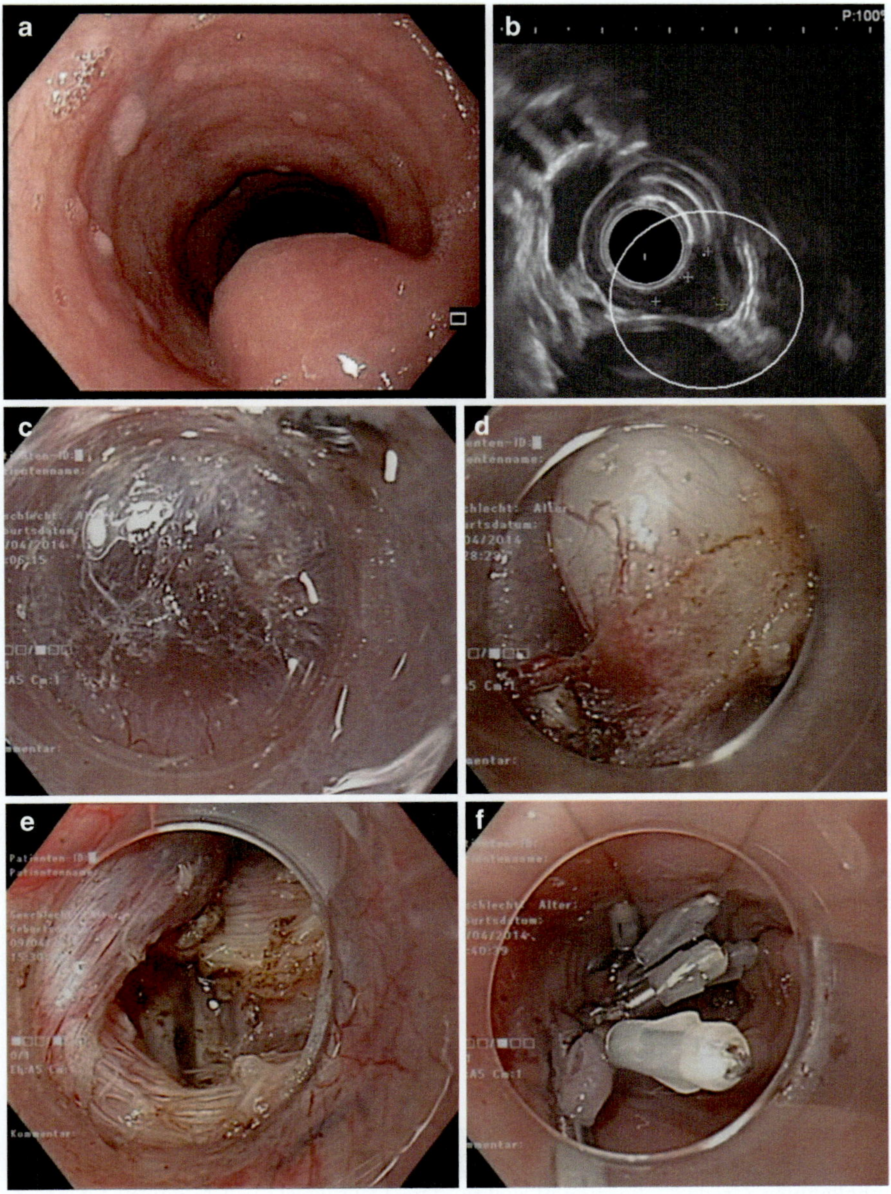

Abb. 4.7 Submukös tunnelierende endoskopische Resektion (STER) von einem SET in der MP-Schicht. (**a**) 15-mm-erhabener subepithelialer Tumor mit fester Konsistenz in der Mitte des Ösophagus (25 cm p.i.), normale Mukosa mit einigen Glycogen-Akanthosen (WLI). (**b**) EUS zeigt einen 15×12×17-mm-homogenen, hypoechogenen, soliden Tumor mit klaren Rändern, kontinuierlich mit der vierten Echoschicht, mp. (**c**) Submuköse Tunnelierung über eine Distanz von 4 cm. (**d**) Dissektion des Tumors mit intakter Tumorkapsel im sm-Raum und Resektion samt angrenzender, innerer MP-Schicht. (**e**) Lücke der inneren MP-Schicht und kleine längsgerichtete Transsektion (5 mm) der äußeren MP-Schicht. (**f**) Clip-Verschluss der Mukosainzision für den Zugang zur SM. (Mit freundlicher Genehmigung von G. Kleber, Aalen, Deutschland; und T. Oyama, Nagano, Japan)

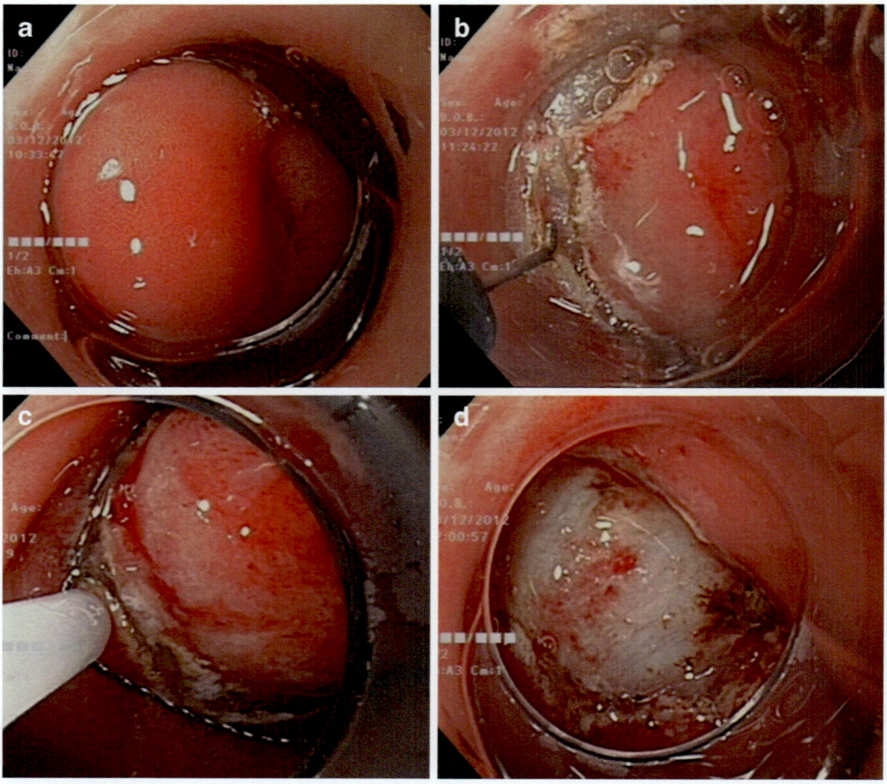

Abb. 4.8 (**a**) Der Duodenalbulbus enthielt einen 1,3 cm großen, semispherischen SET, der postpylorisch in der vorderen Wand (WLI) schwer zugänglich war. (**b**) Nach circumferentieller sm-Dissektion (Hook knife) kein Anheben des SET bei sm-Injektion (schwere sm-Fibrose). (**c**) Es war nur eine Hybrid-ESD mit Diathermieschlinge möglich (problemlos, keine Blutung). (**d**) Blandes Resektionsbett mit MP-Schicht. (**e**) Histologie: *Neuroendocrines Carcinom NET G2* pNX L0 V0 Pn0 (HE); Resection en-bloc, R_0. Ki-67 index war 3.74 %. (**f**) Synaptophysin war positiv (IHC). (Mit freundlicher Genehmigung von H.P. Allgaier, Freiburg, DE und T. Oyama, Nagano, Japan)

Kolopathie. EUS zeigte einen glatten, hyopoechoischen Tumor in der SM-Schicht. Fein-Nadel Aspiration (FNA) identifizierte epitheloide Zellen, Synaptophysin ++. Positive Anreichung des SET im Octreotidscan. Die Diagnose war NET unbekannten Grades – hormonell inaktiv. Die ESD wurde mit kurativer Intention durchgeführt (Abb. 4.8). Der DOTA-TOC Scinti-scan blieb negativ, und die Endoskopie mit EUS zeigte keine Hinweise auf ein Rezidiv während 2 Jahren Follow-up.

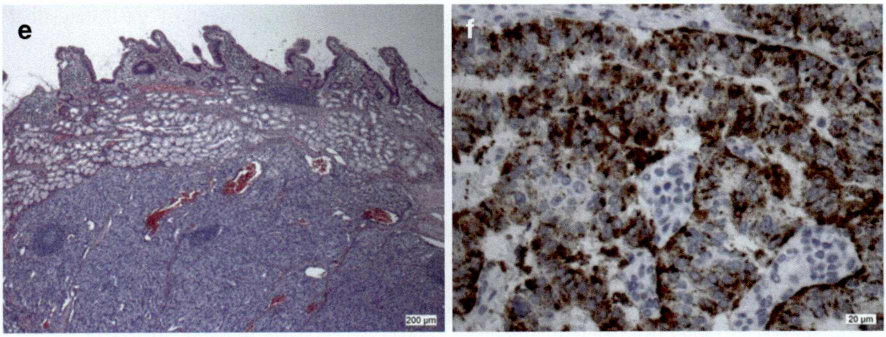

Abb. 4.8 (Fortsetzung)

Danksagung Der Beitrag zu Fällen und Histologie von Drs. Tsuneo Oyama, Nagano, Takashi Toyonaga, Kobe, Japan, Hans P. Allgaier/Freiburg, Gerhard Kleber/Aalen, Deutschland, und Daniel Neureiter/Salzburg, Austria wird dankend anerkannt.

Literatur

1. Hedenbro JL, et al. Endoscopic diagnosis of submucosal gastric lesions. The results after routine endoscopy. Surg Endosc. 1991;5:20–3.
2. Hwang JH, et al. American Gastroenterological Association Institute technical review on the management of gastric subepithelial masses. Gastroenterology. 2006;130:2217–28.
3. Nishida T, et al. Submucosal tumors: comprehensive guide for the diagnosis and therapy of gastrointestinal submucosal tumors. Dig Endosc. 2013;25:479–89.
4. Wiech T, et al. Histopathological classification of nonneoplastic and neoplastic gastrointestinal submucosal lesions. Endoscopy. 2005;37:630–4.
5. Miettinen M, Lasota J. Gastrointestinal stromal tumors: pathology and prognosis at different sites. Semin Diagn Pathol. 2006;23:70–83.
6. Sato Y, et al. Management of gastric and duodenal neuroendocrine tumors. World J Gastroenterol. 2016;22:6817–28.
7. Inoue H, et al. Endoscopic mucosal resection, endoscopic submucosal dissection and beyond: full-layer resection for gastric cancer with non-exposure technique (CLEAN-NET). Surg Oncol Clin N Am. 2012;21:129–40.
8. Kim HH. Endoscopic treatment for gastrointestinal stromal tumor: advantages and hurdles. World J Gastrointest Endosc. 2015;7:192–205.
9. Liu F, et al. The fourth space surgery: endoscopic subserosal dissection for upper gastrointestinal subepithelial tumors originating from the muscularis propria layer. Surg Endosc. 2018;32:2575–82.
10. Dumonceau JM, et al. Indications, results, and clinical impact of endoscopic ultrasound (EUS)-guided sampling in gastroenterology: European Society of Gastrointestinal Endoscopy (ESGE) Clinical Guideline – updated January 2017. Endoscopy. 2017;49:695–714.
11. Miettinen M, et al. Esophageal stromal tumors: a clinicopathologic, immunohistochemical, and molecular genetic study of 17 cases and comparison with esophageal leiomyomas and leiomyosarcomas. Am J Surg Pathol. 2000;24:211–22.
12. von Mehren M, et al. Soft tissue sarcoma, version 2.2018, NCCN clinical practice guidelines in oncology. J Natl Compr Cancer Netw. 2018;16:536–63.

13. Judson I, et al. UK clinical practice guidelines for the management of gastrointestinal stromal tumours (GIST). Clin Sarcoma Res. 2017;7:6.
14. Nilsson B, et al. Gastrointestinal stromal tumors: the incidence, prevalence, clinical course, and prognostication in the preimatinib mesylate era--a population-based study in western Sweden. Cancer. 2005;103:821–9.
15. Nishida T, et al. The standard diagnosis, treatment, and follow-up of gastrointestinal stromal tumors based on guidelines. Gastric Cancer. 2016;19:3–14.
16. Tran T, et al. The epidemiology of malignant gastrointestinal stromal tumors: an analysis of 1,458 cases from 1992 to 2000. Am J Gastroenterol. 2005;100:162–8.
17. Nishida T, et al. Clinical practice guideline for gastrointestinal stromal tumors (GIST) in Japan. Int J Clin Oncol. 2008;13:416–30.
18. Nishida T. Asian consensus guidelines for gastrointestinal stromal tumor: what is the same and what is different from global guidelines. Transl Gastroenterol Hepatol. 2018;3:11.
19. Joensuu H. Risk stratification of patients diagnosed with gastrointestinal stromal tumor. Hum Pathol. 2008;39:1411–9.
20. Cai MY, et al. Endoscopic full-thickness resection for gastrointestinal submucosal tumors. Dig Endosc. 2018;30(Suppl 1:17–24.
21. Chen T, et al. Long-term outcomes of submucosal tunneling endoscopic resection for upper gastrointestinal submucosal tumors. Ann Surg. 2017;265:363–9.
22. Inoue H, et al. Submucosal endoscopic tumor resection for subepithelial tumors in the esophagus and cardia. Endoscopy. 2012;44:225–30.
23. Lu J, et al. Heading toward the right direction--solution package for endoscopic submucosal tunneling resection in the stomach. PLoS One. 2015;10:e0119870.
24. Joensuu H, et al. Risk of recurrence of gastrointestinal stromal tumour after surgery: an analysis of pooled population-based cohorts. Lancet Oncol. 2012;13:265–74.
25. Scherubl H, et al. Management of early asymptomatic gastrointestinal stromal tumors of the stomach. World J Gastrointest Endosc. 2014;6:266–71.
26. Abdessayed N, et al. Rare triad of periampullary carcinoid, duodenal gastrointestinal stromal tumor and plexiform neurofibroma at hepatic hilum in neurofibromatosis type 1: a case report. BMC Cancer. 2017;17:579.
27. ESMO/European Sarcoma Network Working Group. Gastrointestinal stromal tumors: ESMO Clinical Practice Guidelines for diagnosis, treatment and follow-up. Ann Oncol. 2012;23(Suppl 7):vii49–55.
28. Maehata T, et al. Cutting edge of endoscopic full-thickness resection for gastric tumor. World J Gastrointest Endosc. 2015;7:1208–15.
29. Abraham SC, et al. „Seedling“ mesenchymal tumors (gastrointestinal stromal tumors and leiomyomas) are common incidental tumors of the esophagogastric junction. Am J Surg Pathol. 2007;31:1629–35.
30. Iwamuro M, et al. Esophageal granular cell tumors can be differentiated from leiomyomas using endoscopic ultrasonography. Intern Med. 2018;57:1509–15.
31. Moten AS, et al. Granular cell tumor experience at a comprehensive cancer center. J Surg Res. 2018;226:1–7.
32. Rindi G, et al. TNM staging of foregut (neuro)endocrine tumors: a consensus proposal including a grading system. Virchows Arch. 2006;449:395–401.
33. Scheruebl H, et al. Neuroendocrine carcinomas of the bowel are on the rise: early aspects and management. World J Gastrointest Endosc. 2010;2:325–34.
34. Chen T, et al. Submucosal tunneling endoscopic resection vs thoracoscopic enucleation for large submucosal tumors in the esophagus and the esophagogastric junction. J Am Coll Surg. 2017;225:806–16.
35. Namikawa T, et al. Laparoscopic endoscopic cooperative surgery as a minimally invasive treatment for gastric submucosal tumor. World J Gastrointest Endosc. 2015;7:1150–6.
36. Goto O, et al. Laparoscopy-assisted endoscopic full-thickness resection of gastric subepithelial tumors using a nonexposure technique. Endoscopy. 2016;48:1010–5.
37. WHO Classification of Tumours Editorial Board. Digestive system tumours. 5th ed., 2019.

Kapitel 5
Hochauflösender endoskopischer Ultraschall: Klinisches T-Staging von oberflächlichen und subepithelialen gastrointestinalen Neoplasien

Hans Seifert, Daisuke Kikuchi und Naohisa Yahagi

5.1 Einführung

Hochauflösender (high resolution) endoskopischer Ultraschall (hrEUS) mit Minisonden ermöglicht mit Frequenzen zwischen 12 und 30 MHz theoretisch eine Echoauflösung von 0,07–0,18 mm bei einer optimalen Penetrationstiefe bis zu 15–20 mm. Die Minisonden werden unter endoskopischer Sicht direkt den Zielstrukturen aufgesetzt. Damit lassen sich vor allem zwei Aspekte erfassen: (1) Die Ausdehnung und ggf. submukosale Invasionstiefe epithelialer Neoplasien (Frühkarzinome) und (2) die Schichtenzuordnung, Begrenzung (Kapsel? Pseudokapsel? Invasivität?) und Echostruktur *subepithelialer Läsionen*(SEL). Zudem dient das Erkennen von Gefäßen und benachbarten Strukturen der Sicherheit endoskopischer Resektionen.

H. Seifert (✉)
Abteilung für Innere Medizin-Gastroenterologie, Universitätskrankenhaus Oldenburg, Oldenburg, Deutschland
E-Mail: hansseifert@web.de

D. Kikuchi
Department of Gastroenterology and Endoscopy Unit, Toranomon Hospital, Tokyo, Japan
E-Mail: daisuke-kikuchi@nms.ac.jp

N. Yahagi
Division of Research and Development for Minimally Invasive Treatment, Cancer Center, Keio University School of Medicine, Shinjuku-ku, Tokyo, Japan
E-Mail: yahagi-tky@umin.ac.jp

F. Berr et al., *Atlas Frühkarzinome des Gastrointestinaltrakts*,
https://doi.org/10.1007/978-3-031-25623-3_5

5.2 Durchführung der hr-EUS-Untersuchung mit Minisonden

Nach der Reinigung der Zielstruktur mit einem Wasserstrahl wird diese optional durch den Arbeitskanal unter Wasser gesetzt. Sodann erfolgt nach Optimierung der EUS-Parameter (ggf. Frequenz, Bildausschnitt, Kontrast) unter endoskopischer Kontrolle die Echtzeit-Aufnahme mit Bild- und möglichst Videodokumentation. Die Positionierung der Sonde parallel zur dargestellten Oberfläche ist wichtig, um Artefakte zu vermeiden und korrekte Darstellungen zu erhalten. Der „Pullthrough" über die Zielläsion wird einige Male unter genauer Beobachtung und Bilddokumentation wiederholt. Im oberen GI-Trakt ist darauf zu achten, dass zurückfließendes Wasser nicht aspiriert wird, es empfiehlt sich die Linksseitenlage.

Minisonden für hr-EUS mit einer Frequenz von 20 MHz zeigen die Gastrointestinalwand in einer fünf- oder in einer siebenschichtigen Echostruktur; mit einer Frequenz von 30 MHz können bis zu sieben oder neun Wandschichten identifiziert werden (Abb. 5.1). Üblicherweise werden Magen- oder Kolonwand in der Literatur als fünfschichtige Echostruktur beschrieben. Wenn wir jedoch hr-EUS verwenden, sollten wir uns der schwachen zusätzlichen Echostrukturen bewusst sein, die gelegentlich sichtbar werden, sowie der häufigsten technischen Artefakte, durch welche Wandstrukturen simuliert werden können. Vier grundlegende *Typen der Echogenität* werden unterschieden: *Echofrei* (*schwarz* ohne interne Echos) ist Wasser oder klare Flüssigkeit, typischerweise mit einer echogenen Schallverstärkung hinter der flüssigkeitsgefüllten Struktur wie z. B. einer Zyste. *Schwach echogen* ist gleich oder niedriger als die Echogenität der zweiten oder vierten Wandebene (lpm oder pm); typische Beispiele sind gastrointestinaler Stromatumor (GIST), Leiomyom oder muzinhaltige Zyste. *Mittelstark echogen* entspricht höherer Echogenität etwa wie die erste (ep) oder dritte (sm) Echoschicht; ein typisches Beispiel ist das Lipom. *Stark echogen* entspricht gleichförmig weißen Strukturen wie Steinen, Verkalkungen.

5.3 Endosonographische Anatomie des Gastrointestinaltrakts

Magenwand. Die normale Magenwand zeigt im 20 MHz hr-EUS fünf den anatomischen Strukturen entsprechende Echoschichten (Abb. 5.1a, b). Die erste, mittelstark oder stark echogene Schicht(1) entspricht dem Eintrittsreflex an der Epitheloberfläche; die zweite, schwach echogene Schicht (2) entspricht der lamina propria mucosae (lpm) mit Drüsen, die dritte vermehrt echogene Schicht (3), etwas breiter, korrespondiert der submucosa (sm) einschließlich des Echos der muscularis mucosae (mm). Die breitere vierte schwach echogene Schicht (4) entspricht der lamina muscularis propria; und die fünfte stärker echogene Schicht (5), der subserosa und der peritonealen serosa. Hr-EUS mit 30 MHz zeigt sieben Schichten,

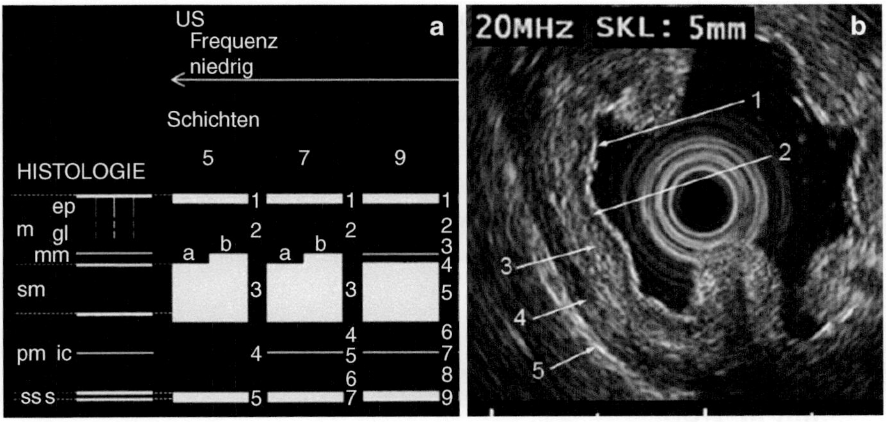

Abb. 5.1 (**a**,**b**) *Magenwand.* (**a**) Echoschichten, schematisch, (**b**) Fünfschichtige Echostruktur wie in (a) (20 MHz) (**c**,**d**) *Ösophaguswand*

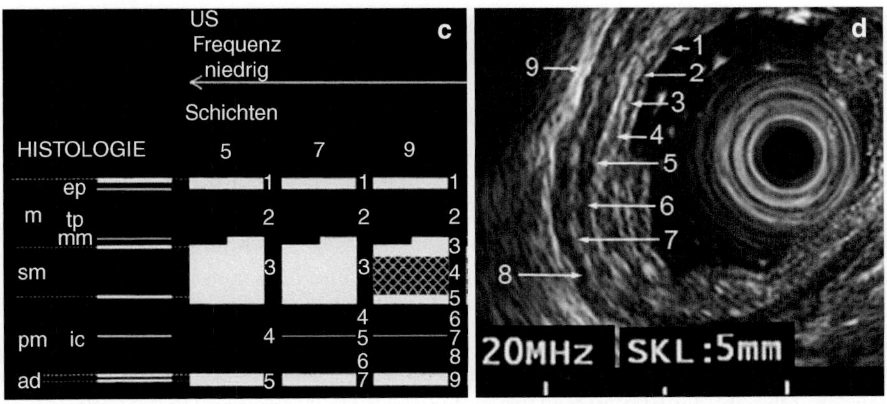

Abb. 5.1 (**c**,**d**) *Ösophaguswand.* (**c**) Echoschichten, schematisch. (**d**) Neun Echoschichten wie in (c) (20 MHz). Multiple Schichtenwiederholung (unter Pfeil #5) entspricht einem kurzlebigen elektronischen Artefakt der rotierenden Echosonde. *1–9: die identifizierbaren Schichten*; *ad*—adventitia; *ep*— epithelial layer; *gl*—glands; *ic*—intermuscular connective tissue; *m*—mucosa; *mm*—muscularis mucosae; *pm*—muscularis propria; *sm*—submucosa; *s/ss*—serosa/subserosa; *tp*— tunica/lamina propria (lpm). (**a**, **c**, Modifiziert nach Yamanaka [1], mit Genehmigung von John Wiley & Sons Inc.)

indem die stark echogene mm-Oberfläche und die schwach echogene mm-Muskelschicht, zudem die stark echogene interstitielle Faszie zwischen lamina circularis und longitudinalis der muscularis propria differenziert werden[1] (Abb. 5.1a).

Kolonwand, wie die Magenwand, zeigt dieselben fünf Echoschichten, aber die dritte Schicht (sm) enthält häufiger drei geteilte „leiterartige“ Echos (mm, sm, Schnittstelle zu pm) [1].

Ösophaguswand zeigt im Allgemeinen die gleichen Echoschichten wie die Magenwand, unterscheidet sich aber in zwei Aspekten: Schicht 2 (*lpm*, schwach echogen) des Plattenepithels und Schicht 3 (*Grenzfläche auf sm,* stark echogen) sind breit reflektiert und separat dargestellt, was zu einer neunschichtigen Echostruktur führt (Abb. 5.1c, d). Manchmal können sogar die Grenzflächenechos bei mm und die Oberfläche von sm in drei stark echogene Schichten unterteilt werden [1].

Hinweis Nur *perpendikular anvisierte* Segmente zeigen genaue Echo-Schichtung (wie in Abb. 5.1b)!

5.4 Staging von oberflächlichen epithelialen Neoplasien mit hr-EUS

Sowohl die Bestimmung der T- als auch der N-Kategorie nach dem TNM-System („T-Staging" und „N-Staging") sind essentiell für die Indikation zur endoskopischen Tumorresektion. Konventioneller EUS scheint zuverlässiger als CT-Scans zu sein, um lokale Lymphknoten zu erkennen. Mit Frequenzen von 7,5 (3,5–15) MHz bietet er eine gute Visualisierung der betroffenen umgebenden Lymphknoten oder der Hauptarterien. Für die Einschätzung der T-Kategorien 1 und 2 aber sind die hochfrequenten Minisonden überlegen. Die Genauigkeit der hr-EUS mit Ultraschallsonden zur Klassifizierung von Magentumoren im Frühstadium kann bis zu 80 % betragen, verglichen mit 63 % bei der konventionellen EUS, obwohl die Genauigkeit der EUS mit Hochfrequenz-Ultraschallsonden bei Patienten mit Läsionen vom eingesenkten Typ, undifferenziertem Krebs, begleitenden Ulzerationen, Läsionen vom Typ 0-I und Läsionen im oberen Drittel des Magens relativ abnimmt. Eine Gesamtgenauigkeit von 92 % wurde erreicht, wenn sowohl das endoskopische Erscheinungsbild als auch die Ergebnisse der EUS mit Hochfrequenz-Ultraschallsonden für die Tumorklassifizierung berücksichtigt wurden. Obwohl die EUS unter Verwendung von Hochfrequenz-Ultraschallsonden Einschränkungen aufweist, hat sie eine hohe Genauigkeit bei der Invasionstiefe und ist ein nützliches Verfahren zur Unterscheidung von Läsionen in der Speiseröhre und im Magen, die für eine endoskopische Resektion indiziert sind [2].

5.4.1 Bestimmung der Tumorkategorie (uT) durch hr-EUS

T-Staging durch hr-EUS hat eine höhere Genauigkeit als konventioneller EUS (81 % vs. 56 %) im oberen Gastrointestinaltrakt [3]. Die prätherapeutische hr-EUS (für uT1a vs 1b) unterschied pT1a und pT1b des frühen Ösophaguskrebses mit 71–85 % Genauigkeit [3–6]. Im Allgemeinen wurde gezeigt, dass die Genauigkeit der Minisonden-hr-EUS im Bereich von 80 % in der Speiseröhre, dem Magen und dem Darm und Rektum liegt [7–9].

Es gibt typische Echoformen, die auf ein Risiko und die Tiefe der Tumorinfiltration in die mittelstark echogene submuköse Schicht schließen lassen. Das Risiko einer Infiltration der submukösen Schicht lag bei 60 %, wenn unter der Läsion eine „unregelmäßige Verengung" der sm-Echoschicht zu sehen war, und bei 86 %, wenn die sm-Echoschicht ein *„Budding-Zeichen„* (eine 2 mm breite schwach echogene Zone) unter der Läsion aufwies [10]. Mit 90 % Genauigkeit konnte eine Tumorinfiltration der m3/sm1-Schicht vorhergesagt werden, wenn in der sm-Echoschicht ein *„schwach echogener Fächer"* zu sehen war (Abb. 5.2a), und eine tiefe Infiltration der sm2/sm3-Schicht, wenn in der sm-Echoschicht ein *„hypoechoischer Bogen"* zu sehen war (Abb. 5.2b), sowie eine Infiltration der pm-Schicht (uT2), wenn ein *schwach echogener Bogen von der sm-Schicht in die pm-Schicht übergriff* [11] (Abb. 5.2c). Die Anwesenheit eines eindeutigen „schwach echogenen Bogens" bedeutet, dass eine endoskopische Resektion unangemessen ist.

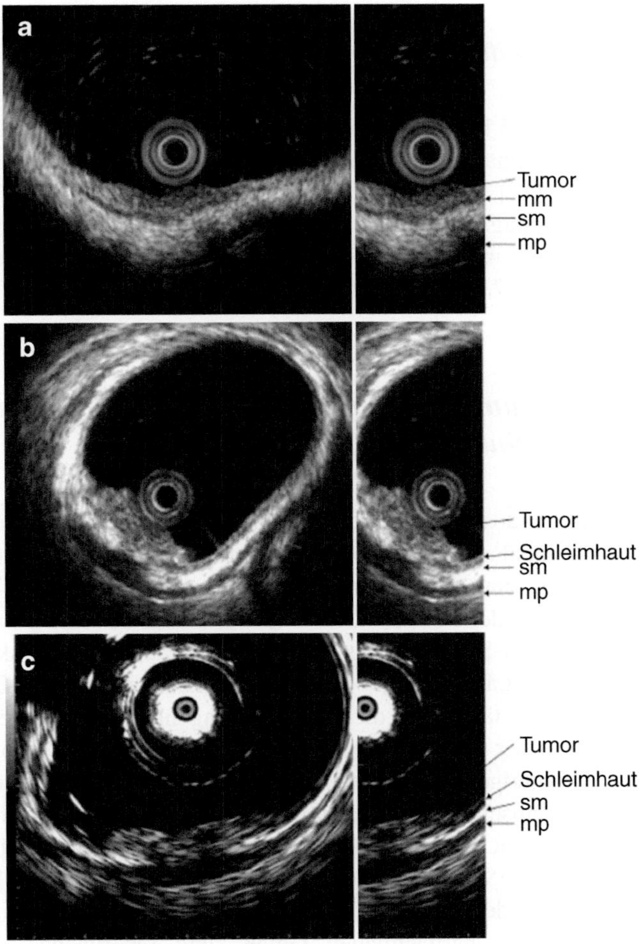

Abb. 5.2 (**a**) Laterally spreading tumor im Sigmoid, uT1-m in der hr-EUS. (**b**) Rektumkarzinom 0-Is, uT1b-sm2 in der hr-EUS („arch" in die sm-Schicht). (**c**) Rektumkarzinom 0-IIa + IIc, uT2 in der hr-EUS (echoarme Ausdehnung „arch" in die mp). mp—muscularis propria

Wichtige Punkte
Die Einschätzung der Tiefe der muralen Invasion durch einen epithelialen Tumor bei der hr-EUS (uT-Kategorie) basiert auf:

- Ausdehnung des schwach echogenen Tumors in die tiefere Echoschicht
- Identifizierung der ***obersten intakten*** Wandechoschicht
- Typisches ***Formmuster*** von sm Echo-Schicht → Risiko/Tiefe der sm-Invasion:
  - „*unregelmäßige* ***schmale*** Einengung oder Abnahme des sm-Echos → 60 % Risiko einer sm1-Invasion
  - „***Knospungszeichen***" (2 mm breit) in sm → 86 % Risiko einer sm1-Invasion
  - „*hypoechogene Verschmelzung* von sm → m3/sm1-Invasion (uT1a/b)
  - „*schwach echogene* ***bogenförmige Ausdehnung***" in sm → sm2/sm3-Invasion (uT1b)

5.4.2 N Staging mittels EUS

Konventionelle EUS (7,5 MHz) war der CT bei der Einschätzung der N-Kategorie („N staging") von Ösophagus-Frühkarzinomen hinsichtlich Sensitivität und Treffsicherheit überlegen [12]. hr-EUS war weniger sensitiv (25–73 %) und treffsicher (56–87 %) beim „N staging" als EUS mit 7,5-MHz Echoendoskopen [13–15]. Deshalb verlangt die Einschätzung der N-Kategorie gastrointestinaler Tumore konventionelle EUS mit 7,5 MHz und/oder CT.

5.4.3 Einschränkungen der hr-EUS bei der oberflächlichen uT-Stadieneinteilung

Die hochauflösende endosonografische Bildgebung hängt von einer guten Übertragung des Schallsignals ab, die leicht durch kleine Luftblasen in der Wasserlage gestört wird, die zur akustischen Kopplung an die Organwand dient, und durch Schlamm, der an der Läsion haftet. Darüber hinaus ist eine parallele Ausrichtung des Transducer-Sondenkopfes an der Läsion und eine senkrechte hr-EUS-Anvisierung der Läsionsebene für eine artefaktfreie hr-EUS-Bildgebung erforderlich. Manchmal lässt sich diese Ausrichtung nicht gut aufrechterhalten. Unregelmäßige Form der Läsionsoberfläche (z. B. Polyp, großer Knoten, Ulkus -/+ Narben) und schwierige anatomische Lagen wie die gastroösophageale Schnittstelle stören die anatomischen Echoebenen und führen zu schlechter Auflösung der Echostruktur [16–18]. Die Fehleinschätzung von Echoartefakten kann bei frühem Ösophaguskarzinom bei 19 % der Fälle zu einem „Overstaging" führen [19].

Für die Erkennung der sm-Invasivität von Frühkarzinomen war die endoskopische Analyse der oberflächlichen Gefäß- und Oberflächenstruktur mit

Vergrößerung- und Chromoendoskopie etwas empfindlicher und genauer als die hr-EUS-Bildgebung [17, 20], aber beide Techniken kombiniert scheinen am genauesten zu sein. Die endoskopische Beurteilung eines frühen Karzinoms ist meistens ausreichend, um über eine endoskopische oder chirurgische Resektion zu entscheiden, insbesondere im Ösophagus. Die ergänzende hr-EUS-Analyse ist keine Standardanforderung, erhöht aber die Sicherheit.

In einer prospektiven Studie zur hr-EUS-basierten Diagnose subepithelialer Tumore bei 100 aufeinanderfolgenden Patienten waren nur 48 % der Diagnosen korrekt, und die meisten Fehldiagnosen erfolgten bei schwach echogenen Tumoren in den dritten und vierten Schichten (sm und pm), wie NET, GIST und GCT [21]. Daher ist die *histologische Diagnose* der Goldstandard für die Risikoabschätzung solcher SET.

5.5 Diagnose und Stadieneinteilung von subepithelialen Tumoren durch hr-EUS

5.5.1 Differentialdiagnose subepithelialer Läsionen durch hr-EUS

Subepitheliale Läsionen (SEL) werden als Ausbuchtung oder Erhöhung gesehen und die Diagnose kann durch Endoskopie erfolgen, wie bei einer typischen Varize. Oder die Ausbuchtung kann die Farbe unterliegender Gewebe durchscheinen lassen, z. B. gelblich für Lipom oder Carcinoid-NET (beides hauptsächlich im Kolorektum) oder weißlich-grau für Lymphangiom. Die Konsistenz ist auch wichtig für die Differentialdiagnose, da Weichheit Lipom, Lymphangiom, Zyste oder Varix entspricht. Bei der Palpation mit einer Biopsiezange lässt sich solch eine SEL wie ein Kopfkissen eindrücken (Kissen-Zeichen). Auf der anderen Seite ist eine feste Ausbuchtung ein Hinweis auf einen soliden subepithelialen Tumor (SET). Die Prädilektionsstellen und die Merkmale der häufigsten Differentialdiagnosen sind in Tab. 5.1 aufgeführt.

Differentialdiagnose der SEL. *Vaskuläre Tumoren* (Tab. 5.1) sind oft an ihrem endoskopischen Aspekt zu erkennen, z. B. dunkelblaue kavernöse submuköse Hämangiome. Im hr-EUS präsentieren sie eine stark echogene Gefäßwand und ein echofreies Gefäßlumen. Im Zweifel hilft die intravenöse Injektion von Sonokontrastmittel. Auf der anderen Seite zeigt das *Lymphangiom* mehrere schwach echogene Läsionen und ähnliche Wandechos, aber ohne Enhancement bei der Sonokontrastuntersuchung. Eine *Duplikationszyste*– häufiger im proximalen Dünndarm als im Ösophagus, Magen oder Kolon – ist mit schwach echogenem Schleim gefüllt, der durch Punktion oder Inzision entnommen oder abgelassen werden kann. Diese Läsionen sind in der Regel asymptomatisch und erfordern keine Intervention. Das *Lipom,* am häufigsten im Kolorektum, präsentiert selten

Tab. 5.1 Merkmale von SET im GI-Trakt

SE Masse	Prädilektionsstelle, Endoskopiezeichen	EUS-Zeichen	Kontingent mit Echo- Schicht Nr.		Diagnose (durch EUS-FNP)	
					[a]Benign	[b]Maligne
GIST	G > SI > CR > E 0-Is, zentrale Delle/Ulkus	Mehr oder weniger definierte Grenze (Kapsel), gleichförmig oder ungleichförmig schwach echogen	4 (2)	pm (mm)	DOG1 + [a] cKIT+ oder [a] PDGFRA+ [b]	Größe >2 cm Mitosen >5/5mm^2
NET	G > D > SI > R 0-Is, fest, gelblich	Definierte Kapsel (+/– Risse?), homogen-mittelstark oder hypervaskulär-schwach echogen	2 (3)	lpm (sm)	ChromograninA & Synaptophysin positiv	Größe >1 cm Mitosen >2/10 HPF
GCT	E >> D > G > R 0-Is, fest, weiß-gelblich	Definierte Kapsel, homogen-mittelstark echogen (Echogenität = sm Schicht)	3	sm	S100+ PAS+, PCK-	Größe $\geq$4 cm Mitosen >2/10 HPF
Leiomyom	E > G-EGJ > R; 0-Is/p, iso-chrome, firm	Scharf begrenzt, definierte Kapsel, schwach echogen (wie pm)	4	pm	Benign, actin & desmin *positive.* *Leiomyosarcom sehr selten*	
MALT-Lymphom	G > CR > SI 0-II /-I, rötlich, geschwollen oder ulzeriert	Unklare Ränder, homogen-hypoechoisch	1, 3	m, sm	G-MALT-Lymphom → *Helicobacter pylori*-assoziiert, Histologie für onkologische Therapie	
Maligne Lymphom	SI > G > CR 0-II / 0-I, Infiltration/ Ulcus	unscharf begrenzt, schwach echogen (multiple rundliche Massen)	1, 3	m, sm	Histologie für onkologische Therapie	
Vaskulärer Tumor	G-Antrum> CR 0-IIa, 0-I-s, blau-purpur	Unterschiedliches Echopattern, durch Kontrast-Echo-Blasen verstärkt	3, 4	sm, pm	- / -	(DD: Kaposi-Sarkom)
Lipom	G > rechtsseitiges C 0-Is, gelblich, weich, Kissenzeichen	mittelstark oder stark echogene Läsion,definierte Kapsel	3	sm	reife Lipozyten	–/–
Fibrom	G > E 0-Ip zylindrisch-polypoid	–/–	1, 3	m, sm	Fibrotisch-inflammatorisch	
Lymph-angiom	G > rechtes Colon 0-Is/IIa, weißlich, weich, Kissen-Zeichen	Multiple echofreie Läsionen (wenige echofreie Läsionen → Differentialdiagnose: Duplikationszyste)	3	sm	Aspirierte Flüssigkeit: Lymphe vs. Schleim	–/–

Modifiziert aus den Quellen [22–26]

C Kolon, *D* Duodenum, *DD* Differentialdiagnose, *E* Ösophagus, *EUS* endoskopische Ultraschall, *G* Magen, *GCT* Granularzelltumor, *LM* Leiomyom, *MALT* Mukosa-assoziiertes lymphoides Gewebe, *PCK* Pancytokeratin, *R* Rektum, *SI* Dünndarm

[a]DOG1, entdeckt auf GIST-1; cKIT = CD117

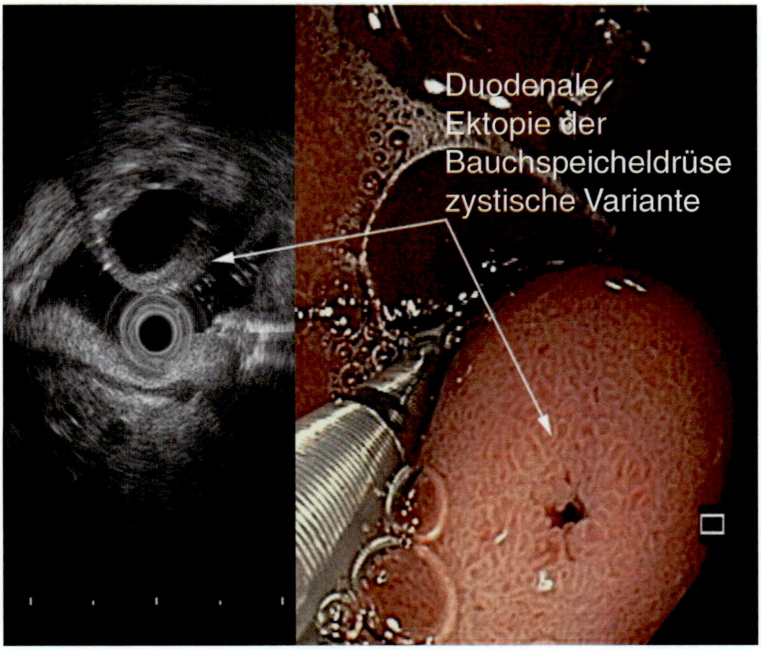

Abb. 5.3 Ektopes Pankreas in der pars II duodeni. *Rechts:* Ektopes Pankreas mit Porus des Pankreasgangs (M-WLI, 20×). *Links:* Hr-EUS zeigt das ungleichförmig schwach bis mittelstark echogene sm-Gewebe *(oben)* mit dem zystenartig dilatierten Gang in der sm-Schicht, mit dorsaler Schallverstärkung und seitlichem „Abtraufphänomen" hinter der Flüssigkeit. Daneben normale Duodenalwand mit zarter doppelter pm-Schicht.

Symptome einer intestinalen Obstruktion oder Stieldrehung. Auf hr-EUS zeigt das Lipom eine homogene mittelstark bis stark echogene Struktur und ein deutliches Kapsel-Echo. Die überlagernde Mukosa kann angehoben werden ("Tenting-Zeichen"), und in etwa der Hälfte der Fälle ist das „Kissen-Zeichen" positiv und ziemlich spezifisch. Ektopes Pankreas wird in der Regel im Antrum oder im Duodenum als rundlich erhabene SEL beobachtet, oft mit einer zentralen Delle, und im hrEUS als eine mittelstark oder schwach echogene SEL mit zentralem schwach echogenem oder echofreiem dilatiertem Gang [24, 27] (Abb. 5.3).

Solide SET werden anhand der typischen Echostruktur und der Beziehung zu den Wandschichten in der hr-EUS (20 MHz) diagnostiziert. Bei nicht eindeutigen Befunden erfolgt die Punktionszytologie oder -histologie mit einem 7,5 MHz Echoendoskop [24, 28].

Intestinale Lymphome infiltrieren als schwach echogene Formation die sm-Schicht und die lpm der Mukosa (Abb. 5.4). Meistens verursachen sie ein Ödem und Veränderungen der mukosalen Geäße. Maligne Lymphome erzeugen oft submukosale Protrusionen. Die sonomorphologische Verdachtsdiagnose muss immer durch ausreichend große histologische Präparate (z. B. Schlingenbiopsie) gesichert werden.

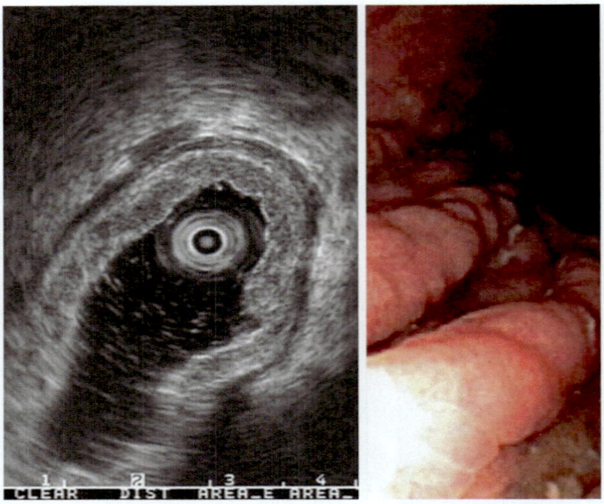

Abb. 5.4 Infiltration von lpm und sm des gastralen Corpus durch leicht inhomogene, hypoechoische Infiltrate, die den Durchmesser der sm erweitern. pm-Schicht erhalten *(links)*. Die WLI-Endoskopie zeigt hypertrophe, leicht odematöse gastrische Falten, d. h. feste Infiltrate in der sm-Schicht *(rechts)*. Die Diagnose wird durch Partikelbiopsie (kalte Schlinge) gestellt: Mucosa-associated lymphoid tissue (MALT) *B-Zell-Lymphom*

5.5.2 Tumoren, die aus der SM- oder PM-Schicht stammen

Die typischen Merkmale der ursprünglichen intramuralen SET werden in den ersten vier Zeilen der Tab. 5.1 zusammengefasst. SET in der sm-Schicht mit einer eindeutigen Pseudokapsel umfassen seltene gastrointestinale Stromatumoren (GIST), die aus der mm-Schicht (oder aus der pm-Schicht mit sehr kleinem Kontaktbereich zur pm) stammen, und Granularzelltumoren (GCT).

Granularzelltumore (GCT, Abrikossoff-Tumore), kommen hauptsächlich im Ösophagus und im Analkanal vor, selten im Magen, haben ein Kapsel-Echo und eine homogene *mittelstark echogene* Struktur, isoechogen zur sm-Schicht, der Schicht der Herkunft des GCT. Dies unterscheidet sie vom Leiomyom [22] (Abb. 5.5a, b).

Leiomyome, im Gegensatz dazu, präsentieren sich unterschiedlich, meist schwach echogen, mit homogener, schwacher Echodichte ebenso wie die pm Schicht, von der sie entspringen. Es gibt ein schwaches Echo der fibrösen Kapsel [22] (Abb. 5.5c, d).

Gastrointestinale Stromatumoren (GIST) mit benignem Verhalten sind typischerweise gleichförmig schwach echogen mit gut definierten Rändern und moderater Größe ($\leq$3 cm). GIST sind in Kontakt zur oder befinden sich in der *pm-Schicht* (Abb. 5.6 und 5.7). Prädilektionsstellen sind der Magen (~65 %), der Dünndarm (~25 %), das Kolorektum (5 %) und die Speiseröhre (<5 %). Gastrische GIST von geringerer Größe <20 mm ohne Risikofaktoren für ein malignes Verhalten können alle 6–12 Monate bei einer Größe von 10–19 mm oder alle 2 Jahre bei einer Größe von <10 mm einer EUS-Überwachung unterzogen

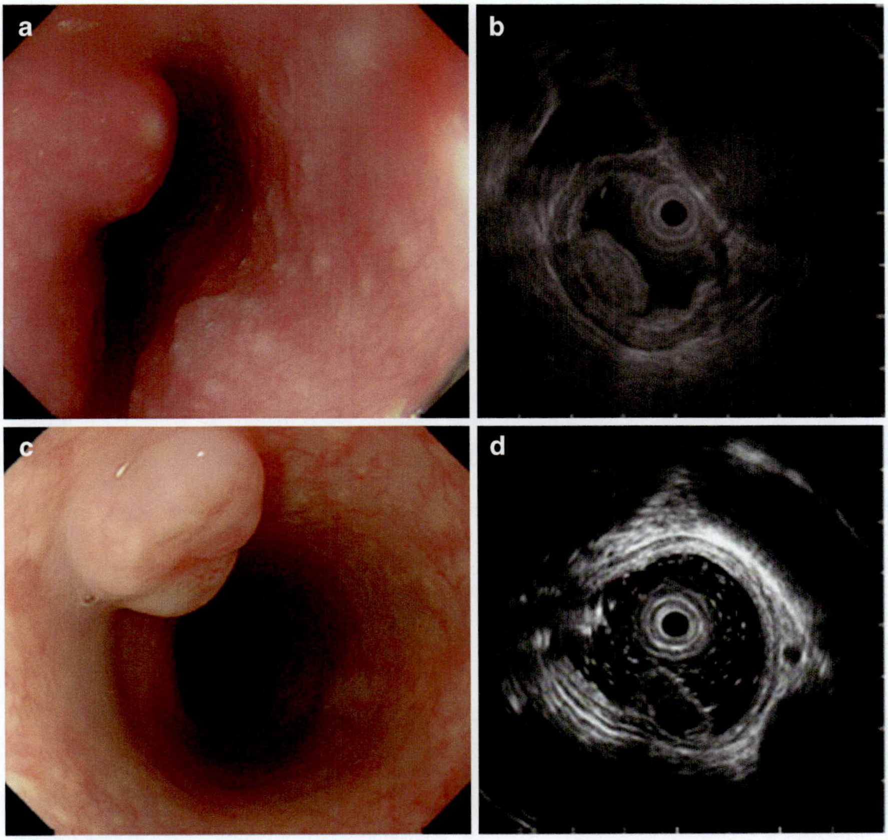

Abb. 5.5 Oberflächliche SET im Ösophagus können ein backenzahnartiges Aussehen haben. (**a**) Endoskopischer Aspekt (WLI) eines GCT in normaler, teilweise weißer Plattenepithelschleimhaut. (**b**) Hr-EUS (20 MHz) zeigt eine gleichförmig mittelstark echogene SEL (isoechogen zur sm-Schicht) mit definierter Begrenzung in Kontinuität mit sm-Echo-Band. (**c**) Endoskopischer Blick (WLI) auf ein oberflächliches Leiomyom mit normaler, teilweise weißer Plattenepithelmukosa. (**d**) Auf hr-EUS ist der SET gleichförmig schwach echogen (isoechogen zur pm-Schicht) und durch das sm-Echo-Band von der pm-Schicht getrennt. Die Schicht der Herkunft war vermutlich MM. (Aus Iwamuro et al. [22], unter den Bedingungen der Attribution-NonCommercial-NoDerivatives 4.0 International (CC BY-NC-ND 4.0) License https://creativecommons.org/licenses/by-nc-nd/4.0/)

werden [29, 30]. Risikoreiche EUS-Anzeichen für ein malignes Verhalten von GIST oder anderen mesenchymalen Tumoren sind ein Größenwachstum, irreguläre Ränder (Invasivität), Zysten $\geq$5 mm (liquide Nekrose), echogene Foci, Heterogenität bei hr-EUS, Ulzeration und extra-gastrische Lage [31, 32]. Die kontrastmittelgestützte EUS liefert zusätzlich eine irregulär hypervaskularisierte Erscheinung als verdächtiges Anzeichen für ein malignes Verhalten von GIST [32, 33]. GIST sind im Grunde jedoch Weichteilsarkome und haben ein malignes Potenzial, unabhängig von der Größe. Das Risiko eines malignen Verhaltens erfordert eine histologische Untersuchung des gesamten primären Tumors (Invasion der Pseudokapsel?, Foci mit hoher Mitosezahl?) sowie eine

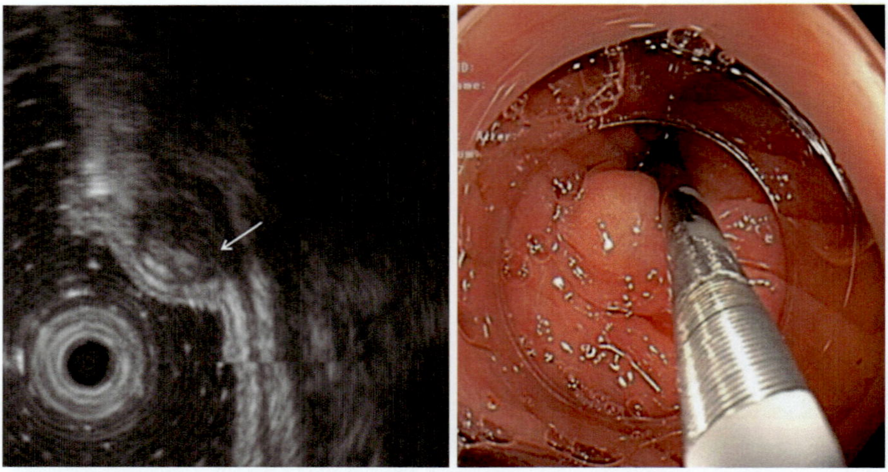

Abb. 5.6 Solider SET im Kolon deszendens, von normaler Mukosa bedeckt (WLI, *rechts*). Hr-EUS (20 MHz) *(links)* zeigt eine ungleichförmig schwach echogene SEL (7.3 × 6 mm) mit zentraler echoarmer Zone. Die SEL geht in Kontinuität aus der pm-Schicht hervor(↓) ; das pm Echoband ist erhalten. Die kapsuläre Randbegrenzung des SEL ist scharf. Bei Verdacht auf GIST erfolgt die endoskopische Resektion mit einem Hook-Knife. Diagnose: GIST, low-risk (Ki-67, 4 %)

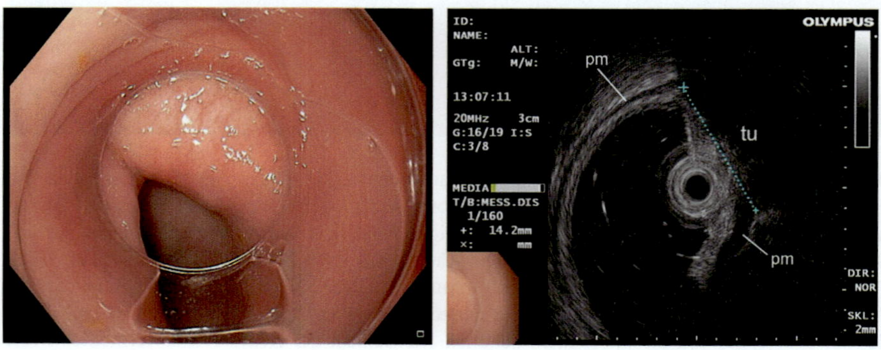

Abb. 5.7 Endoskopisch zeigt sich ein submuköser Tumor am Pylorus. Die durch die Distanzkappe gespannte Mukosa lässt die Raumforderung gelblich hell durchscheinen. Die Mukosa ist intakt und normal (*links*). Im hrEUS zeigt die aufgesetzte Minisonde einen rundlichen echoarmen Tumor (tu), Durchmesser 14 mm, der eindeutig der echoarmen Schicht zuzuordnen ist, die der muscularis propria (pm) entspricht (*rechts*). Diagnose: GIST oder Leiomyom. GISTs (40 %) und Leimyome (30 %) sind die häufigsten gastralen SEL. Sie unterscheiden sich im Kontrast-EUS. Eine ausführliche Diskussion zu deren Diagnostik und Therapie findet sich bei [30].

molekulargenetische Mutationsanalyse, die eine Prognose der Reaktion auf die targeted Therapie ermöglicht. (Siehe Kap. 4.)

Hinweis Die Richtlinien des National Comprehensive Cancer Network empfehlen eine en-bloc Resektion von intramuralen mesenchymalen Tumoren (SET) der

Größe >2 cm oder SET jeglicher Größe mit Risikofaktoren, zur Heilung und Diagnose eines Malignitätsrisikos [34].

Neuroendokrine Tumoren(NET)) entstehen aus neuroendokrinen Zellen, die im gesamten Magen-Darm-Trakt vorkommen. Es sind epitheliale Neoplasien, sonomorphologisch oft der zweiten Echo-Schicht (lpm) zuzuordnen, weil die neuroendokrinen Zellen in der Tiefe der Krypten liegen. Sie zeigen homogene schwach- oder isoechogene Läsionen (vs. lpm) mit regelmäßigem Kapsel-Echo (Abb. 5.8). Grundsätzlich zu unterscheiden sind NET mit unterschiedlicher Dignität und NEC (neuroendokrine Carcinome) mit hoher Invasions- und Metastasierungstendenz und schlechter Prognose. NET sind am häufigsten im Magen (G-NET). Die WHO-Klassifikation [35] unterscheidet drei Typen von G-NET, die von den ECL-Zellen des Magens ausgehen: Typ 1 wird durch Hypergastrinämie in jedem Typ von chronischer atrophischer Gastritis verursacht. Oft entstehen mehrere NET mit einem Durchmesser bis ca. 5 mm. Die Prognose ist gut, selten entstehen Lymphknotenmetastasen, wenn NET größer als 1 cm sind. Die jährliche Nachsorge mit endoskopischer Resektion aller G-NET Typ 1 ist angezeigt. Sonomorphologisch imponieren diese kleinen G-NET im hrEUS als epitheliale Tumore in der Epithelschicht. Wenn sie größer werden, können sie sich in die sm-Schicht ausdehnen.Typ 2 G-NET gehen ebenfalls infolge von Gastrin-Stimulation von den ECL-Zellen aus. Sie weisen zusätzlich eine Veränderung im MEN-Gen aus. Sie liegen in der Mukosa/Submukosa, imponieren typischerweise als multiple, ca. 2 cm große Knoten. Das Metastasierungspotential beträgt ca. 30 % für Lymphknoten- und 10 % für Fernmetastasen. Typ 3 G-NET sind

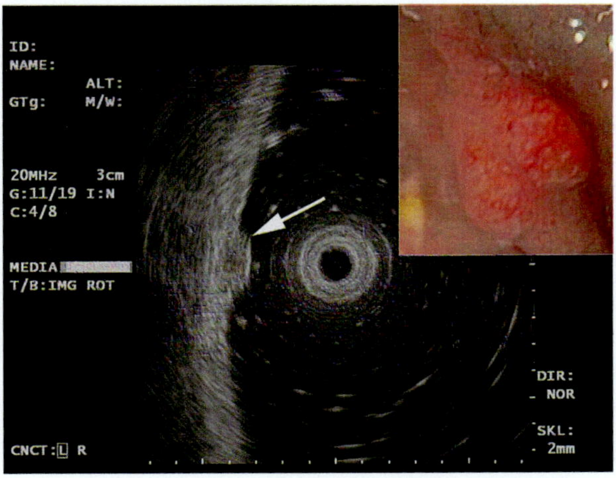

Abb. 5.8 Endoskopische Kontrolle bei 60-jährigem Patienten mit Autoimmungastritis zeigt multiple kleine Polypen im Corpus und Fundus des Magens. Die größeren werden mit der Schlinge abgetragen. Histologisch handelt es sich um ECL-Zell G-NET (veraltete Terminologie: „Carcinoide"). Der hrEUS zeigt den kleinen Tumor als der Mukosaschicht zugehörig ohne Tiefeninvasion (Pfeil)

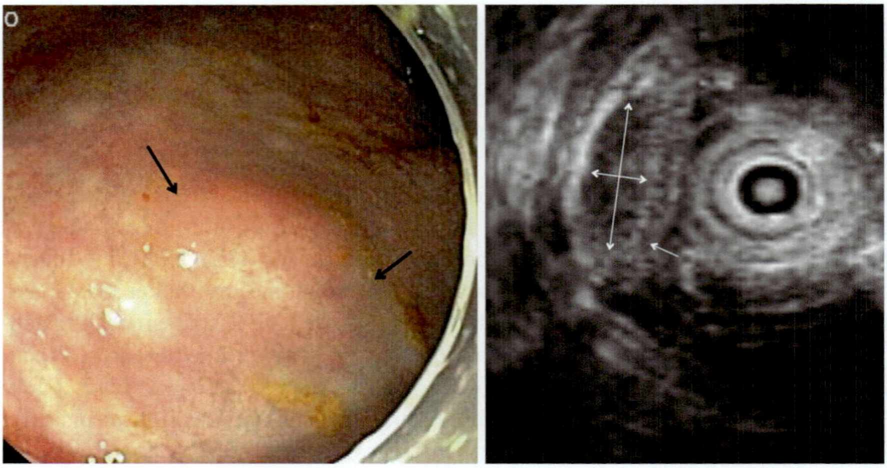

Abb. 5.9 Rektaler SET (~10 mm), hell und durchscheinend unter normalem Epithel, standard WLI *(links)*. Hr-EUS zeigt einen schwach bis mittelstark echogenen SET innerhalb der intakten Echobänder von sm und pm. Der SET ist isoechogen zu und in Kontinuität mit(↓) der zweiten Schicht (lpm) *(rechts)*. Die klinische Diagnose: kleiner NET. Es erfolgte die endoskopische Resektion mit Gummiband-Ligatur. Histologie: CR-NET, G1 (Ki-67, 2 %), low risk

häufig invasive Neoplasien unklarer Ursache mit hohem Metastasierungspotential. Alle anderen gastrointestinalen NET sind sporadisch und einzeln; Sie zeigen ein potentiell malignes Verhalten, zumindest wenn >1 cm groß. Am häufigsten sind sie in Teil 1 und 2 des Duodenums, vor allem im Bereich der Ampulle, und im Kolorektum, selten im Dünndarm. Sie imponieren im hrEUS als submuköse Knoten (Abb. 5.9). Lokale vergrößerte Sentinel-Lymphknoten können sich in Reichweite der hr-EUS (~2 cm) zeigen. Betroffene Patienten werden am besten an ein spezialisiertes Zentrum überwiesen [25, 36]. (Siehe Kap. 4.)

Seltene bösartige Neoplasien umfassen *maligne Melanome* als primären Tumor im Ösophagus oder Rektum und *mukosale Metastasen* von extragastrointestinalem Malignomen (z. B. Brustkrebs, extraintestinales Lymphom oder malignes Melanom). Diese Läsionen sind meist in der sm- und lpm-Schicht lokalisiert und zeigen oft oberflächliche mukosale Beteiligung. Die Diagnose wird durch Biopsie gestellt.

5.6 Fälle: hrEUS und endoskopische Analyse von oberflächlichen und subepithelialen Neoplasien

Fall 1: Kleine rektale Läsion 0-Is

Bei der Screening Endoskopie wurde ein kleiner 10-mm-Polyp 0-Is mit einer unregelmäßigen, teilweise eingesenkten Oberfläche im mittleren Rektum gefunden. Die Analyse durch magnifying Chromoendoskopie und hr-EUS ermöglichte die Entscheidung über die resektive Strategie (Abb. 5.10).

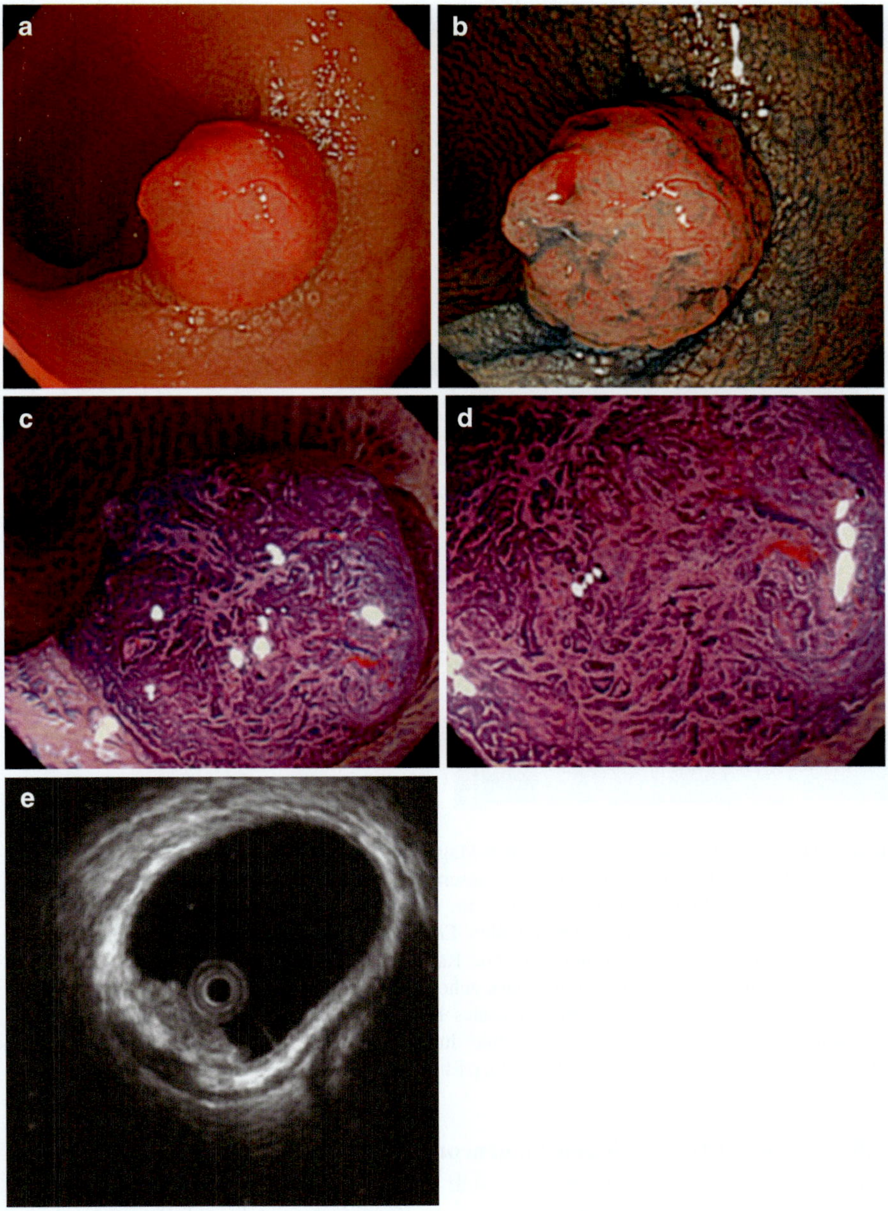

Abb. 5.10 (**a**) Kleiner 10-mm-Rektumpolyp 0-Is, (**b**) unregelmäßige Oberfläche bei Indigo-Karmin-Sprühung. (**c**,**d**) Kristallviolett CE zeigte ein pit pattern Typ Vi (**c**) und Typ V_N (**d**) typisch für ein submukosainvasives Karzinom. (**e**) Hr-EUS zeigte ein massiv sm-invasives Karzinom mit einer Unterbrechung des hyperechogenen sm-Echoband und einem hypoechogenen Bogen, der die muscularis propria-Schicht erreicht: eusT1sm3/T2. Chirurgische Resektion: Adenokarzinom G2, *psm3* (3500 μm), ly0, *v1*, pPM0, pDM0, pRM0

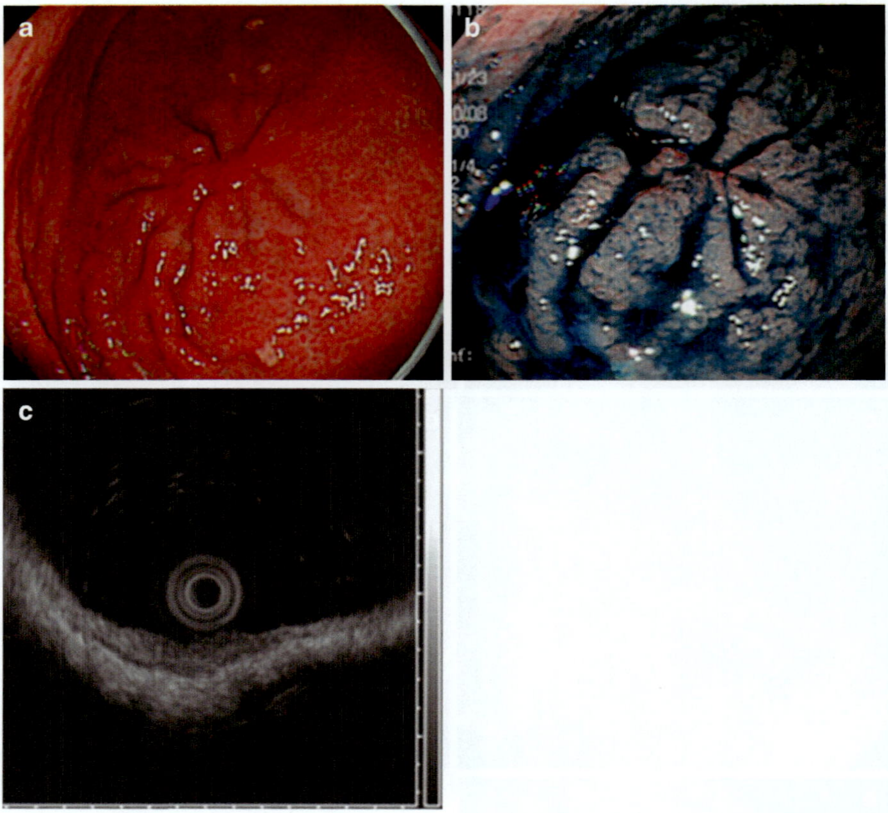

Abb. 5.11 Rötliche Läsion 0-IIc im oberen Magen-Corpus. (**a**) Die an der Läsion zusammenlaufenden Mukosalfalten zeigten an der Einsenkung eine unregelmäßige Keilform. (**b**) Die Sprühfärbung mit Indigo-Karmin betonte die Unregelmäßigkeiten, die Keilform und den Faltenabbruch. Aufgrund der konventionellen Endoskopie wurde ein tief submukosainvasives Karzinom an dieser Läsion vermutet. (**c**) Die Radial-EUS-Aufnahme mit einer Minisonde (20 MHz) zeigte eine kontinuierliche mittelstark echogene submukosale Echoschicht. Auf Basis der hrEUS-Untersuchung wurde ein intramukosales Karzinom vermutet, aber aufgrund der makroskopischen Analyse wurde eine Gastrektomie durchgeführt. Die *Histopathologie* bestätigte ein intramukosales Adenokarzinom (tub2> tub1), pT1 (m), ly0, v0, pPM0, pDM0, 0-IIc, 35 × 30 mm

Fall 2: Läsion 0-IIc im oberen Magencorpus

Bei einem 70-jährigen Mann fand sich eine rötliche Läsion 0-IIc im oberen Magencorpus. Ein tief submukosainvasives Karzinom wurde auf Basis der konventionelle Endoskopie vermutet, aber nicht anhand der hrEUS (Abb. 5.11). Der Patient wurde gastrektomiert.

Hinweis

Wenn die endoskopische Analyse eine Läsion als sm2-invasiv einstuft, obwohl die hrEUS die endoskopische Resektabilität bestätigen würde (vermutetes Unterstaging), wird in der Regel die Chirurgie bevorzugt, um eine kurative Resektion des Karzinoms sicherzustellen. Und overstaging mit hrEUS ist auch möglich.

Fall 3: Neoplasie Typ 0-IIc im oberen Magen-Corpus
Bei konventioneller Gastroskopie wurde eine kleine, blass- eingesenkte Läsion mit Faltenabbruch und einigen Faltenfusionen im oberen Magencorpus beobachtet. Die Analyse mit konventioneller WLI, Chromoendoskopie und hrEUS favorisierte eine Gastrektomie (Abb. 5.12).

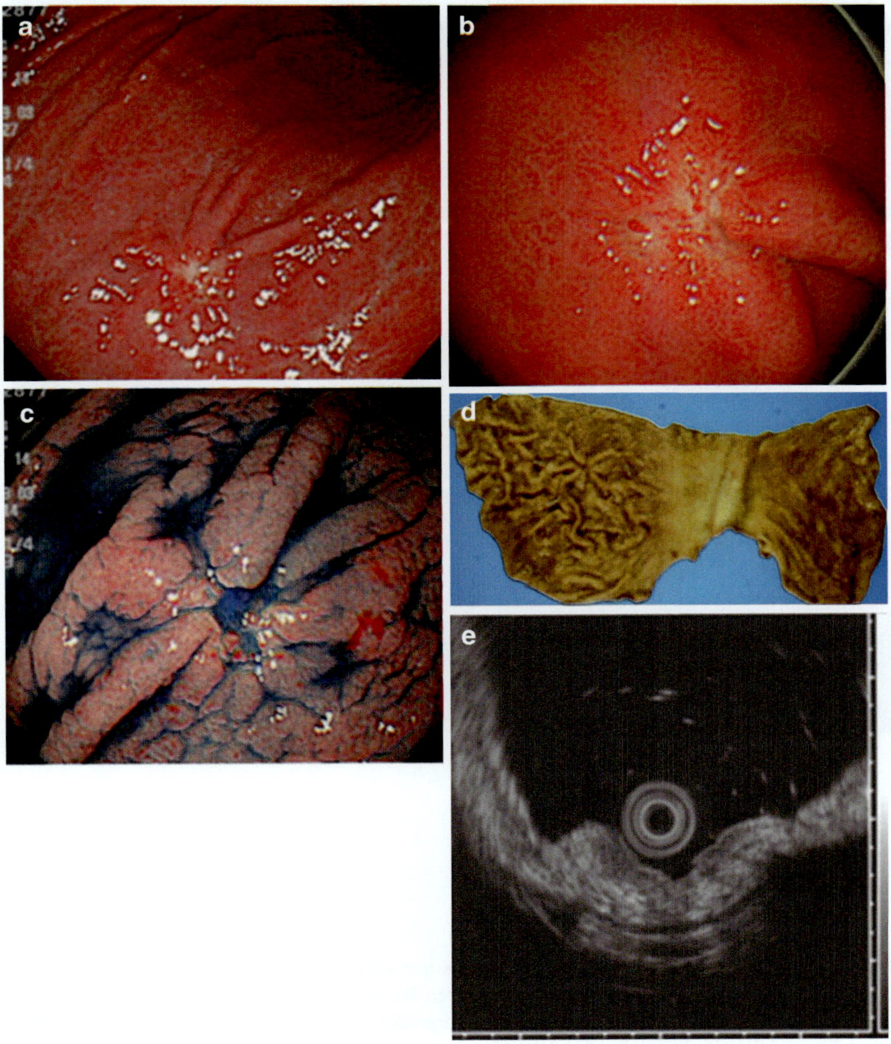

Abb. 5.12 (**a, b**) Kleine, blasse, eingesenkte Läsion mit Faltenabbruch und Faltenverschmelzung im oberen Magenorpus, WLI. (**c**) Die Unregelmäßigkeit der Falten wurde nach Indigo-Karmin-Sprühen deutlicher, was auf eine tiefe SM-Invasion hindeutet. (**d**) Radiales EUS-Bild (20 MHz) zeigte eine Unterbrechung der mittelstark echogenen sm-Echoschicht. Klinische Diagnose: eusT1b, sm2–3, verdächtig auf schlecht differenziertes Karzinom (auf WLI). (**e**) Gastrektomie bestätigte *pathologische Diagnose:* Adenokarzinom, teilweise Siegelringzellkarzinom (sig > tub2), pT1b(sm2), ly0, v0 pPN0

Fall 4: Magenläsion 0-IIc

Bei einem 42-jährigen Mann wurde eine Magenläsion (Diameter 20 mm) im hinteren Bereich des mittleren Magencorpus festgestellt. Laut EUS-Befund wurde eine SM2-Invasion vermutet, und wir empfahlen eine chirurgische Operation. Die

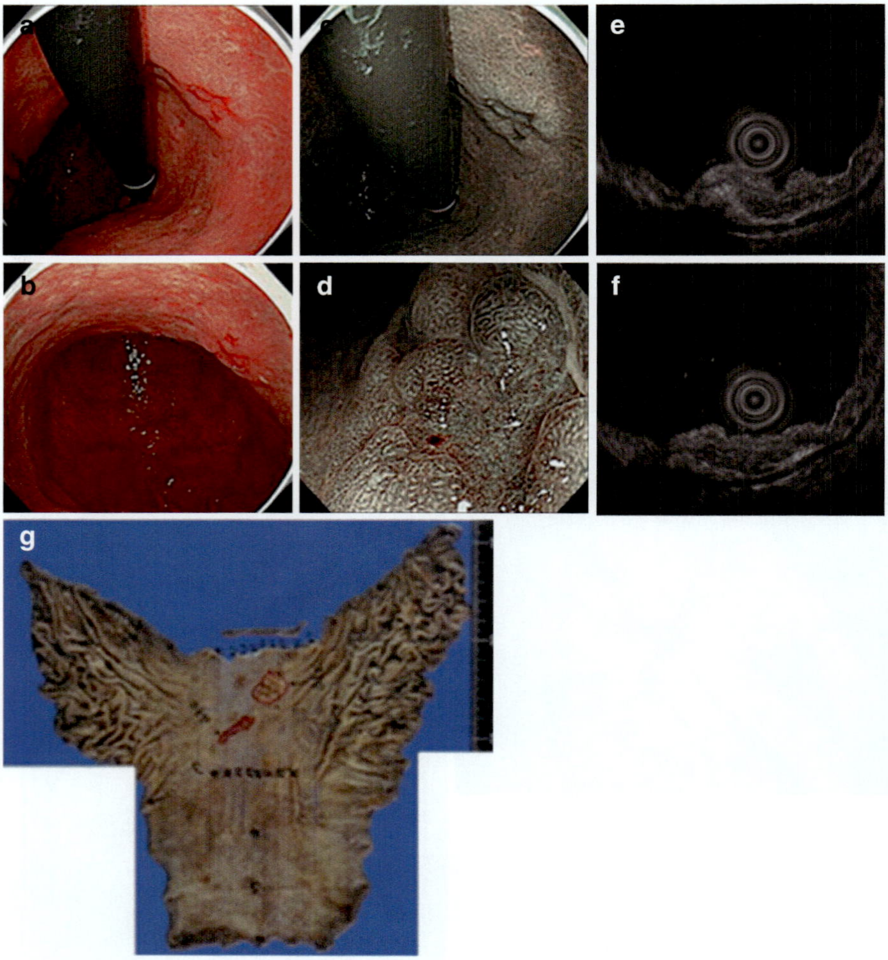

Abb. 5.13 Läsion 0-IIc in der hinteren Wand des mittleren Magencorpus. (**a**, **b**) WLI: Eine rötliche und eingesenkte Läsion wurde in der hinteren Wand des mittleren Magencorpus detektiert. (**c**, **d**) Narrow-Band-Imaging (NBI) und NBI-Vergrößerung: Die Läsion wurde als bräunlicher Bereich auf NBI detektiert. In der NBI-Vergrößerung erschien die Mikrostruktur vollständig ungeordnet und eine unregelmäßiges Mikrozirkulation wurde detektiert. Mit der von Yao et al. vorgeschlagenen VS-Klassifizierung konnte der Tumorrand genau diagnostiziert werden. (**e**, **f**) EUS: Das radiale EUS-Bild (20 MHz) zeigte eine diffuse Invasion der mittelstark echogenen sm-Schicht durch eine schwach echogene Masse. Aufgrund der EUS-Befunde wurde die Invasionstiefe dieser Läsion mit hoher Wahrscheinlichkeit als sm2 diagnostiziert. (**g**) Gastrektomie: Adenokarzinom (tub2 > por2 > tub1) mit lymphoidem Stroma, T1 (sm2, 1500 μm), 15 × 14 mm, ly0, v0, N1

histopathologische Untersuchung des chirurgischen Präparats zeigte eine SM-Invasion und Lymphknotenmetastasen (Abb. 5.13).

Fall 5: SET im distalen Ösophagus

Auf WLI wurde unter der regelmäßigen Plattenepithelmukosa im unteren Ösophagus ein prominenter Tumor beobachtet. Basierend auf den WLI- und EUS-Befunden wurde diese Läsion als SET in der mm/sm-Schicht diagnostiziert und mittels EMR behandelt (Abb. 5.14).

Hinweis Die meisten *Leiomyome* befinden sich jedoch innerhalb der pm-Schicht und erfordern *STER* für eine indizierte Resektion (Abb. 4.7)!

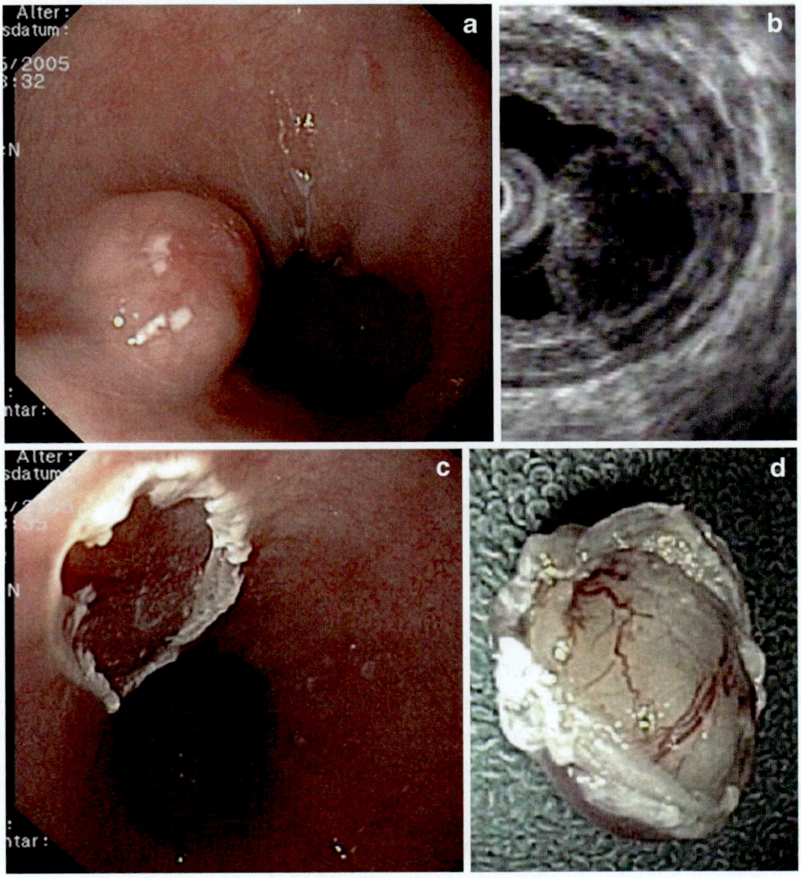

Abb. 5.14 (**a**) Vorgewölbter SET mit regelmäßiger Schleimhaut im unteren Ösophagus (WLI). (b) hr-EUS (20 MHz) zeigt einen homogenen, schwach echogenen, ~1 cm großen SET mit deutlichen Rändern in der sm-Schicht, mit erhaltener sm-Echo-Schicht unter dem SET (→ Leiomyom aus der mm, oder weniger wahrscheinlich GIST). (c) Resektionsbett nach der Resektion. (**b**) Präparat: intakter verkapselter SET. Histologie: Leiomyom

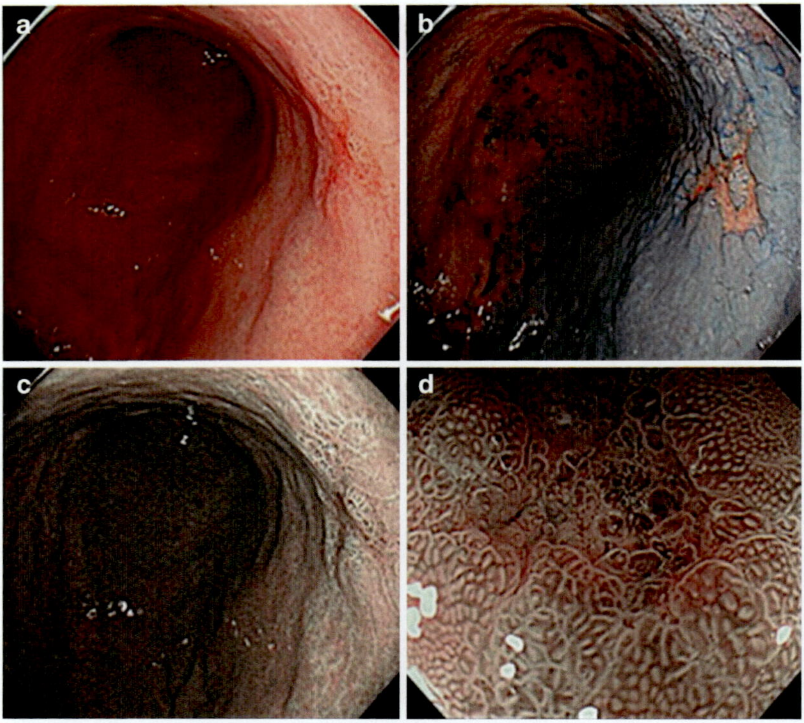

Abb. 5.15 (**a**) Rötliche Läsion 0-IIc auf der kleinen Kurvatur des gastralen Corpus (**a**) standard WLI und (**b**) Essigsäure-Indigocarmin CE, und (**c**) NBI. (**d**) Foveoläres Muster der Mukosa mit klarer Abgrenzung der Läsion mit unregelmäßigem VP (vaskulärem Muster) und SP (Oberflächenmuster, microsurface pattern) (M-NBI ~50-fach). (**e, f**) Hr-EUS (20 MHz) zeigte eine unregelmäßige Struktur in der zweiten Schicht (Lpm) und eine unruhige Oberfläche (erste Echoschicht), aber keine Unterbrechung noch Verengung der dritten Schicht (sm). (**g**) ESD-Bett (WLI). (**h**) ESD-Resektat (3,5 × 4 cm): WDAC T1a –Lpm, L(−)V(−), R0 – kurativ

Fall 6: Frühneoplasie 0-IIc im Magencorpus
Mit WLI wurde eine rötliche vertiefte Läsion an der posterioren Wand des Magencorpus aufgezeigt. Die Tumorgrenze wurde durch Chromoendoskopie mit Indigocarmin und Essigsäure und NBI-Vergrößerung deutlich erkannt. Aufgrund der EUS-Befunde wurde diese Läsion als intramuköses Karzinom diagnostiziert und durch ESD behandelt (Abb. 5.15).

Hinweis Die präoperative Diagnose sollte auf umfassende Weise mit WLI, vergrößerndem NBI & Chromoendoskopie und hr-EUS gemacht werden.

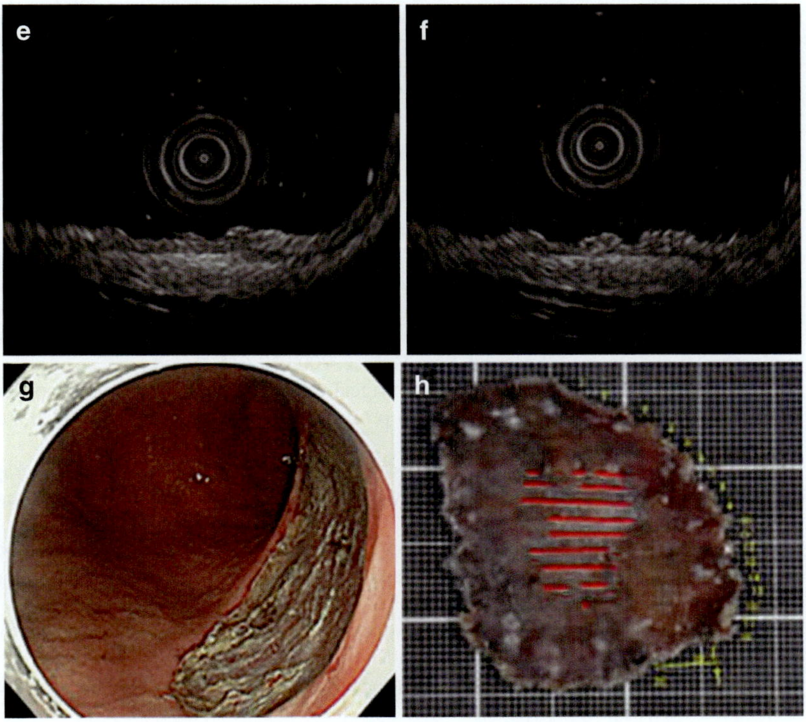

Abb. 5.15 (Fortsetzung)

Literatur

1. Yamanaka T. JGES consensus meeting report in DDW-Japan 2000, Kobe: interpretation of the layered structure of gastrointestinal wall with endoscopic ultrasonography. Dig Endosc. 2002;14:39–40.
2. Yoshinaga S, et al. Endoscopic ultrasound using ultrasound probes for the diagnosis of early esophageal and gastric cancers. World J Gastrointest Endosc. 2012;4:218–26.
3. Goda K, et al. Magnifying endoscopy with narrow band imaging for predicting the invasion depth of superficial esophageal squamous cell carcinoma. Dis Esophagus. 2009;22:453–60.
4. He LJ, et al. Endoscopic ultrasonography for staging of T1a and T1b esophageal squamous cell carcinoma. World J Gastroenterol. 2014;20:1340–7.
5. Jung JI, et al. Clinicopathologic factors influencing the accuracy of EUS for superficial esophageal carcinoma. World J Gastroenterol. 2014;20:6322–8.
6. Lee MW, et al. Predicting the invasion depth of esophageal squamous cell carcinoma: comparison of endoscopic ultrasonography and magnifying endoscopy. Scand J Gastroenterol. 2014;49:853–61.
7. Kim GH, et al. Accuracy of high-frequency catheter-based endoscopic ultrasonography according to the indications for endoscopic treatment of early gastric cancer. J Gastroenterol Hepatol. 2010;25:506–11.
8. Yoshida M, et al. Endoscopic assessment of invasion of colorectal tumors with a new high-frequency ultrasound probe. Gastrointest Endosc. 1995;41:587–92.

9. Yoshinaga S, et al. Current status of endoscopic ultrasound for the upper gastrointestinal tract in Asia. Dig Endosc. 2015;27(Suppl 1):2–10.
10. Matsumoto Y, et al. Endoscopic ultrasonography for diagnosis of submucosal invasion in early gastric cancer. J Gastroenterol. 2000;35:326–31.
11. Yoshida S, et al. Diagnostic ability of high-frequency ultrasound probe sonography in staging early gastric cancer, especially for submucosal invasion. Abdom Imaging. 2005;30:518–23.
12. Pech O, et al. The impact of endoscopic ultrasound and computed tomography on the TNM staging of early cancer in Barrett's esophagus. Am J Gastroenterol. 2006;101:2223–9.
13. Hasegawa N, et al. Preoperative staging of superficial esophageal carcinoma: comparison of an ultrasound probe and standard endoscopic ultrasonography. Gastrointest Endosc. 1996;44:388–93.
14. Hunerbein M, et al. Endosonography of upper gastrointestinal tract cancer on demand using miniprobes or endoscopic ultrasound. Surg Endosc. 2003;17:615–9.
15. Menzel J, et al. Preoperative staging of esophageal carcinoma: miniprobe sonography versus conventional endoscopic ultrasound in a prospective histopathologically verified study. Endoscopy. 1999;31:291–7.
16. Akashi K, et al. Ulcerous change decreases the accuracy of endoscopic ultrasonography diagnosis for the invasive depth of early gastric cancer. Int J Gastrointest Cancer. 2006;37:133–8.
17. May A, et al. Accuracy of staging in early oesophageal cancer using high resolution endoscopy and high resolution endosonography: a comparative, prospective, and blinded trial. Gut. 2004;53:634–40.
18. Tsung PC, et al. Miniprobe endoscopic ultrasonography has limitations in determining the T stage in early colorectal cancer. Gut Liver. 2013;7:163–8.
19. Chemaly M, et al. Miniprobe EUS in the pretherapeutic assessment of early esophageal neoplasia. Endoscopy. 2008;40:2–6.
20. Arima M, et al. Diagnostic accuracy of tumor staging and treatment outcomes in patients with superficial esophageal cancer. Dig Endosc. 2007;4:145–53.
21. Hwang JH, et al. A prospective study comparing endoscopy and EUS in the evaluation of GI subepithelial masses. Gastrointest Endosc. 2005;62:202–8.
22. Iwamuro M, et al. Esophageal granular cell tumors can be differentiated from leiomyomas using endoscopic ultrasonography. Intern Med. 2018;57:1509–15.
23. Nishida T, et al. The standard diagnosis, treatment, and follow-up of gastrointestinal stromal tumors based on guidelines. Gastric Cancer. 2016;19:3–14.
24. Nishida T, et al. Submucosal tumors: comprehensive guide for the diagnosis and therapy of gastrointestinal submucosal tumors. Dig Endosc. 2013;25:479–89.
25. Sato Y, et al. Management of gastric and duodenal neuroendocrine tumors. World J Gastroenterol. 2016;22:6817–28.
26. Wiech T, et al. Histopathological classification of nonneoplastic and neoplastic gastrointestinal submucosal lesions. Endoscopy. 2005;37:630–4.
27. Hwang JH, et al. American Gastroenterological Association Institute technical review on the management of gastric subepithelial masses. Gastroenterology. 2006;130:2217–28.
28. Dumonceau JM, et al. Indications, results, and clinical impact of endoscopic ultrasound (EUS)-guided sampling in gastroenterology: European Society of Gastrointestinal Endoscopy (ESGE) Clinical Guideline – Updated January 2017. Endoscopy. 2017;49:695–714.
29. Gao Z, et al. The cut-off value of tumor size and appropriate timing of follow-up for management of minimal EUS-suspected gastric gastrointestinal stromal tumors. BMC Gastroenterol. 2017;17:8.
30. Seifert, H., et al. Controversies in EUS: Do we need miniprobes? 2021; Endosc Ultrasound 10(4): 246–269.

31. Soweid AM. Endosonographic features predictive of benign and malignant gastrointestinal stromal cell tumors. Gastrointest Endosc. 2001;53:836–8.
32. Zhao Y, et al. The diagnostic value of endoscopic ultrasonography and contrast-enhanced harmonic endoscopic ultrasonography in gastrointestinal stromal tumors. Endosc Ultrasound. 2016;5:111–7.
33. Ignee A, et al. Contrast-enhanced (endoscopic) ultrasound and endoscopic ultrasound elastography in gastrointestinal stromal tumors. Endosc Ultrasound. 2017;6:55–60.
34. von Mehren M, et al. Soft Tissue Sarcoma, Version 2.2018, NCCN Clinical Practice Guidelines in Oncology. J Natl Compr Canc Netw JNCCN. 2018;16:536–63.
35. WHO Classification of Tumours Editorial Board. Digestive system tumours. 5th ed. 2019.
36. Rindi G, et al. TNM staging of foregut (neuro)endocrine tumors: a consensus proposal including a grading system. Virchows Arch. 2006;449:395–401.

Kapitel 6
Endoskopie für Screening und Überwachung: Indikationen und Standards

Thierry Ponchon, Frieder Berr und Tsuneo Oyama

6.1 Einleitung

Der Gastrointestinaltrakt (GI) ist das Organsystem mit der höchsten Krebslast (Inzidenz 1,0-1,4 × 10^3) und Krebssterblichkeit (700–900 pro 10^{5} und Jahr). Das jährliche Mortalitäts-zu-Inzidenz-Verhältnis reicht von 43 % für das kolorektale Krebs bis zu 75 % für den Magenkrebs und 84 % für den Ösophaguskrebs, fiel aber für den Magenkrebs in Japan unter 40 %, wo jetzt mehr als 70 % der Fälle als früher Magenkrebs erkannt werden [1–3]. Die chirurgische Behandlung mit radikaler Entfernung aller Lymphknoten des ersten und zweiten Ranges (D2-Lymphadenektomie) für frühen Magenkrebs (EGC ≤ pT1) erreichte 5-Jahres-Überlebensraten (OS) von mehr als 90 % [4, 5]. Das Gesamtüberleben war nach endoskopischer En-bloc-Resektion von EGC (93 %/5 Jahre, kein GC-Rezidiv) gleich gut für Patienten, die nach Kriterien der Japanischen Gesellschaft für Magenkrebs oder erweiterten Kriterien des National Cancer Centre (NCC) Tokyo ausgewählt worden waren [6, 7].

GI-Frühkarzinome zeigen in den meisten Fällen ein differenziertes Grading (≥95 %), außer Magenkarzinome in Regionen mit geringer Inzidenz (~ 60 %). Frühkarzinome, wenn differenziert (HGIN, G1, G2), entwickeln sich langsamer

T. Ponchon (✉)
Department of Digestive Diseases, Hôpital Eduard Herriot, Lyon, France
E-Mail: thierry.ponchon@chu-lyon.fr

F. Berr
Department of Internal Medicine I, Paracelsus Medical University, Salzburg, Österreich
E-Mail: frieder.berr@pmu.ac.at

T. Oyama
Department of Endoscopy, Saku Central Hospital Advanced Care Center, Saku, Nagano, Japan
E-Mail: oyama@coral.ocn.ne.jp

F. Berr et al., *Atlas Frühkarzinome des Gastrointestinaltrakts*,
https://doi.org/10.1007/978-3-031-25623-3_6

zu systemischen Erkrankungen (z. B. innerhalb von 3 Jahren) als undifferenzierte Karzinome [4, 8]. Diese langsame Progression ermöglicht eine Detektion im Frühstadium, wie für Screening- und Überwachungsprogramme erforderlich.

6.2 Begründung für endoskopisches Screening und Überwachung

Das endoskopische Screening der Bevölkerung zielt darauf ab, die Mortalität durch häufige GI-Krebserkrankungen zu reduzieren. Neben dem durchschnittlichen Risiko für GI-Krebserkrankungen in der allgemeinen Bevölkerung gibt es viele Personen mit einem hohen Risikoprofil, abhängig von Umweltfaktoren (z. B. Karzinogenexposition, Rauchen, Alkoholkonsum) und/oder individueller Disposition (familiäre Erbkrankheit, chronisch entzündliche GI-Erkrankungen). Solche Personen erfordern ein opportunistisches Screening mit Endoskopie früher im Leben und häufigere Überwachung [9–11]. Jedoch wurden 39 % der Patienten mit kolorektalem Karzinom (CRC) in Spezialambulanzen ohne Berücksichtigung des Risikoprofils und der Familienanamnese untersucht. Daher hatten 55 % der Patienten mit einer starken Belastung in der familiären Anamnese eine unangemessene Überwachung erhalten [12].

Hinweis Die Anamnese von familiären und umweltbedingten karzinogenen Risikofaktoren ist eine Voraussetzung für jede Screening-Endoskopie und für die Planung der endoskopischen Überwachung.

Das kolorektale Karzinom ist die dritthäufigste Ursache für krebsbedingte Todesfälle weltweit und rangiert in westlichen Ländern auf dem zweiten und in Japan auf dem dritten Platz [1, 2, 13], mit ähnlichen jährlichen Inzidenzraten (Fälle pro 100.000 pro Jahr) in den Vereinigten Staaten (Bereich 28–38), Westeuropa (33–50) und Japan (22–58) [1, 2, 13]. In der US-National Polyp Study war die Inzidenzrate von CRC nach der Darmspiegelung (mit Resektion aller Neoplasien) viel niedriger als die für die US-Bevölkerung vorhergesagte Inzidenz [14]. Dieses Ergebnis lieferte das Rationale für flächendeckende Koloskopie-Screening-Programme in vielen Ländern, um die Mortalität durch CRC zu reduzieren.

Magenkrebs (GC) ist in Japan häufig (Inzidenz ~ 25 pro 100.000 pro Jahr), was ein Screening der allgemeinen Bevölkerung rechtfertigt [3, 13, 15]. Die Screening-Endoskopie, die ab dem 40. Lebensjahr empfohlen wird, hat die Mortalität durch Magenkrebs verringert [13, 15]. In den meisten westlichen Ländern ist GC jedoch zu selten (z. B. $\leq$ 5/100.000/Jahr in den USA), um ein endoskopisches Screening-Programm zu starten [2, 3, 9, 16]. In westlichen Ländern kann die endoskopische Überwachung von Barrett's Ösophagus begründet werden [40, 44]. Kliniker sollten sich an ihre nationalen Richtlinien halten, um die geeigneten Screening- und Überwachungsempfehlungen zu erhalten.

6.2.1 Screening-Koloskopie zur Prävention von CRC

Koloskopie ist der beste diagnostische Standard für die Detektion von Neoplasien im Kolon [10, 17], und in Kombination mit der Polypektomie aller erkannten Adenome (Clearing-Koloskopie) verringert sie das Risiko eines Kolonkarzinoms um 66–71 % für die nächsten 10 Jahre [14]. Das jährliche Screening mit einem FOBT (fecal occult blood test) (gefolgt von einer Koloskopie und Polypektomie, wenn FOBT positiv) reduzierte dieses Risiko um 23 % [18, 19]. Das Risiko von Komplikationen ist gering (diagnostisch, 0,39 %; therapeutisch, 1,02 %; Mortalität, 1:150.000) [10, 20].

Hinweis Empfehlungen für asymptomatische, durchschnittliche Risikopersonen [10, 17]:

- Alter $\geq$ 50 Jahre [$\geq$40 Jahre in Japan] $\rightarrow$ Screening-Koloskopie (alle 10 Jahre). [Ziel: Prävention und frühzeitige Erkennung von CRC]
- Wenn nicht $\rightarrow$ jährlicher FOBT$\rightarrow$ Koloskopie, wenn FOBT positiv ist [Ziel: (frühzeitige) Erkennung von asymptomatischen Kolonkarzinomen]

6.2.2 Personen mit erhöhtem Risiko für kolorektales Karzinom

Ungefähr 75 % der CRC-Fälle treten sporadisch bei durchschnittlichen Risikopersonen auf, und bis zu 25 % treten bei Personen mit positiver Familienanamnese für Kolonadenome oder Krebs auf, d. h. erhöhtes Risikoprofil [10, 21]. Monogen vererbte autosomal-dominante erbliche familiäre Krebssyndrome machen weniger als 10 % aller CRC aus, einschließlich 1 % mit familiärer adenomatöser Polyposis coli (FAP) und 5 % mit erblichem nicht-polypösem Kolonkarzinom (HNPCC). Weitere 15–20 % aller CRC-Fälle berichten über Kolonkarzinome oder -adenome in der Familienanamnese [10, 11]. Das lebenslange Risiko für CRC reicht von 60 % bis 80 % mit HNPCC und bei klassischer FAP (>100 Kolonadenome) bis zu nahezu 100 % mit einem Alter von 40–50 Jahren und Beginn in jungem Alter [11] (Abb. 6.1). Attenuierte FAP (mit weniger Adenomen [10–99] und späterem Beginn) wird nach folgenden Kriterien vorgeschlagen: 1) mindestens zwei Verwandte ersten Grades (FDRs, *first degree relatives*) mit 10–99 Adenomen im Alter von > 30 Jahren (keine unter 30 Jahren), oder 2) ein FDR mit 10–99 Adenomen und ein FDR mit CRC und wenigen Adenomen. Es besteht eine Wahrscheinlichkeit von 25 %, eine *APC*-Mutation bei diesem attenuierten FAP-Syndrom (A-FAP) zu identifizieren [11].

Eine sehr seltene Form der Adenomatosis coli (10–100 Adenome), die *vor* dem Alter von 30 Jahren auftritt, ist MAP (*MUTYH*-assoziierte adenomatöse Polypose), ein autosomal-rezessives Syndrom aufgrund bi-allelischer *MUTYH*-Mutationen. MAP-Personen haben eine Prädisposition für CRC im rechten

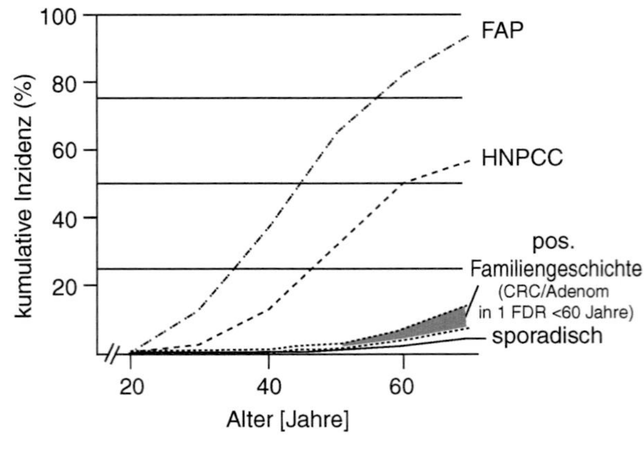

Abb 6.1 Kumulative Inzidenz von CRC nach Alter in verschiedenen Risikogruppen. FAP familiäre adenomatöse Polyposis coli, FDR Verwandte(r) ersten Grades, HNPCC familiär vererbtes nicht-polypöses Kolonkarzinom. (Modifiziert nach Winawer et al. [21]; Genehmigung erteilt durch AGA Institute, W.B. Saunders Co.)

Tab. 6.1 Personen mit erhöhtem Risiko für Darmkrebs

Bedingung	Verweise
Familiengeschichte von Darmadenom oder -karzinom	[18, 21]
Erbliche kolorektale Karzinome (schneller Verlauf, Adenom → Karzinom)	
Erbliches kolorektales Karzinom ohne Polyposis (HNPCC), autosomal dominant	[18, 21]
Familiäre adenomatöse Polyposis coli (FAP), autosomal dominant	[11, 18]
MAP (*MUTYH* -assoziiertes adenomatöses Polyposis), autosomal rezessiv	[11]
Peutz-Jeghers-Syndrom (PJS)	[22]
Familiäre juvenile (hamartomatöse) Polyposis (FJP)	[22]
Chronisch entzündliche Darmerkrankung (Colitis ulcerosa, Colitis Crohn)	[24–26]
Überwachung nach Polypektomie oder chirurgischer Behandlung von CRC	[27, 28]]

Kolon sowie für Adenome und Karzinom im Duodenum [11]. Das Peutz-Jeghers-Syndrom (PJS) hat ein Lebenszeitrisiko für CRC von bis zu 39 % und die familiäre juvenile Polyposis (FJP) von 20 % [22]. Auch eine chronische Entzündung erhöht die Wahrscheinlichkeit für Darmkrebs: Das CRC-Risiko für eine Colitis Ulcerosa (CU) beträgt nach 20 Jahren 7–15 % (sogar höher in Kombination mit einer Primär Sklerosierenden Cholangitis), und das CRC-Risiko ist ähnlich bei der Colitis Crohn [23–26]. Tab. 6.1 listet erhöhte Risikobedingungen für CRC auf.

Screening bei positiver Familien-Anamnese. Das Lebenszeitrisiko für ein Kolonkarzinom beträgt bei Personen ohne erhöhte Risikofaktoren etwa 1 % und bei Personen mit einem Verwandten ersten-Grades (FDR), der an einem kolorektalen Adenom oder einem Karzinom im Alter von < 60 Jahren erkrankt ist (d. h. positive Familienanamnese), etwa 2 %. Es liegt bei 3,5–4 %, wenn ein FDR im

Tab. 6.2 Indikationskriterien für Miss-Match-Repair-(MMR-)Gentests (für HNPCC) [11]

Amsterdam Kriterien II
Mindestens drei Familienmitglieder mit CRC oder einem mit Lynch-Syndrom assoz. Karzinom (von Kolorektum, Dünndarm, Endometrium, Urothel [Nierenbecken, Ureter]): • Ein Familienmitglied erstgradig verwandt mit den beiden anderen • Mindestens zwei aufeinanderfolgende Generationen betroffen • Mindestens ein Tumor wurde im Alter von < 50 Jahren diagnostiziert • Familiäre adenomatöse Polyposis coli (FAP) ausgeschlossen • Tumore sollten histopathologisch bestätigt sein
Überarbeitete Bethesda Richtlinien siehe S3-Leitlinie Kolorektales Karzinom, DGVS 2019

Alter von < 50 Jahren an einem Kolonkarzinom erkrankt ist oder wenn ≥2 FDR an einem Kolonkarzinom erkrankt sind, oder wenn zwei oder mehr Verwandte-zweiten-Grades (SDR) an einem Kolonkarzinom erkrankt sind [11] (Abb. 6.1). Das Risiko für ein Kolonkarzinom ist nur geringfügig erhöht (~1,5–1,8-fach), wenn ein FDR im Alter von > 60 Jahren oder ein SDR an einem Adenom oder einem Karzinom erkrankt ist [11]. In Fällen einer positiven familiären Anamnese (und insbesondere in Fällen mit einem starken erblichen Risiko für CRC, wie z. B. positiven Amsterdam-Kriterien, Tab. 6.2) steigt das Risiko früher im Leben an und wird bei den Krebs-Syndromen sehr hoch: etwa 60 % bei HNPCC und 80–90 % bei FAP im Alter von 60 Jahren (*siehe* Abb. 6.1) [10, 11, 21]. Tab. 6.3 enthält Empfehlungen für die Überwachung dieser Risikogruppen.

Tab. 6.3 Empfehlungen zur Darmspiegelung bei CRC Risikogruppen[a] [10, 11, 22, 24, 26]

Risikofaktoren	Darmspiegelungen	
	Alter, ab dem begonnen werden soll	Intervalle, J
Nur positive Familienanamnese		
Ein SDR oder 3rd DR (Cousin) mit CRC	50 Jahre	10
Ein FDR mit CRC/Adenom im Alter > 60 Jahre oder mehr als zwei SDR mit CRC	40 Jahre	10
Ein FDR mit CRC/Adenom im Alter < 60 Jahre	40 Jahre oder 10 Jahre vor Manifestation in FDR	5
Monogen erbliche Syndrome		
FAP (klassische Form)	12 Jahre	1 oder 2
Attenuated FAP (10–100 Adenome)	25 Jahre, oder 10 Jahre vor CRC in FDR	1 oder 2
HNPCC [panchromocolonoscopy, PCC]	20 oder 25 Jahre, oder 10 Jahre vor dem frühesten CRC in FDR	1 oder 2
Peutz-Jeghers-Syndrom (PJS)	18 Jahre	2
familiäre juvenile Polyposis (>10 Polypen)	12 Jahre	3–5
chronische Entzündung		
Colitis Ulcerosa, Colitis Crohn [PCC]	Pan-/Colitis seit 8–10 Jahren	2 (−1)[a]

CRC Kolorektales Karzinom, *FDR* Erstgrad. Verwandter, *SDR* Zweitgrad. Verwandter
[a]Siehe Kap. 12 für die Überwachung von Colitis ulcerosa und Colitis Crohn

Genetische Tests auf Mutationen (*APC,* bzw. Mismatch-Repair (*MMR)*-Gene) werden empfohlen für

- FAP des Kolons (→ Sequenzierung des *APC*-Gens).
- Vorhandensein von Kriterien, die mit HNPCC (→*MMR*-Gentest) kompatibel sind (Tab. 6.2).

Patienten mit einer *sehr hohen familiären Risikogeschichte* benötigen einen genetischen Test im Karzinom (falls MSI positiv) des Index-Patienten, zunächst durch Immunhistochemie für MMR-Proteine, gefolgt von der Sequenzierung des Gens eines nicht-exprimierten MMR-Proteins, um die spezifische MMR-Genmutation zu erkennen. Anschließend müssen Angehörige, die diese MMR-Genmutation geerbt haben können, in einem Zentrum für genetische Studien auf diese MMR-Genmutation untersucht werden [11]. Träger der Mutation benötigen eine Überwachung auf CRC und assoziierte Lynchsyndrom-Karzinome.

Hinweis Bei bis zu 20 % der FAP-Fälle liegt eine *negative Familienanamnese* vor (vermutlich neue Keimbahn-Mutation im *APC*-Gen oder biallelische autosomal-rezessive *MUTYH*-Gendefekte). Wahrscheinliche erbliche Krebserkrankungen müssen in einem Zentrum für Genetische Erkrankungen untersucht werden. Eine subtotale oder totale Kolektomie mit Ileorektalanastomose oder sogar Ileo-analer Pouch-Operation kann bei FAP, HNPCC und selten bei Colitis ulcerosa angezeigt sein [10, 11, 22, 24, 26].

6.3 Magenkrebs

Der Magenkrebs (GC) ist weltweit die zweithäufigste Ursache für krebsbedingte Todesfälle und in den USA und Westeuropa die vierthäufigste. Die Inzidenzraten für GC sind in den letzten 60 Jahren um 75–85 % gesunken und liegen in den USA und Westeuropa bei 3–5 pro 100.000 Einwohner pro Jahr, in Japan jedoch sind sie fünfmal höher, in China, Chile und Ost-Europa auch [1–3, 13]. Die radiologische und endoskopische Früherkennung hat die GC-spezifische Mortalität in Japan gesenkt [13, 15, 16]. In westlichen Ländern ist eine opportunistische Screening- und Überwachungsendoskopie für Risikopersonen weit verbreitet [9, 16].

Es gibt zwei Haupttypen: den *intestinalen bzw. den gastrischen Typ,* der glanduläre tubuläre Strukturen bildet, und den *diffusen Typ,* der keinen Zellverband bildet und durch Ausbreitung einzelner Zellen in die Wand infiltriert. Der intestinale Typ entwickelt sich über intestinale Metaplasien, ist leichter bei der Endoskopie zu erkennen und ist langsamer progredient. Der gastrische Typ des GC entwickelt sich vorwiegend aus Pylorusdrüsen-Adenomen der Magenmucosa. In Tab. 6.4 sind die Risikokonstellationen aufgeführt, für die Gastroskopien zur Überwachung des GC-Risikos empfohlen werden.

Tab. 6.4 Personen mit erhöhtem Risiko für Magenkrebs [8, 9, 16, 29, 30]

Art des GC mit hohem Risiko	Überwachungs-Endoskopie[a]	
	Überwachungsbeginn mit	Intervalle
→ *Intestinaler Typ des GC*		
• Atrophische Gastritis Typ B mit intestinaler Metaplasie (*Helicobacter pylori* positiv)	Index-Endoskopie	→*H. pylori*-Eradikation, 2–3 Jahre
• Chronische Gastritis vom polypoiden Typ mit IM	Individuell	1–3 Jahre
• Chronische, autoimmune Gastritis vom Typ A mit IM	Indexendoskopie	1–3 Jahre
• Magenschleimhaut-IM		
• IM und IEN von geringem Schweregrad	3 Monate nach Kontrolle mit mapping und Biopsien	3 Monate–1 Jahr
• IM und hochgradige IEN	Bestätigen → ESD oder Chirurgie	6 Monate–1 Jahr
• Partielle Billroth-II-Gastrektomie (PGE) (chronische Gallereflux-Gastritis)	Indexendoskopie 15 Jahre nach PGE	→*H. pylori* Eradikation 2–3 Jahre
→ *Magenadenom* (in Pylorustyp-Mucosa) (35 % bösartige Foci, [29])	ESD oder evtl. EMR oder ESD	1–3 Jahre
→ FAP (Gastro-/Duodenoskopie) und HNPCC [11]	Indexendoskopie und individualisieren	6 Monate-3 Jahre
→ *Diffuser-Typ des GC*		
• Erbliches diffuses GC (30 % *CDH1* Mutation)	Genetische Diagnose für hereditäres diff. GC [31]	Prophylaktische Gastrektomie

EMR endoskopische Mukoseresektion, *ESD* endoskopische Submukosektomie, *IEN* intraepitheliale Neoplasie, *IM* intestinal Metaplasie
[a]Empfehlungen der ESGE und American Society for Gastrointestinal Endoscopy (ASGE) [9, 16]

Die Vorläufer Läsionen für den intestinalen Typ des GC sind schwere chronische atrophische Gastritis (autoimmuner Typ A oder *Helicobacter pylori*-induzierter Typ B) mit intestinaler Metaplasie (IM), oder biliäre Reflux-induzierte chronische Restmagen-Gastritis nach partieller Gastrektomie [8, 9,16, 29, 30]. Intestinale Metaplasie mit HGIN hat eine 33–85 %ige Wahrscheinlichkeit für syn-/metachrones GC [9, 29]. Familien mit autosomal dominant erblichem GC vom diffusen Typ erfordern eine genetische Diagnose und prophylaktische Gastrektomie [31], weil die Effizienz der Überwachung ungewiss ist, da erbliche GC vom diffusen Typ meist mulitfokal und kaum detektierbar sind.

6.3.1 *Plattenepithelkarzinome (SCC) im Oesophagus und Pharynx*

Das Plattenepithelkarzinom des Ösophagus ist relativ selten, mit Inzidenzraten von 1,5–5 pro 100.000 pro Jahr in den meisten Ländern, außer in einigen Gebieten mit hoher Inzidenz wie Hunyuan County in China, in Singapur und Iran (Inzidenzraten bis zu $140/10^5$/Jahr) [1, 32]. Daher ist endoskopisches Screening nicht allgemein angezeigt, aber die Index-Endoskopie und Überwachung wird für einige Gruppen mit hohem Risiko für SCC im Ösophagus und Kopf-Hals-Bereich empfohlen [32, 33].

Der Nachweis von erblichen Formen des Oesophaguskarzinoms (SCC) fehlt, obwohl für SCC und für Barrett Karzinom eine familiäre Häufung gelegentlich berichtet wurde [32].

Das Risiko für Ösophagus-SCC ist viermal höher bei Männern als bei Frauen, insbesondere bei chronischem starken Rauchen und Alkoholkonsum (ca. 25-fach) [32–34]. Letztere Gruppe kann sich ab dem Alter von 50 Jahren ohne erwiesene Evidenz eine Überwachungs-Endoskopie bekommen. Darüber hinaus sind einige Krebserkrankungen des oberen GI-Trakts stark assoziiert. Kopf-Hals-SCC hat ein etwa 20 %iges Risiko für synchrones oder metachrones Ösophagus-SCC [34] und letzteres hat ein etwa 10%iges Risiko für metachrones GC vom intestinalen Typ. Patienten, die wegen dieser Karzinome behandelt werden, benötigen Überwachungs-Endoskopien des Oropharynx, Hypopharynx, Ösophagus und Magens.

Erkrankungen mit erhöhtem Risiko für Ösophagus-SCC umfassen protrahierte Schädigung der Oesophagusschleimhaut infolge Achalasie, Laugenverätzung, oder Verbrühungsschäden durch permanentem Konsum sehr heißer Getränke [35, 36]. Einige erbliche Hauterkrankungen bergen ein hohes Risiko für Oesophagus-SCC, wie die Tylose mit palmoplantaren Hyperkeratosen [37]. Endemische human papillomavirus (HPV) Infektion des Oesophagus kann das SCC-Risiko erhöhen [39]. Tab. 6.5 listet Hochrisikogruppen für Oesophagus-SCC für die eine endoskopische Überwachung alle 1 – 3 Jahre gerechtfertigt sein kann.

6.3.2 *Adenokarzinom des Ösophagus oder der gastroösophagealen Übergangszone*

In den letzten 40 Jahren hat sich die Inzidenz von Adenokarzinom (AC) des Ösophagus und des gastroösophagealen Übergangs (GEJ), die zuvor selten waren, schnell erhöht, so dass dieses AC jetzt die vorherrschende Art von Ösophaguskrebs in den Vereinigten Staaten und Westeuropa ist [1, 40]. Fast alle diese Fälle von AC entstehen aus intestinal metaplastischen Epithelzellen in *Barrett Ösophagus* (BE), d. h. Zylinderepithel (ohne oder mit *Becherzellen*, goblet cells), welches das Oesophagusplattenepithel ersetzt hat [40–42]. Die Ursache für die

Tab. 6.5 Personen mit hohem Risiko für Oesophaguskarzinom (SCC) [33, 34, 37–39]

Typ des hoch risikoreichen Ösophaguskarzinoms	Überwachungs-Endoskopie	
	Auftreten / empfohlener Beginn	(Intervalle, Jahre)
→ *Plattenepithelkarzinom des Ösophagus (SCC)*		
• Aerodigestive Tract SCC (Head and Neck ~, Lung ~)	Eine Index-Endoskopie	Unbekannt
• Synchrones oder metachrones Ösophaguskarzinom (bei 10 % der Patienten)	Individualisieren	Unbekannt
• Magenkrebs (Doppelkrebs-Risiko)	Eine Indexendoskopie	Unbekannt
• Achalasie (16-fach↑ Risiko nach ~14 Jahren)	15 Jahre nach Beginn	Unbekannt
• Strikturen infolge Lauge, Strahlung, Verbrühng, oder chemischer Verätzung	10–15 Jahre nach der Verletzung	1–3 Jahre
• Partielle Gastrektomie (PGE) (chronische Galle-Reflux-Ösophagitis)	15 Jahre nach PGE	2–3 Jahre
• Erbkrankheiten des Plattenepithels (z. B. Tylose)	Im Alter von 30 Jahren	1–3 Jahre
• Papillomavirusinfektion	(Hochrisiko-Einwanderer)	Unbekannt
→ *Adenokarzinom des Ösophagus oder GEJ*		
• Barrett-Ösophagus in GERD	Siehe Kap. 8	
• Alkohol und Rauchen	Index-Endoskopie	Siehe Tab. 6.6
• Fettleibigkeit (vom Bauchtyp)	–	Unbekannt

GEJ, gastroösophagealer Übergang, *GERD*, gastroösophageale Refluxkrankheit

Transformation zu BE ist eine chronische gastroösophageale Refluxkrankheit (GERD) [40–42]. Risikofaktoren für die maligne Transformation (Metaplasie → Dysplasie → AC) sind unkontrollierte GERD, Ausdehnung des BE (long-segment vs. short-segment), höheres Alter, männliches Geschlecht, Rauchen und familiäre Vorbelastung mit BE oder AC [40, 43]. Personen mit GERD-verdächtigen Symptomen sollten eine Index-Endoskopie (opportunistisches Screening) erhalten.

Die endoskopische Diagnose von Barrett Oesophagus muss durch Biopsien bestätigt werden. BE ist eine Indikation für *endoskopische Krebsvorsorge,* weil bei der Vorsorge das BE-AC in einem frühen, heilbaren Stadium (pT $\leq$ 1) erkannt wird, im Gegensatz zum sporadischen Ösophagus-AC [44]. Endoskopiker aus Gemeinschaftspraxen erkennen im BE mit Dysplasien nur bei 60 % diese Läsionen mit Dysplasien, während sie 40 % der Dysplasien zufällig durch Protokollbiopsien diagnostizieren. Allerdings finden die Referenzzentren eine sichtbare dysplastische Läsion auch nur bei 76% der zugewiesenen BE-Patienten mit zufällig bioptisch nachgewiesener Dysplasie, aber bei 87 % aller BE-Patienten mit Dysplasie [45]. Daher empfehlen wir zufällige Biopsien sowie eine Überweisung an BE-Zentren für die Behandlung von dysplastischem BE. Richtlinien

Tab. 6.6 Empfehlungen Europäischen Gesellschaft für Gastrointestinale Endoskopie (ESGE) zur Überwachung von Barrett-Ösophagus

Intraepitheliales Neoplasma	Management und Intervalle der Überwachung
Nicht-dysplastischer BE (NDBE)	Überwachung 3–5 Jahre für kurzsegmentigen BE
Dysplastischer BE von geringem Schweregrad (LGDBE)	Sichtbare Läsion→ BE-Ablation[a, b] (Zuweisung an BE-Referenzzentrum) Nicht-sichtbare Läsion → Bx nach 6 Monaten, dann 12 Monaten, aber wenn LGD pos. → LGD bestätigt → BE-Ablation[a, c] LGDBE nicht-sichtbare Läsion nach 2× Remission (ohne LGD)→ wie NDBE (s. oben)
Dysplastischer BE von hohem Schweregrad (HGDBE)	Patientenzuweisung an BE-Referenzzentrum
Sichtbare HGD-Läsion	Endoskopische Resektion (en-bloc) & BE-Ablation[a, b]
Unsichtbare HGD	Re-Endoskopie mit zufälligen Biopsien (nach Zuweisung an BE-Referenzzentrum) → HGD bestätigt → BE-Ablation[c] → Negativ für HGD → Kontroll-Endoskopie in 3 Mon.
Unbestimmt für Dysplasie	Bestätigung durch zweiten GI-Pathologen; PPI-Therapie Re-Endoskopie in 6 Monaten in BE-Referenzzentrum
Oberflächliches BE-AC (T1a)	Endoskopische Resektion en-bloc[a] Anschließend BE-Ablation[a, c]
Langsegment-BE der Länge> 10 cm	Überwachung in BE-Referenzzentrum

Modifiziert von Weusten et al. [46]
BE Barrett's Ösophagus, *PPI* Protonenpumpeninhibitor
[a]Jede endoskopische Therapie (Resektion; Ablation) sollte in BE-Referenzzentrum durchgeführt werden
[b]Endoskopische Resektion sichtbarer Läsion nach American College of Gastroenterology (ACG) [47]
[c]Vorzugsweise mit Radiofrequenzablation (RFA)

(Tab. 6.6) erfordern noch keine Vergrößerungs- oder NBI-Endoskopie [46–48]. In Japan wird BE jedoch mit WLI & NBI Endoskopie untersucht. Die Läsionen werden mit M-NBI und Essigsäure CE analysiert und gezielte Biopsien [49] durchgeführt.

Hinweis *Richtlinien* empfehlen für die BE-Überwachungs-Endoskopie nach der Therapie mit Protonenpumpeninhibitoren [46–49]:

- hochauflösende (HD-WLI) Endoskopie und Essigsäure-basierte Chromoendoskopie,
- gezielte Biopsie jeder sichtbaren Läsion *und*
- protokollierte zufällige Biopsien (4-Quadranten-Biopsien alle 2 cm; Seattle-Protokoll)
- histologische Untersuchung durch einen GI-Pathologen (& Referenzpathologen für Dysplasie +)
- Überweisung zur Entfernung von hochgradiger Dysplasie (HGD) oder BE-AC an ein spezialisiertes Zentrum (siehe Kap. 8)

Jenseits der aktuellen Richtlinien empfehlen wir dringend

- die Analyse der sichtbaren Läsion zuerst mit M-NBI (V, Gefäße), dann mit M-CE (S, Oberfläche) [49].

6.4 Standards für die Screening- und Überwachungsendoskopie

Die Erkennung kleiner (<10 mm) und winziger (<5 mm) neoplastischer Läsionen während der Screening- oder der Überwachungsendoskopie hängt von einer guten Reinigung und ordnungsgemäßen Vorbereitung der Organe, der Untersuchungstechnik und der endoskopischen Ausrüstung sowie der Erfahrung und Wachsamkeit des Untersuchenden ab. Um die Ergebnisqualität dieser diagnostischen Verfahren sicherzustellen, sollten Benchmark-Kriterien, die als Key Performance Indicators (*KPI*) bezeichnet werden, in jeder Endoskopie-Einheit erfasst, bewertet und erreicht werden, zusammen mit dem Untersuchungsprotokoll & -bericht [38] (Tab. 6.7).

Der *Endoskopie-Bericht* schließt die *endgültige klinische Diagnose von Neoplasien,* die Empfehlung für das Staging (EUS/MRI/CT) und die Resektionstechnik ein; er ist das rechtlich bindende Dokument. Komplexe oder maligne Läsionen müssen durch mehrere Bilder dokumentiert werden, welche die Lage, die Größe und strukturellen Details bei der Vergrößerung in der Weißlichtendoskopie (WLI), dem *Narrow band imaging* (NBI) oder der Chromoendoskopie (CE) zeigen.

Tab. 6.7 Allgemeine Aspekte, die für eine Endoskopie dokumentiert werden sollten [50]

I. Vor der Untersuchung
(a) Korrekte Indikation, einschließlich Begründung für nicht standardmäßige Indikationen
(b) Ordnungsgemäße Einwilligung (mit Risiken, z. B. in Tab. 6.8), und Dokumentation der Antikoagulation
(c) Voruntersuchungs-Anamnese und körperliche Untersuchung zur Risikostratifizierung
(d) gewünschte Sedierungsintensität.
II. Während der Untersuchung
(a) Patientenüberwachung mit Dokumentation der Vitalparameter und Medikation
(b) Bilddokumentation endoskopischer Orientierungspunkte und Abnormalitäten
III. Nach der Untersuchung
(a) Entlassungsbrief (Endoskopiebericht) und Dokumentation
(b) Patientenanweisungen (nach Sedierung und für potentielle postoperative Komplikationen)
(c) Pathologie-Folgeuntersuchung und Bericht
(d) Aufzeichnung von unerwünschten Ereignissen und Komplikationen in der Endoskopieeinheit
(e) Kommunikation mit Patient (Patientenzufriedenheit) und niedergelassenem Arzt
(f) Antikoagulationsplan

Hinweis Der *Endoskopie-Bericht* über eine neoplastische Läsion muss mehrere Elemente enthalten:

- Makroskopischer Typ und Merkmale (z. B. luftinduzierte Veränderung der Form, AID)
- Mikrooberflächen- und Mikrogefäßstruktur
- Endoskopische Diagnose der vorhergesagten Tumorkategorie

6.4.1 *Koloskopie*

Bei ungefähr 8 % der Patienten mit neu diagnostiziertem Kolorektalkarzinom wurde innerhalb der letzten 3 Jahre eine negative Koloskopie durchgeführt (d. h. Intervallkarzinom) [51, 53, 54]. Endoskopiker mit höheren Raten von Intervallkarzinom haben eine geringere Adenom-Detektionsrate (ADR) [51]. Daher ist die ADR ein wesentlicher Performance indicator für die Qualität der diagnostischen Koloskopie [20]. Mögliche Ursachen für eine verpasste Detektion sind eine Fehlerquote für die Detektion von Adenomen (~ 11 % für 5–10 mm Größe) und übersehene kleine flache Adenome oder Karzinome von <5 mm Größe [53].

Die Darmvorbereitung ist für das diagnostische Ergebnis von entscheidender Bedeutung. Die orale Einnahme von Eisenpräparaten (die zu einer Verfärbung der Schleimhaut führen) und Obst oder Brot mit kleinen Kernen sollte einige Tage vor der Untersuchung eingestellt werden. Die Standardvorbereitung besteht in der Einnahme einer Natriumpicosulfatlösung (10 mL) zur Entleerung des Rektums, gefolgt von der Einnahme von 2 bis 3 Litern Polyethylenglycol-Natrium-Sulfatlösung (PEG-ELS) innerhalb von 60 bis 90 Minuten am Abend vor der Untersuchung und/oder am frühen Morgen 3–4 h vor der Untersuchung. Wir empfehlen, 5 mL Dimethiconlösung (Simeticon) pro Liter PEG-Lösung hinzuzufügen, um Schleim aus der Kolon-Schleimhaut zu entfernen. Der Zeitraum zwischen der letzten oralen Flüssigkeitsaufnahme und der Koloskopie sollte 3 Stunden betragen, um eine Magenentleerung vor der Sedierung sicherzustellen. Die Qualität der Vorbereitung (d. h. die Ausscheidung von gelblicher Stuhlflüssigkeit ohne Feststoffe) sollte vor der Lagerung des Patienten überprüft werden. Die Sauberkeit sollte für > 95 % der Koloskopien erzielt und mit einem Boston Bowel Preparation Score $\geq$ 7 (BBPS-Bereich 1 bis 9) [55] dokumentiert werden.

Untersuchung. Vergrößernde ($\geq$50-fach) Koloskope sollten verwendet und die Koloskopie als *One-Examinator*-Methode mit einer schleifenlosen Einführungstechnik durchgeführt werden. Die Sedierung (z. B. Midazolam 0,7 mg/kg Körpergewicht) oder die intravenöse Anästhesie mit Propofol sollten gemäß den nationalen Richtlinien angewendet werden. Die Vollständigkeit der Koloskopie muss durch Bilder des Blinddarms mit Appendix, und des terminalen Ileums dokumentiert werden. Vor dem Rückzug des Scopes wird ein Spasmolytikum intravenös verabreicht (Butylscopolamin 10–20 mg oder Glucagon 1 mg bei Glaukom oder symptomatischer Prostata-Hyperplasie). Um die gesamte Schleim-

Tab. 6.8 Risiken (AE) der diagnostischen Koloskopie [10, 51, 52]

Komplikation	Risiko
Blutung	0,01 % (nach Schlingen-Polypektomie, 0.8 %)
Perforation	0,01 % (nach Schlingen-Polypektomie, 0.06 %)
Mortalität	2 / > 300.000 Koloskopien

Tab. 6.9 Key Performance Indicators (KPI, benchmarks) für Koloskopie [10, 20]

Quality Indicator	KPI, benchmark Parameter (% der Koloskopien)
Bowel preparation	>90 % sauber (Boston Scale score > 6; Ziel >95 %, >7)
Caecum-Intubation (Fotodokumentation), Rate	>95 % für Screening gesunder Erwachsener (Ziel >97 %) >90 % aller Screening Koloskopien
Adenom-Detektionsrate	> 25 % der Koloskopien bei Männern > 50 Jahren > 15 % der Koloskopien bei Frauen > 50 Jahren
Komplette Polypektomie	% Fraktion (Schlingen-Polypektomien / Läsionen > 3 mm)
Komplikations-(AE-)Rate	Noch keine Benchmark (z. B. 7-Tage-Wiedervorstellungs-Rate)

hautoberfläche einschließlich der proximalen Seiten der Haustralfalten zu untersuchen, beträgt die Rückzugszeit mindestens 6 min. Komplikationen (adverse events, AE) und Qualitätsindikatoren für das Screening mit Koloskopie sollten für alle Untersuchungen pro Untersucher und pro Endoskopie-Einheit aufgezeichnet werden und den Benchmark-Indikatoren entsprechen [20, 38, 52] (Tab. 6.8 und 6.9). Für die endoskopische Erkennung von Neoplasien siehe Kap. 11.

6.4.2 *Obere Gastrointestinale Endoskopie*

Die obere GI-Endoskopie zur Detektion von Neoplasien sollte 10–20 min nach oraler Einnahme eines Glases Wasser mit Proteinase oder Acetylcystein (siehe unten) durchgeführt werden, um Schleim von der Mukosa zu entfernen (Abb. 6.2), unter Verwendung von milder, bewusster oder tiefer, intravenöser Sedierung in Übereinstimmung mit nationalen Richtlinien. Hochauflösende Videoendoskope mit vergrößernder virtueller Chromoendoskopie (NBI, BLI, i-scan) sind Standardausrüstung, die eine genaue Diagnose mukosaler Läsionen ermöglicht.

Hinweis Die diagnostische obere GI-Endoskopie hat eine Reihe allgemeiner Anforderungen [57]:

- Vorbereitung mit Mukolytikum und Entschäumer (0,25 g Pronase®/25 mL Wasser, Kaken Seiyaku Corp., Tokyo; *oder* 400 mg N-Acetylcystein und 20 mg aktiviertes Dimethicon/25 mL Wasser) 15 min vor und ein Glas Wasser unmittelbar vor der Endoskopie

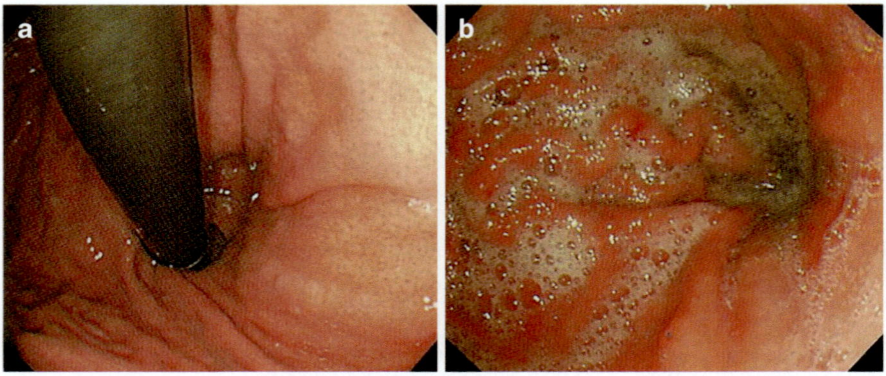

Abb. 6.2 (**a**) Magenkörper gereinigt mit Proteinase-Vorbehandlung und Waschen mit einem Wasserstrahl. (**b**) Magenkörper ohne Proteinase-Vorbehandlung. Trotz Wasserstrahlspülung der Schleimhaut bildet das anhaftende Muzin ein schaumiges Gel auf den Magenschleimhautfalten, was die Beurteilung der Epitheloberflächenstruktur stark beeinträchtigt. (Nachdruck von Oyama [56], mit Genehmigung von Nankodo Co., Ltd., Tokyo, Japan)

- Anticholinergika zur Reduzierung der Sekretion und der Peristaltik (Buscopan® 10–20 mg i.v. oder, falls kontraindiziert, Glucagon 1 mg i. v.)
- Lignocain-Spray zur Pharynx-Anästhesie (und Hypopharynx-Inspektion)
- In den meisten Fällen intravenöse Sedierung (Midazolam 2–5 mg oder Pethidin 20–30 mg für bewusstseinsverändernde Sedierung oder Propofol 5–10 mg für Bewusstseinsverlust-induzierende Sedierung)
- Ein ausgiebiges endoskopisches Spülen der Mukosa mit dem Wasser-Jet ist für die Beurteilung der mukusfreien Magenoberfläche und des Kapillarmusters unerlässlich.
- Vermeidung von Blindflecken während der Spiegelung insbesondere durch
  - Dehnung der Magenwand durch Insufflation
  - Irrigation (Wasser mit Dimethicon) zur Reinigung der Magenmukosa
  - systematische WLI-Inspektion aller Bereiche der Organe (Hypo-/Pharynx, Ösophagus, Magen, Duodenum-Teile 1 bis 3), um alle Läsionen zu erkennen

Untersuchungsgang

Der empfindliche Nachweis kleiner und kleinster neoplastischer Läsionen bei der konventionellen WLI-Endoskopie hängt von den Fähigkeiten des Untersuchers – Untersuchungstechnik, Wissen und diagnostische Erfahrung – und einem standardisierten Screening-Verfahren ab. [58].

Einführen des Endoskops: Während des Einführens des Endoskops werden der Pharynx und der Kehlkopf inspiziert, wobei darauf zu achten ist, dass kein direkter Kontakt mit der Schleimhaut des weichen Gaumens, des Pharynx und des Zungengrundes besteht. Zur Erkennung von SCC im Frühstadium ist der NBI-Modus (mit angemessener Beleuchtung) dem WLI-Modus überlegen und vorzuziehen, während unter Inspektion des harten und weichen Gaumens sowie der

Hinterwand des Hypopharynx das Endoskop langsam vorgeschoben wird. Vollständige endoskopische Inspektion des Oropharynx und Hypopharynx ist in einem aktuellen Atlas von Muto et al. [57] ausführlich beschrieben. Führen Sie das Endoskop zunächst während der Inspiration in die Spitze des rechten Sinus piriformis ein, während Sie den Kehlkopf inspizieren, und entleeren Sie dort eine etwaige Speichelansammlung (insbesondere im Falle eines Zenker-Divertikels). Der Sinus piriformis und der Oropharynx sind weiter und besser ein zu sehen, wenn das Endoskop während der Ausatmung zurückgezogen wird. Betrachten Sie dann das Arytenoid und den Kehlkopfbereich einschließlich der Stimmbänder sowie den linken Sinus piriformis, bevor Sie das Endoskop von der Basis des rechten Sinus piriformis aus in die Speiseröhrenöffnung einführen.

Oesophagus. Der kraniale Eingangsbereich der Speiseröhre (15–18 cm nach den Schneidezähnen) ist beim Zurückziehen des Endoskops besser zu sehen. Beobachten Sie den insufflierten, vollständig aufgedehnten Ösophagus in WLI während des Einführens und im NBI-Modus beim Zurückziehen am Untersuchungsende, um auf auf winzige bräunliche Läsionen zu achten.

Für eine genaue Beschreibung der Lokalisierung einer Läsion im Ösophagus richten Sie den Schaft des Endoskops aus und suchen nach der Kerbe des linken Hauptbronchus (25–28 cm von den Schneidezähnen und zwischen 10 und 12 auf Uhr auf dem Monitorbild, Pat. in LSL) entsprechend der ventralen Seite des Oesophagus. Für die Endoskopie von SC-Ösophagus bzw. Barrett's Ösophagus siehe Abschn. 7.2 und 8.1 sowie 6.3.2.

Magen. Nach komplettem Abspülen von Schleim und Ablagerungen von der Magenschleimhaut, identifizieren Sie zunächst Hochrisiko-Bedingungen für Frühkrebs (Vgl. Kap. 9.1.1 und Tab. 6.4). Für Frühkarzinom-Detektion dehnen Sie dann den Magen vollständig durch Insufflation aus, um Blindflecken zu vermeiden, und erstellen ein standardisiertes Screening-Protokoll (*mapping*) für den gesamten Magen (Abb. 6.3). Zusätzlich nehmen Sie Bilder von jeder verdächtigen Läsion und deren Lokalisierung auf. Zielgerichtete Biopsien werden von Magengeschwüren und jeder Läsion entnommen, die auf ein Neoplasma hindeutet [9, 29]. Die Protokolle der Ösophagogastroduodenoskopie zum Frühkarzinom-Screening sind in Japan expliziter als in westlichen Ländern. Für die grundlegende Technik, die systematische Beobachtung und die Beurteilung verdächtiger Läsionen in WLI empfehlen wir das e-learning Programm von Kenshi Yao [58]. Empfehlungen zur Erkennung und endoskopischen Vergrößerungs-Analyse von Neoplasien im oberen GIT werden in Kap. 1 und 7, 8, 9, 10 und 11 gegeben.

Duodenum. Der Zwölffingerdarm wird mit den gleichen Prozessoreinstellungen wie der Magen untersucht (siehe Tab. 1.2). Etwaige Gallenflüssigkeit wird abgewaschen und aspiriert. Normale Schleimhaut zeigt einen Teppich beweglicher Zotten, der besonders gut bei Wasserimmersion zu sehen ist. Die Zottenatrophie bei Zöliakie zeigt einen Verlust an beweglichen Zotten. Neoplasien weisen gut abgegrenzte Ränder auf. (Siehe Kap. 10).

Komplikationen und Qualitätsmaßnahmen (KPI) sollten im Bericht über die Endoskopie des oberen Verdauungstrakts (UGE) festgehalten werden (Tab. 6.10).

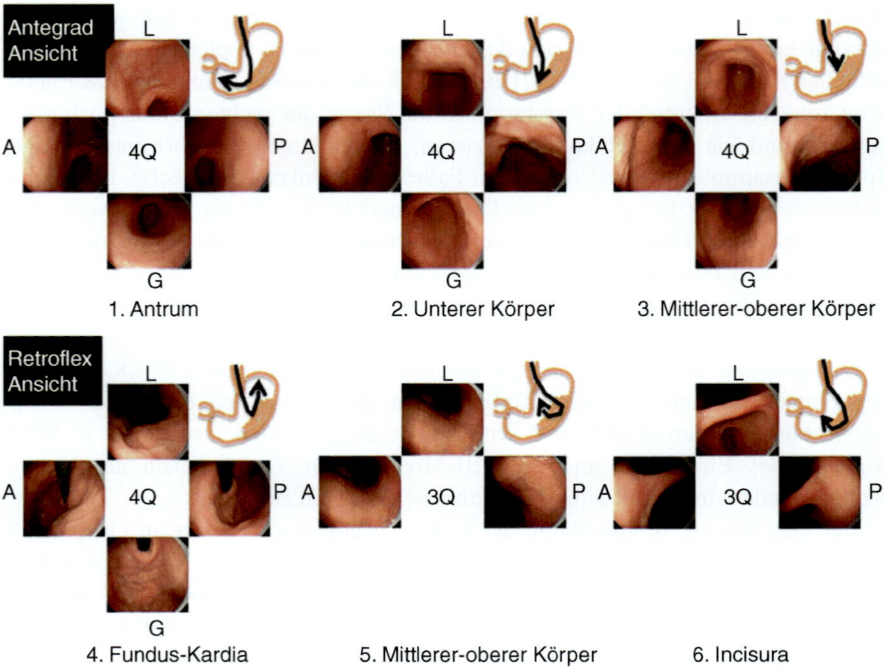

Abb. 6.3 Systematische Screening-Protokoll für den Magen (SSS). Das SSS sollte so bald wie möglich gestartet werden, sobald das Endoskop in das Magen-Antrum eingeführt wird. In der anterograden Ansicht werden Endoskopie-Bilder von den vier Quadranten des Magen-Antrums, Corpus und mittleren oberen Corpus gemacht; dann, in der retroflektierten Ansicht, werden Bilder von den vier Quadranten des Magen-Fundus mit Kardia und je drei Quadranten der Magen-Corpusmitte und der Incisura genommen. Insgesamt umfasst das SSS 22 Endoskopie-Bilder. *A* vordere Wand, *G* große Kurvatur, *L* kleine Kurvatur, *P* hintere Wand, *Q* Quadrant. Dies entspricht dem optimalen endoskopischen *mapping* des Magens. (Wiedergegeben von Yao [58], unter den Bedingungen der Creative Commons Attribution 4.0 International License (http://creativecommons.org/licenses/by/4.0/)

Tab. 6.10 Leistungskennzahlen (KPM) für Qualitätsbeurteilung der oberen GI-Endoskopie (UGE) [59]

Documentation of KPM	Parameter fulfilled (in % UGE reports)
Fasten ≥6 h/Feststoffe, 2 h/Flüssigkeiten	≥95 % (Anleitung, in Einverständniserklärung)
Dauer der Prozedur	≥90 % der Berichte (UGE ≥ 7 min für Screening)
Fotodokumentation	≥90 % (für Orientierungspunkte n = 10 & Läsionen)
Standardterminologie	≥95 % der Berichte [59]
Seattle-Protokoll für BE	≥90 % der BE (BE-Inspektion mit 1 min/C = 1 cm)
Komplikationen der therapeutischen UGE	≥95 % dokumentiert in allen therapeutischen UGE-Berichten (Benchmark für UGE-EMR <2 % Perforationen)

BE Barrett Ösophagus, *C* kreisförmige Ausdehnung von BE, *M* maximale BE Ausdehnung (Zungen), *EMR* endoskopische Mukoseresektion

Tab. 6.11 Antikoagulantien und Auswaschzeit vor der Biopsie

Medikament	Auswaschzeit
Plättchenaggregationshemmer	
Aspirin	7 Tage
Ticlopidinhydrochlorid	7 Tage
Ticagrelor	7 Tage
Ethyl-Eicosapentat	7 Tage oder mehr
Cilostazol	4 Tage
Argatroban	1 Tag
Thrombolytika	
Urokinase	1 Tag
Antikoagulantien	
Warfarin-Kalium (Marcumar)	7 Tage
Enoxaparin, Paroxaparin	1/2 Tag
Rivaroxaban (Anti-Faktor Xa)	1 Tag
Dabigatran (Anti-Faktor IIa)	2 Tage[a]

Modifiziert von Anderson et al. [61]

[a]24 h, wenn die glomeruläre Filtrationsrate (GFR) > 80 mL/min ist; 4 Tage, wenn die GFR 30–50 mL/min ist

6.4.3 Periprozedurale Vorsichtsmaßnahmen

Antibiotische Prophylaxe ist für obere oder untere GI-Endoskopie nicht erforderlich, es sei denn, der Patient ist schwer immunsupprimiert, hat Herzklappenersatz oder -fehler oder unterzieht sich einem Verfahren mit hohem infektiösen Risiko (z. B. Platzierung einer perkutanen endoskopischen Gastrostomie (PEG), EUS-FNA von Zysten oder GI-Läsionen oder Ligatur von Ösophagusvarizen). In diesen Situationen wird eine einzelne intravenöse Dosis 30–60 min vor der Endoskopie empfohlen (je nach individueller Medikamententoleranz): Amoxicillin 2 g, Cefazolin 1 g oder Ciprofloxacin 500 mg [60]. Es gibt keine solchen Empfehlungen für die endoskopische submuköse Dissektion (ESD), aber Hochrisikopatienten sollten vor einer ESD im GI Trakt eine antibiotische Prophylaxe erhalten. Tab. 6.11 listet die Auswaschzeit der Antikoagulantien vor der Biopsie.

References

1. GLOBOCAN database, International Agency for Research on Cancer, WHO, http://globocan.iarc.fr/.
2. Ferlay J, et al. Cancer incidence and mortality worldwide: sources, methods and major patterns in GLOBOCAN 2012. Int J Cancer. 2015;136:E359–86.
3. Inoue M, et al. Epidemiology of gastric cancer in Japan. Postgrad Med J. 2005;81:419–24.
4. Everett SM, et al. Early gastric cancer in Europe. Gut. 1997;41:142–50.
5. Morita S, et al. Outcome of pylorus-preserving gastrectomy for early gastric cancer. Br J Surg. 2008;95:1131–5.

6. Abe S, et al. Short- and long-term outcomes of endoscopic submucosal dissection for undifferentiated early gastric cancer. Endoscopy. 2013;45:703–7.
7. Gotoda T, et al. Endoscopic resection of early gastric cancer treated by guideline and expanded National Cancer Centre criteria. Br J Surg. 2010;97:868–71.
8. Hamashima C, et al. Optimal interval of endoscopic screening based on stage distributions of detected gastric cancers. BMC Cancer. 2017;17:740.
9. Pimentel-Nunes P, et al. Management of epithelial precancerous conditions and lesions in the stomach (MAPS II): ESGE guideline update 2019. Endoscopy. 2019;51:365–388. https://doi.org/10.1055/a-0859-1883.
10. Rex DK, et al. Colorectal cancer screening: recommendations for physicians and patients from the U.S. Multi-Society Task Force on Colorectal Cancer. Gastroenterology. 2017;153:307–23.
11. Vasen HF, et al. Familial colorectal cancer risk: ESMO clinical recommendations. Ann Oncol. 2009;20(Suppl 4):51–3.
12. Fletcher RH, et al. Screening patients with a family history of colorectal cancer. J Gen Intern Med. 2007;22:508–13.
13. Torre LA, et al. Global cancer incidence and mortality rates and trends – an update. Cancer Epidemiol Biomark Prev. 2016;25:16–27.
14. Zauber AG, et al. Colonoscopic polypectomy and long-term prevention of colorectal-cancer deaths. N Engl J Med. 2012;366:687–96.
15. Hamashima C, et al. Mortality reduction from gastric cancer by endoscopic and radiographic screening. Cancer Sci. 2015;106:1744–9.
16. Evans JA, et al. ASGE guideline. The role of endoscopy in the management of premalignant and malignant conditons of the stomach. Gastrointest Endosc. 2015;82:1–8.
17. Ebell MH, et al. Cancer screening recommendations: an international comparison of high income countries. Public Health Rev. 2018;39:7.
18. Bevan R, Rutter RD. Colorectal cancer screening – who, how, and when? Clin Endosc. 2018;51:37–49.
19. Towler B, et al. A systematic review of the effects of screening for colorectal cancer using the faecal occult blood test, Hemoccult. BMJ. 1998;317:559–65.
20. Kaminski MF, et al. Performance measures for lower gastrointestinal endoscopy: a European Society of Gastrointestinal Endoscopy (ESGE) quality improvement initiative. United European Gastroenterol J. 2017;5:309–34.
21. Winawer SJ, et al. Colorectal cancer screening: clinical guidelines and rationale. Gastroenterology. 1997;112:594–642.
22. Dunlop MG. Guidance on gastrointestinal surveillance for hereditary non-polyposis colorectal cancer, familial adenomatous polyposis, juvenile polyposis, and Peutz-Jeghers syndrome. Gut. 2002;51(Suppl 5):V21–7.
23. Beaugerie L, et al. Cancers complicating inflammatory bowel disease. N Engl J Med. 2015;373:195.
24. Farraye FA, et al. AGA technical review on the diagnosis and management of colorectal neoplasia in inflammatory bowel disease. Gastroenterology. 2010;138:746–774, 774 e741–744; quiz e712-743.
25. Soetikno R, et al. Paradigm shift in the surveillance and management of dysplasia in inflammatory bowel disease (West). Dig Endosc. 2016;28:266–73.
26. Laine L, et al. SCENIC international consensus statement on surveillance and management of dysplasia in inflammatory bowel disease. Gastrointest Endosc. 2015;81:489–501.
27. Lieberman DA, et al. Guidelines for colonoscopy surveillance after screening and polypectomy: a consensus update by the US Multi-Society Task Force on Colorectal Cancer. Gastroenterology. 2012;143:844–57.
28. Sung JJY, et al. Third Asia-Pacific consensus recommendations on colorectal cancer screening and postpolypectomy surveillance. Gut. 2022;71:2152–2166. https://doi.org/10.1136/gutjnl-2022-327377.

29. Hamashima C, et al. Update version of the Japanese guidelines for gastric cancer screening. Jpn J Clin Oncol 2018;48:673–683. https://doi.org/10.1093/jjco/hyy077.
30. Leung WK, et al. Screening for gastric cancer in Asia: current evidence and practice. Lancet Oncol. 2008;9:279–87.
31. Huntsman DG, et al. Early gastric cancer in young, asymptomatic carriers of germ-line E-cadherin mutations. N Engl J Med. 2001;344:1904–9.
32. Engel LS, et al. Population attributable risks of esophageal and gastric cancers. J Natl Cancer Inst. 2003;95:1404–13.
33. Kitagawa Y, et al. Esophageal cancer practice guidelines 2022 edited by the Japan esophageal society: part 1. Esophagus 2023; 20:343–372. https://doi.org/10.1007/s10388-023-00993-2.
34. Muto M, et al. Early detection of superficial squamous cell carcinoma in the head and neck region and esophagus by narrow band imaging: a multicenter randomized controlled trial. J Clin Oncol. 2010;28:1566–72.
35. Appelqvist P, et al. Lye corrosion carcinoma of the esophagus: a review of 63 cases. Cancer. 1980;45:2655–8.
36. Sandler RS, et al. The risk of esophageal cancer in patients with achalasia. A population-based study. JAMA. 1995;274:1359–62.
37. Stevens HP, et al. Linkage of an American pedigree with palmoplantar keratoderma and malignancy (palmoplantar ectodermal dysplasia type III) to 17q24. Literature survey and proposed updated classification of the keratodermas. Arch Dermatol. 1996;132:640–51.
38. Zandanell S, et al. Feasibilityof continuous monitoring of endoscopy performance and adverse events: a single center experience. Cancers 2023;15:725–32. https://doi.org/10.3390/cancers15030725.
39. Shuyama K, et al. Human papillomavirus in high- and low-risk areas of oesophageal squamous cell carcinoma in China. Br J Cancer. 2007;96:1554–9.
40. El-Serag HB, et al. Epidemiological differences between adenocarcinoma of the oesophagus and adenocarcinoma of the gastric cardia in the USA. Gut. 2002;50:368–72.
41. Hvid-Jensen F, et al. Incidence of adenocarcinoma among patients with Barrett's esophagus. N Engl J Med. 2011;365:1375–83.
42. Kelty CJ, et al. Barrett's oesophagus: intestinal metaplasia is not essential for cancer risk. Scand J Gastroenterol. 2007;42:1271–4.
43. Gray MR, et al. The role of smoking and alcohol in metaplasia and cancer risk in Barrett's columnar lined oesophagus. Gut. 1993;34:727–31.
44. Kastelein F, et al. Impact of surveillance for Barrett's oesophagus on tumor stage and survival of patients with neoplastic progression. Gut. 2016;65:548–54.
45. Schölvinck DW, et al. Detection of lesions in dysplastic Barrett's esophhagus by community and expert endoscpists. Endoscopy. 2017;49:113–20.
46. Weusten B, et al. Endoscopic management of Barrett's esophagus: European Society of Gastrointestinal Endoscopy (ESGE) position statement. Endoscopy. 2017;49:191–8.
47. Shaheen NJ, et al. ACG clinical guideline: diagnosis and management of Barrett's esophagus. Am J Gastroenterol. 2016;111:30–50.
48. Fitzgerald RC, et al. British Society of Gastroenterology guidelines on diagnosis and management of Barrett's esophagus. Gut. 2014:7–42.
49. Goda K, et al. Diagnostic utility of a novel magnifying endoscopic classification system for superficial Barrett's esophagus-related neoplasms: a nation-wide multicenter study. Esophagus. 2021;18:713–723. https://doi.org/10.1007/s10388-021-00841-1.
50. Faigel DO, et al. Quality indicators for gastrointestinal endoscopic procedures: an introduction. Am J Gastroenterol. 2006;101:866–72.
51. Kaminski MF, et al. Quality indicators for colonoscopy and the risk of interval cancer. N Engl J Med. 2010;362:1795–803.
52. Lee TJ, et al. Colonoscopy quality measure experience from the NHS bowel cancer screening programme. Gut. 2012;61:1050–7.

53. Kudo S, et al. The problem of de novo colorectal carcinoma. Eur J Cancer. 1995;31A:1118–20.
54. Morris EJ, et al. Post-colonoscopy colorectal cancer (PCCRC) rates vary considerably depending on the method used to calculate them: a retrospective observational population-based study of PCCRC in the English National Health Service. Gut. 2015;64:1248–56.
55. Calderwood AH, et al. Boston Bowel Preparation Scale scores provide a standardized definition of adequate for describing bowel cleanliness. Gastrointest Endosc. 2014;80:269–76.
56. Oyama T. Endoscopic diagnosis of gastric adenocarcinoma for ESD. Tokyo: Nankodo Co., Ltd; 2010.
57. Muto M, Yao K, Sano Y. Atlas of endoscopy with narrow band imaging. Tokyo: SPRINGER Japan; 2015. p. 11–30.
58. Yao K, et al. Development of an e-learning system for teaching endoscopists how to diagnose early gastric cancer: basic principles for improving early detection. Gastric Cancer. 2017;20:28–38.
59. Bisschops R, et al. Performance measures for upper gastrointestinal endoscopy: a European Society of Gastrointestinal Endoscopy quality improvement initiative. United European Gastroenterol J. 2016;4:629–56.
60. Banerjee S, et al. Antibiotic prophylaxis for GI endoscopy. Gastrointest Endosc. 2008;67:791–8.
61. Anderson MA, et al. Management of antithrombotic agents for endoscopic procedures. Gastrointest Endosc. 2009;70:1060–70.

Teil II
Organ-spezifische endoskopische Analyse von Frühneoplasien

Kapitel 7
Plattenepithelialer Ösophagus und Hypopharynx: Mukosaneoplasien

Tsuneo Oyama

7.1 Einleitung

Das opportunistische-Screening von Hochrisikopersonen und Überwachung von Hochrisikozuständen (siehe Tab. 6.5) mit der Endoskopie des oberen GI-Trakts haben zu einer häufigeren Diagnose von Frühkarzinomen oder hochgradigen intraepithelialen Neoplasien (HGIN) der Kopf-Hals-Region und des Ösophagus geführt [1, 2]. Das frühe Plattenepithelkarzinom (SCC, pT1m-sm1) des Ösophagus hat eine nahezu 100 %ige Chance auf eine dauerhafte Heilung nach radikaler Ösophagektomie [3]. Die Analyse der pT-Kategorie in einer großen Patientenkohorte ergab, dass das Risiko für Lymphknotenmetastasen 1–3 % beträgt, wenn das Karzinom auf die Lamina propria mucosae (m2) begrenzt ist, 9 %, wenn es die Muscularis mucosae (m3) betrifft, und 20 % mit Mikroinvasion der oberen Drittel der Submukosa (sm1) (<200 µm unter der Muscularis mucosae) [3– 5], aber nur 4,2 % für sm1-Karzinome mit niedrigen Risikokriterien (sm <200 µm, G1 oder G2, L0, V0) [5, 6]. Die endoskopische Diagnose von Ösophaguskarzinomen in sehr frühen Stadien (HGIN, T0m1, T1m2) ist für eine kurative endoskopische Resektion unerlässlich [7].

T. Oyama (✉)
Advanced Care Center, Department of Endoscopy, Saku Central Hospital, Saku, Nagano, Japan
E-Mail: oyama@coral.ocn.ne.jp

F. Berr et al., *Atlas Frühkarzinome des Gastrointestinaltrakts*,
https://doi.org/10.1007/978-3-031-25623-3_7

7.2 Endoskopische Überwachung für SCC im Ösophagus und Hypopharynx

Für eine optimale Inspektion sollte die Endoskopie mit intravenöser Sedierung durchgeführt werden, 10 min nach Einnahme eines Glases Wasser mit Dimethicon und Proteinase oder Acetylcystein. Untersuchen Sie den gesamten Pharynx einschließlich Blick auf die Stimmbänder (siehe Abschn. 6.4.2).

Die Erkennung von neoplastischen Läsionen erfordert einen standardisierten Ansatz. Führen Sie das Endoskop mit genauer Inspektion im Weißlichtmodus (WLI) ein, verwenden Sie jedoch den NBI-Modus (Narrow-Band Imaging) zur Analyse von Läsionen (mit Vergrößerung) sowie während des Rückzugs des Endoskops aus dem Ösophagus und Hypopharynx, um folgende Vorgaben zu erfüllen:

- Konzentrieren Sie sich auf *muköse Farbveränderungen* (rot oder blass, WLI; braun, NBI) und *Verschwinden* des verzweigten submukösen Gefäßnetzes.
- Achten Sie auf *blutende Läsionen* oder *Oberflächenunregelmäßigkeiten* in WLI.
- Führen Sie eine vollständiges NBI-Mapping des Ösophagus durch.
- Erkennen Sie beim NBI-Mapping einen *braunen Fleck mit unregelmäßigen Mikrogefäßen* (bei einer Vergrößerung $\geq$ 40-fach) - ein Muster, das hochgradig spezifisch für Dysplasie oder Carcinom ist [8].
- Verwenden Sie die Chromoendoskopie (CE) mit 0,75 *% Lugol*Lösungfür flache Läsionen des Plattenpithels bei Personen mit hohem Risiko (im Hypopharynx erst nach Trachealintubation!).

7.3 Anzeichen neoplastischer Läsionen bei WLI-Endoskopie

Der plattenepitheliale Oesophagus hat eine hellorange oder weißliche Farbe, eine glatte Oberfläche mit Lichtreflex, kein glanduläres Muster bei der WLI-Endoskopie und bei der Vergrößerung (m-WLI 60×) eine blanke Mikrooberfläche mit winzigen perforierenden Drüsenausgängen („-Löchern“) – und eine braune Färbung mit Lugol-CE. Das submuköse Gefäßmuster ist bei WLI- und NBI-Inspektion deutlich sichtbar (Abb. 7.1).

Hinweis *Anzeichen von Mukosaneoplasien* bei der Standard-WLI-Endoskopie:

- Leicht rötliches Aussehen (im Vergleich zur normalen Mukosa)
- *Oder* dünne weißliche Beschichtung (keratinisierender Typ des SCC)
- Unebene, samtige bis granuläre Oberflächenstruktur
- Verschwinden des normalen Mukosa-Lichtreflexes
- Verschwinden des dendritischen Gefäßnetzes der submukösen Venen

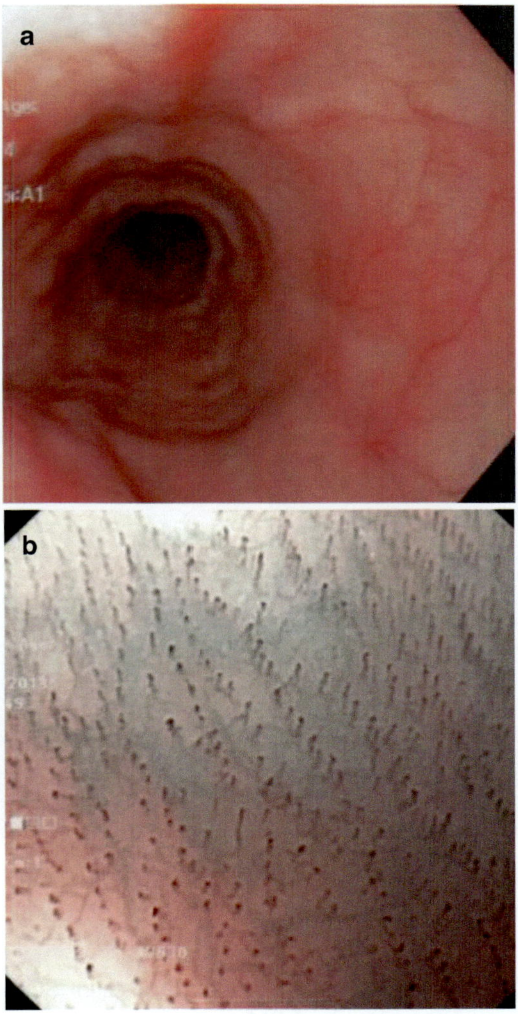

Abb. 7.1 Normaler Plattenepithel-Oesophagus. (**a**) Standard-Weißlicht-Endoskopie (WLI) mit dendritischem submukösem Gefäßmuster und sehr schwachen intrapapillären Kapillarschlingen (intrapapillary capillary loops, IPCLs in der lpm). (**b**) Plattenepithel-Oesophagus mit regelmäßigem geraden IPCL-Muster und normaler Schlinge (Loop) *Typ A JES;* (Typ I, Inoue), M-NBI (60×). (**c**) IPCL-Muster *normale Schlinge Typ A, JES* (*Typ II, Inoue,* mit Elongation der IPCL). M-NBI 40×. Leichte post-ösophagitische Veränderungen der plattenepithelialen Schleimhaut (links, unterer Ösophagus) bei 70-jähriger Frau mit axialer Hernie und chronischer GERD unter Behandlung mit Omeprazol (*insert:* Kardia in Retroflexansicht, WLI). (**d**) IPCL mit leicht abnormalem *Schlingentyp A, JES (Typen II und III, Inoue),* mit Streckung, geringer Formvariation. M-NBI 60×, gleiche Patientin wie in (**c**). (**e**) Plattenepithel-Frühkarzinom Typ 0-IIa + b. Beachte teils rötliche, teils weißliche Läsion (*Pfeile*) in WLI und weißliche, glatte Glykogenakanthose in der oberen rechten Ecke, (**f**) Lugol-CE zeigt das Plattenepithel-Carcinom (SCC) ohne Lugol-Färbung mit leichtem „pinkrosa Farbzeichen" und Färbung der Glykogenakanthose

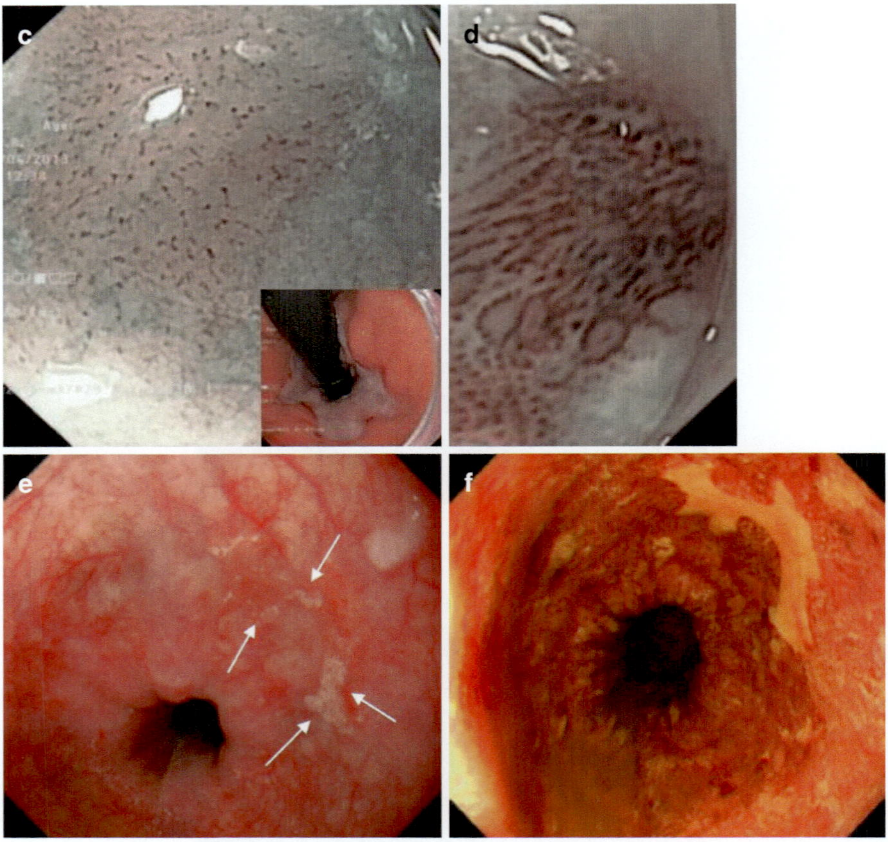

Abb. 7.1 (Fortsetzung)

Makroskopisch weisen Frühneoplasien in den frühesten Stadien (HGIN, SCC pT1a), beschränkt auf EP (m1) oder LPM (m2), Typ 0-IIb der makroskopischen Klassifizierung von Neoplasien (siehe Tab. 1.2) auf. Die Wahrscheinlichkeit einer sm2-Invasion ist bei leicht eingesenkten Neoplasien (0-IIc) etwa 30 % und erhöht sich bei den erhabenen Typen (0-IIa oder 0-IIa + IIc) auf etwa 50 %, was von diagnostischen Veränderungen im IPCL-Muster begleitet wird. Protuberante (0-Is) oder ulzerierte SCC (0-III) sind meist tief sm invasiv. Tab. 7.1 stellt die Prävalenz und das Risiko einer sm-Invasivität der makroskopischen Typen der SCC dar, wie sie vor Einführung der vergrößernden NBI-Analyse diagnostiziert wurden [4], was erklärt, warum die relative Prävalenz der Typen 0-IIb und 0-IIa unter den operierten Speiseröhren-SCC gering war. Die sehr frühe Erkennung mittels NBI führt zu einer hohen Prävalenz der Typen 0-IIb und 0-IIa.

Tab. 7.1 Oesophagus-SCC: Verteilung der Paris-Typen und Beziehung zur Tiefe der Tumorinvasion (Tumorresektate)

	Typ	Prävalenz (% der ESCC[a])	Tiefe der Tumorinvasion (% des Type[b])		
			M1 & M2	M3 & sm1	≥sm2
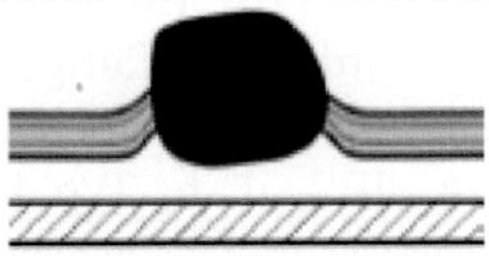	0-I (s, p)	14	4	**17**	**79**
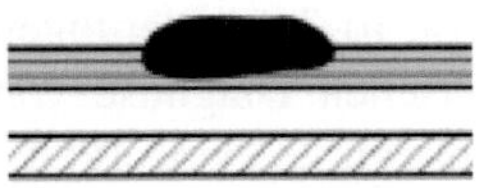	0-IIa	16	20	31	**49**
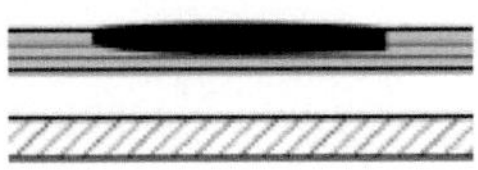	0-IIb	12	69	16	15
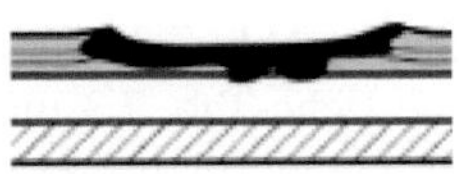	0-IIc	38	36	35	29
	0-IIa + IIc	8	10	**37**	**53**
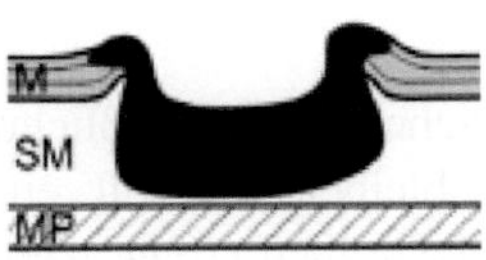	0-III	4	3	13	**83**

ESCC oesophageale Plattenepithelkarzinome (esophageal squamous cell cancer)
[a]Multizentrische Analyse von 1853 ESCC-Proben, die entweder chirurgisch oder endoskopisch reseziert wurden (zwischen 1990 und 1994) in Japan [4]. Grafiken geändert von [3]
[b]**Fett**, Zahlen weisen auf eine hohe Wahrscheinlichkeit einer tiefen submukösen Invasion hin, die eine Kontraindikation für eine kurative endoskopische Submukosadissektion (ESD) darstellt

Die Chromoendoskopie mit 0,75–1 %iger *Jodlösung* ist nützlich zur Erkennung und Analyse der seitlichen Ränder von oberflächlichen Plattenepithelkarzinomen:

- *Lugol-ungefärbte Bereiche* weisen auf SCC (oder selten auf Entzündungen) hin [9].
- Ein *„pinkfarbenes Zeichen"* in WLI („silbernes Zeichen" in NBI), das nach 2–3 min in einem Lugol-ungefärbten Bereich erscheint, ist typisch für SCC [10].

Das Problem dabei ist die Entzündung, die durch Lugol verursacht wird; manchmal fühlt der Patient Sodbrennen oder Thoraxschmerz, und selten kommt es zum allergischen Schock.

7.4 Diagnose von Mukosaläsionen mit Vergrößerungs-NBI-Endoskopie: Grundlegende Mikrogefäßmuster

Normales Plattenepithel im Ösophagus zeigt ein regelmäßiges Muster von intrapapillären Kapillarschleifen *(IPCL)*, das bei der vergrößernden NBI (M-NBI) gut zu erkennen ist. Bei der Vergrößerung (M-NBI >60-fach) wird ein auffälliges Mikrogefäßmuster (VP) sichtbar, das aus einer Längsreihe feiner, paralleler, gerader IPCL in der Lamina propria mucosae (VP Typ A, JES, d. h. Typ I, Inoue) und einem Verzweigungsmuster dickerer Arteriolen und schräg dazu verlaufender Venolen in der Submukosa besteht (*siehe* Abb.7.1a, b). Veränderungen des Mukosa-VP sind der Schlüssel zur genauen endoskopischen Diagnose von Mukosaerkrankungen. VP-Typen werden durch Veränderungen in vier IPCL-Eigenschaften – Länge (Verlängerung), Krümmung, Kaliber (Dicke) und Form (Verzerrung der Schlinge) – definiert und spiegeln Veränderungen in der Anatomie der epithelialen Papillen wider, die durch vertikale Tumorinvasion und Neoangiogenese zerstört werden. Die jüngste Konsensklassifikation der Japan Esophageal Society (JES) zeigte eine hohe Genauigkeit (insgesamt ~90 %) bei der Vorhersage von malignen oder invasiven Neoplasmen [11] (Tab. 7.2a, b; Abb. 7.2). Zum Vergleich mit der bisher akzeptierten Klassifikation von Inoue siehe Tab. 7.3 und Abb. 7.3 [12]. *Nicht-neoplastische Läsionen* stellen Varianten des normalen *JES-Typ A-Musters* dar, die typisch sind für eine milde akute oder schwere chronische Oesophagitis (*siehe* Abb. 7.1c,d).

Neoplasien, wenn flach, erscheinen als leicht rötliche oder weißliche (keratinisierende) Bereiche, die bei Lugol-CE ungefärbt bleiben und oft ein „pinkfarbenes Zeichen" zeigen wenige Minuten nach Lugol-Sprühen (*siehe* Abb. 7.1e, f). Sie sind bei NBI als bräunliche Bereiche erkennbar, die (bei M-NBI) vermehrtes und *irreguläres VP und den Verlust des normalen dendritischen sm Gefäßmusters* zeigen (Abb. 7.2 und 7.3). Der bräunliche Aspekt im NBI ist auf erhöhte Gefäßdichte und bräunliche Hintergrundfärbung zurückzuführen [11]. Selten haben kleine Plattenepithelkarzinome (<5 %) einen völlig weißen Aspekt, der in WLI und NBI leicht zu übersehen ist. *Inoues VP-Klassifikation* des Plattenepithel- Oesophagus wurde am weitesten verbreitet angewendet (Tab. 7.3) [12], wurde aber jetzt durch Konsens der Japanischen Oesophagus Gesellschaft (JES) auf die Haupt-IPCL-Muster A, B_1, B_2 und B_3 vereinfacht [11] (*siehe* Tab. 7.2a und Abb. 7.2 und 7.3). *Neoplastische Veränderungen* in Kaliber und Form von IPCL, mit erhaltenen IPCL-Schleifenkonfiguration, zunehmenden Windungen, leichter Erweiterung der IPCL-Spitzen und Verlängerung von IPCL, sind typisch für Dysplasie (LGIN oder HGIN) oder intramuköses Carcinom (m1, m2), die als *VP abnormal loop* B_1*, JES* eingestuft werden.

SCC, die sich auf die muscularis mucosae (m3, LPM) oder minimal in die Submukosa (sm1) ausbreiten, zeigen typischerweise den Verlust einiger IPCL (aufgrund der Zerstörung der epithelialen Papillen) und/oder deutliche Verlängerung von IPCL und Verbindung benachbarter IPCL, die zu einem *non-loop type* B_2*, JES* (*Inoue type V-3)* führt. Ein deutlich nichtstrukturiertes VP weist alle vier

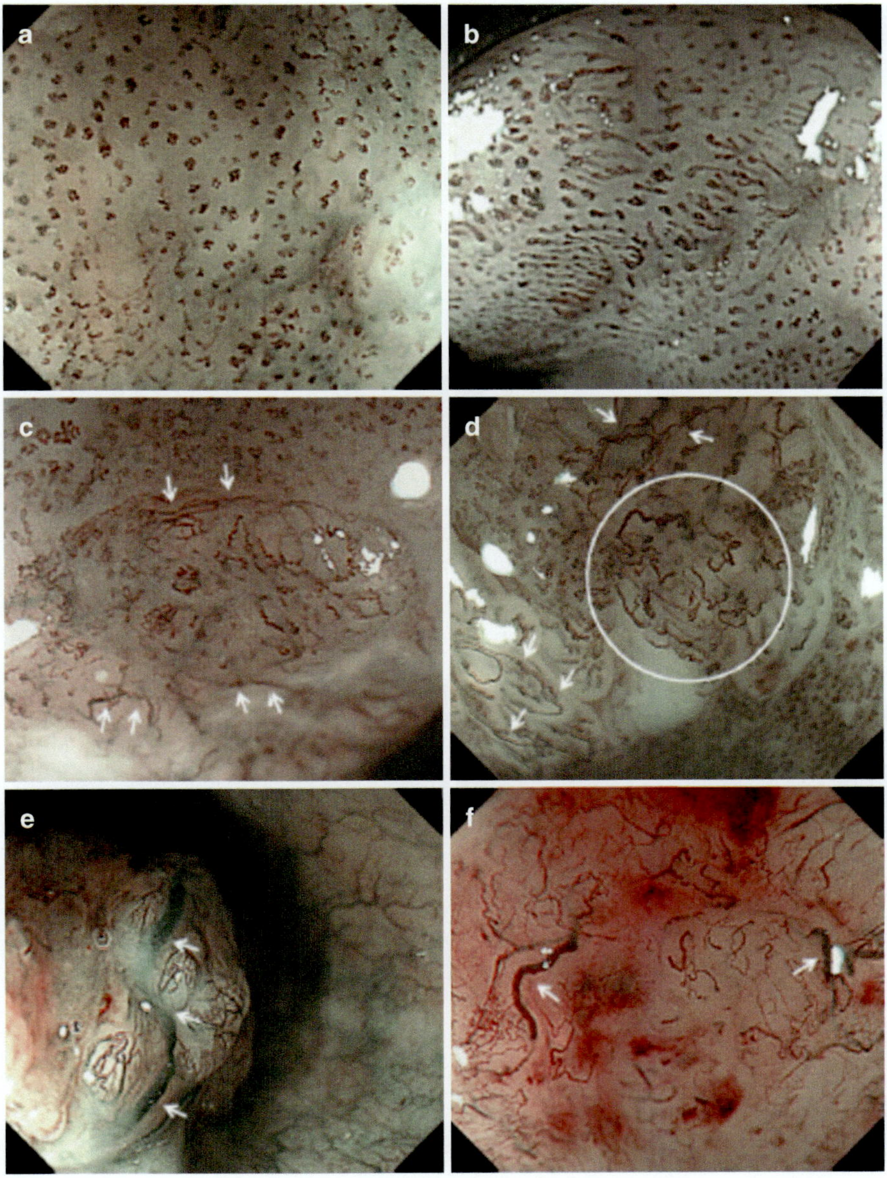

Abb. 7.2 M-NBI (~80×) Klassifikation der VP in plattenepithelialem Oesophagus-Epithel und -Neoplasien, Konsensus der Japanischen Gesellschaft für Ösophagus (JES). (**a**) Typ **B1** Gefäße, schlingenförmig. (**b**) Typ B1, schlingenartig. (**c**, **d**) Typ **B2** Gefäße ohne schlingenförmige Formation, *non-loop B2* (*weiße Pfeile* und *innerhalb weißen Kreises*). (**e**, **f**) Typ **B3** von stark erweiterten abnormalen Gefäßen *(weiße Pfeile);* Durchmesser ist mehr als dreimal so groß wie die B2 Gefäße. (Abgedruckt von Oyama et al. [11], unter den Bedingungen der Creative Commons Attribution 4.0 International License (http://creativecommons.org/licenses/by/4.0/))

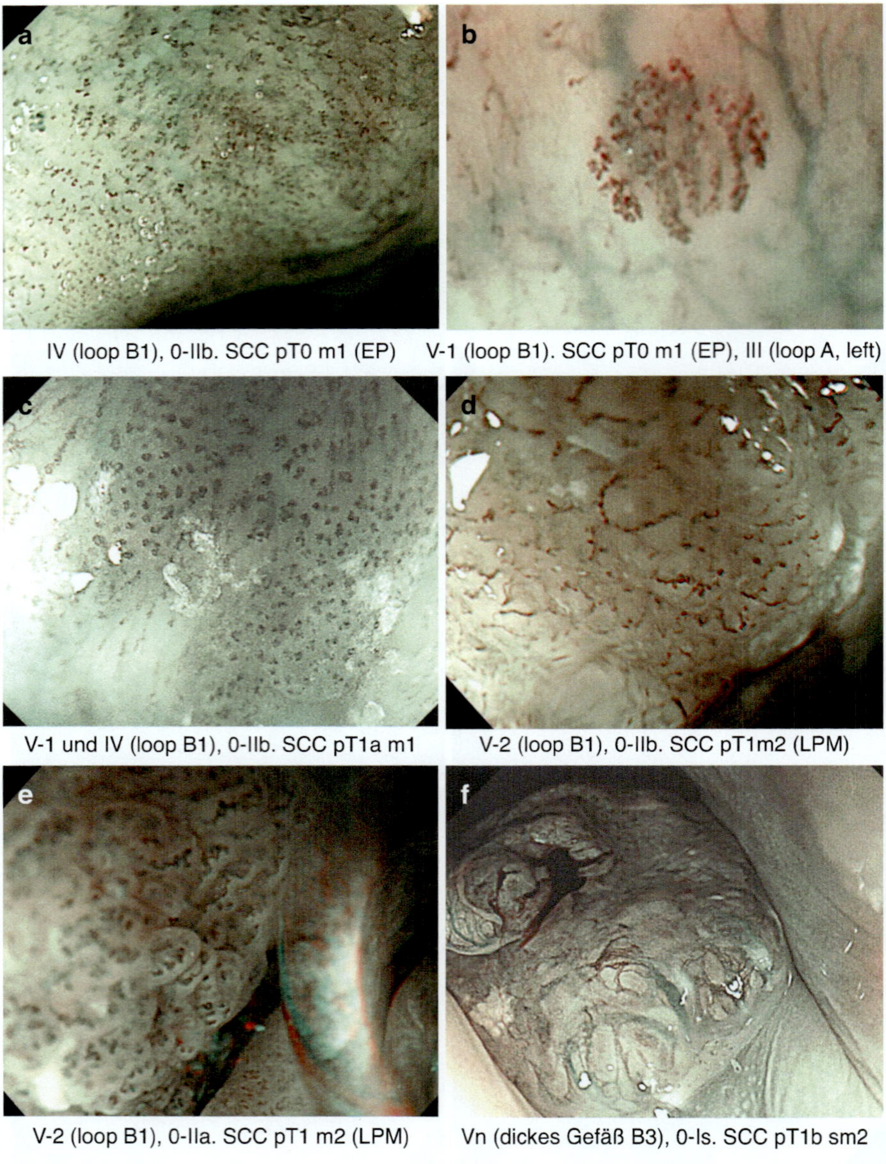

Abb. 7.3 (**a–f**) VP-Klassifizierung von Inoue (in Klammern von JES) der mikrovasculären Mustertypen vo plattenepithelialen Neoplasien, vergrößert mit NBI (60–100-fach), und der entsprechenden Histologie, die nach ESD erhalten wurde. (Vergleiche Tab. 7.3: Inoue VP, JES VP.)

Abnormalitäten (*Inoue type* V_N) einschließlich *disrupted thick vessel type* B_3, *JES* auf und ist charakteristisch für SCC mit tiefer sm Invasion (*siehe* Abb. 7.2e, f und 7.3e, f) [11, 12].

Tab. 7.2a M-NBI-Gefäßklassifikation von Plattenpithel und -Neoplasien des Oesophagus durch die Japan Esophageal Society (JES)

Schema	Durchmesser, μm	Gefäßtyp, Loop-	Beschreibung	Invasionstiefe	Histologie
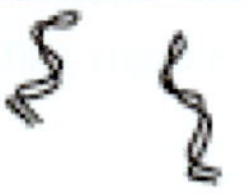		A	Normales IPCL vs. Elongation und Verkrümmung	Keine Invasion	Normales vs nicht-neoplastisches Epithel
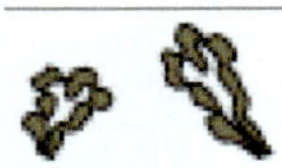	~7–10	B1	Abnormales VP, *loop-like B1*	T1a-EP, T1a-LPM	HGIN, SCC-Tis
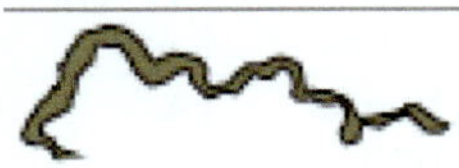	~20	B2	Nicht-Schlingen-Formationen (*non-loop B2*)	T1a-MM, T1b-SM1	SCC ~sm invasiv
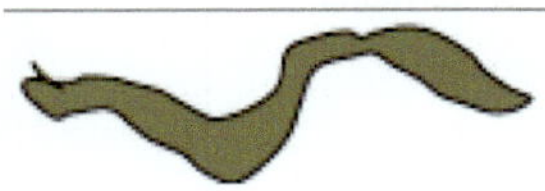	meist > 60	B3	Dicke Gefäße (*thick vessel*) (Neoangiogenese)	T1b - ≥ SM2	SCC tief sm invasiv

Tab. 7.2b M-NBI Vessel Classification im plattenepithelialen Oesophagus – M-NBI VP-Nebenkriterium: Avascular areas (AVA) gemäß Durchmesser

	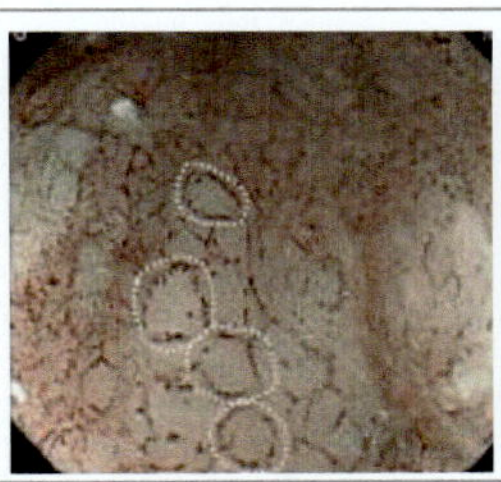	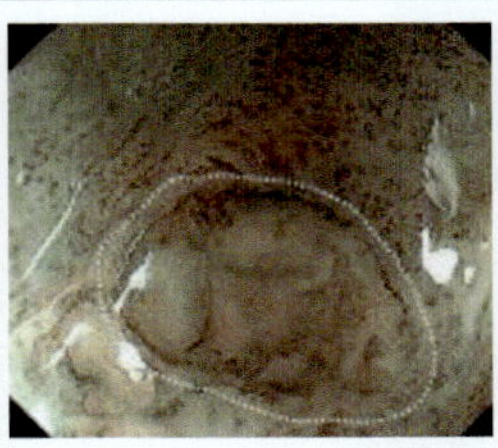	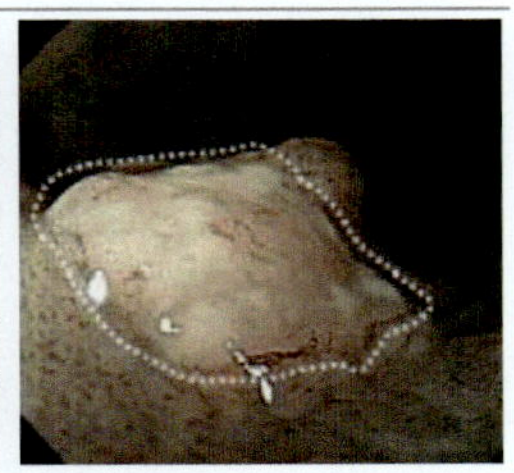
Größe	AVA-klein (<0,5 mm)	AVA-mittel (0,5–3,0 mm)	AVA-groß (>3,0 mm)
Invasion	T1a-EP oder T1-LPM	T1a-MM oder T1b-SM1	T1b- ≥SM2

Teile (a) und (b) wurden von Oyama et al. [11] unter den Bedingungen der Creative Commons Attribution 4.0 International License [http://creativecommons.org/licenses/by/4.0/] modifiziert.

Avascular area (AVA) ist definiert als ein Areal fehlender Kapillaren, das von gedehnten, irregulären Gefäßen (Typ B1, B2 oder B3) umgeben ist. Die Größe der AVA im M-NBI Bild M-NBI steht in direktem Zusammenhang mit dem Fehlen bzw. dem Grad der submukösen Invasion von SCC im Ösophagus [13] (Tab. 7.2b), aber dieser Zusammenhang ist noch nicht in einer prospektiven multizentrischen Studie bewiesen worden [11].

Kernpunkte: Im plattenepithelialen Oesophagus zeigt die M-NBI Veränderungen des VP der IPCL, die folgende Differenzierungen mit hoher Genauigkeit erlauben [11, 12, 14]:

- nicht neoplastische *(Typ A, JES) vs.* neoplastische Läsionen *(Typ B, JES)*
- intramukosales HGIN/SCC T1a/ SCC T1b sm-mikroinvasiv *(Typ B_1/ B_2-/+ AVA-small/-middle) vs.* Carcinom mit tiefer submuköser Invasion *(Typ B_3-/+ AVA-large, JES)*

Tab. 7.3 Vergleich der M-NBI VP- Klassifizierungen von plattenepithelialen Oesophagus und -Neoplasien

Inoue-Klassifizierung (modifiziert)[a]		Histopathologie		Japanische Gesellschaft für Ösophagus (JES). Klassifizierung[b]	
VP-Typ	IPCL	Invasion	LN +	IPCL-Muster	VP-Typ
I	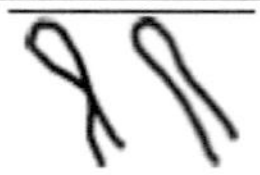	Nicht neoplastisch		Normal IPCL-Muster	A
II	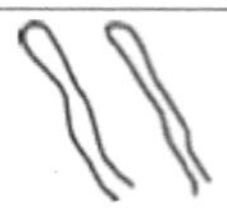				
III	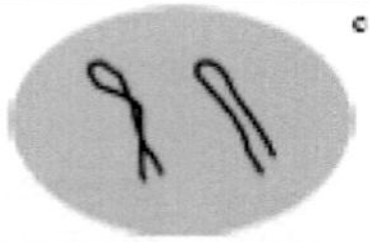 c				
IV	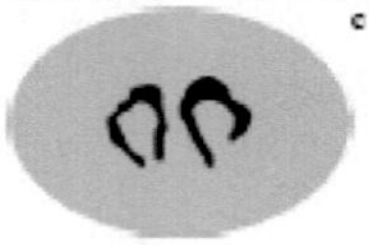 c	EP	0–1 %	Abnormal loop pattern	B_1
V-1	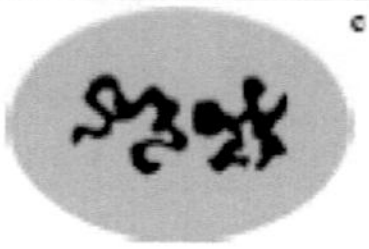 c	m1	2 % (1–9 %)		
V-2	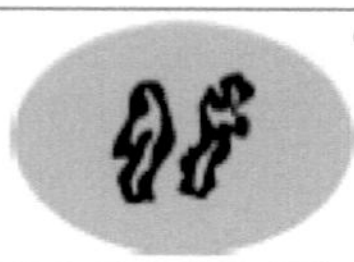 c	m2			
V-3	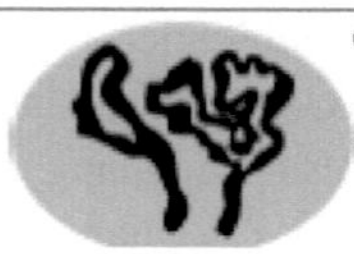 c	m3 (mm)/sm1	10–20 %	Non-loop pattern	B_2
Vn	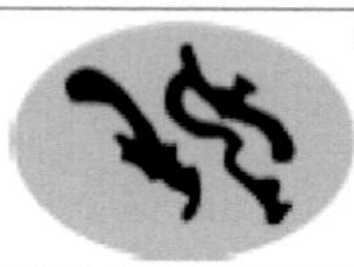 c	sm2 (massive Invasion)	~50 %	Sehr dickes (Tumor) Gefäß	B_3

[a]Modifiziert nach [8, 12] unter (Creative Commons Attribution-Noncommercial-Share Alike 3.0) (Vergleiche Abb. 7.3a–f)
[b]Japanische Gesellschaft für Ösophagus, Klassifikation (JES) für Ösophagus-SCC [11]
[c]Un-/gefärbt mit Lugol

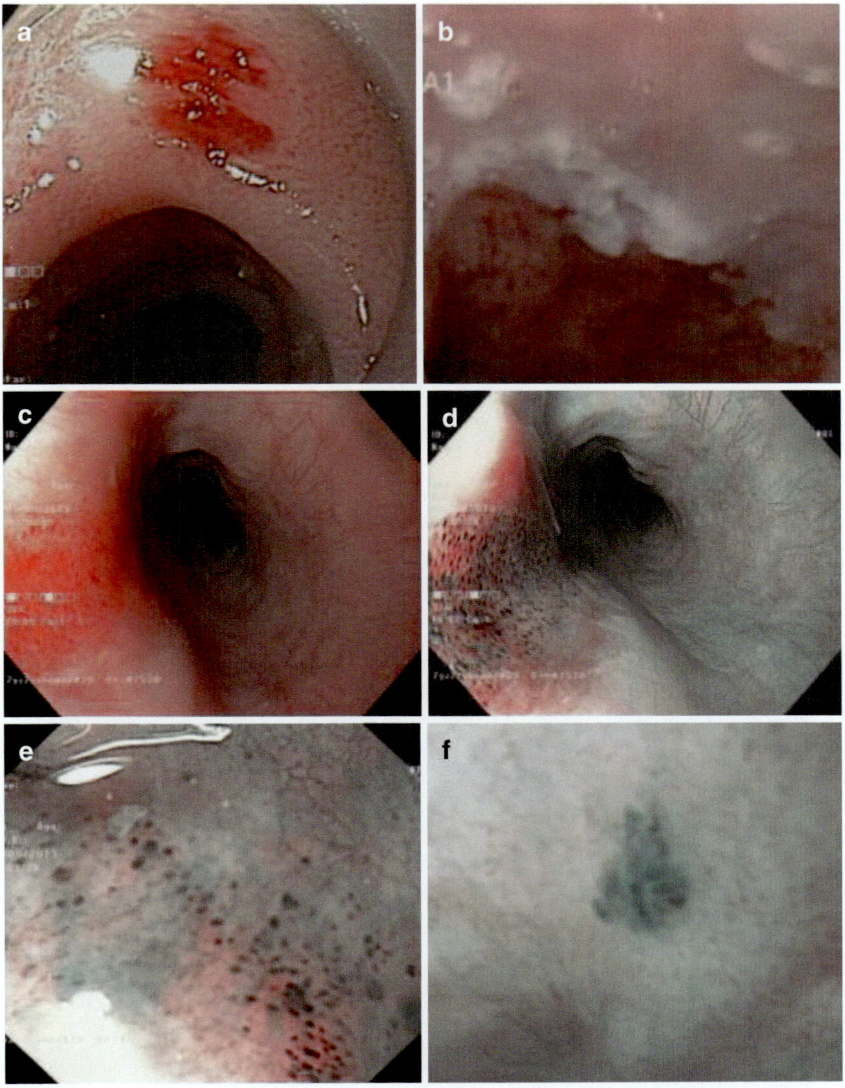

Abb. 7.4 (**a**) Akute entzündliche Läsion im unteren Ösophagus, die durch pankreatobiliären Reflux nach Entfernung eines enteralen Drainage-Schlauchs bei einem Patienten mit partieller Billroth-II-Gastrektomie verursacht wurde. (**b**) *Candida* Ösophagitis an der GE-Grenze, weiße Pilzplaques, in WLI. Beachten Sie die epitheliale Läsion mit weißen Pilzplaques, ohne Neovaskularisation. (**c–e**) Läsion 0-IIa (14–16 cm p. i., anteriore Wand) bei einer 59-jährigen, gesunden Frau mit Cricopharyngealdysphagie. (**c**) Schleimhaut-Epithelschaden (IPCL-Microhämatome, WLI) durch mechanischen Scherstress im Bereich des oberen Oesophagussphinkters; (**d**) NBI; (**e**) M-NBI (60-fach). Histologie: reguläre epitheliale Papillen und Plattenepithelschicht mit Verlust der oberflächlichen epithelialen Zellschichten. (**f**) Pigmentierte Melanose im normalen mittleren Ösophagus-NBI (20×) bei einer 65-jährigen gesunden Frau

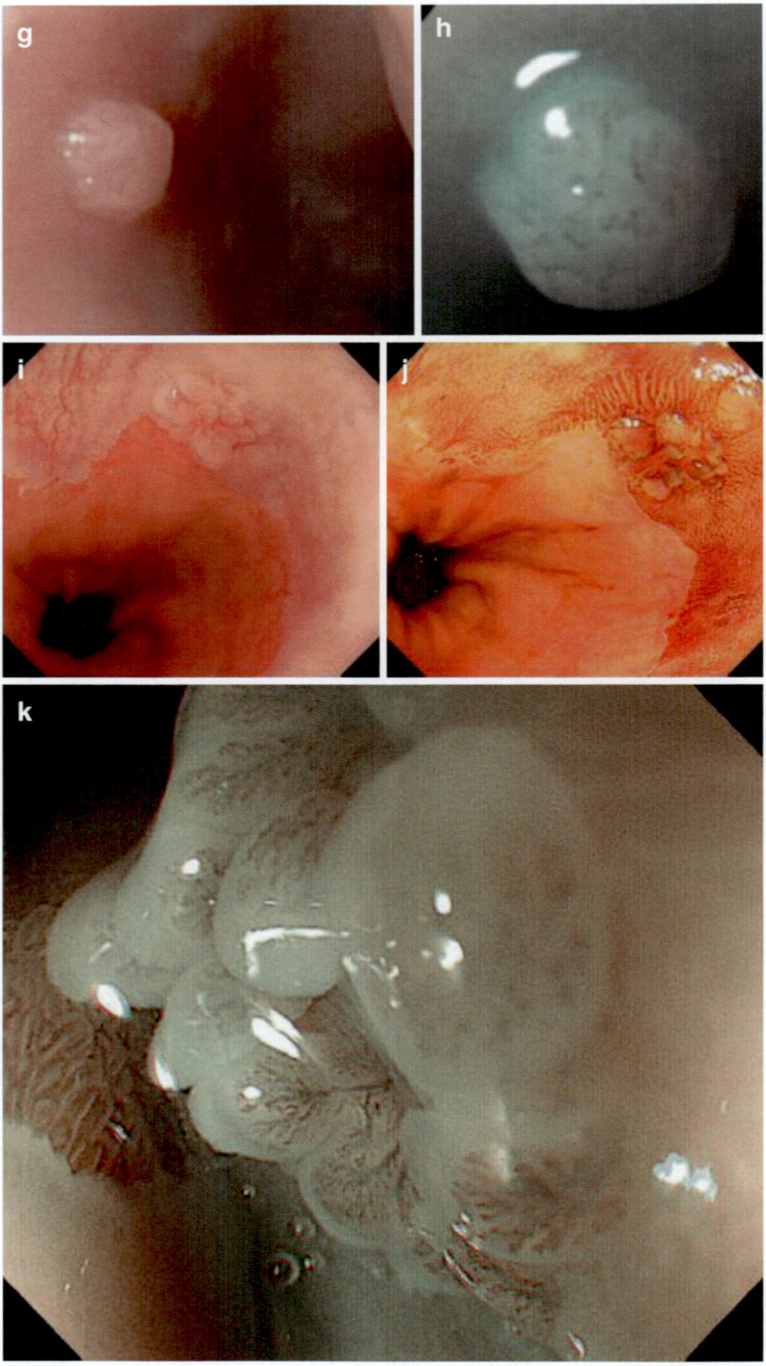

Abb. 7.4 (**g–k**) Papillome im plattenepithelialen Oesophagus. (**g**) WLI: weißlich, 0-IIa-ähnlich; (**h**) M-NBI (40×): mit IPCL-Muster II (Loop A); (**i**) WLI: Papillom im plattenepithelialen Oesophagus bei einer axialen Hiatushernie; (**j**) Lugol-Färbung: Läsion mild anfärbend bis Lugol-negativ (WLI, Vierfach-Zoom). (**k**) See-Anemonen ähnliches Aussehen (Loop A, JES) bei M-NBI (100-fach).

7.5 Endoskopische Diagnose nicht-neoplastischer und neoplastischer Läsionen

Rötliche flache Läsionen im plattenepithelialen Oesophagus umfassen eine Vielzahl entzündlicher und nicht-neoplastischer Läsionen ebenso wie Neoplasien. Die makroskopische Klassifikation folgt Abb. 1.2a. Die meisten sind oesophagitische Läsionen (Erosionen, flache Ulcera, entzündliche Hyperplasien) unterschiedlicher Ätiologie (z. B. in Abb. 7.4a). Sie zeigen alle einen entzündlichen IPCL Typ II or III (Inoue), d. h. mild abnormale loop Typ A (JES), und unscharfe Ränder. Mechanische Schädigung kann IPCL Haematome verursachen (Abb. 7.4c–e). Schwere Ischaemie kann *dunkel livide Areale präsentieren,* den sogenannten *schwarzen Oesophagus* (mit IPCL Typ A). Davon zu unterscheiden ist die meist fleckige Melanose (pigmented melanosis) in vitaler Mukosa (Abb. 7.4f), ein Zeichen früherer toxischer Schädigung mit erhöhtem SCC-Risiko[2, 15]. Ähnliche pigmentierte submuköse Läsionen können bioptisch einem Pigmentnaevus oder einem malignen Melanom entsprechen.

Weißliche flache Läsionen entsprechen häufig einer *Candida* Ösophagitis (Abb. 7.4b), *glykogenhaltigen Akanthose*, ein glatter weißlicher Fleck mit verschwundenem dendritischen sm Gefäßmuster (Abb.7.1e, f), selten *Schaumzellnestern* mit gelblichen Lipiddeposits oder flachen *Papillomen.* Alle diese Veränderungen weisen ein fast regelmäßiges IPCL-Muster vom JES-Loop-Typ A (Inoue-Typ I oder II) auf. Papillome sehen aus wie Läsionen vom Typ 0-IIa oder Typ 0-Is, aber das Oberflächenmuster unterscheidet sich vollständig von SCC. Papillome weisen eine Form wie eine Seeanemone mit spärlichem IPCL-Muster vom Loop-Typ A (Inoue-Typ II oder III) und Oberflächenlichtreflex (Abb. 7.4g–k) auf. Ungefähr 80 % der Papillome sind solitär; 20 % sind multipel und können virusinduziert sein.

Hinweis Durchscheinen (*permeation*) des submukösen dendritischen Gefäßmusters in einer Läsion deutet an, dass keine neoplastische Infiltration der LPM vorliegt (*siehe* Abb. 7.4e).

Selten ist eine weiße, flache Mukosa-Läsion (0-IIb, IIa) ein *keratinisierendes Plattenepithel-Frühkarzinom*, das keine oder nur wenig Permeation des Gefäßtyps (VP Typ B_1–B_3,) zeigt (Abb. 7.5).

Rötliche, polypoide Läsionen umfassen gut differenzierte SCC (nicht-keratinisierender Typ), entzündliche Polypen, einige submuköse Tumoren (z. B. NET, GIST, Granularzelltumor) und selten intramuköse Metastasen (z. B. von Brustkrebs).

Entzündliche Polypen (0-Is oder Isp) sind von typischem Plattenepithel ohne Demarkationslinie am Rand der Läsion bedeckt und weisen oft entzündliche Erosionen oder Ulzerationen auf; das Stroma zeigt Fibrose und chronisch entzündliche oder granulomatöse mononukleäre Infiltrate ohne oder mit Eosinophilen. In nicht erodierten Anteilen ist das Plattenepithel glatt mit

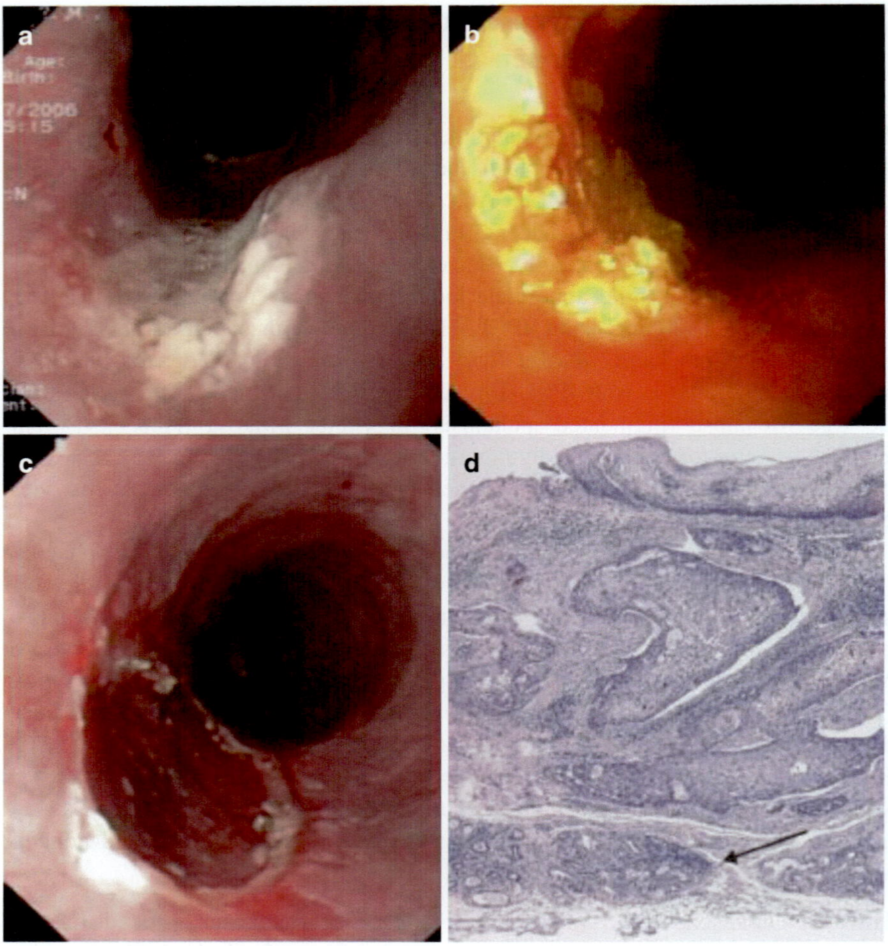

Abb. 7.5 (**a**) Weißliche Neoplasie 0-IIa in der Mitte des Ösophagus bei einem 67-jährigen Mann, WLI. Biopsie: keratinisierendes SCC G2. (**b**) Lugol-ungefärbte Neoplasie 0-IIa, WLI. (**c**) Resektionsbett nach Cap-Aspiration Mukosaresektion (EMR) von SCC 0-IIa, (**d**) Keratinisierendes SCC G2, sm invasiv (sm1-2). Basaler Resektionsrand positiv (R1, *Pfeil*). Der Patient wurde zur Ösophagektomie überwiesen (kein residuales SCC, pN0)

normalem IPCL-Typ loop A, JES. Größere, symptomatische entzündliche Polypen werden mit Polypektomie entfernt, es müssen aber Vorkehrungen getroffen werden, um starke Blutungen aus ernährenden Gefäßen zu verhindern [16].

Neoplasie Neoplastische Läsionen des Ösophagus-Plattenepithels sind meist flach (0-II, 79 %); weniger sind polypoid (0-I, 16 %) oder excaviert (0-III, 5 %) (Tab. 7.1). Allgemein sind *polypoide Neoplasien* (0-I) und kombinierte erhabene und vertiefte Typen (0-IIa + c oder 0-IIa + III) leicht erkennbar. Gut differenziertes

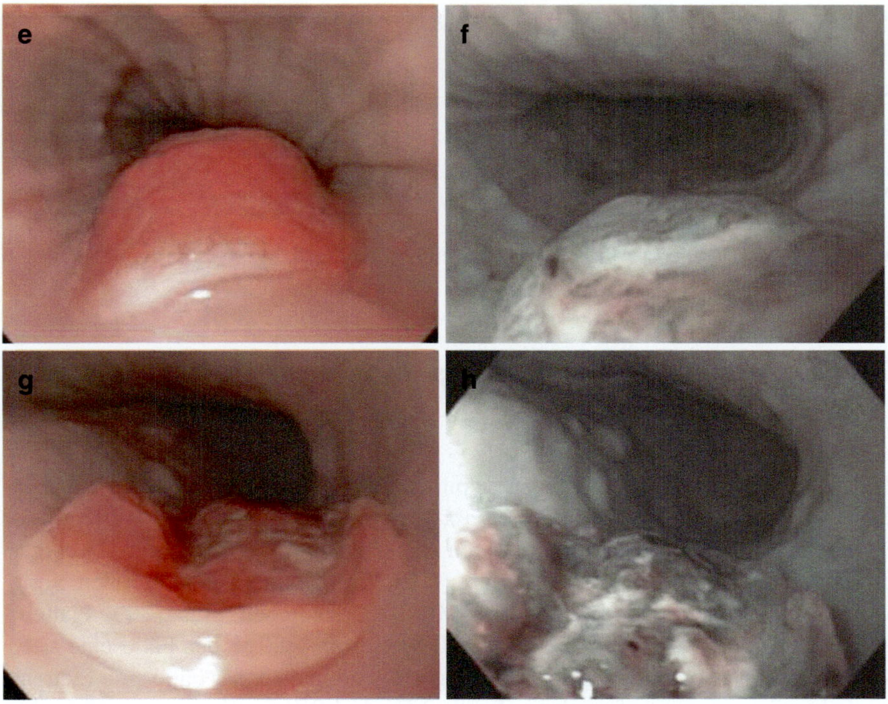

Abb. 7.5 (**e**) Läsion 0-Is in Plattenepithel-Mukosa, Mitte des Ösophagus, WLI. Biopsie: SC-HGIN. (**f**) VP Typ B_3 JES(V_N spärlich, Inoue) erscheint tief sm invasiv, NBI, 20-fach. (**g**) Gleiche Läsion 6 Wochen später nach einem Zyklus Chemotherapie für myelodysplastisches Syndrom: Läsionstyp 0-IIa + III (typisch für tiefe sm Invasion), WLI, 20×. (**h**) Ulzerierte Läsion 0-III mit nichtstrukturierter Oberfläche und VP B3 JES, NBI 20-fach

SCC vom polypoiden Typ (Abb. 7.5e–h) ist im Allgemeinen tief invasiv (>200 μm) und zeigt VP-Typ B_3, JES (Inoue-Typ V_N) im M-NBI. Einige seltene 0-Ip-Läsionen, oft mit einer schmalen Basis und Deformation bei endoskopischer Insufflation (AID, Abb. 1.2b), sowie weicher Konsistenz und Beweglichkeit bei Manipulation, können jedoch nur m3- (MM) oder sm1-invasiv sein, wenn sie keine dicken Gefäße Typ B3, JES zeigen. Die Stadieneinteilung einschließlich endoskopischem Ultraschall (EUS) klärt die Resektabilität. Die Chromoendoskopie mit *0,75–1 % Iodlösung* ist nützlich zur Detektion und Analyse der seitlichen Randlinien von oberflächlichen SCC [10,12].

Hinweis *Zur Erkennung* weniger offensichtlicher *flacher* Neoplasien (*0-IIa, b, c*) im Ösophagus und Hypopharynx konzentrieren Sie sich auf:

- Mukosale Farbänderungen zu *rot* oder blass bei der WLI-Untersuchung
- Oberflächenunregelmäßigkeiten und Verlust des Oberflächenreflexes sowie des dendritischen sm-vaskulären Musters

- Braune Flecken in der NBI-Kartierung des squamösen Epithels (Ausnahme: weißlich-keratotisches SCC)

Sie *müssen* jeden solchen braunen Fleck mit *vergrößertem M-NBI* (*±Lugol-CE*) analysieren:

- Atypien des mikrovaskulären Musters, *Typ* B_1–B_2 (Inoue *IV–V3*), die HGIN oder Mukosakarzinom anzeigen [8, 11]
- *Ungefärbte Läsion -/+ pink-farbiges* Zeichen bei der Lugol-Färbung

7.6 Endoskopische Diagnose des Invasionsgrades von Oesophagus-FrühSCC

Die Vertikale Ausbreitung von Plattenepithelkarzinomen im Frühstadium steht in engem Zusammenhang mit den *makroskopischen Typen* und den VP-Irregularitäten [5, 11, 12]. Frühkarzinome waren meist flach (0-II, 70 %), viel weniger protuberant (0-I, 16 %) oder exkaviert (0-III, 5 %), wie in einer großen Serie von Resektionen vor Einführung der M-NBI beschrieben (Tab. 7.1). Plattenepithelkarzinome der Typen 0-I oder 0-III weisen in ≥80 % der Fälle eine tiefe submuköse Invasion (sm2-3 oder T2-Kategorie) und in 50% der Fälle eine Lymphknotenmetastasierung auf, und die Typen 0-IIa und 0-IIa + IIc in etwa 50 % der Fälle eine tiefe submuköse Invasion (Abb. 7.6a–h) und ein irreguläres VP (*siehe* Abb. 7.2, 7.3 und 7.5g, h). SC-Frühkarzinome vom eingesenkten *Typ 0-IIc* hatten eine nahezu 30 %ige Wahrscheinlichkeit für eine sm2–3-Invasion mit hohem Risiko für Lymphknotenmetastasierung [4, 17].

Mehr als 80 % der vollständig flachen Neoplasien 0-IIb zeigen keine oder nur minimale vertikale Invasion und sind Kategorie T1a (EP oder LPM) (Abb. 7.7a–d). Typische Fälle von oberflächlichen Neoplasien der Typen 0-IIb mit negativer Lugol-Färbung und hoch irregulärem dichtem IPCL-Muster Loop B_1 (Abb. 7.7c, d) erlauben mit hoher Sicherheit die endoskopische Diagnose von HGIN oder differenziertem mukosalem SCC T1a (*EP oder LPM*) (die sogenannte *optische Biopsie*, Spezifität > 80 %).

Erfahrene Endoskopiker erzielten eine Genauigkeit von 84 % für die endoskopische Vorhersage der submukösen Invasion von SCC im Ösophagus, die der Genauigkeit von High-Resolution-EUS (20 MHz) entspricht [18].

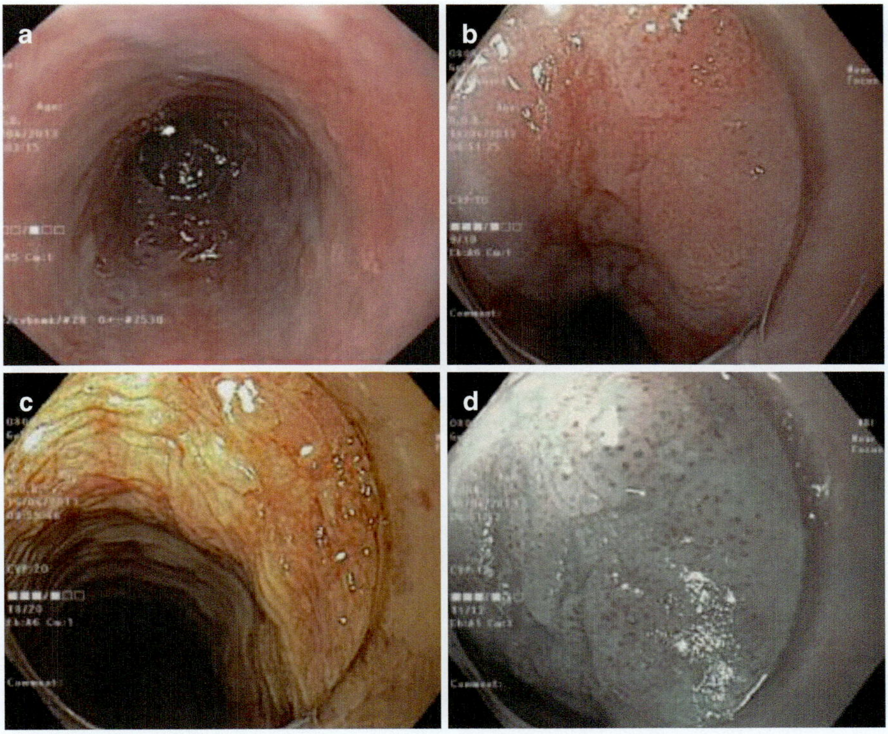

Abb. 7.6 (**a**–**d**) *Plattenepithelkarzinom* (SCC) 0-IIb + IIa, im proximalen Oesophagus. (**a**) Läsion 0-IIa (von 12 bis 4 Uhr) mit rötlich samtiger Oberfläche (Verlust von Oberflächenreflex und sm-VP), WLI. (**b**) Rötliche Läsion 0-IIa (11–5 Uhr), Verlust des dendritischen Submucosa-VP (M-WLI, 40×). (**c**) Lugol-ungefärbte Läsion 0-IIa der Plattenepithelmukosa mit „Tatami-nome Sign" („Bambusboden"-Zeichen). (**d**) Lesion 0-IIa, abnormales VP loop B-1, JES (Inoue V1–V2), M-NBI (40×). ESD (R0): SCC G2, T1a (m2) (Ca in situ)

Hinweis Endoskopische Anzeichen, die auf eine *tiefe submuköse* Invasion von SCC hindeuten:

- Polypöse Neoplasien, 0-Ip, 0-Isp, 0-Is (mit wenigen Ausnahmen)
- Neoplasien mit Ulzeration (0-III)
- Neoplasien der Typen IIa (~48 %), und IIa + IIc (66 % sm2 Invasion)
- Mikrovasculäres Muster Typ thick vessel B_3 JES (Inoue V_N)

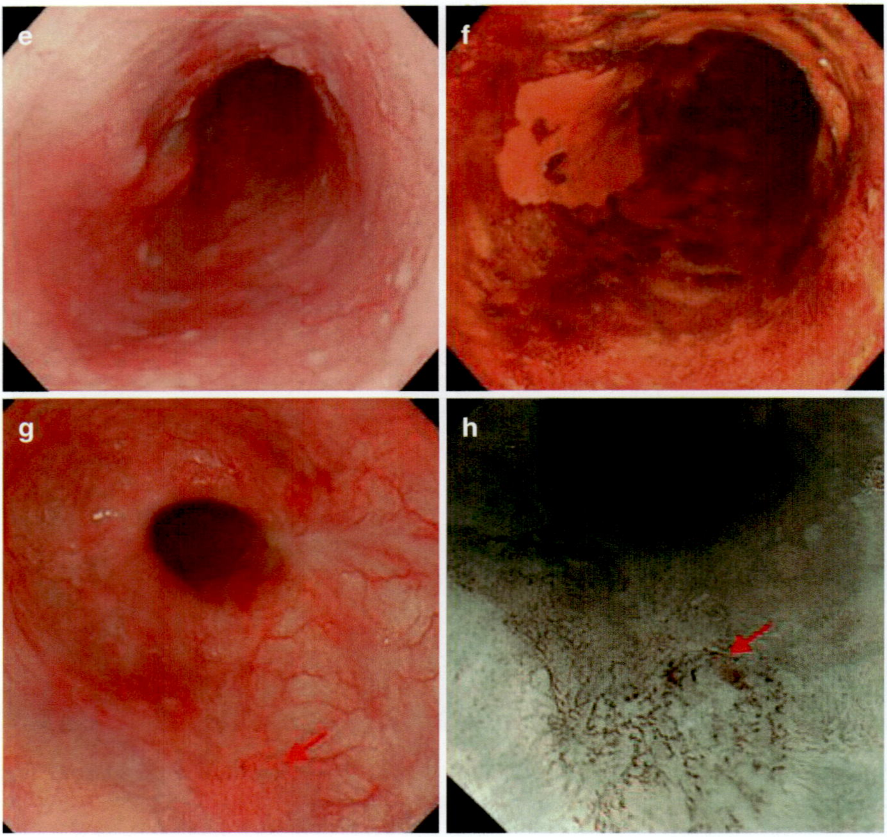

Abb. 7.6 (**e**, **f**) Bifokale Plattenepithelneoplasie Typ 0-IIb, 0-IIa [SCC m3 und sm1-2]. (**e**) Rötliche etwas erhabene Läsion 0-IIb + IIa, mehr als semizirkumferenziell (8 – 3 Uhr), im mittleren Oesophagusdrittel. WLI. (**f**) Lugol Färbung zeigt zwei Lugol-negative Mukosaareale nebeneinander (0-IIb and 0-IIa) and multifokal verminderte Anfärbung (wahrscheinlich dysplastische Areale). (**g**) Rötliche Läsion 0-IIb, mittleres Oesophagusdrittel, WLI. (**h**) VP *Non-loop B2,* JES (*Typ V-3,* Inoue) *(roter Pfeil),* M-NBI (40×), Histologie: SCC m3 und sm1 (T1b sm1)

7.7 Endoskopische Resektion des Plattenepithel-Frühkarzinoms

Grundsätzlich sollte eine en-bloc-Rektion durchgeführt werden. Die Größe der Läsionen, die durch eine endoskopische Mukosaresektion mit Diathermieschlinge (hs-EMR) entfernt werden können, ist begrenzt. Die *Indikation für hs-EMR* ist:

- SCC T0 m1 (HGIN) oder T1a m2, *Durchmesser* $\leq$ *2 cm*

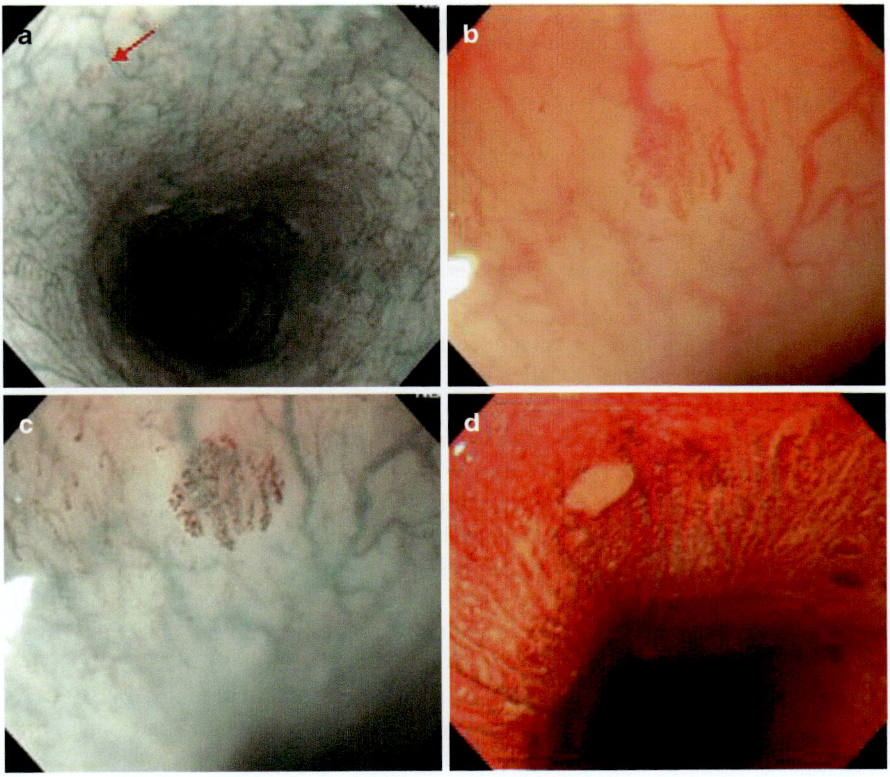

Abb. 7.7 Intramukosale neoplastische Läsion 0-IIb. Histologie: HGIN. (**a**) Kleiner brauner Fleck 0-IIb *(roter Pfeil),* Standard-NBI-Mapping des Ösophagus. (**b**) Winzige Läsion 0-IIb (abnormale Loops B_1, Verschwinden der sm Gefäße) auf M-WLI (80-fach). (**c**) Abnormale Schleifenmuster B_1, M-NBI (80-fach). (**d**) Lugol-Färbung: Lugol-voiding Läsion 0-IIb. *Hinweis:* Alle Merkmale (**a–d**) sind konsistent mit intramukosalem SCC oder HGIN (Durchmesser 1 mm)

Größere Läsionen sind technisch mit Gummiband-EMR oder EPMR in piece meal Technik (z. B. Cap-EMR) resektabel [19, 20, 21]. Das Ergebnis nach EMR von T1m SCC des Ösophagus ist mit dem Ergebnis nach chirurgischer Ösophagektomie vergleichbar (95 % gegenüber 93,5 % rezidivfreie 5-Jahres-Überlebensrate DFS) [21]. Die EPMR führte jedoch zu einer hohen Rezidivrate (über 25 %) [20] und ist daher keine etablierte Indikation mehr; vergleichbare Ösophaguskarzinome wurden en bloc mit der hook-knife endoskopischen submukösen Dissektion (ESD) reseziert, ohne Rezidiv (102 Fälle, mediane Nachbeobachtungszeit 21 (3–54) Monate) [26]. Darüber hinaus ergab ein retrospektiver Vergleich von EMR gegenüber ESD bessere en bloc Resektionsraten für ESD (100 %, 97 % kurativ) gegenüber Cap-Aspiration-EMR (87 %, 71 % kurativ) gegenüber zweikanaliger EMR (71 %, 46 % kurativ) [19]. Die Cap-Aspirations EMR von SCC <15 mm Größe ergab eine identische en bloc Resektionsrate

Tab. 7.4 Richtlinienindikation *(obere Reihe)* und erweiterte Indikationen *(beide unteren Reihen)* für die endoskopische En-bloc-Resektion von Plattenepithel-Frühkarzinomen des Oesophagus [5, 7, 22]

Histologie	Tiefe (alle L0 und V0)	Typ	Größe
HGIN/SCC G1 oder G2	≤M2	0-IIb	Beliebige Größe
	M3[a]	0-IIa-c, c N0	<50 mm
	sm1 < 200 μm[b]	kein Geschwür, c N0	

[a, b]Das Gesamtrisiko für LN+ beträgt 9 % (M3) und 20 % (sm1). Für niedriges Risiko (wenn ≤G2, L0, V0), beträgt das Risiko für LN+ Metastasen nur 4,2 % für sm1 [6]

(100%), aber einen Trend zu einer niedrigeren Heilungsrate (86%) als mit ESD (97 %; Unterschied ns) [19]. Daher ist ESD die Behandlung der Wahl, auch für kleinere Mukosakarzinome.

ESD en bloc ist für größere (≥20-mm) HGIN oder mukosale SCC mit VP Typ loop B1 JES (Inoue Typ V-1 und V-2) angezeigt. VP Typ non-loop B2 JES (Inoue's VP Typ V-3) kann eine erweiterte Indikation für ESD bei Patienten mit hohem operativen Risiko darstellen (Tab. 7.4). HGIN oder SCC G1 oder G2 sollten durch gezielte Biopsie vor ESD bestätigt werden.

Die *klassische Indikation für ESD* im plattenepithelialen Oesophagus ist HGIN oder SCC G1 oder G2, T0 m1 oder T1a m2, die weniger als zwei Drittel des Umfangs betrifft [5, 26]. Es gibt zwei *relative Indikationen für ESD:* 1) HGIN oder SCC G1 oder G2, T0 m1 oder T1a m2 des gesamten Umfangs; 2) SCC G1 oder G2, T1b, sm1 (<200 μm sm Invasion, L0 V0), ohne Ulkus und ohne Hinweise auf Lymphknotenmetastasen beim klinischen Staging.

SCCs mit tiefer Invasion der Submukosa (sm2-3) haben ein erhöhtes Risiko für Lymphknotenmetastasen (28–49 %) [3, 4, 17]. Allerdings hatten differenzierte SCCs (G1 oder G2 und L0, V0) mit oberflächlicher sm- Invasion (<200 μm unter die Muskularis mucosae) in nur 4,2 % der Fälle Lymphknotenmetastasen [6] und gelten deshalb als relative Indikation für die ESD bei chirurgischen Hochrisikopatienten. Die Lymphgefäßinfiltration (L+) von SCC ist ein starker Prädiktor für Lymphknotenmetastasen und erfordert eine zusätzliche Therapie (Ösophagektomie oder Radiochemotherapie) [5, 6].

Kontraindikationen für die oesophageale ESD [22]:

- Evidenz einer tiefen SM-Invasion (Risiko einer R2-Resektion)
- Hochgradige Blutungsdiathese (z. B. kombinierte, antithrombozytäre-antikoagulative Therapie)
- Sehr schlechte oder unmögliche technische Resektabilität

ESD-Indikation für plattenepitheliale Neoplasie in Hypo- / Pharynx [23]:

- HGIN oder SCC G1 oder G2, T1a (T0 m1 oder T1a m2), technisch resektabel (unter allgemeiner Narkose mit intratrachealer Intubation)

Pharynx-Frühkarzinom. Es gibt keine große chirurgische Patienten-Serie zum Lymphknotenmetastasen-Status in Bezug auf die Tiefe der submukösen Invasion des Pharynx-Frühkarzinoms. Eine kürzlich durchgeführte Fallserie (n = 115, mediane Nachbeobachtungszeit 34 Monate) deutete auf eine Tumordicke > 1000 µm als Risikofaktor für LN-metasen Rezidiv [24]. Strukturelle Unterschiede (Fehlen der MM) verbieten, die Kriterien für die ESD in der Speiseröhre auf das hypo-/pharyngeale Plattenepithelkarzinom zu erweitern. Daher ist die Indikation für die ESD des invasiven Frühkarzinoms umstritten [22]. Kleine, geeignete prämaligne Neoplasien oder epitheliale Karzinome T1a (Durchmesser < 1 cm) können en bloc mit EMR reseziert werden, größere aber nur piece meal mit EPMR [25]. Die ESD ist technisch durchführbar (Abb. 7.8) und eignet sich bevorzugt für die en bloc-Resektion von Läsionen größer als 10 mm. Der organschonende Ansatz ist von Vorteil für die Pharynxfunktion [23, 24].

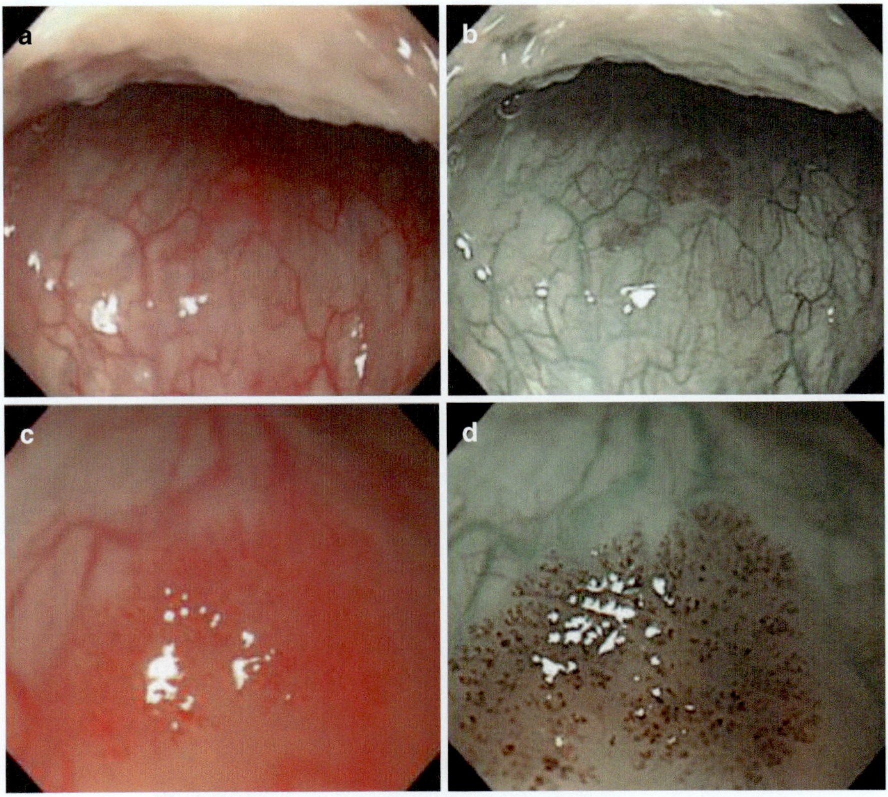

Abb. 7.8 Pharynx-SCC im Frühstadium. (**a**) Kleiner (6,5 × 3 mm) blassrötlicher Fleck (Läsion 0-IIb) in der Hinterwand des Hypopharynx, WLI. (**b**) Ein bräunlicher Bereich, NBI (20×). (**c**) Die Inspektion des Gefäßmusters bei WLI (OLYMPUS Lucera) war schwierig. (**d**) *Abnormales VP Loop* B_1, m-NBI (80×). Die ESD (R0) bestätigte ein SCC pT1a (EP), Ly0, V0

7.8 Fälle: Dysplasie [HGIN] und Plattenepithel-Frühkarzinom in Speiseröhre und Hypopharynx

Fall 1: Kleiner roter Fleck im Oesophagus.
Ein 72-jähriger Mann unterzog sich einer Gastroskopie. Bei der Einführung der Sonde sah man einen kleinen rötlichen Fleck, der bei NBI bräunlich erschien (Abb. 7.9).

Hinweis Achten Sie beim NBI-Mapping des Ösophagus auf bräunliche Bereiche.

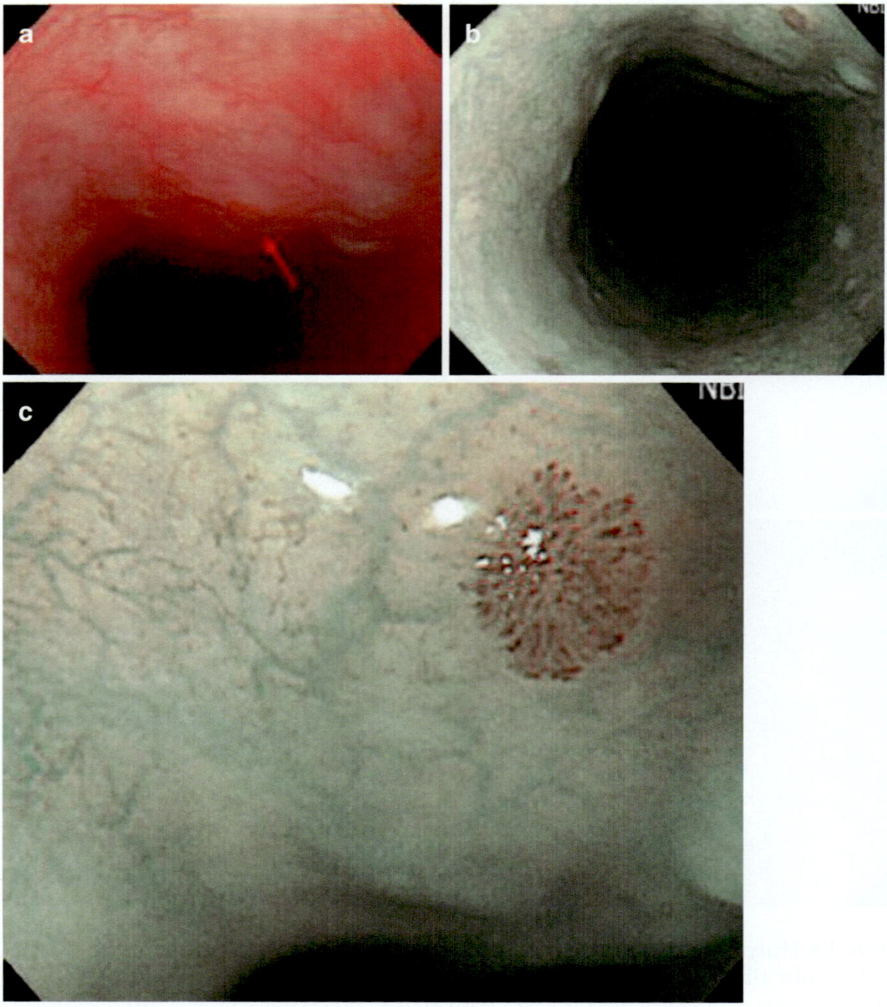

Abb. 7.9 Fall 1: Intramukosale plattenepithliale Neoplasie (HGIN oder SCC T0 m). (**a**) Kleiner rötlicher Fleck bei Standard-WLI *(Pfeil)*, (**b**) Bräunlicher Fleck bei NBI, (**c**) Gefäßmuster abnormaler Loop B1 bei M-NBI (80×)

Fall 2: Flach eingesenktes, rötliches Areal 0-IIb+c oral des gastroösophagealen Übergangs.
Ein 65-jähriger männlicher Raucher präsentierte eine rötliche, flach-eingesenkte Läsion 0-IIc in der Vorderwand oral des gastroösophagealen (GE) Übergangs. Die detailierte endoskopische Analyse sprach für eine ESD (Abb. 7.10).

Kernpunkte für SCC

- *Verschwinden* des sm-Gefäßmusters *und*
- neoplasmatische *IPCL-Muster Typ B1–B3* sind für die endoskopische Diagnose von SCC erforderlich.

Fall 3: Rötliche Läsion 0-IIb im Hypopharynx
Bei der Gastroskopie wurde bei einem 58-jährigen, chronischen Zigarettenraucher, im rechten Recessus piriformis eine flache rötliche Läsion bemerkt. Endoskopische Kriterien deuteten auf ein durch ESD resezierbares muköses SCC hin (Abb. 7.11).

Hinweis Vorausgesetzt, dass spezielle Kompetenzen und Ausrüstungen verfügbar sind, ist die ESD von SCC im Frühstadium in Hypopharynx/Glottis organerhaltend und kann kurativ sein (obwohl diese Kriterien noch einer prospektiven Bewertung bedürfen).

Danksagungen Wir danken Dr. Hans-Peter Allgaier, Freiburg, Deutschland, Dr. Gerhard Kleber, Aalen, Deutschland, und Dr. Daniel Neureiter und Dr. Frieder Berr, Salzburg, Österreich, für ihre Beiträge zu den Fällen.

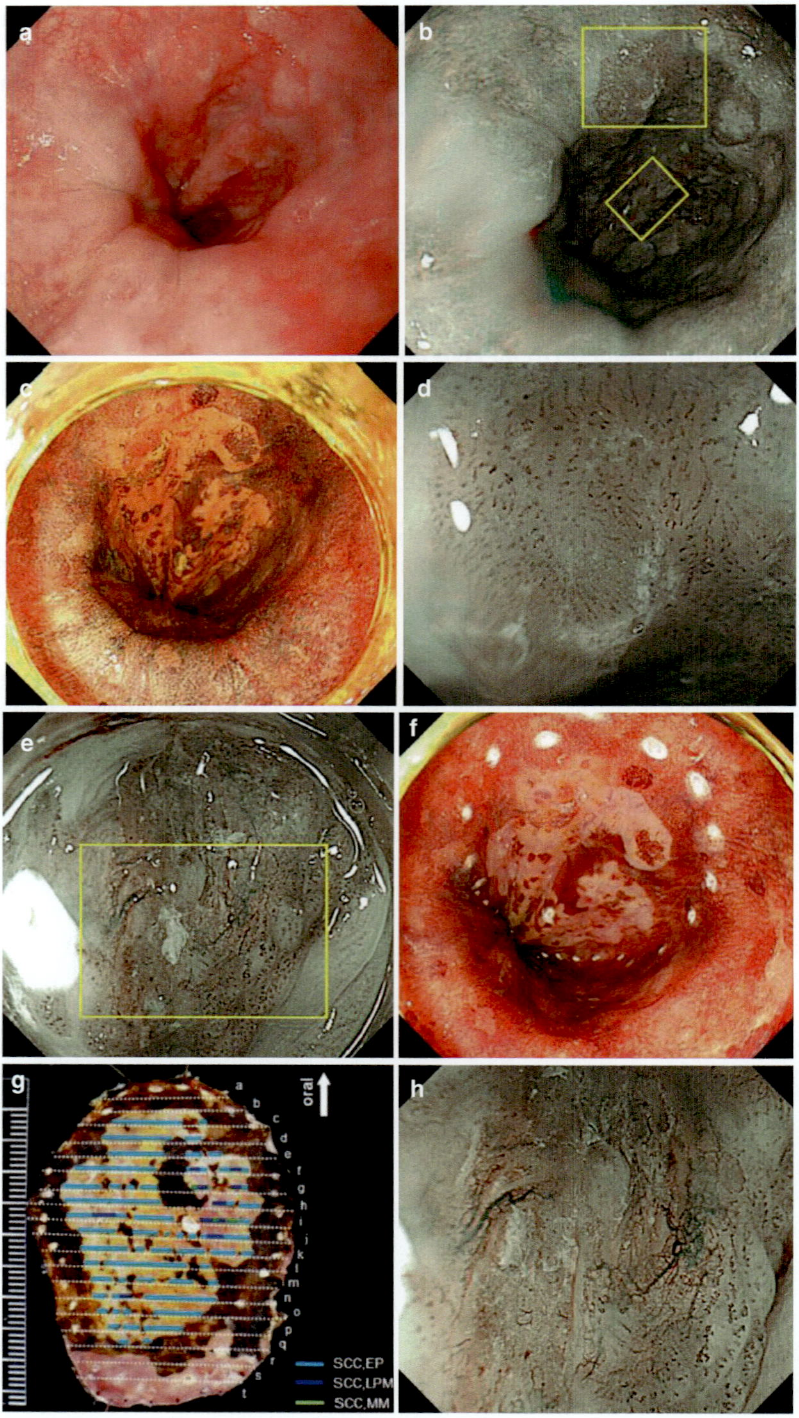
a
b
c
d
e
f
g
oral
a
b
c
d
e
f
g
h
i
j
k
l
m
n
o
p
q
r
s
t
SCC,EP
SCC,LPM
SCC,MM
h

◀ **Abb. 7.10** Fall 2: (**a**) Flacher, unregelmäßiger, rötlicher Bereich, in der Vorderwand des Oesophagus. (**b**) Unregelmäßig geformter, bräunlicher Bereich bei NBI (*große* und *kleine gelbe Quadrate* markieren Bereiche, die in (**d**) und (**e**) gezeigt werden). (**c**) Lugol-negative Läsion mit färbenden Plattenepithel(SC)-Inseln. (**d**) Vergrößerte (80×) NBI Analyse des oralen Anteils (ex: part−) der Lugol-voiding Läsion zeigte den Verlust des dendritischen sm Gefäßmusters und verlängerte IPC Loops mit einigen Erweiterungen und Windungen. (**e**) Das distale Ende der Läsion zeigte Verlust des dendritischen sm Gefäßmusters und etwas Non-loop IPCL Muster (rechter unterer Anteil des Quadrates) und dicke Gefäße (Mitte – linke Seite) ohne Verschwinden des sm Gefäßmusters. *Klinische Diagnose:* cT1 (MM oder sm1). *Erklärung der M-NBI Analyse:* (**d**) Der rostrale Teil der Läsion präsentiert Muster Typ *abnormal loop B1* (JES). (**f**) Läsion (Lugol negativ) und Sicherheitsrand markiert in 5 mm Abstand für ESD **Abb. 7.10** (*Fortsetzung*) (**g**) Das Präparat (Lugol Färbung), zeigt die Invasionstiefe des SCC auf seriellen Schnitten *(Farbcode)*. Orientierung wie auf dem endoskopischen Bild (**f**). *Pathologische Diagnose:* SCC Typ 0-IIc, 38 × 28 mm (in 52 × 40 mm Resektat), pT1a(MM, d 1.5 mm), ly(−), v(−), pHM0, pVM0. Resektion mit freien Rändern R0, kurativ. (**h**) Vergrößerte Ansicht von (**e**), gelbes Quadrat, zeigt Bereiche von SCC auf der rechten Seite: Verschwinden des dendritischen sm Muster und VP non-loop B2 (JES); aber in der Mitte und auf der linken Seite, „dickes" dendritisches *sm Gefäßmuster* (kein JES B3!) wie es an GE junction ohne IPCL Muster sichtbar ist, d. h. außerhalb der Neoplasie. (Vergleichen Sie – der distale Rand der GE junction in (**g**) zeigt Lugol-negatives Zylinderepithel an der Kardia)

Hinweis Verwechseln Sie dendritische sm-Gefäße nicht mit dicken Tumorgefäßen B_3!

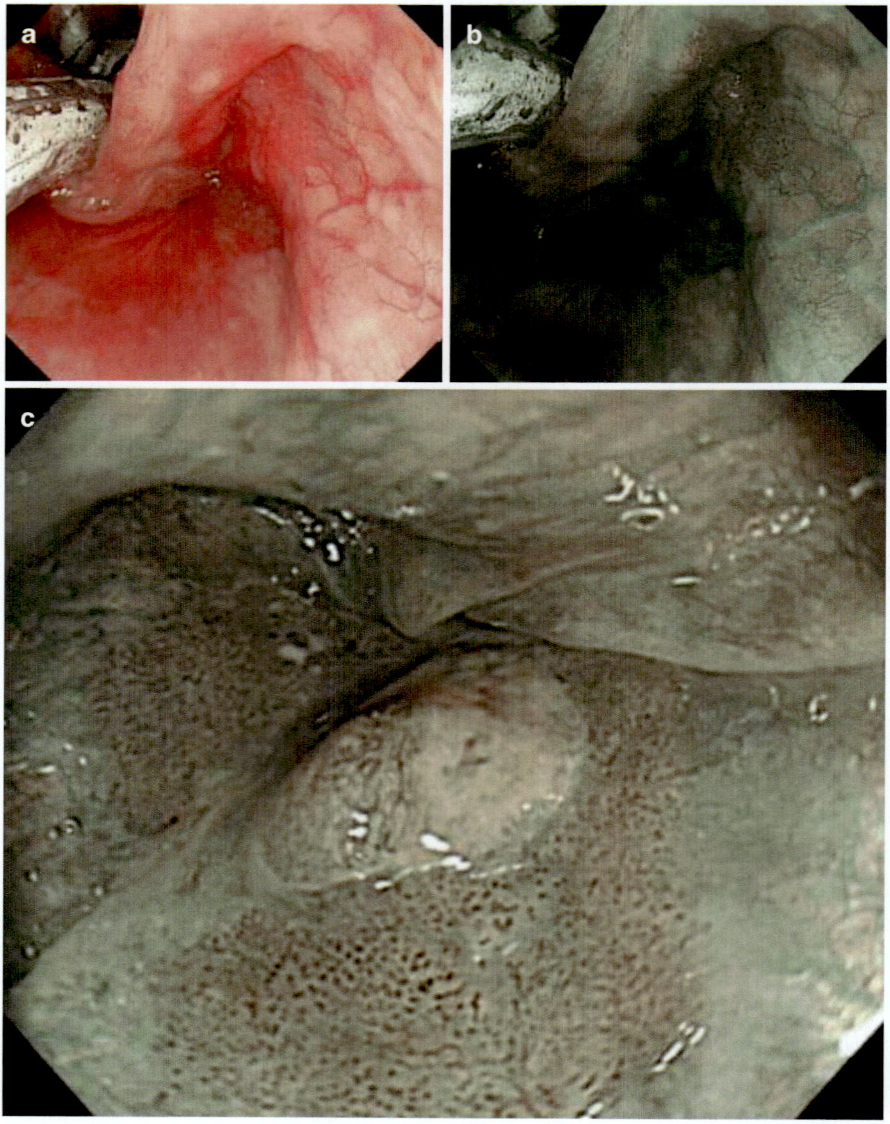

Abb. 7.11 Fall 3: Plattenepithel-Frühkarzinom im rechten Recessus piriformis des Hypopharynx, endoskopische Ansicht vor ESD (**a**) mit Standard-WLI; (**b**) mit NBI (& Trachealtubus); (**c**) Neoplasma 0-IIa + IIb abnormale Loops B1, NBI (40×)

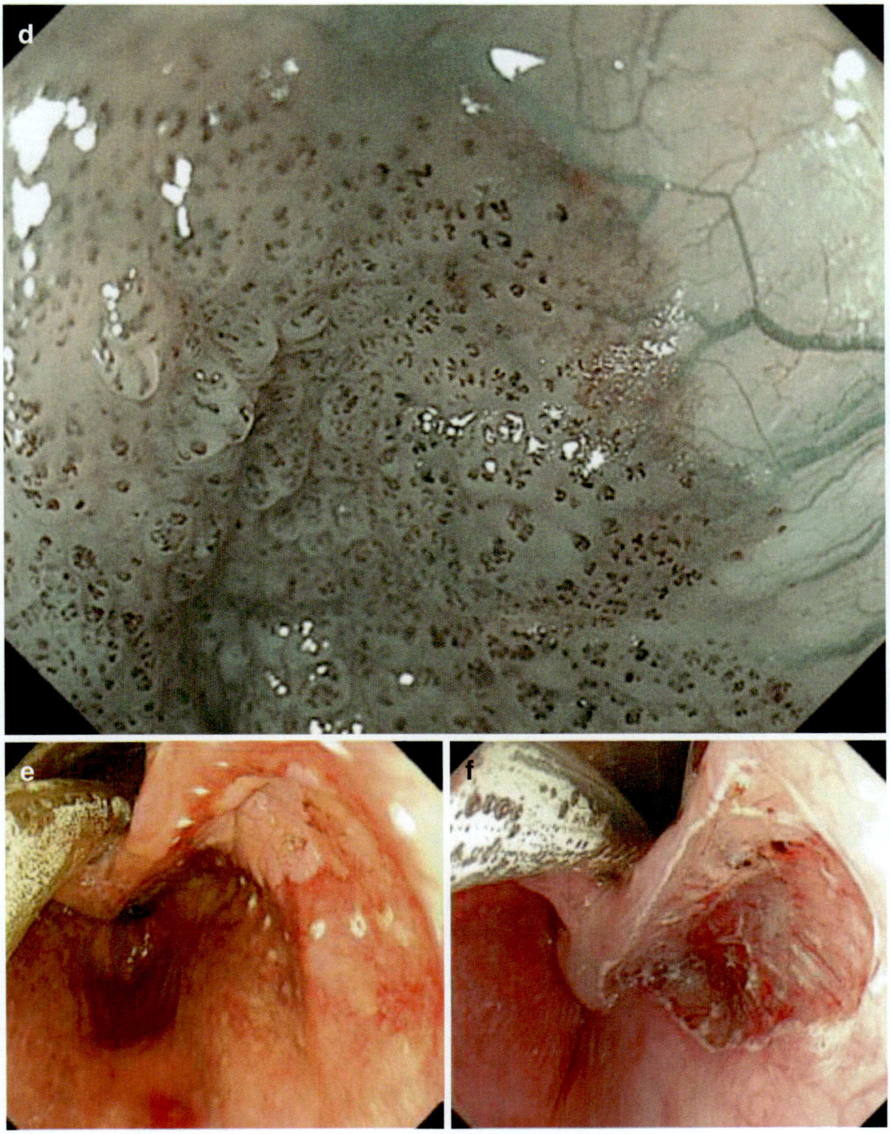

Abb. 7.11 (**d**) IPCL mit abnormalen Loops B1, und non-loop B2, M-NBI (80×). (**e**) Lugol-negatives SCC und Markierungen des Sicherheitsabstands (WLI). (**f**) Resektionsbett nach Hook-Knife ESD (WLI)

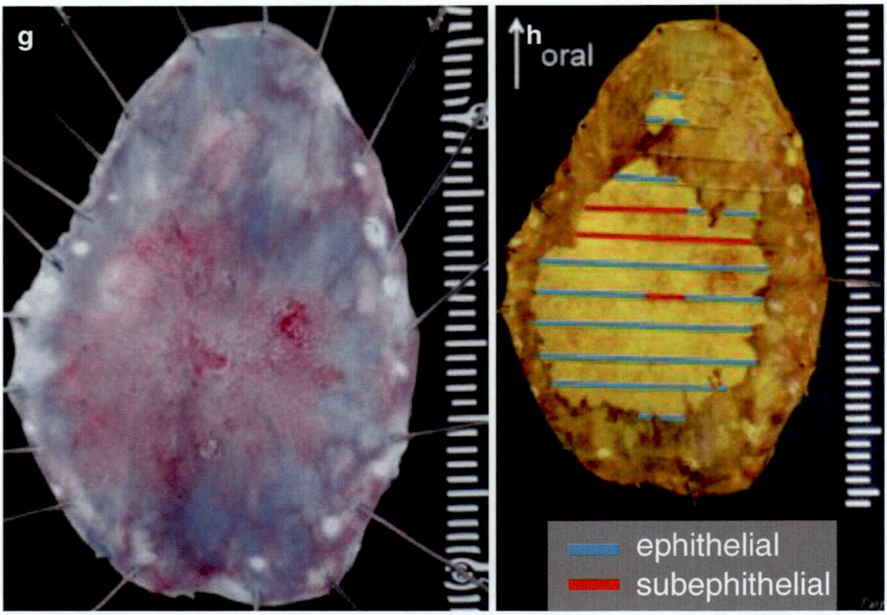

Abb. 7.11 (**g**) Resektat (50 × 39 mm, für die histologische Auswertung). (**h**) Zwei SCC: *no. 1 (oben),* hypopharyngeales SCC, epitheliale Invasion (Tumortiefe 1000 μm, Breite 2,5 mm) und *no. 2* (größer) hypopharyngeales epitheliales SCC, ly 0, v0, HM0, VM0, 0-IIa + IIb, 22 × 19 mm. *SCC no. 2,* hypopharyngeales SCC, epithelial, ly0, v0, HM0, VM0, 0-IIb, 4 × 3 mm

Literatur

1. Muto M, et al. Early detection of superficial squamous cell carcinoma in the head and neck region and esophagus by narrow band imaging: a multicenter randomized controlled trial. J Clin Oncol. 2010;28:1566–72.
2. Yokoyama A, et al. Risk appraisal and endoscopic screening for esophageal squamous cell carcinoma in Japanese populations. Esophagus. 2007;4:135–43.
3. Takubo K, et al. Early squamous cell carcinoma of the oesophagus: the Japanese viewpoint. Histopathology. 2007;51:733–42.
4. Kodama M, et al. Treatment of superficial cancer of the esophagus: a summary of responses to a questionnaire on superficial cancer of the esophagus in Japan. Surgery. 1998;123:432–9.
5. Kitagawa Y, et al. Esophageal cancer practice guidelines 2022 edited by the Japan esophageal society: part 1. Esophagus 2023;20:343–372. https://doi.org/10.1007/s10388-023-00993-2.
6. Oyama T, et al. Diagnosis and long-term results and prognosis of m3 and sm1 Esophageal Cancer. Lymph nodal metastasis of m3, sm1 esophageal cancer. Stomach Intestine. 2002;37:71–4.

7. Oyama T, Norimitsu N, Takahashi A, Yoshinaga S. Basic knowledge of diagnostic endoscopy of ESD for esophagus cancer. In: Oyama T, editor. Endoscopic diagnosis of esophageal cancer for ESD. Springer Nature Singapore Pte Ltd. 2020, S. 3–39.
8. Ishihara R, et al. Significance of each narrow-band imaging finding in diagnosing squamous mucosal high-grade neoplasia of the esophagus. J Gastroenterol Hepatol. 2010;25:1410–5.
9. Inoue H, et al. Lugol chromoendoscopy for esophageal squamous cell cancer. Endoscopy. 2001;33:75–9.
10. Ishihara R, et al. Quantitative analysis of the color change after iodine staining for diagnosing esophageal high-grade intraepithelial neoplasia and invasive cancer. Gastrointest Endosc. 2009;69:213–8.
11. Oyama T, et al. Prediction of the invasion depth of superficial squamous cell carcinoma based on microvessel morphology: magnifying endoscopic classification of the Japan Esophageal Society. Esophagus. 2017;14:105–12.
12. Inoue H, et al. Magnification endoscopy in esophagela squamous cell carcinoma: a review of the intrapapillary capillary loop classification. Ann Gastroenterol. 2015;28:41–8.
13. Arima M, et al. Evaluation of microvascular patterns of superficial esophageal cancers by magnifying endoscopy. Esophagus. 2005;2:191–7.
14. Yoshida T, et al. Narrow-band imaging system with magnifying endoscopy for superficial esophageal lesions. Gastrointest Endosc. 2004;59:288–95.
15. Yokoyama A, et al. Esophageal melanosis, an endoscopic finding associated with squamous cell neoplasms of the upper aerodigestive tract, and inactive aldehyde dehydrogenase-2 in alcoholic Japanese men. J Gastroenterol. 2005;40:676–84.
16. Pham AM, et al. Endoscopic removal of a giant fibrovascular polyp of the esophagus. Ann Otol Rhinol Laryngol. 2008;117:587–90.
17. The Paris endoscopic classification of superficial neoplastic lesions: esophagus, stomach, and colon: November 30 to December 1, 2002. Gastrointest Endosc. 2003;58:3–43.
18. May A, et al. Accuracy of staging in early oesophageal cancer using high resolution endoscopy and high resolution endosonography: a comparative, prospective, and blinded trial. Gut. 2004;53:634–40.
19. Ishihara R, et al. Comparison of EMR and endoscopic submucosal dissection for en bloc resection of early esophageal cancers in Japan. Gastrointest Endosc. 2008;68:1066–72.
20. Pech O, et al. Curative endoscopic therapy in patients with early esophageal squamous-cell carcinoma or high-grade intraepithelial neoplasia. Endoscopy. 2007;39:30–5.
21. Shimizu Y, et al. Long-term outcome after endoscopic mucosal resection in patients with esophageal squamous cell carcinoma invading the muscularis mucosae or deeper. Gastrointest Endosc. 2002;56:387–90.
22. Ishihara R, et al. Endoscopic submucosal dissection/endoscopic mucosal resection guidelines for esophageal cancer. Dig Endosc 2020;32:452–493. https://doi.org/10.1111/den.13654.
23. Shimizu Y, et al. Endoscopic submucosal dissection for treatment of early stage hypopharyngeal carcinoma. Gastrointest Endosc. 2006;64:255–9; discussion 260–52.
24. Kinjo Y, et al. The short-term and long-term outcomes of the endoscopic resection for the superficial pharyngeal squamous cell carcinoma. Endosc Int Open. 2015;3:E266–73.
25. Fujishiro M, et al. Application of endoscopic mucosal resection for hypopharyngeal cancer. Dig Endosc. 2001;13:220–4.
26. Oyama T, et al. Endoscopic submucosal dissection of early esophageal cancer. Clin Gastroenterol Hepatol 2005;3:S67-70.

Kapitel 8
Barrett-Oesophagus: Mukosaneoplasien

Pierre H. Deprez und Takashi Toyonaga

Die Inzidenz des Adenokarzinoms des oesophagogastralen Übergangs (EGJ, EG-junction) und des unteren Ösophagus ist in den letzten fünf Jahrzehnten in westlichen industrialisierten Ländern stetig gestiegen, wahrscheinlich aufgrund der zunehmenden Prävalenz der chronischen gastroösophagealen Refluxkrankheit (GERD) [1]. Eine adaptive Reaktion auf chronisch entzündliche Reize im Plattenepithel des EGJ ist die Bildung von Zylinderepithel-Metaplasie, die zu einer Feldkarzinogenese führen kann [2]. Der Barrett-Ösophagus (BE) trägt ein jährliches Risiko (0,12–0,5 %) der Transformation in ein Adenokarzinom (BE-AC) [3]. Die Inzidenz von AC am EGJ ist in Japan und Ostasien fünf- bis zehnfach niedriger, steigt aber ebenfalls, und der BE wird zu einem Ziel der Überwachung [4]. Patienten mit chronischer GERD sollten 4 Wochen vor der Überwachungs-Endoskopie eine Protonenpumpeninhibitor-Therapie erhalten, um Neoplasien in Abwesenheit flach-entzündlicher Läsionen zu erkennen. Bei der BE-Überwachung wurde BE-AC häufig als frühes BE-AC in Stadium 0 (66 %) oder Stadium 1 (26 %) diagnostiziert, und die Überlebensrate der Patienten war normal [5]. Empfehlungen für Screening und Überwachung finden Sie in Kap. 6.

Hinweis Barrett-Neoplasien können durch Resektion und Ablation behandelt werden, je nach Vorhandensein sichtbarer Läsionen. Die endoskopische Bildgebung ist daher entscheidend, um subtile Mukosaveränderungen zu erkennen, die eine endoskopische Mukosaresektion (EMR) oder endoskopische submuköse Dissektion (ESD) erfordern, bevor die verbleibende Barrett-Mukosa abgetragen wird.

P. H. Deprez (✉)
Department of Hepato-Gastroenterologie, Cliniques Universitaires Saint-Luc,
Université Catholique de Louvain, Brussels, Belgium
E-Mail: pdeprez@uclouvain.be

T. Toyonaga
Department of Endoscopy, Kobe University Hospital, Kobe, Japan
E-Mail: toyonaga@bf7.so-net.jp

F. Berr et al., *Atlas Frühkarzinome des Gastrointestinaltrakts*,
https://doi.org/10.1007/978-3-031-25623-3_8

8.1 Diagnose und Untersuchung des Barrett-Oesophagus

Die endoskopische Untersuchung erfordert einen standardisiertes Vorgehen, um die Ausdehnung des Barrett-Ösophagus mit Prager Chromoendoskopie-Kriterien [6–8] zu definieren. Die Diagnose BE wird gestellt, wenn der distale Ösophagus über mindestens 1 cm Länge (zungen- oder kreisförmig)mit *Zylinderepithel* ausgekleidet ist, das eine *spezialisierte intestinale Metaplasie* (SIM) aufweist (histopathologische Untersuchung; *siehe* Kap. 2) (Abb. 8.1) [8]:

- Bei Weißlichtendoskopie (WLI) kontrastiert Zylinderepithelmetaplasie-verdächtige Mukosa leicht rötlich gegenüber dem Zylinderepithel der Kardia und dem oesophagealen Plattenepithel.
- Identifiziere die EGJ als den Oberrand der gastralen Mukosafalten (westliche Definition) oder das distale Ende der oesophagealen Palisadengefäße (ostasiatische Definition) [2].
- Wenn ein Hiatushernie vorliegt, verwechsle nicht die Impression des Zwerchfell-Hiatus mit der EGJ.

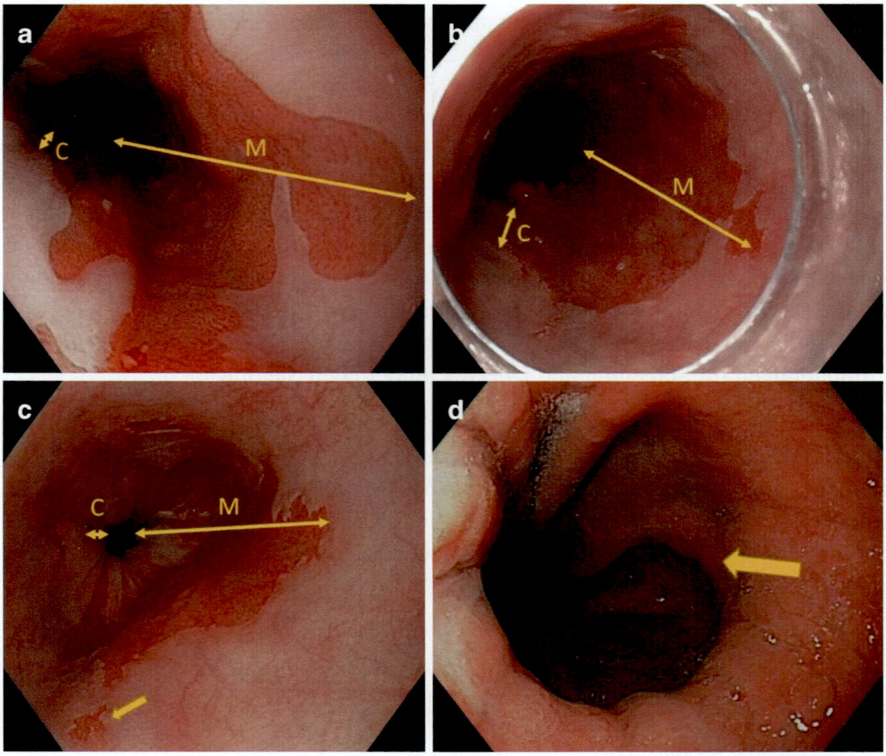

Abb. 8.1 Barrett-Fälle, die in der Weißlicht-Endoskopie (WLI) unter Verwendung der Prager Klassifikation untersucht werden. (**a**) C1M5. (**b**) C1M4. (**c**) C0M3. Der *kleine Pfeil* zeigt ein kleines Inselchen oberhalb der maximalen Ausdehnung von BE. (**d**) *Großer Pfeil* zeigt den oberen Teil der Magenfalten im Bereich des ösophagogastralen Schließmuskels (d. h. der EGJ), oral davon die Zwerchfell-Impression bei Hiatushernie.

- Die Ausdehnung des zirkumferenziellen Zylinderepithels über der EGJ ist als C-Wert (in cm) zu berichten.
- Für alle zungenförmigen Bereiche der Zylinderepithel-Mukosa wird die maximale Ausdehnung als M-Wert in Zentimetern über der EGJ beschrieben.
- Inseln von BE oral der maximalen Ausdehnung sollten separat beschrieben werden.

Die Schleimhautoberfläche und die Gefäßmuster können bei BE sehr unterschiedlich sein. Sie lassen sich mit Hilfe von Vergrößerungs- und optischen Chromoendoskopietechniken (NBI) besser definieren. Die Schleimhautoberfläche kann mit Essigsäure in Kombination mit optischer Chromoendoskopie und Vergrößerung noch besser analysiert werden. Die Untersuchungstechnik besteht darin, die Schleimhaut mit Wasser oder Kochsalzlösung zu reinigen, bei Bedarf eine Kappe zu verwenden und das Gefäßmuster (VP) und das Oberflächenmuster (SP) zu beschreiben. Zu diesem Zweck wird vor der Essigsäurefärbung (für VP und SP) und nach der Färbung (SP und Verlust von VP) eine Vergrößerung verwendet. Beispiele sind in Abb. 8.2 dargestellt. Von japanischen Autoren wurden verschiedene

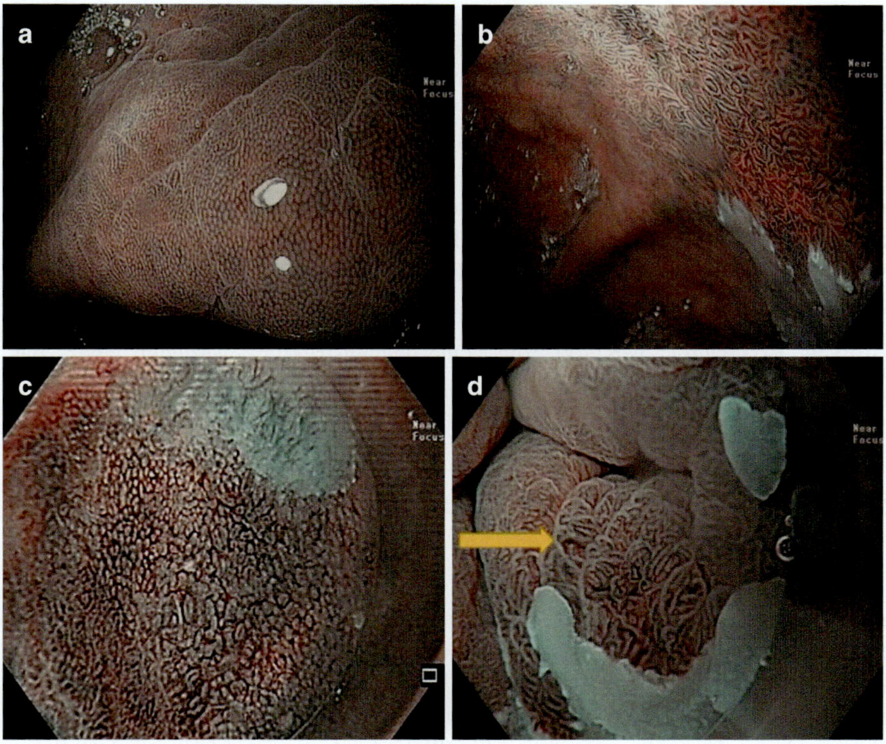

Abb. 8.2 NBI-Bildgebung von *Barrett-Fällen*, die (a) den Übergang vom normalem Magen (Pits) zum Barrett-Oesophagus (regelmäßiger Grate) zeigen, (b) einen BE mit regelmäßiger Mukosaoberfläche (Grate) und Gefäßmuster, (c) einen BE mit regelmäßiger Mukosaoberfläche (Villi, einige Pits) und Gefäßmuster, (d) ein ausgeprägt villöses Mukosarelief mit LBC (light blue crests) typisch für die intestinale Metaplasie *(Pfeil)* (**d**)

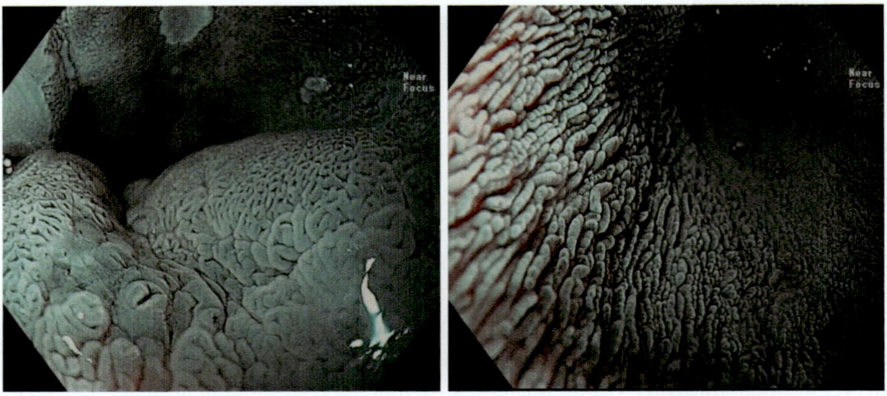

Abb. 8.3 (Essigsäure-Chromoendoskopie (AA-CE, acetic acid chromoendoscopy) mit NBI und Vergrößerung, die ein Oberflächenmuster von Zotten (Villi) und Graten *(linkes Feld)* und ein Tubuli-Muster *(rechtes Feld)* zeigt

Klassifizierungen vorgeschlagen, wie z. B. M-NBI mit fünf verschiedenen SP und den entsprechenden VPs. Zur Vereinfachung kann das Schleimhautmuster entweder flach und atrophisch oder „reich" mit Tubuli, Zotten und Graten sein. Die intestinale Metaplasie kann das gleiche Muster wie im Magen aufweisen, mit den hellblauen Kämmen (LBC). Gefäße sind beim atrophischen Typ besser zu sehen (verzweigte braune Kapillaren und größere grünliche submuköse Venen), aber auch in der zottenartigen Schleimhaut können regelmäßige Kapillaren beobachtet werden. Abb. 8.2 zeigt einige Beispiele. Im Anhang dieses Kapitels sind der M-NBI Diagnose-Algorithmus der JES-Klassifikation mit entsprechenden Bildbeispielen (entnommen aus der Nottingham classification) angeführt [22, 24].

Hinweis *Essigsäure* verstärkt die Oberflächenstruktur, verdeckt aber das Gefäßmuster, wie in Abb. 8.3 gezeigt.

8.2 Endoskopie zur Detektion und Analyse von Barrett-Neoplasien

Eine Diagnose von Ösophagus Adenokarzinom ist praktisch immer mit einer endoskopisch *sichtbaren Läsion* verbunden, die eine endoskopische Resektion für Staging und Behandlung erfordert. Um diese Läsionen zu erkennen, sollte die Untersuchung in WLI beginnen, dann die optische Chromoendoskopie (NBI) ohne und mit Vergrößerung und schließlich die Essigsäure-Chromoendoskopie (CE) erfolgen. Die maximale Vergrößerung und Schärfe der Standbilder wird mit einer distalen Aufsatzkappe in Kombination mit Wasserimmersion erreicht (Vgl. Abschn. 1.5.1, 1.5.2, 1.7.3). Neoplasische Läsionen haben eine Prädilektion, bei Linksseitenlage sich im rechten oberen und unteren Quadranten des Sicht-

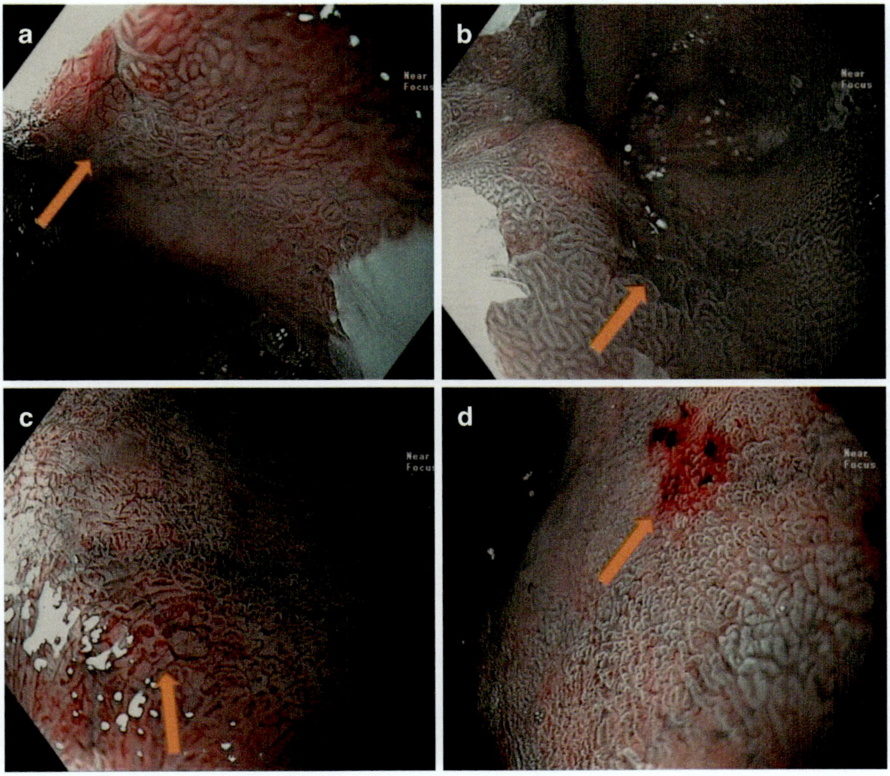

Abb. 8.4 M-NBI (Near-Focus, Olympus HQ190) mit sichtbaren fokalen Läsionen *(Pfeile)*. (**a**, **b**) Paris 0-II b oder c mit Mukosairregularität; (**c**) irreguläre Kapillaren; oder (**d**) kleiner Blutungsherd mit Essigsäure-CE

feldes zu befinden. Ziel ist es, subtile Veränderungen der Farbe *(rötlich mit WLI)* oder des Oberflächenreliefs zu erkennen und jede sichtbare Läsion nach Lage, Farbe, Größe und Typ gemäß der Paris-Klassifikation (*siehe* Abb. 1.2) [9–11] zu charakterisieren. Sichtbare Läsionen treten als Veränderungen der Farbe (meist rötlich oder bleich glänzend; braun in NBI), des Reliefs mit Erhöhung oder Einsenkung (0-IIa oder 0-IIc; selten [15 %] 0-Is/p oder 0-III) und ebene Oberflächenirregularität (Typ 0-IIb) auf (Abb. 8.4).

Die meisten (85 %) frühen malignen Barrett-Neoplasien sind kleine und flache Läsionen (0-IIa, b, c) und schwer zu erkennen [12, 13]. Wenn keine sichtbaren Läsionen bei WLI oder magnifying NBI Endoskopie (M-NBI) vorhanden sind, kann die Chromoendoskopie mit 2,5 % iger Essigsäure verborgene Läsionen als *fokalen Verlust der AA-Weißfärbung (Loss of Acetowhitening)* bei Standard-WLI entdecken, d. h. als leicht rötliche Flecken in weißlich gefärbter, regelmäßiger Barrett-Schleimhaut. Portsmouth Acetic Acid Classification (PREDICT) erkannte neoplastische Barrett-Läsionen als fokalen *Verlust des Acetowhitening* mit 98 % Sensitivität und 97 % negativem prädiktiven Wert [14] (*siehe* Abb. 8.11b).

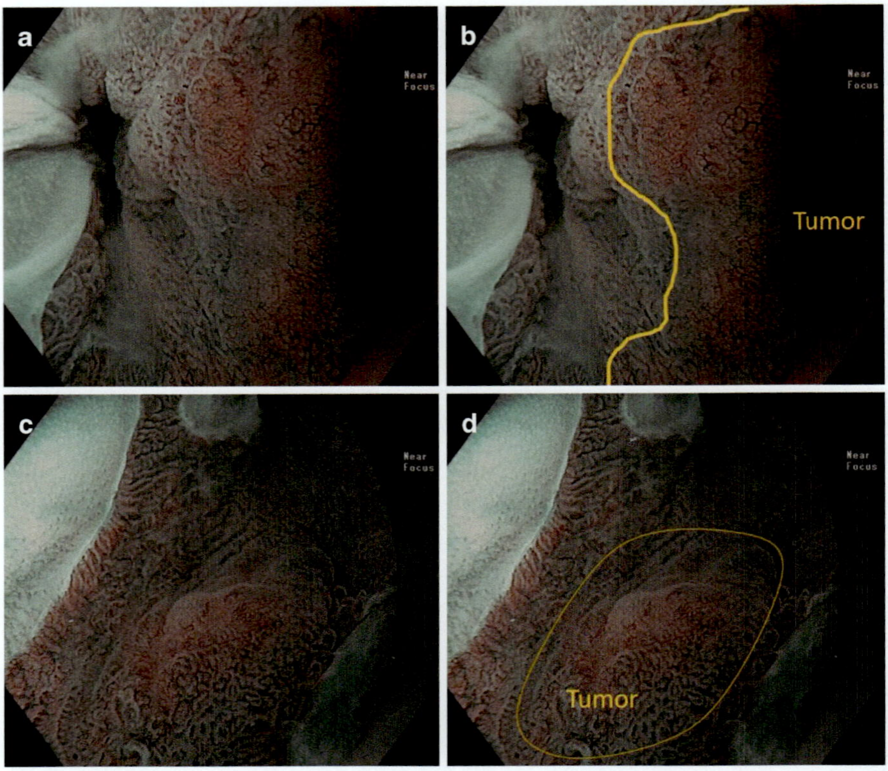

Abb. 8.5 Illustration der Rolle von M-NBI mit Wasserimmersion (bei einem intubierten, anästhesierten Patienten) zur Abgrenzung sichtbarer Läsionen. (**a**, **b**) Paris 0-IIb hochgradige Neoplasie. (**c**, **d**) Paris 0-IIa, pT1m2 Adenokarzinom

Hinweis Jede verdächtige Barrett-Läsion muss für VP in M-NBI analysiert werden, gefolgt von einer Färbung mit 2,5 %iger Essigsäure, um das SP zu diagnostizieren. Diese Prozedur ist unerlässlich, um *irreguläres VP* und *irreguläres SP* und die laterale *Abgrenzungslinie* um jede Barrett-Neoplasie herum (analog zum Magenfrühkrebs [15]) zu charakterisieren (Abb. 8.5).

Die Abb. 8.6 veranschaulicht den Unterschied zwischen regelmäßigen und unregelmäßigen Gefäß- (VP) und Mukosaoberflächen-Mustern (SP), nach einer vereinfachten Klassifizierung (BING), die häufiger im westlichen Teil der Welt verwendet wird [16–18]. Experten und Nichtexperten unterschieden diese beiden Kategorien mit sehr hoher Sensitivität (90–95 %) und Genauigkeit (93–97 %) [19]. Grundsätzlich ist diese Differentialdiagnose machbar, aber eine prospektive Evaluation der V/S-Musterklassifizierung in klinischen Studien steht noch aus, um Barrett-Läsionen genau zu diagnostizieren.

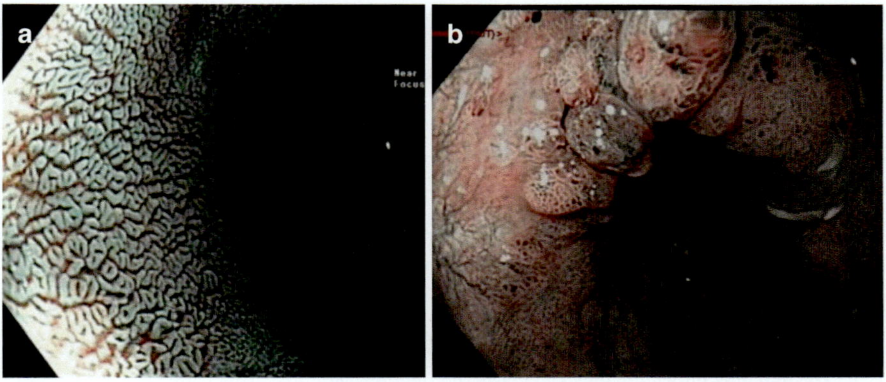

Abb. 8.6 (**a**) Ein regelmäßiges Mukosa-Muster. (**b**) Unregelmäßigkeiten und Knotigkeit (pT1m3 Adenokarzinom)

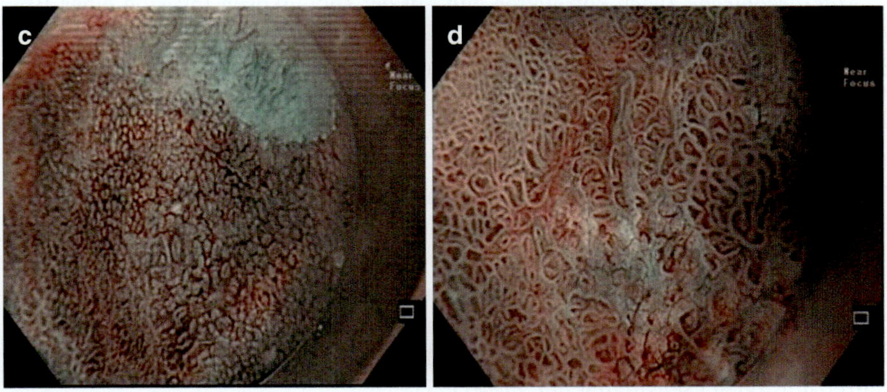

Abb. 8.6 (**c**) Ein regelmäßiges Gefäßnetz. (**d**) Ein kleiner Bereich mit einem unregelmäßigen Gefäßmuster, das fokaler hochgradiger intraepithelialer Neoplasie (HGIEN) entspricht

8.3 Endoskopische Diagnose von sm-invasivem Karzinom im Barrett-Oesophagus

Die meisten histologischen Schnitte der BE Mukosa zeigen eine Duplizierung oder Multilayering der MM-Schicht, da Myofibroblasten eine oberflächliche Schicht (SMM) in der LPM über der ursprünglichen MM (tiefere MM = DMM) gebildet haben. Die Tiefe der sm-Invasion wird vom tieferen Ende der DMM gemessen. Barrett-Karzinome pT1a zeigen hauptsächlich niedrige Risikokriterien (95 %). Unter den BE-AC pT1b sind jedoch häufig Kriterien mit hohem Risiko – z. B. Budding Bd $\geq$ 2; Grading G3; L(+), V(+) – vorhanden, bei bis zu 30 %, und das Risiko von LN-Metastasen steigt auf 30–50 % mit T1b-SM2-3 [20].

Tab. 8.1 Verteilung der makroskopischen Typen von Barrett-Frühneoplasien mit Häufigkeit von sm-Invasion und Grading G3 pro Typ[a]

	Laesionen, *n*	**makroskopischer Typ**					
		I	**IIa**	**IIb**	**IIc**	**IIa + c**	**III**
Frühe Barrett-Neoplasie	380	13 %	37 %	28 %	5 %	16 %	2 %[b]
sm invasiv ($n = 42$)	Pro Typ	10 %	14 %	3 %	24 %	18 %	(0)[b]
G3 ($n = 21$)	Pro Typ	10 %	6 %	2 %	(0)[b]	8 %	(0)[b]
***Neoplasie-Kategorie nach makroskopischem Typ**							
HGIN	30	7 %	17 %	70 %	3 %	0	3 %
T 1a	308	14 %	37 %	27 %	4 %	17 %	2 %
T 1b	42	12 %	45 %	7 %	10 %	26 %	(0)[b]

HGIN Hochgradige intraepitheliale Neoplasie, *sm* Submukosa
[a]Nach Pech et al. [12]
[b]Läsionen vom Typ 0-III und G3 unterliegen Überweisungs-Bias (Unterschätzung)

Makroskopische Typen korrelieren eng mit der submukösen Invasion eines BE-Adenokarzinoms (BE-AC) [12] (Tab. 8.1). In einer großen prospektiven Serie von 380 frühen Barrett-Neoplasien waren die meisten HGIN-Läsionen vom Typ 0-IIb (70 %) und 0-IIa (17 %). Die Wahrscheinlichkeit einer submukösen invasiven Frühkrebserkrankung war bei Läsionen vom Typ 0-IIb am geringsten (3 %); sie nahm progressiv zu bei Läsionen vom Typ 0-I (10 %), 0-IIa (14 %), IIa + c (18 %) und 0-IIc (24 %) [12]. Trotz des hohen Risikos einer tiefen sm-Invasion für polypoide Typ 0-I-Frühkarzinome deuteten Weichheit bei der Palpation und Abflachen bei der Luftinsufflation (AID +) auf Neoplasie ohne oder mit nur oberflächlicher sm-Invasion hin, die für eine diagnostische ESD geeignet ist. Aufgrund der schwierigen Aufzeichnung am EGJ war die hochfrequente EUS (20–30 MHz) nicht zuverlässig genug für den Nachweis der submukösen Invasion neoplastischer Barrett-Läsionen (Sensitivität nur 27 %) [21].

Die vereinfachte M-NBI-Klassifikation *(BING-Klassifikation)* für Veränderungen von SP und VP gibt keine Hinweise auf Merkmale für eine sm-Invasion des Adenokarzinoms [16]. Die bisherige *Nottingham-Klassifikation* verwendet ähnliche vereinfachte Deskriptoren für nicht-neoplastische Läsionen; Deskriptoren für neoplastische Läsionen umfassen „unregelmäßige SP & unregelmäßige VP" oder „fehlende SP & unregelmäßige VP". Im Gegensatz zur BING-Klassifikation gibt sie als Deskriptoren für sm-invasive Adenokarzinome „stark unregelmäßige SP & VP", mit besonders detaillierter Beschreibung und ausgezeichneten vergrößernden endoskopischen NBI-Bildern [22] (*siehe* Abb.8.18). Diesen SP-Typen entsprechend wurden die VP-Typen von Goda et al. im Detail beschrieben [23]. Die Nottingham-Klassifikation ergänzt mit den VP-Typen von Goda (*siehe* Abschn. 8.6, mit Tab. 8.2) eignet sich besser für die Entscheidung, ob ein Barrett-Frühkarzinom für eine endoskopische Resektion indiziert oder bereits kontraindiziert ist, wenn Anzeichen einer tiefen sm-Invasion vorliegen [22–24]. Eine Evaluation in prospektiven klinischen Studien wäre erforderlich, um einen diagnostischen Algorithmus zu erstellen, wie er für das differenzierte Magenkarzinom gilt [15] (Vergleiche Abb. 9.9a).

Anzeichen, die auf eine sm-Invasion hindeuten, werden nachstehend zusammengefasst und in den Abb. 8.7, 8.8 und 8.9 sowie im Abschn. 8.5 Fälle dargestellt. Alle Beispiele liefern Endoskopiebilder, die mit der Histologie verifiziert

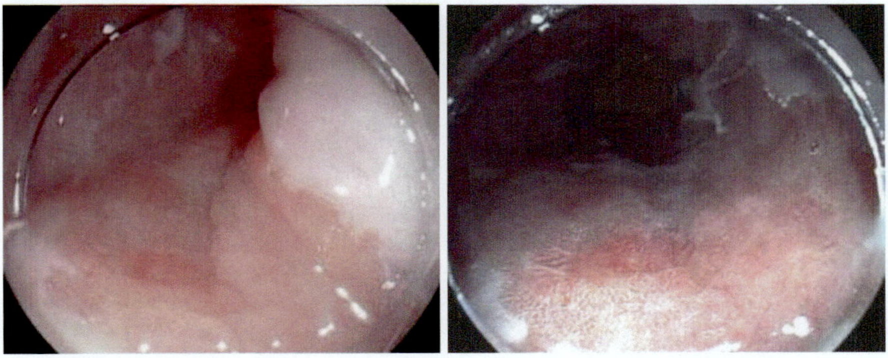

Abb. 8.7 Barrett Oesophagus Frühkarzinom, Typ 0-IIc mit Mikroinvasion der Submukosa, unregelmäßiges Pit-Muster. [Pentax WLI *(links)* und i-scan *(rechts)*, ~20-fach.]. (Mit freundlicher Genehmigung von Dr. Ralf Kiesslich, Deutschland)

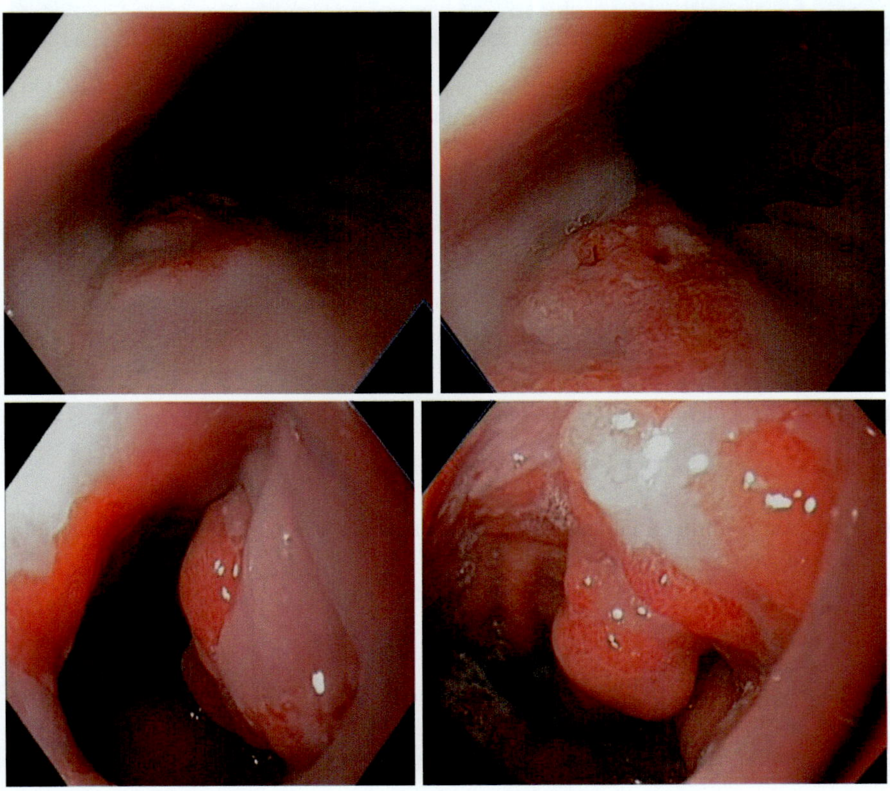

Abb. 8.8 Barrett Oesophagus. **(Obere Reihe)** pT1sm1, G3, LV- Adenokarzinom (Paris 0-IIa, weiche Konsistenz, irreguläre Gefäße. **(Untere Reihe)** pT1sm2, G2, L+ Adenokarzinom (Paris 0-Is, feste Konsistenz, unregelmäßige Gefäße)

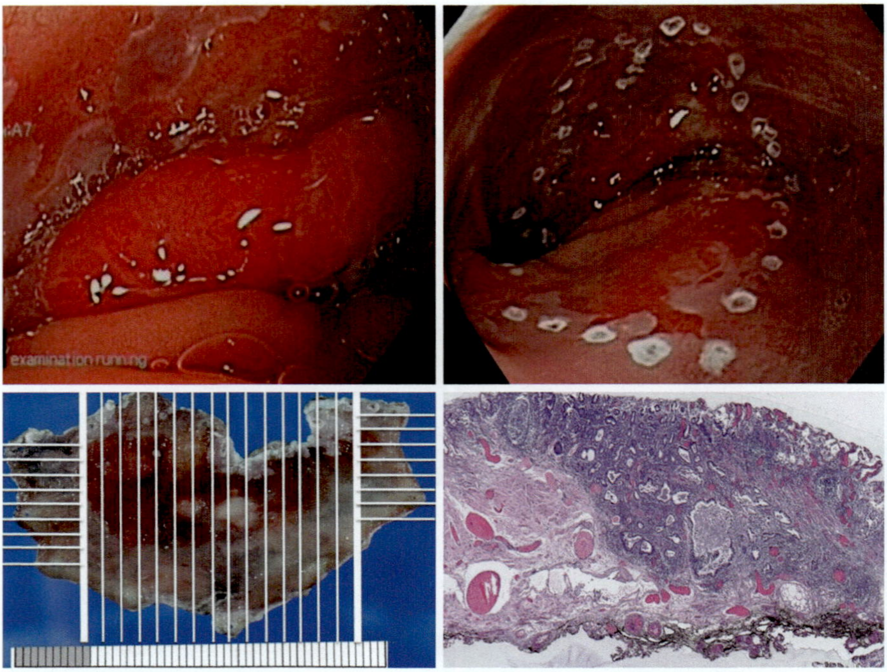

Abb. 8.9 C2M3 Barrett Oesophagus, 2cm polypoide Läsion Paris 0-IIs, mit en bloc ESD (histologisch kurativ) bei einem 60-jährigen Patienten. Das makroskopische Bild des en bloc Resektates (5,6 × 3,6 cm) zeigt zwei zentrale bräunliche Läsionen; die weißen Linien entsprechen den Gewebeschnitten. Die Histologie zeigt ein oesophageales adenocarcinoma mit geringer Invasion der Submucosa, und freien verticalen und horizontalen Rändern. Finale Diagnose und Staging: pT1sm1, G1, L–, V–, R0 (kurativ)

wurden. Diese für BE beschriebenen Bezeichnungen entsprechen analog der endoskopischen Diagnostik beim Magenfrühkarzinom [15, 25], wurden jedoch nicht prospektiv für Barrett-Neoplasien evaluiert.

Hinweis *Oberflächliche sm-Invasion* können folgende Zeichen andeuten:

- Makroskopische Typen 0-Is (weiche Konsistenz), 0-IIa, IIc, IIa + c
  und
- Hochgradig unregelmäßiges villöses Oberflächenmuster (hohe Dichte, variable Größen, verschmolzene Villi)
- Unregelmäßiges, dicht angeordnetes Gefäßmuster

Tiefe sm-Invasion kann folgendes anzeigen:

- Typen 0-Is (feste Konsistenz), 0-IIa, IIc, IIa + c ohne/mit Knoten, oder 0-III (Ulzeration)
  und

- Hochgradig unregelmäßiges Gefäßmuster (variabel, geringe Dichte, lange Verläufe und dicke Gefäße)
- Amorphes oder sehr unregelmäßiges/fehlendes Oberflächenmuster

BE-AC-Läsionen, die an oesophageales Plattenepithel (SCE) grenzen, erstrecken sich sehr häufig (50–80 %) bis zu 5 mm weit unter das SCE; sie sind manchmal sogar bei M-NBI durch *minimale Erhebung* und schwach *braun-transluzentes VP* unter dem SCE erkennbar [26]. Daher ist ein erweiterter Sicherheitsabstand von 10 mm um BE-Neoplasien bei der Resektion, insbesondere ESD, eine gute Praxis [11].

8.4 Endoskopische Resektion von Frühneoplasien bei Barrett-Ösophagus

Richtlinien, die von der European Society of Gastrointestinal Endoscopy (ESGE) (in vielen westlichen Ländern unterstützt) herausgegeben werden, befürworten immer noch EMR, selbst in piece meal Technik (EPMR), für die komplette endoskopische Resektion von *mukosalem* BE-AC [27]. Dies ist evidenzbasiert, da das Ergebnis von EMR in einer großen Kohorte mit *mukosalem* BE-AC ($n = 1000$) günstig war, mit einer 96 % igen Rate der kompletten Resektion, 14 % lokaler oder metachroner Rezidive, 86 % krankheitsfreier Überlebensrate (DFS) und 94 % kompletter Remission nach 5 Jahren [28]. Somit war die komplette Remission 5 Jahre nach EMR ähnlich der DFS-Rate nach ESD, bei geringeren Verfahrenskosten, geringerem Aufwand und geringerem Risiko für Komplikationen (*siehe* Tab. 3.2), unter der Annahme einer genauen Diagnose von mukosalem BE-AC. Die ESGE hat der ESD nur bei Barrett-Läsionen mit einem Durchmesser von mehr als 20 mm mit Anzeichen einer oberflächlichen sm-Invasion den Vorzug gegeben, oder wenn das Lifting der Läsion für EMR unzureichend ist (z. B. aufgrund von sm-Fibrose oder Narbenbildung nach vorheriger Resektion) [27].

Inzwischen wurden acht prospektive Serien (431 Patienten, hauptsächlich aus westlichen Zentren) über ESD für oberflächliches BE-AC berichtet, mit medianen Raten von 91% en bloc Resektion, 99 % DFS in 3 Jahren und null Perforation, Mortalität oder Rezidiv (*siehe* Tab. 3.2). Daher erreicht die ESD eine kurative Resektion und nahezu null Rezidive bei BE-AC und könnte die empfohlenen häufigen Kontrollendoskopien (viermal im ersten Jahr und jährlich darüber hinaus) vermeiden, die für EPMR empfohlen werden. Neben der endoskopischen Nachsorge wird allgemein eine vollständige thermische Ablation, z. B. mit Radiofrequenzablation, für jedes residuale Barrett-Epithel nach endoskopischer Resektion von HGIN oder Krebs empfohlen [6, 8, 27, 29 30]. Für Ergebnisse von ESD und Komplikationen, insbesondere für Stenosen des Ösophagus, vergleichen Sie Kap. 3.

Das Barrett-Adenokarzinom ist in Japan selten; deshalb basieren die *Richtlinienkriterien* der Japanischen Oesophagus Gesellschaft (JES) für die endoskopische en-bloc-Resektion [4, 36] auf dem in der Literatur berichteten Risiko einer LN-Metastasierung:

ESD – klassische Indikation[a, c]

- Barrett AC-Typ 0-II (HGIN, G1, G2), intramukosal (m1, *LPM*), kein Ulkus.

ESD – erweiterte Indikation[b, c]

- Barrett AC-Typ 0-II (HGIN, G1, G2), mukosal *(MM),* klinisch N 0

[a]Indikationen mit LNM-Risiko < 1 %
[b]Indikationen mit LNM- oder systemischem M-Risiko < 4 %
[c]Erhöhtes Risiko für Strikturbildung, wenn die ESD sich über $\geq$70 % des Umfangs erstreckt

Zwei Fallserien zur Oesophagektomie von BE-Frühkarzinomen beobachteten LN-Metastasen in der Kategorie pT1a bei 1,9 % (26/1350 Patienten) [31], und 1,3 % (1/75) mit einem Fall von unspezifiziertem AC G3 pT1a-MM, während 22 % der Kategorie T1b LN-Metastasen aufwiesen [32]. Die Risikofaktoren für LN-Metastasen (Tumorhistologie, Größe, Ulzeration) sind nicht im Detail geklärt, weshalb die JES diese ESD-Kriterien (LPM/MM) festgelegt hat [4, 36]. Im Gegensatz dazu hat die Konsenserklärung des Paris Workshops T1b sm1 $\leq$ 500 µm unter der deeper muscularis mucosae (DMM) akzeptiert für BE-AC mit geringem Risiko (G1 oder G2, L0, V0, Bd $\leq$ 1), analog wie bei Magenfrühkarzinom [10]. Trotzdem ist die Datenbasis für sm-invasive Barrett-Karzinome, die mit Lymphadenektomie reseziert wurden, zu dünn, um eine Tiefenbegrenzung der zulässigen sm-Invasion für die kurative endoskopische R0-Resektion zu beweisen [11].

In letzter Zeit wurde für oberflächlich sm-invasive Frühadenokarzinome im Ösophagus und oesophagogastralen Übergang die ESD als *Diagnoseverfahren* empfohlen, bevor eine chirurgische Behandlung in Erwägung gezogen wird, insbesondere bei sehr alten oder multimorbiden Patienten. ESD ist eine risikoarme, minimal-invasive Resektionstechnik, selbst bei Patienten mit hohem chirurgischen Risiko, und wird zunehmend Teil von adjuvanten und sogar palliativen Antikrebs-Therapieprotokollen [33, 34]. Trotzdem ist die Datenbasis von ESD für Adenokarzinome am EGJ und in BE unterdimensioniert, um starke Richtlinienempfehlungen auszusprechen; prospektive klinische Studien sind sowohl für die Genauigkeit der endoskopischen Diagnose und Indikation als auch für das Ergebnis der ESD mit kurativer oder diagnostischer Zielsetzung erforderlich.

Kontraindikationen für die endoskopische Resektion:

- Undifferenziertes Karzinom G3 > 1 cm in der Größe
- Anzeichen einer tiefen SM-Invasion (>SM1)

Relative Kontraindikationen (je nach Erfahrung des Operateurs):

- Sehr schlechte technische Resektabilität (z. B. schwer zu behandelnde Ösophagusvarizen)
- Offensichtliche Blutungsneigung (z. B. kombinierte Anti-Thrombozyten- und Antikoagulantien-Therapie)

Indikationen für eine Oesophagektomie und LN-Dissektion nach diagnostischer ESD:

- Differenziertes AC G1 oder G2 mit tiefer sm-Invasion (≥500 μm)
- Lymphatische oder vaskuläre Invasion (L1 oder V1)
- Undifferenziertes AC G3 mit Tumorgröße >10 mm
- Resektion R1 am vertikalen Rand (aber endoskopische Nachsorge für R1 am seitlichen Rand)

8.5 Fälle: Dysplasie und Frühkarzinome im Barrett-Oesophagus

Fall 1: Frühe Barrett-Neoplasie Typ 0-Is
Ein 72-jähriger, gesunder Mann (ASA II°) mit kurzsegmentigem Barrett-Ösophagus präsentierte eine sessile neoplastische Läsion Typ 0-Is innerhalb einer Hiatushernie (Abb. 8.10). Die Läsion zeigte unregelmäßige S- und V-Muster (+ vereinzelte, dicke Gefäße → sm Invasion), war aber weich und hatte gutes *Lifting* bei Injektion. Die diagnostische ESD en-bloc ergab ein BE-AC pT1b-sm2 (729 μm). Er wurde zur Oesophagektomie überwiesen.

Hinweis Bei grenzwertigen Anzeichen einer tieferen sm-Invasion die R2-Resektion vermeiden! Die diagnostische ESD en bloc war vertretbar und lieferte die entscheidende Histopathologie für eine distale Oesophagektomie.

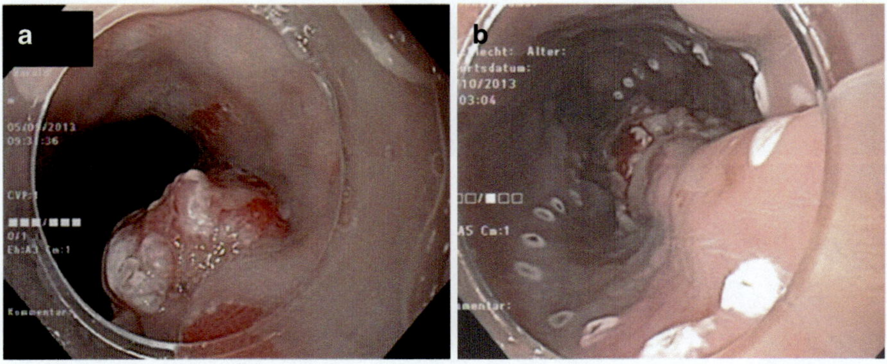

Abb. 8.10 (**a**)Neoplasia 0-Is in kurzsegmentigem BE C0M4, WLI, und (**b**) mit Elektromarkierungen eines weiten Sicherheitsabstandes für ESD. (**c,d**) Unregelmäßige SP und VP typisch für Karzinom, VP mit wenigen lockeren dicken Gefäßen. (*Diagnose*: cT1b-sm1/sm2: Grenzwertige sm1-Invasion?); M-WLI und M-NBI, auf (d) Rand zu BE. (**e**) Diagnostische ESD ohne sichtbare tiefe sm-Invasion: Resektionsbett. (**f**) Resektat (6,3 × 4,3 cm), WLI. (**g**) Adenokarzinom G2, pT1b (sm 729 μm), L0 v0, R0 reseziert. Die tiefe sm2-Invasion war eine Indikation für die distale Ösophagektomie

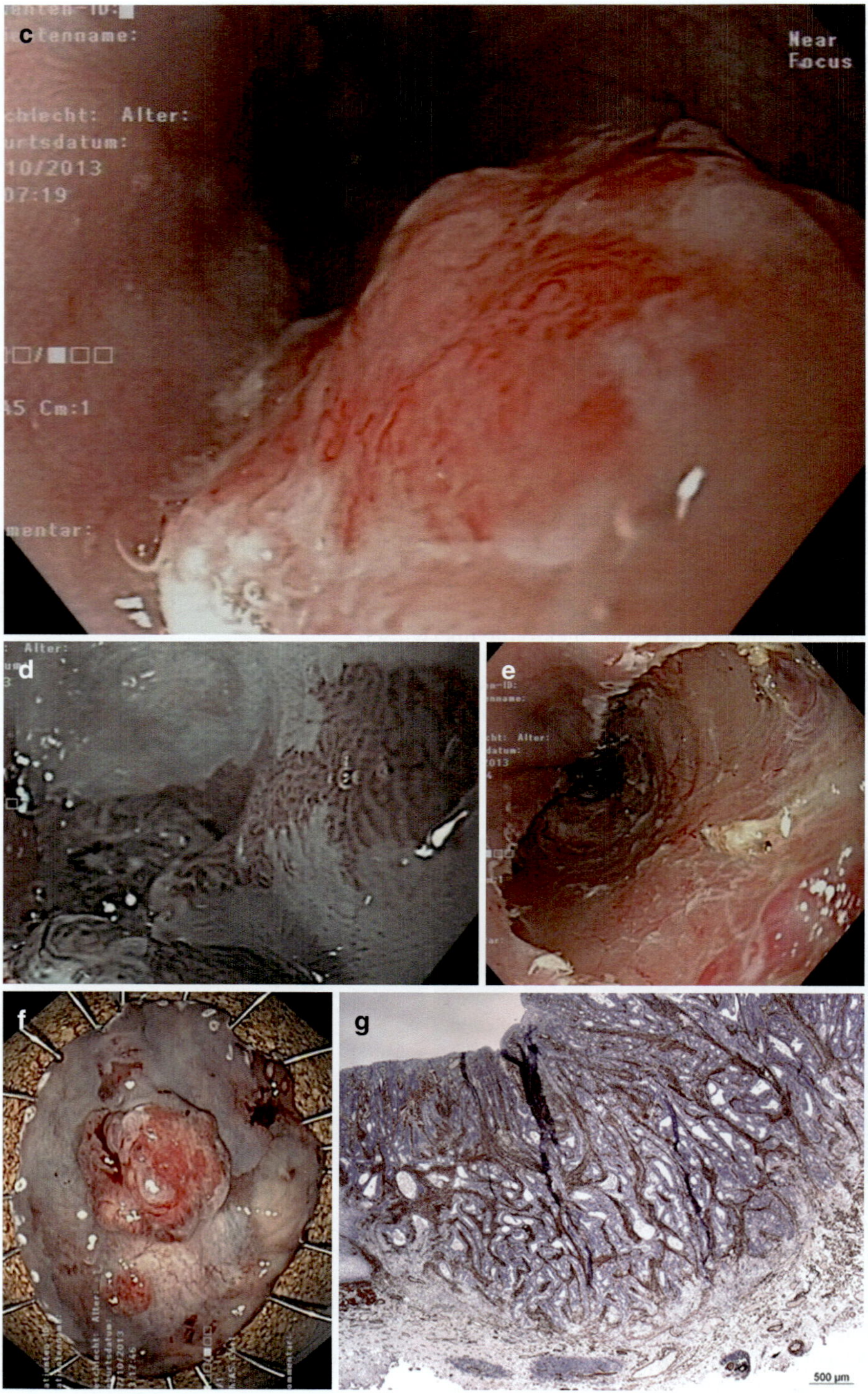

Abb. 8.10 (Fortsetzung)

Fall 2: Barrett-Läsion Typ 0-IIa

Bei einem 69-jährigen, gesunden Mann wurde eine Läsion 0-IIa, 14 × 10 mm, in kurzsegmentigem BE (C0M4 bei 5 Uhr) (Abb. 8.11) gesehen. Die EUS zeigte weder vergrößerte regionale Lymphknoten, noch eine Unterbrechung des sm-Echobandes in der Organwand.

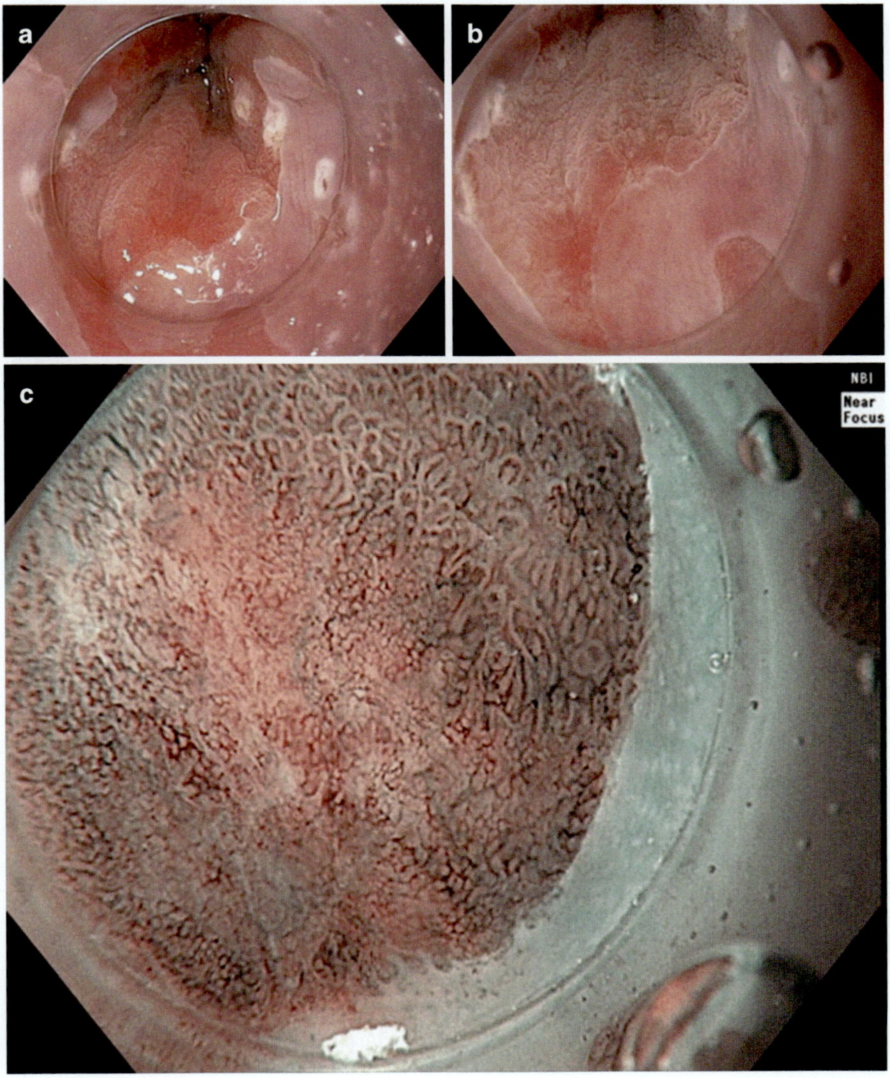

Abb. 8.11 (**a**) Läsion 0-IIa bei 5 Uhr (Posteriorwand) in der Nähe des oralen Endes der kurzen BE-Zunge. (**b**) Kein Acetowhitening (rötliche Verfärbung) auf Essigsäure CE, Standard WLI. (**c**) M-NBI (60-fach), unregelmäßiges VP (Maschengitter, network). (**d**) M-NBI und Essigsäure zeigen Villi, die unregelmäßig bis spärlich sind, einige größer (verschmolzen?, Mitte-rechts); und schwaches network VP. *Diagnose*: oberflächlicher Krebs, nicht-invasiv. → ESD en-bloc mit kurativer Absicht: Resektat 63 × 43 mm; Sicherheitsrandmarkierungen intakt. Histologie: Moderat differenziertes AC G2, pT1a-LPM, L0 V0; R0 kurativ. (Freundlich zur Verfügung gestellt von Dr. Hans P. Allgaier und Dr. Tsuneo Oyama)

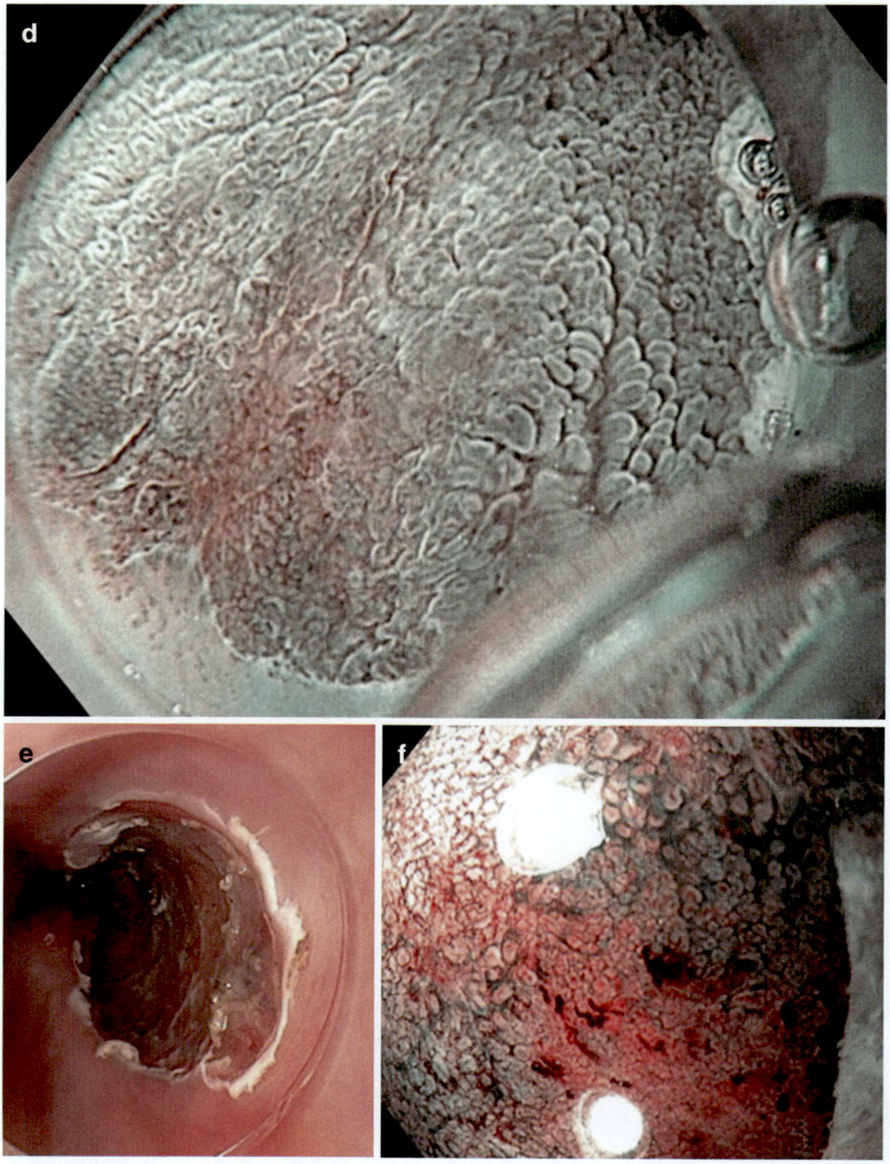

Abb. 8.11 (**d**) m-NBI mit Essigsäure; (**e**) Resektionsbett nach ESD en bloc. (**f**) Resektat, m-NBI, Läsionsmitte mit Kaliberänderungen und feinem, unregelmäßigem network VP (nicht-invasiv)

Hinweis Kleine unauffällige Läsion 0-IIb, dennoch moderat differenziertes AC (pT1a, G2).

Fall 3: Zirkuläres Barrett-Karzinom 0-Ip/s + IIa in der EGJ
Diese 82-jährige Frau (ASA III) hatte intermittierende Dysphagie von Feststoffen seit 1 Monat. UGI Endoskopie zeigte eine zirkuläre Läsion, die sich von der Plattenepithelgrenze über 4,5 cm bis zum Ende der EGJ erstreckte (Abb. 8.12).

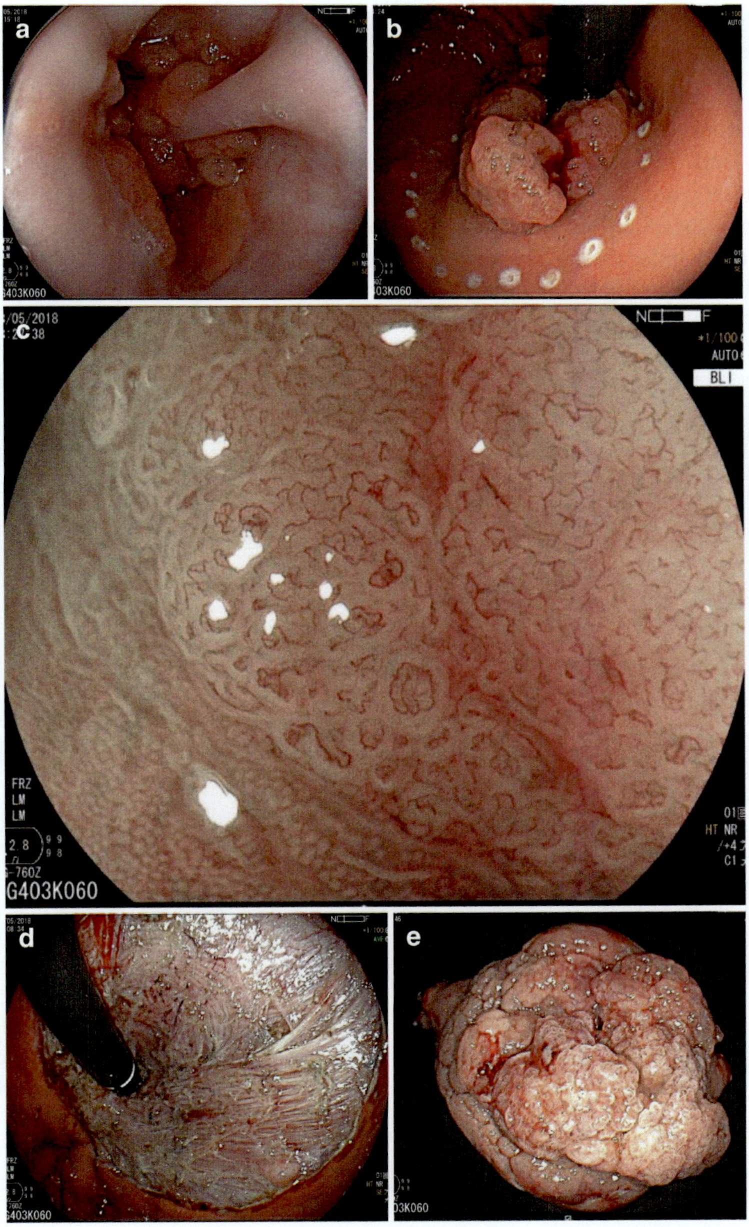

Abb. 8.12 (**a**, **b**) Weiche Läsion Typ 0-IIa + Is/p mit dem polypoiden Anteil an der Fornixfalte. (**c**) Vergrößertes BLI (120-fach) zeigt unregelmäßige Villi (unregelmäßiges SP [ISP], in Dichte und Größe; weiße Zone [WZ] ziemlich gleichmäßig) mit dicht angeordneten, gekrümmten, Gefäßen (IVP mit V/S Übereinstimmung) und klarer Abgrenzungslinie (DL, in Muster und Relief). EUS zeigte keine vergrößerten LN, und das sm Echo-Band schien erhalten zu sein. Die Biopsie ergab ein gut differenziertes Adenokarzinom (WDAC). *Klinische Diagnose:* Frühes WDAC, kein Beweis für sm-Invasivität. (**d**) Diagnostische ESD, kreisförmig und en-bloc (Flush Knife BT, mit 3 Clip-Linien). (**e**) Resektat (11,6 × 6,0 cm nach Längsschnitt) mit Läsion (7,7 × 2,4 × 0,8 cm). *Histologie:* gut diff. AC G1, pT1a-DMM, Bd 1, L0 V0 Pn0; Resektion R0 kurativ

Hinweis Großes BE-AC mit relativ günstigen endoskopischen Zeichen → diagnostische ESD.

Fall 4: Multifokale Paris 0-Is-Läsionen

Der Patient war ein 65-jähriger Mann mit einem langen Barrett-Oesophagus C4M5 und mehreren weichen Paris 0-Is/IIa-Läsionen von 5–12 mm. Alle zusammen wurden durch ESD en-bloc (80 % des Oesophagusumfangs) reseziert. Pathologisches Staging: Adenokarzinom pT1a-m2 multifokal, G1, LV(−), R0. Die Resektion wurde als kurativ bewertet und der verbleibende Barrett wurde durch Halo 90 Radiofrequenzablation (RFA) (Abb. 8.13) abgetragen.

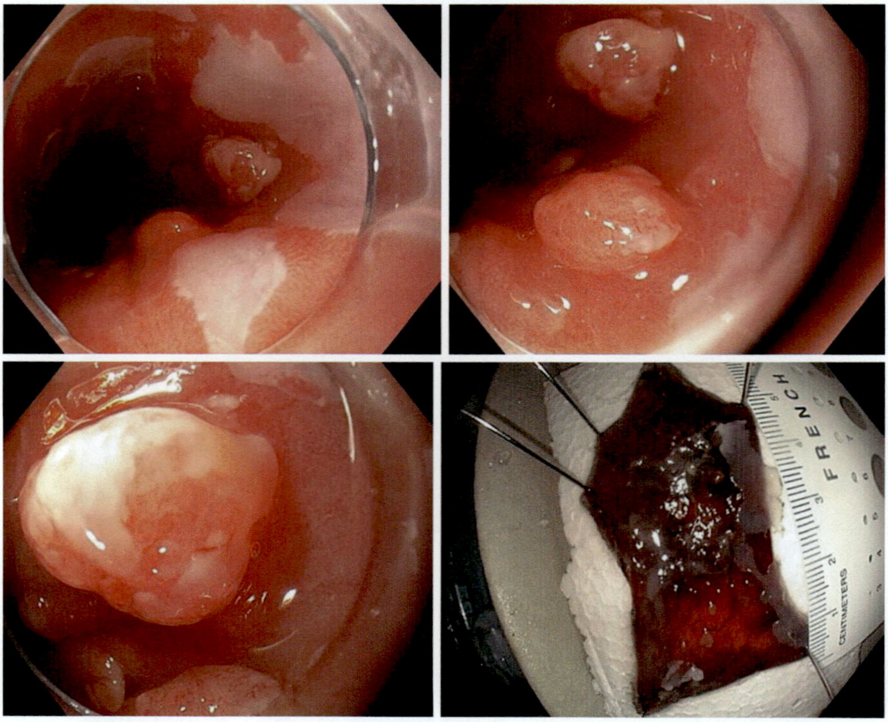

Abb. 8.13 Multiple Läsionen Paris 0-Is/p mit multifokalem pT1m2-Adenokarzinom

Fall 5: Barrett -Ösophagus mit submuköser Läsion

Ein 60-jähriger männlicher Patient, in endoskopischer Kontrolle wegen eines langstreckigen BE C4M6, zeigte eine Paris 0-IIa-Läsion, die en bloc durch ESD reseziert wurde. Das endgültige pathologische Ergebnis war pT1sm1 Adenokarzinom, R_0-Resektion, Grading G2-Differentiation, aber D2–40+ so L(+). Die Resektion wurde als nicht kurativ angesehen, so dass der Patient zur Operation vorgestellt wurde (Abb. 8.14).

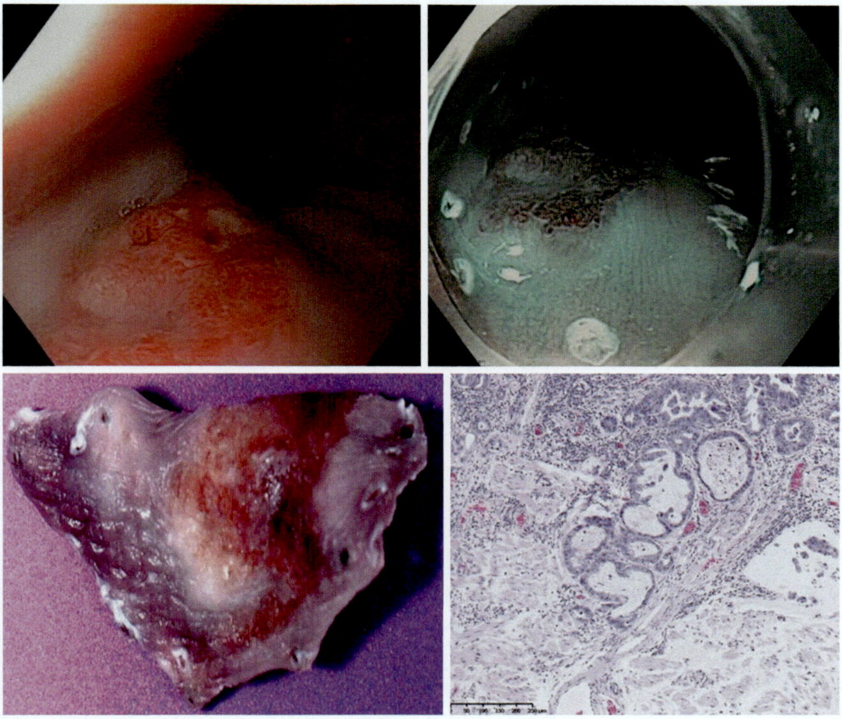

Abb. 8.14 Paris 0-IIa Läsion, mit irregular em Mukosa- und Gefäß-Muster, und erhabener Zirkumferenz verdächtig auf submuköse Invasion. Die Pathologie des ESD-Resektats bestätigt die sm1 Invasion

Fall 6: Unterwasser- und Essigsäure-Abgrenzung von mukosalem Adenokarzinom.

Ein 82-jähriger Mann hatte einen Barrett- Ösophagus Prague C1M5 mit einer Läsion Paris 0-IIa, die en bloc durch ESD entfernt wurde. Die endgültige Pathologie diagnostizierte ein pT1m3 Adenokarzinom, gut differenziert G1, und keine lymphovaskuläre Invasion; die ESD wurde als kurative R0 Resektion bewertet (Abb. 8.15).

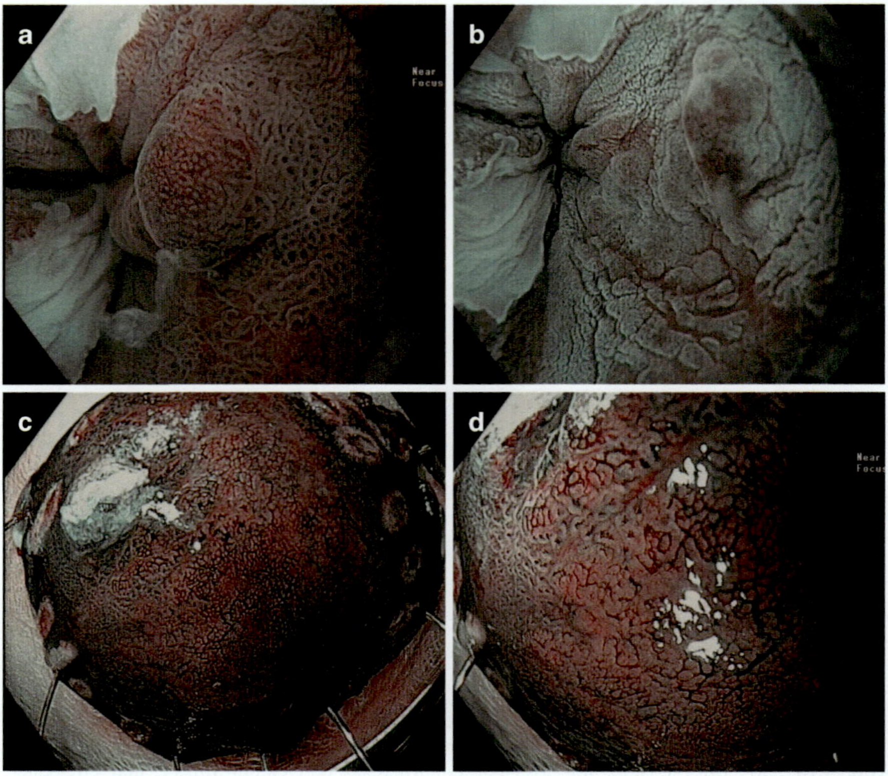

Abb. 8.15 Paris 0-IIa Läsion untersucht unter Wasser (**a**, **b**), mit Essigsäure CE (**b**). Die post-ESD Probe (**c**, **d**) bestätigt freie laterale Ränder und das unregelmäßige Gefäßnetzwerk-Muster, das typisch für mukosales Karzinom ist (pT1m3)

Fall 7: Barrett-Oesophagus mit einer Paris 0-Is submukosalen Läsion
Der Patient wurde mit einem neu entdeckten Barrett's Ösophagus C5M6 und einer Läsion Paris 0-Is/p von 2 cm, verdächtig auf sm Invasion (großer, prall hervorragender Tumor und Gefäßmuster mit dicken, unregelmäßigen Gefäßen) (Abb. 8.16).

Hinweis ESD mit diagnostischer Absicht ist bei einem borderline sm-invasiven Barrett-AC für die histologische Diagnose wichtig, um eine zusätzliche Behandlung zu planen; in einigen Fällen kann sie eine Überbehandlung verhindern.

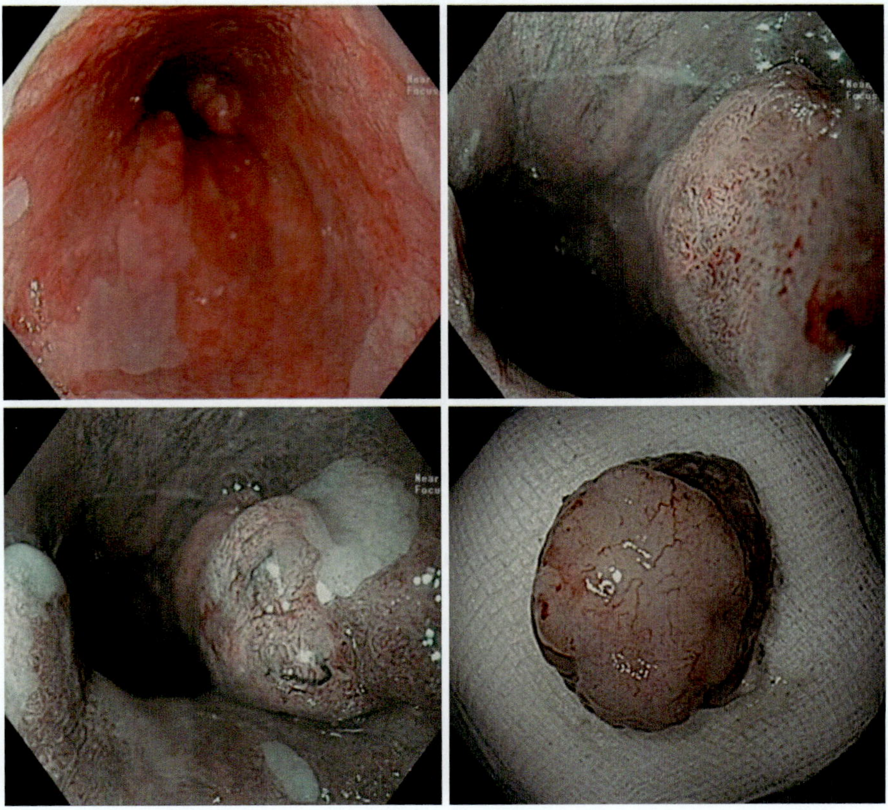

Abb. 8.16 Resektion durch en bloc ESD (in diagnostischer Absicht). Die pathologische Probe bestätigt ein pT1sm1 Adenokarzinom, G1–2, LV(−), R0, das als kurativ angesehen wird

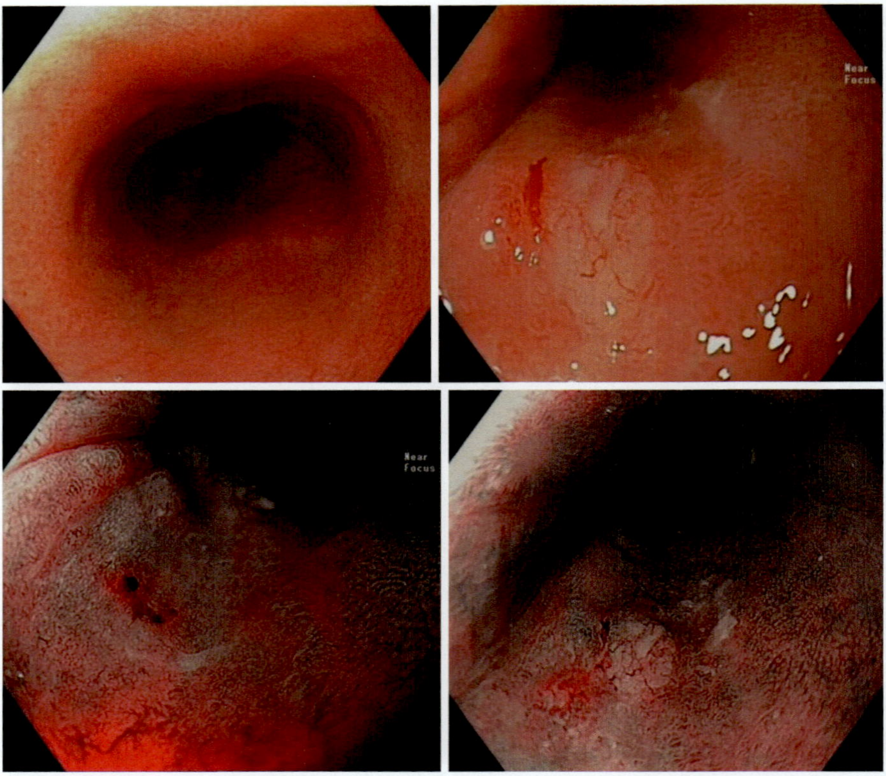

Abb. 8.17 Subtile Erhabenheit mit weißlichem Aspekt entsprechend einer Paris 0-IIa-Läsion, mit unregelmäßigen Schleimhaut- und Gefäßmustern, und einigen dickeren Gefäßen

Fall 8: Langer BE mit Mukosakarzinom (weißliche Erhebung und dicke unregelmäßige Gefäße) mit lymphatischer Mukosainvasion

Der Patient ist ein 82-jähriger Mann mit langem BE C11M12, mit Paris 0-IIa-Läsion in zwei Knoten. Die Resektion wurde als ESD durchgeführt, mit einer en-bloc-Probe von 3,4 × 2,7 cm. Die Pathologie berichtete ein AC pT1m2, Vienna-Klassifikation 5.1, Grading G2 mit positiver lymphatischer Invasion, die durch D2-40-positive Immunhistochemie bestätigt wurde. Die Resektion wurde als nicht kurativ angesehen, aber der Patient lehnte eine „adjuvante" Chirurgie ab (Abb. 8.17).

Danksagung Wir danken Dr. Tsuneo Oyama, Nagano, Japan, Dr. Hans P. Allgaier, Freiburg, und Dr. Micheal Anzinger, München, Deutschland, sowie Dr. Frieder Berr und Dr. Daniel Neureiter, Salzburg, Österreich, für ihre Beiträge zu ESD-Fällen.

Anhang

Die Morphologie von Oberflächen- (S) und Gefäßmuster (V) des Barrettepithels und der BE Neoplasien waren analysiert worden von Kara [35], Goda [23, 24], Anagnostopoulos [22], Sharma [16, 17]. Die endoskopische Diagnose von dysplastischen/karzinomatösen Läsionen in metaplastischer BE-Mukosa erfolgt treffsicher mit der JES Klassifikation für M-NBI (Abb. 8.19) [24]. Die publizierten Muster lassen sich der JES Klassifikation in Tab. 8.2 und Abb. 8.18 zuordnen und erlauben auch die Verdachtsdiagnose von tief sm-invasiven Barrett-Frühkarzinomen (BE-AC) in Analogie zum Magenfrühkarzinom (EG-AC)[15, 25]. Die Gefäß(VP)- und Oberflächen(SP)-Architektur von EG-AC weist Analogien mit BE-AC auf, diese wurden aber noch nicht prospektiv validiert.

Abb. 8.18 Surface patterns Oberflächen-Muster (MSP) des oesophagealen Zylinderepithels ▶ (M-NBI). (**a**) Einförmige BE-Zylinderepithelmetaplasie vom Fundus-Typ (einheitliche round pits). (**b**) Reguläres Barrett- Epithel vom tubulären Typ mit hellblauem Saum (LBC), als Zeichen einer spezialisierten intestinalen Metaplasie (SIM). (**c**) Reguläre BE-Zylinderepithelmetaplasie vom linearen Typ (Kämme) mit LBC (SIM). (**d**) Reguläre BE-Zylinderepithelmetaplasie vom Zottentyp (villös) mit LBC (SIM). (**e**) Reguläre *Barrettmukosa vom flachen Typ (flat pattern)* mit fehlendem MSP (in NBI) und lang-dünnem lpm-VP und grünlich-dicken sm Venen (*GTV*) und unklarer Demarkation. (**f**) Fehlendes Surface Pattern (Zentrum-links) bei BE-Mukosa vom flachen Typ mit Essigsäure-Färbung (rechts und unten: Pits und Villi) (M-NBI, 60×, OLYMPUS Excera III). (**g**) Irreguläres kleinzottiges MSP mit irregulärem MVP (*V/S concordance*), typisch für HGIN/m2 Carcinom. (**h**) Stark irreguläres SP (ISP) und IVP (*V/S discordance*) oder amorphes SP (mit M-CE), fusionierte Zotten (Villi) suspekt auf sm-invasives AC; *Pfeile* markieren die Demarcationsline. OLYMPUS Lucera, M-NBI (100-fach), Genehmigung von John Wiley and Sons [22]. (Feld **f** freundlich zur Verfügung gestellt von Dr. Tsuneo Oyama)

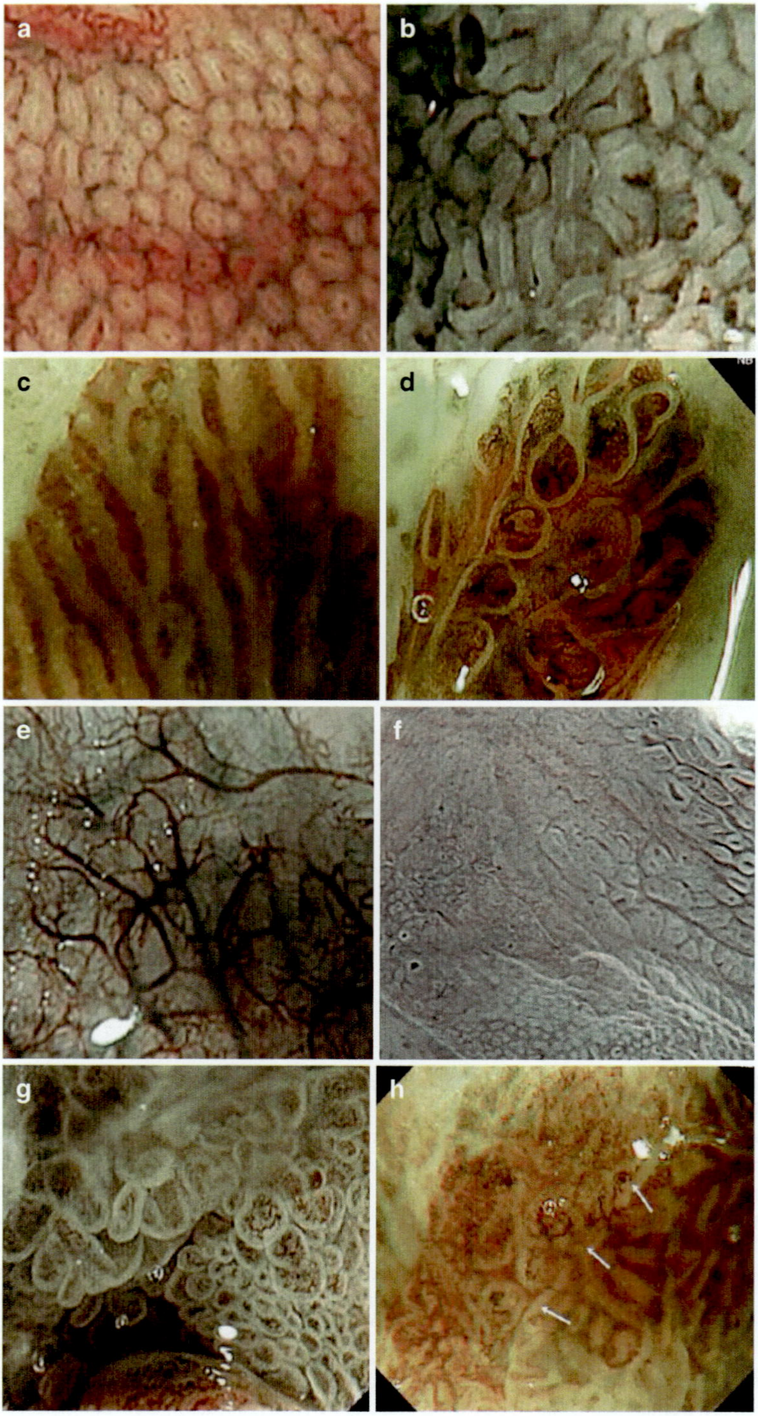
a
b
c
d
e
f
g
h

Tab. 8.2 Oberflächen- und Mikrogefäßmuster des Barrett Oesophagus zugeordnet der JES Klassifikation für M-NBI [24]

SP-Typ	Oberflächenmuster	Wahrscheinliche Histopathologie	Gefäß VP-Typ[a]	Abb. Nr.
Regelmäßig	Uniforme Grübchen (pits, rund oder oval)	Zylinderepithelmetaplasie: Fundustyp, + LBC = IM[b]	I netzartig (*meshed*)	8.18a
Regelmäßig	Uniforme Tubuli	BE, intestinale Metaplasie, ± LBC, intestinale Metaplasie[b] ± LBC	II gewunden, lockig (*coiled, curly haired*)	Abb. 8.18b
Regelmäßig	Uniforme Falten, Zotten (Villi)	Normales Zylinderepithel		Abb. 8.18c Abb. 8.18d
	lineare Grate	Cardiatyp	III rebenartig	
	villös	Pylorustyp	IV DNA-spiralförmig	
	- / + *LBC* bei NBI	LBC ≈ apikale Bürstensaumzone (intestinalisierte Zellen) (IM)[b]		
Regelmäßig-flach	Fehlendes SP („*flat pattern* mit *GTV*“) *unklare* Demarkation	„Flat intestinal metaplasia“ (oft mit Becherzellen, SIM)[c]	lang-dünnes VP (lpm. braun) & cyangrüne-dicke Venen GTV (sm)	Abb. 8.18e, f
Unregelmäßig (& unregelmäßiges VP)	Unregelmäßiges SP, mikrifizierte Villi/Gyri, glatte WZ, klare Demarkationslinie[a]	HGIN / Carcinom T1a	VP unregelmäßig (Kaliber, Tortuosität, dichte Anordnung, aber *V / S Übereinstimmung*)	Abb. 8.18g
Stark unregelmäßig	Stark unregelmäßige SP mit zerstörten Pits/fusionierten Villi und klarer Demarkationslinie (DL)	Carcinom, wahrscheinlich tief sm invasiv	Stark unregelmäßig (Korkenzieherartig, kein Netzwerk, rarefiziert, dicke Gefäße, und *V / S Diskrepanz*)	Abb. 8.18h
Unsichtbar/ fehlend (& unregelmäßiges VP)	amorphes SP, scharfe DL[a]	Karzinom, sm-invasiv oder schlecht differenziertes AC (Grading G3)	Stark unregelmäßig (wie oben), sm-Venen unsichtbar, scharfe DL	Abb. 8.18h

Modifiziert von [22–24, 35]; Abb. mit Genehmigung von John Wiley and Sons [22]

[a]VP-Typen 0–IV nach Goda [23, 24], und unsichtbares/fehlendes SP nach JES und Kara [24, 35]

[b]„Hellblauer Kamm“-Aspekt (=apikaler Bürstensaum) der IM im M-NBI des SP [23]

[c]Flache, glatte Oberfläche ohne Pits, Villi oder Falten, aber mit sichtbarem arborisiertem grünlich-dickem sm Venenmuster (GTV) in bis zu 20% der kolumnaren Mukosa mit intestinaler Metaplasie (flachtypische IM) [24, 35]

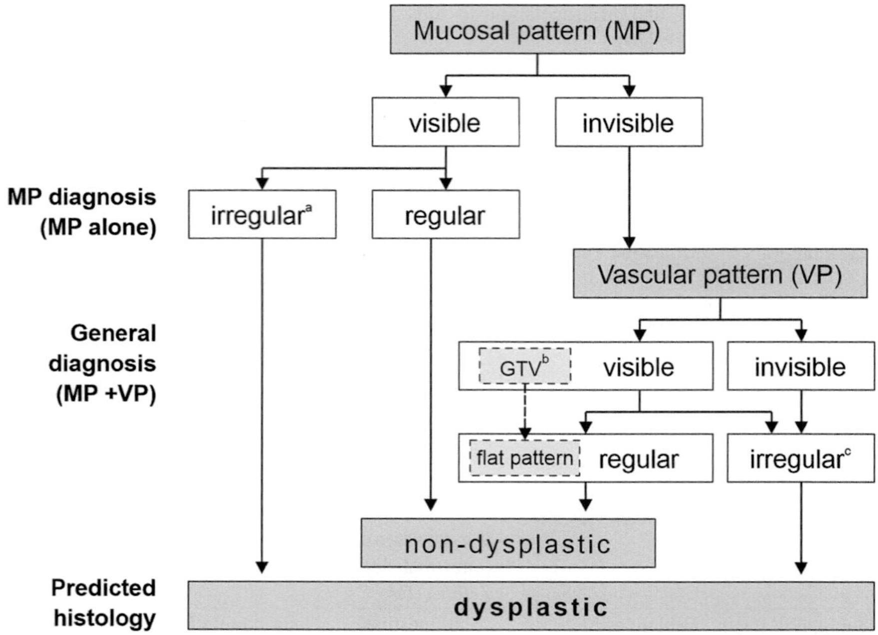

Abb. 8.19 Diagnose-Flussdiagramm für Frühe Barrett-Neoplasien gemäß der Klassifikation der Japan Esophagus Society, JES.
[a] einschließlich *unclassified visible MP*;
[b] greenish thick sm vessels, GTV, ohne Demarkationslinie;
[c] irregulär nach Ausschluss von regular flat pattern mit GTV. (modifiziert basierend auf [24, 36])

References

1. Rubenstein JH, Shaheen NJ. Epidemiology, diagnosis, and management of oesophageal adenocarcinoma. Gastroenterology 2015;149:302–17.e1. https://doi.org/10.1053/j.gastro.2015.04.053
2. Spechler SJ, et al. American Gastroenterological Association medical position statement on the management of Barrett's esophagus. Gastroenterology. 2011;140:1084–91.
3. Kelty CJ, et al. Barrett's oesophagus: intestinal metaplasia is not essential for cancer risk. Scand J Gastroenterol. 2007;42:1271–4.
4. Kitagawa Y, et al. Esophageal cancer practice guidelines 2022 edited by the Japan esophageal society: part 1. Esophagus 2023;20:343–372. https://doi.org/10.1007/s10388-023-00993-2
5. Kastelein F, et al. Impact of surveillance for Barrett's oesophagus on tumor stage and survival of patients with neoplastic progression. Gut. 2016;65:548–54.
6. Shaheen NJ, et al. ACG clinical guideline: diagnosis and management of Barrett's esophagus. Am J Gastroenterol. 2016;111:30–50.
7. Sharma P, et al. The development and validation of an endoscopic grading system for Barrett's esophagus: the Prague C & M criteria. Gastroenterology. 2006;131:1392–9.
8. Weusten B, et al. Endoscopic management of Barrett's esophagus: European Society of Gastrointestinal Endoscopy (ESGE) position statement. Endoscopy. 2017;49:191–8.

9. Lambert R. The Paris endoscopic classification of superficial neoplastic lesions: esophagus, stomach, and colon: November 30 to December 1, 2002. Gastrointest Endosc. 2003;58:S3–43.
10. Paris Workshop on columnar metaplasia in the esophagus and the esophagogastric junction, Paris, France, December 11–12 2004. Endoscopy. 2005;37:879–920.
11. Oyama T. Diagnostic strategies of superficial Barrett's esophageal cancer for endoscopic submucosal dissection. Dig Endosc. 2013;25(Suppl 1):7–12.
12. Pech O, et al. Prospective evaluation of the macroscopic types and location of early Barrett's neoplasia in 380 lesions. Endoscopy. 2007;39:588–93.
13. Theisen J, et al. Preferred location for the development of esophageal adenocarcinoma within a segment of intestinal metaplasia. Surg Endosc. 2006;20:235–8.
14. Kandiah K, et al. International development and validation of a classification system for the identification of Barrett's neoplasia using acetic acid chromoendoscopy: the Portsmouth acetic acid classification (PREDICT). Gut 2018;67:2085–91.
15. Muto M, et al. Magnifying endoscopy simple diagnostic algorithm for early gastric cancer (MESDA-G). Dig Endosc. 2016;28:379–93.
16. Sharma P, et al. Development and validation of a classification system to identify high-grade dysplasia and esophageal adenocarcinoma in Barrett's esophagus using narrow-band imaging. Gastroenterology. 2016;150:591–8.
17. Sharma P, et al. Standard endoscopy with random biopsies versus narrow band imaging targeted biopsies in Barrett's oesophagus: a prospective, international, randomised controlled trial. Gut. 2013;62:15–21.
18. Singh M, et al. Observer agreement in the assessment of narrowband imaging system surface patterns in Barrett's esophagus: a multicenter study. Endoscopy. 2011;43:745–51.
19. Kato M, et al. Image assessment of Barrett's esophagus using the simplified narrow band imaging classification. J Gastroenterol. 2017;52:466–75.
20. Zemler B, et al. Early Barrett's carcinoma: the depth of infiltration of the tumour correlates with the degree of differentiation, the incidence of lymphatic vessel and venous invasion. Virchows Arch. 2010;456:609–14.
21. Pech O, et al. The impact of endoscopic ultrasound and computed tomography on the TNM staging of early cancer in Barrett's esophagus. Am J Gastroenterol. 2006;101:2223–9.
22. Anagnostopoulos GK, et al. Novel endoscopic observation in Barrett's oesophagus using high resolution magnification endoscopy and narrow band imaging. Aliment Pharmacol Ther. 2007;26:501–7.
23. Goda K, et al. Usefulness of magnifying endoscopy with narrow band imaging for the detection of specialized intestinal metaplasia in columnar-lined esophagus and Barrett's adenocarcinoma. Gastrointest Endosc. 2007;65:36–46.
24. Goda K, et al. Diagnostic utility of a novel magnifying endoscopic classification system for superficial Barrett's esophagus-related neoplasms: a nation-wide multicenter study. Esophagus. 2021;18:713–723. https://doi.org/10.1007/s10388-021-00841-1
25. Oyama T. Diagnosis of gastric adenocarcinoma with magnified endoscopy. In: Oyama T, editor. Endoscopic diagnosis of superficial gastric cancer for ESD. Tokyo, Japan: Springer; 2016. p. 39–51.
26. Yamagata T, et al. Efficacy of acetic acid-spraying method in diagnosing extension of Barrett's cancer under the squamous epithelium. Dig Endosc. 2012;24:309–14.
27. Pimentel-Nunes P, et al. Endoscopic submucosal dissection for superficial gastrointestinal lesions: European Society for Gastrointestinal Endoscopy (ESGE) guideline – Update 2022. Endoscopy 2022; 54:591–622.
28. Pech O, et al. Long-term efficacy and safety of endoscopic resection for patients with mucosal adenocarcinoma of the esophagus. Gastroenterology. 2014;146:652–660.e651.
29. Deprez PH. Barrett´s esophagus: the advocacy for ESD. Endosc Int Open 2016;4:E722-4.
30. Phoa KN, et al. Multimodality endoscopic eradication for neoplastic Barrett oesophagus: results of an European multicentre study (EURO-II). Gut. 2016;65:555–62.

31. Dunbar KB, et al. The risk of lymph-node metastases in patients with high-grade dysplasia or intramucosal carcinoma in Barrett's esophagus: a systematic review. Am J Gastroenterol. 2012;107:850–62; quiz 863.
32. Leers JM, et al. The prevalence of lymph node metastases in patients with T1 esophageal adenocarcinoma a retrospective review of esophagectomy specimens. Ann Surg. 2011;253:271–8.
33. Kawaguchi G, et al. The effectiveness of endoscopic submucosal dissection followed by chemoradiotherapy for superficial esophageal cancer. Radiat Oncol. 2015;10:31.
34. Takeuchi M, et al. Technical feasibility and oncological safety of diagnostic endoscopic resection for superficial esophageal cancer. Gastrointest Endosc. 2018;88:456–65.
35. Kara MA, et al. Detection and classification of the mucosal and vascular patterns (mucosal morphology) in Barrett's esophagus by using narrow band imaging. Gastrointest Endosc. 2006;64:155–66.
36. Ishihara R, et al. Endoscopic submucosal dissection/endoscopic mucosal resection guidelines (JES) for esophageal cancer. Dig Endosc 2020; 32:452–493. https://doi.org/10.1111/den.13654

Kapitel 9
Magen: Mukosaneoplasien

Tsuneo Oyama

9.1 Einführung

Die hohe Prävalenz von chronischer Hochrisiko-Risiko Gastritis und Magenkarzinom in Japan rechtfertigt die Screening-Gastroskopie, die in Japan zur häufigen Diagnose von Magenfrühkarzinom geführt hat [1]. In westlichen Ländern werden immer häufiger HGIN oder Magenfrühkarzinome bei opportunistischen Screening-Gastroskopien von Personen mit hohem Magenkrebs-Risiko und bei der Überwachung von Hochrisikogruppen entdeckt [2]. Die Fehlerrate bei winzigen ($\leq$ 5mm) und kleinen flachen Magen-Neoplasien (0-IIa/b/c) war auch in Japan beträchtlich [3]. Daher ist die endoskopische Detektion und Diagnose von winzigen und kleinen Magen-Neoplasien (HGIN und Karzinom T1 m) das Ziel – siehe auch den Magenfrühkarzinom-Atlas für eine ausführlichere Erklärung und analysierte Fälle [4].

9.1.1 Personen mit erhöhtem Risiko für Magenkrebs

Eine Gastroskopie zur Überwachung (Kap. 6) ist gerechtfertigt für Risikogruppen [2, 5] mit:

- chronisch atrophischer Gastritis mit Helicobacter pylori-Infektion,
- chronisch atrophischer autoimmuner Gastritis,
- chronischer Gastritis des Restmagens nach Billroth-II-Gastrektomie,
- vorgewölbter 0-Is/p oder flacher Neoplasie 0-IIa/b/c in FAP oder HNPCC.

T. Oyama (✉)
Department of Endoscopy, Saku Central Hospital Advanced Care Center, Saku, Nagano, Japan
E-Mail: oyama@coral.ocn.ne.jp

F. Berr et al., *Atlas Frühkarzinome des Gastrointestinaltrakts*,
https://doi.org/10.1007/978-3-031-25623-3_9

9.2 Gastroskopie zur Detektion von Frühstadien von Magenkarzinom (EGC)

Die Vorbereitung ist unerlässlich (Abschn. 6.4.2). Der Patient erhält eine intravenöse Sedierung und Anticholinergika. Wenn das Endoskop die Kardia passiert hat, müssen Sie den allgemeinen Zustand des Magens beurteilen – normale Mukosa oder chronische Gastritis -/+ Atrophie, die auf ein erhöhtes Risiko für Magenkrebs hinweist. Sie müssen die Mukosa gründlich spülen. Während Sie die Menge an Luftinsufflation/-desufflation ändern, suchen Sie nach subtilen Veränderungen der Oberflächenstruktur oder -farbe. Vorgehensweise bei der Inspektion:

- Standard-WLI zum *mapping* aller anatomischen Bereiche des Magens (Abb. 6.3) bei der Diagnose einer Hoch-Risiko-chronischen Gastritis,
- Suche nach Oberflächenveränderung (flache, ulzerierte oder vorgewölbte Läsion, 0-II, 0-III, 0-I) und Farbveränderung (rötlich oder weißlich) [6]
- Vergrößernde NBI (M-NBI) für Oberflächen- (SP) und Mikrogefäßmuster (VP) einer jeden Läsion; Essigsäure-IndigoKarmin Vergrößerungs-CE, wenn die Läsion unbestimmt bleibt [7–9]
- Biopsie verdächtiger Läsionen, aber nur sehr wenige und gezielte Biopsien, da Narben eine spätere ESD stören werden.

Die meisten Magenfrühkarzinome (EGC) entwickeln sich in einer chronischen Gastritis, was die Detektion von winzigen Karzinomen noch schwieriger macht. Daher müssen Sie die endoskopische Struktur der Magenschleimhaut und ihre Veränderungen in der Standard-WLI- und M-NBI-Endoskopie kennen. Darüber hinaus erhöht die Erfahrung mit den Merkmalen des EGC bei der konventionellen WLI Endoskopie die Detektionsrate [6].

9.2.1 Grundstruktur der Magenschleimhaut

Die Magenmukosa trägt Zylinderepithel und weist drei Typen von Drüsen auf, nämlich den kardialen, fundalen und pylorischen Drüsentyp. Das Areal der Kardiadrüsen-Mukosa erstreckt sich nur etwa 5 mm lang an der Kardia. Daher ist der Großteil des Magens von Mukosa des Fundusdrüsen-Typs bzw. des Pylorusdrüsen-Typs bedeckt (Abb. 9.1c, d). Magenfalten sind normalerweise nur im Bereich der Fundusdrüsenmukosa zu beobachten. Daher können Sie den Bereich der Fundusdrüsenmukosa an der Ausdehnung der Magenfalten erkennen (Abb. 9.1a).

Manchmal verursacht H. pylori eine atrophische Gastritis und die Magenfalten verschwinden. Normalerweise beginnt die Atrophie auf der Seite der kleinen Curvatur des Corpus. Daher müssen Sie beim Einführen eines Endoskops in den Magen die Magenfalten in der kleinen Curvatur beachten. Und wenn Sie Falten in der kleinen Curvatur finden, ist das Risiko für Magenkrebs gering (Abb. 9.1a). Wenn jedoch die Falten verschwunden sind, bedeutet dies Atrophie (Abb. 9.1e–h), und das Risiko für Magenkrebs ist hoch.

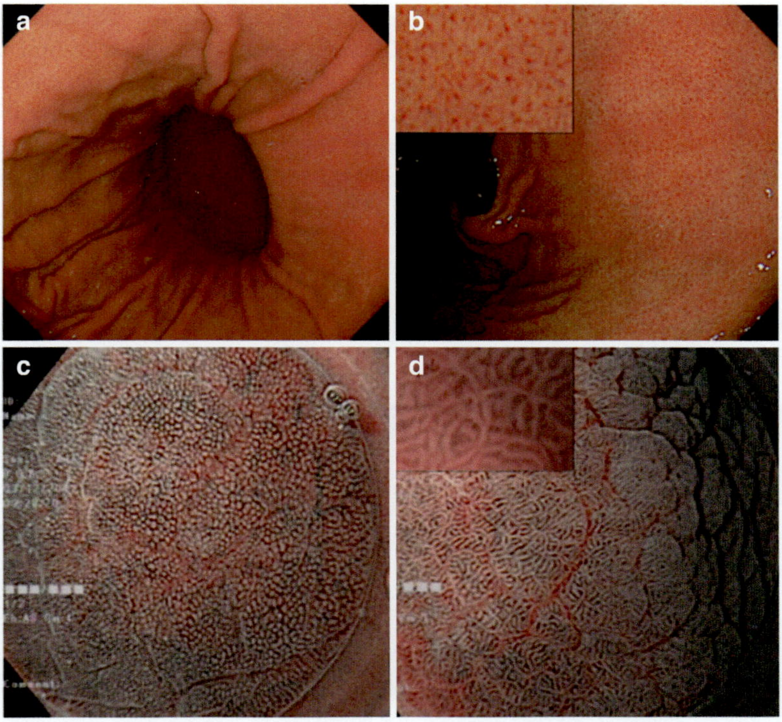

Abb. 9.1 (**a**, **b**) Die normale Fundusdrüsenmukosa erstreckt sich im Bereich der Magenfalten und zeigt feine rote Punkte in WLI; (**b**) kleine Curvatur, WLI, mit seesternförmiger, *regelmäßiger Anordnung dicker Sammelvenolen* (regular arrangement of collecting venules, *RAC*; Insert 20x WLI), als charakteristisches Merkmal einer intakten Fundus- / Corpusmukosa ohne chronische Gastritis. (**c**) Das M-NBI (40x) der Mukosa vom Fundustyp zeigt weißliche, rundliche Pits als SP, umgeben von bräunlichem, regelmäßig-netzartigem VP. (**d**) die Mukosa vom Pylorusdrüsentyp im Antrum zeigt ein villöses Oberflächenmuster mit fein-helixartigem, bräunlichem VP in den Zottenkämmen, umgeben von einer gleichmäßigen, weißen Zone WZ, die dem marginalen Kryptenepithel (MCE) „bzw. Zottenepithel" entspricht (Erklärung vgl. Abb. 1.5); M-NBI 60x

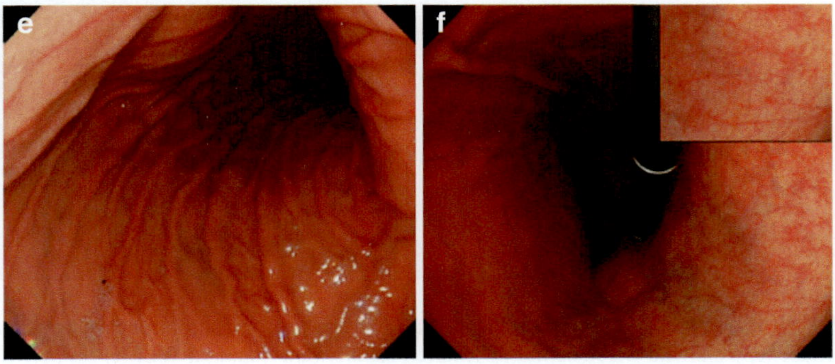

Abb. 9.1 (*Fortsetzung*) (**e**, **f**) Die chronisch-atrophische Gastritis zeigt (**e**, **f**) eine Reduktion und Verlust der Magenfalten und (**f**) ein Durchscheinen des regelmäßigen Musters größerer submuköser Sammelvenolen bei Standard-WLI-Endoskopie aufgrund der Atrophie der Mukosadrüsen

Ein weiterer wichtiger Risikofaktor ist eine *H. pylori-Infektion.* Normalerweise können Sie rote Punkte in der kleinen Curvatur des Magencorpus wahrnehmen (Abb. 9.1b). Dies wird von K. Yagi als ***r***eguläres ***a***rrangement von ***c***ollecting venules *(RAC)* bezeichnet [10]. Wenn Sie das RAC-Muster beobachten können, ist das Risiko einer H.pylori-Infektion gering, was bedeutet, dass auch das Risiko für Magenkrebs gering ist. Wenn Sie das RAC-Muster jedoch nicht beobachten können (Abb. 9.1h), bedeutet dies eine H.pylori-Infektion und dass somit ein höheres Risiko für Magenkrebs besteht.

Kernpunkte

1. **Falten des Magenkörpers**
2. **RAC**

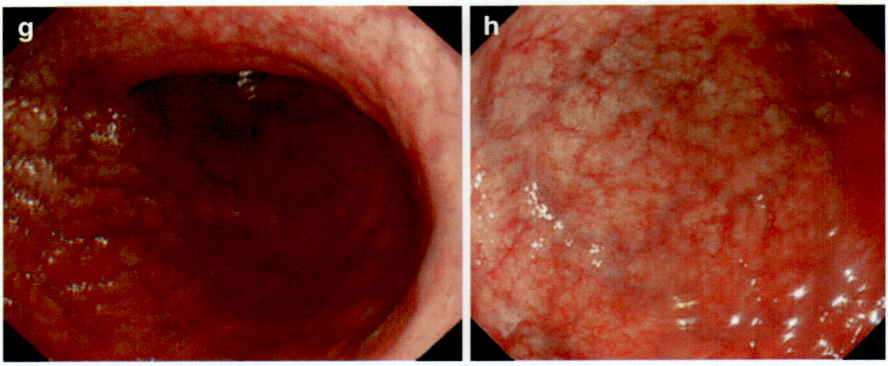

Abb. 9.1 (*Fortsetzung*) (**g**, **h**) Die durch Helicobacter pylori verursachte chronische Gastritis führt zu typischen Veränderungen mit (**g**) Verlust der Magenfalten und (**h**) Verlust des RAC-Musters (am ausgeprägtesten in der kleinen Curvatur)

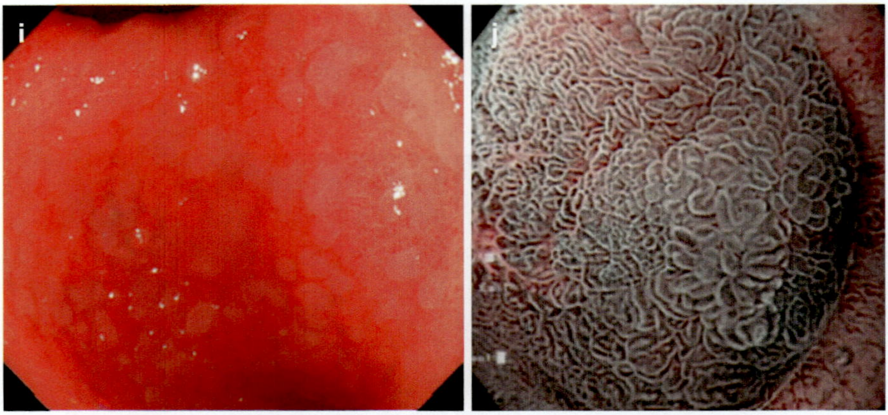

Abb. 9.1 (*Fortsetzung*) (**i**) Die *Intestinale Metaplasie* (IM) in der chronischen Gastritis zeigt flach-erhabene, weißliche Bereiche mit unscharfen Rändern im Standard-WLI (**j**) Im M-NBI hat die *Intestinale Metaplasie* (IM) in der Mukosa vom Pylorustyp ein villöses Oberflächenmuster mit verbreiterter WZ und *„hellblauen Kämmen"* (LBC), welche das Durchscheinen des spiralförmigen Mikrogefäßmusters VP abschwächen

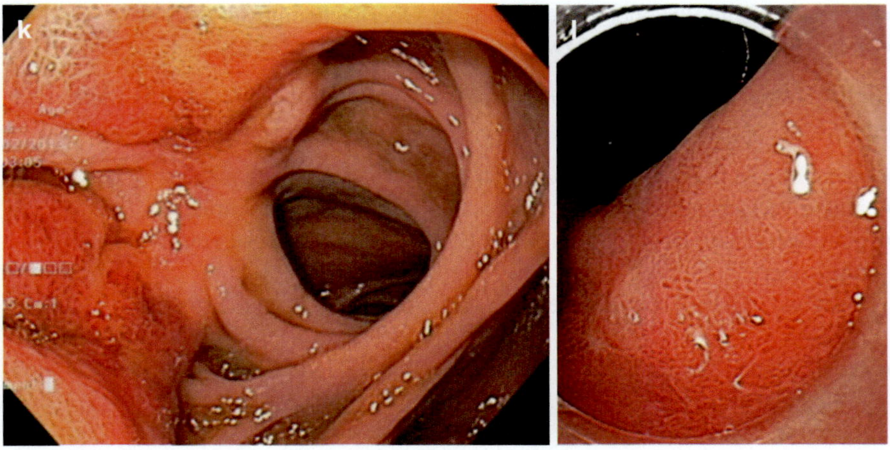

Abb. 9.1 (*Fortsetzung*) (**k**) Chronische Restmagen(*remnant*)-Gastritis 30 Jahre nach distaler Gastrektomie mit B-II-Anastomose. (**l**) Chronische Gastritis an der B-II-Anastomose mit weißlicher IM und unscharfen Rändern (für M-NBI siehe Abb. 9.1j)

Chronisch atrophische Gastritis – von Helicobacter/Galle-Reflux/autoimmuner Aetiologie – mit durchscheinendem, dendritischem submukösen Venenmuster präsentiert oft intestinale Metaplasie (IM), das sind leicht erhabene *weißliche Flecken* mit *unscharfen Rändern* im WLI, und im M-NBI mit *„hellblauen Kämmen“* (LBC, intraepitheliale „brush border“) (Abb. 9.1i–l). LBC sagen IM voraus (mit 90 % Genauigkeit). Das jährliche Krebsrisiko der atrophischen Gastritis mit IM ist etwa 1 % [11].

9.2.2 Grundlegende endoskopische Struktur von Magen-Frühneoplasien (siehe Abschn. 1.7.2)

Nicht-neoplastische Polypen zeigen das Oberflächenmuster der *angrenzenden Mukosa* (Abb. 9.3a–f).

Gastrische Adenome präsentieren sich normalerweise als [9, 12] (Abb. 9.4):

- polypoide (0-Is;-Isp) oder erhabene (0-IIa) Läsionen,
- blasse Areale in der Mukosa in WLI,
- noduläres Oberflächenmuster mit Indigokarmin-CE und
- reguläres villöses Muster in magnifying NBI (M-NBI).

Differenzierte Adenokarzinome [4, 8, 13, 14] (Abb. 1.8, 1.9, 9.5d, und 9.6)

- bilden alle Typ-0-Läsionen aus (Is, IIa/b/c, III) mit klaren Rändern,
- erscheinen rötlich in WLI,
- präsentieren abgegrenzte Ränder *(DL =Abgrenzungslinie)* in M-NBI, und

- unregelmäßige Pits oder Zotten (villi) als Oberflächenmuster (SP) &
- feines mikrovaskuläres Netzwerk- oder Helix-VP in M-NBI.

Undifferenzierte Magenkarzinome (*PDAC*, kleiner Größe) [4, 14, 15] (Abb. 1.11 und 9.8):

- zeigen meist 0-IIc- und 0-IIb-Läsionen,
- blasse Verfärbung in rötlicher Mukosa bei der WLI-Endoskopie,
- gut abgegrenzte Demarkationslinie (DL) gegen die Mukosa vom Fundusdrüsentyp – aber
  unsichere Grenze (unsichere oder fehlende DL) gegen atrophische Magenmukosa.
- Oberflächen Muster SP ist unsicher (oder fehlend), Mikrogefäße VP sind korkenzieherartig bei M-NBI.

9.3 Beobachtung mit Standard-WLI-Endoskopie

Bei der *WLI-Endoskopie* wird jede Läsion durch *Farbe, makroskopischen Typ* und *seitliche Ränder* definiert. Rötliche Farbe spiegelt das Durchscheinen von vermehrten Mukosa- und Submukosagefäßen wider. Die erste Unterscheidung ist zwischen *polypoiden* (0-Is/p) oder exkavierten/ulzerierten (0-III) und *flachen Läsionen* (0-IIa/IIb/IIc). *Flache karzinomartige Läsionen* erfordern eine genaue Unterscheidung von gastritisähnlichen Veränderungen (d. h. neoplastisch gegenüber nicht-neoplastisch) auf der Grundlage zweier Merkmale: a) demarkierte Grenze *(DL, Demarkationslinie),* b) Unregelmäßigkeit in Farbe/Oberflächenmuster. Magenfrühkarzinome (EGC) vom *undifferenzierten diffusen* Typ zeigen jedoch häufig eine Veränderung der Farbe (blass-weißlich) ohne DL in WLI oder sogar M-NBI [4, 14, 15].

9.3.1 Differentialdiagnose von erhabenen Läsionen 0-I in WLI

Eine vorgewölbte Läsion 0-I, wenn rötlich mit unsicherem Rand, ist wahrscheinlich eine entzündliche Läsion (Abb. 9.3a, b). Klare Ränder einer roten, polypoiden Läsion 0-I sprechen stark für einen Hyperplastischen Polyp (nicht neoplastisch) (Abb. 9.3c) oder ein gut differenziertes Adenokarzinom (Algorithmus, Abb. 9.2a). Die Differentialdiagnose wird durch Biopsie und M-NBI gestellt, da der Hyperplastische Polyp reguläres Oberflächen- und Gefäßmuster aufweist (Abb. 9.3d).

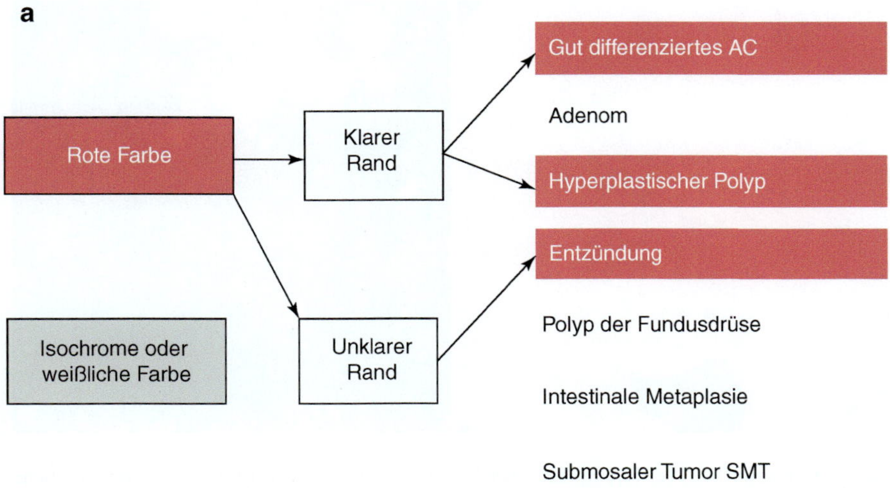

Abb. 9.2 Standard-WLI-Algorithmen. (**a**) Differentialdiagnose von rötlichen, erhabenen gastrischen Läsionen 0-I

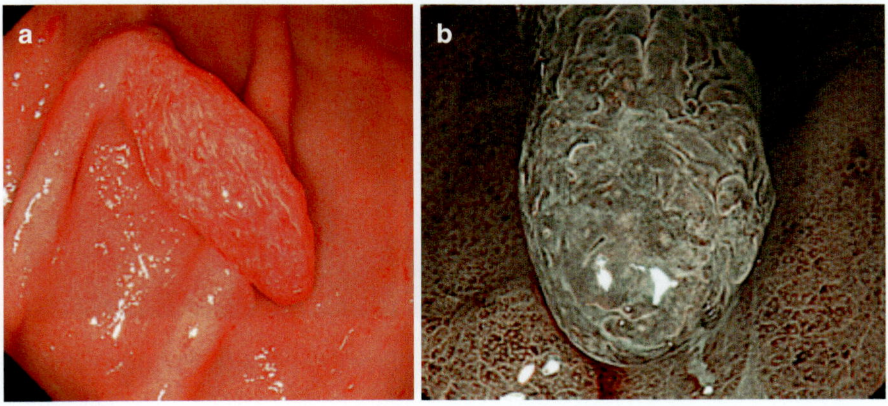

Abb. 9.3 Entzündlicher Polyp 0-Ip im Corpus mit Fundusdrüsen-Mukosa (**a**) WLI, (**b**) M-NBI (40x)

Weißliche, erhabene Läsion 0-I mit klaren Rändern unterstützt die Diagnose eines Fundus-Drüsenpolypen (Abb. 9.3e, f), eines Adenoms (Abb. 9.4a–k) oder eines weniger wahrscheinlichen gut differenzierten Adenokarzinoms (WDAC) (Abb. 9.6c). Weißliche oder isochrome, erhabene Läsionen mit unsicherem Rand entsprechen wahrscheinlich intestinaler Metaplasie (Abb. 9.1i–l) oder einem submukösen Tumor [16] (Abb. 9.3g, h, Algorithmus in Abb. 9.2b)

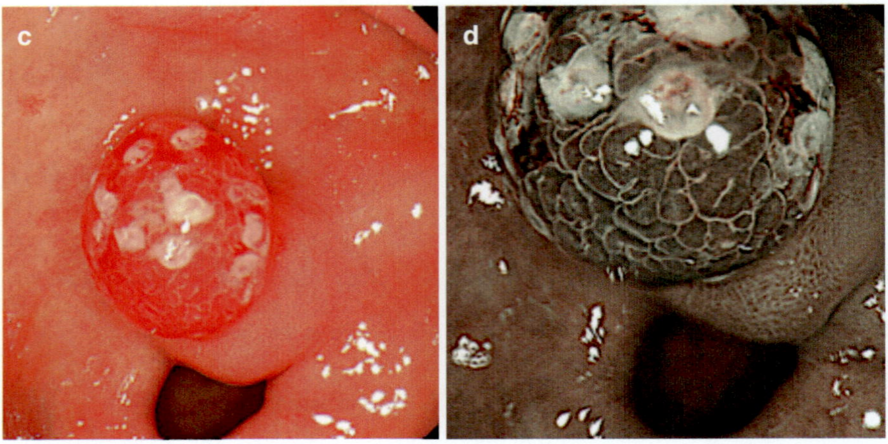

Abb. 9.3 (*Fortsetzung*) (**c**) Hyperplastischer Polyp (rötlich in WLI) (**d**) in NBI (20x), deutliche reguläre Mukosa vom Pylorusdrüsentyp

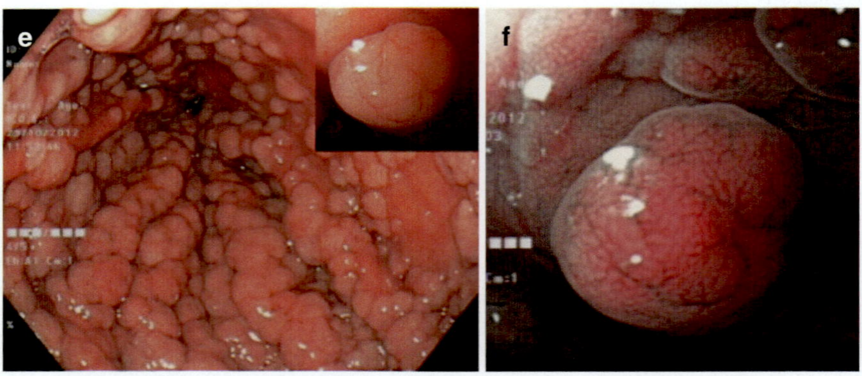

Abb. 9.3 (*Fortsetzung*) (**e**) Multiple Fundusdrüsen-Polypen, FAP-Patient, WLI (Insert 20x) (**f**) Fundusdrüsen-Polyp von (e) (Pit Muster), M-NBI (20x)

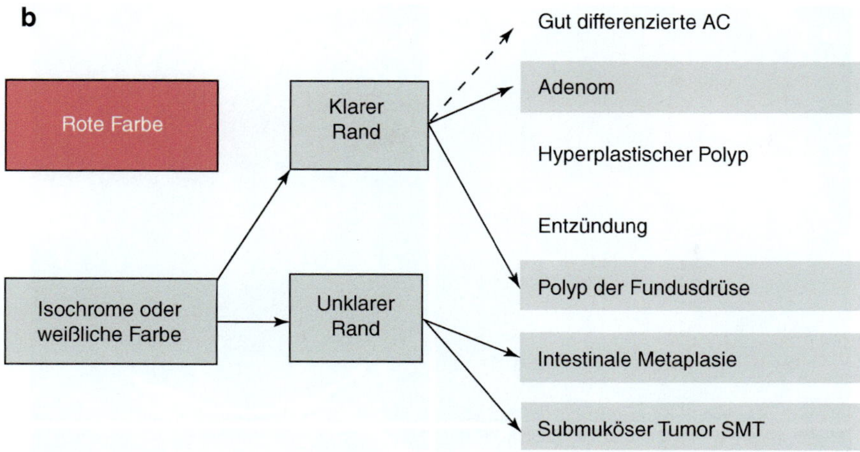

Abb. 9.2 *(Fortsetzung)* Standard-WLI-Algorithmen (**b**) Differentialdiagnose von weißlichen (isochromen) erhabenen gastrischen Läsionen vom Typ 0-Is oder 0-IIa

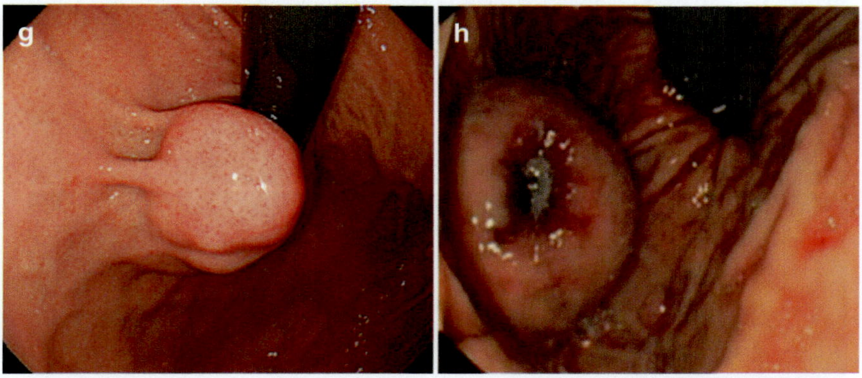

Abb. 9.3 (*Fortsetzung*) (**g**) Submuköser Magentumor – Brückenfalten und regelmäßige Mukosa vom Fundusdrüsentyp, (**h**) Submuköser gastrointestinärer Stromatumor (GIST) mit Mukosainvasion und Ulzeration. (Diagnose durch EUS & Biopsie [→GIST] aus Ulkus)

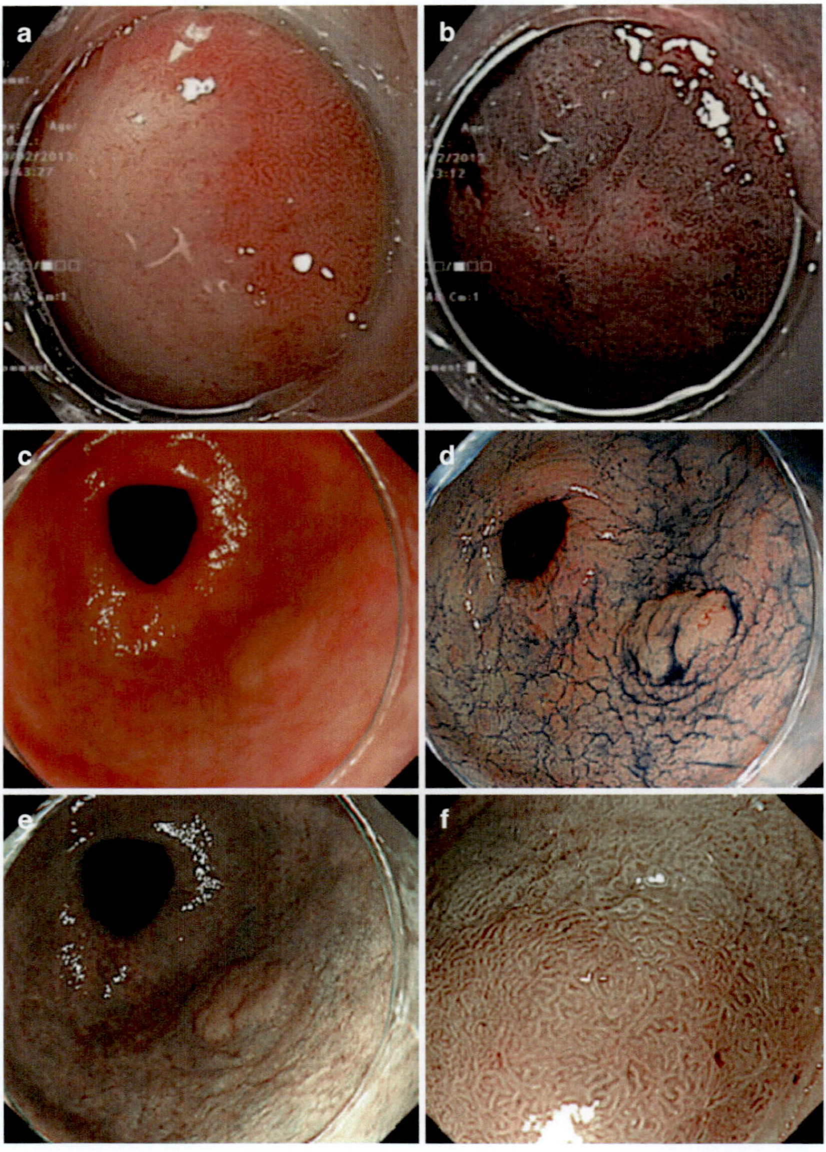

Abb. 9.4 Magenadenome vom Pylorus-Typ. (**a**) Klarer Rand des weißlichen, flachen Adenoms (0-IIb) zur Mucosa vom Pylorusdrüsentyp, in WLI, und (**b**) klarer Rand des blassen Adenoms zur Mukosa vom Pylorustyp, in NBI. (**c**) Blass dyscoloriertes Adenom (0-IIa) in chronischer Gastritis (pyloric type mucosa), (**d**) indigo carmin-acetic acid CE, (**e**) Standard NBI, (**f**) Villöse Oberfläche und ebenmäßige weiß-opaque Zonen (WOZ, das ist *MCE,* marginal crypt epithelium) des Adenoms (oben), mit klarem Rand zur Antrummukosa mit IM (unten) (40x M-NBI)

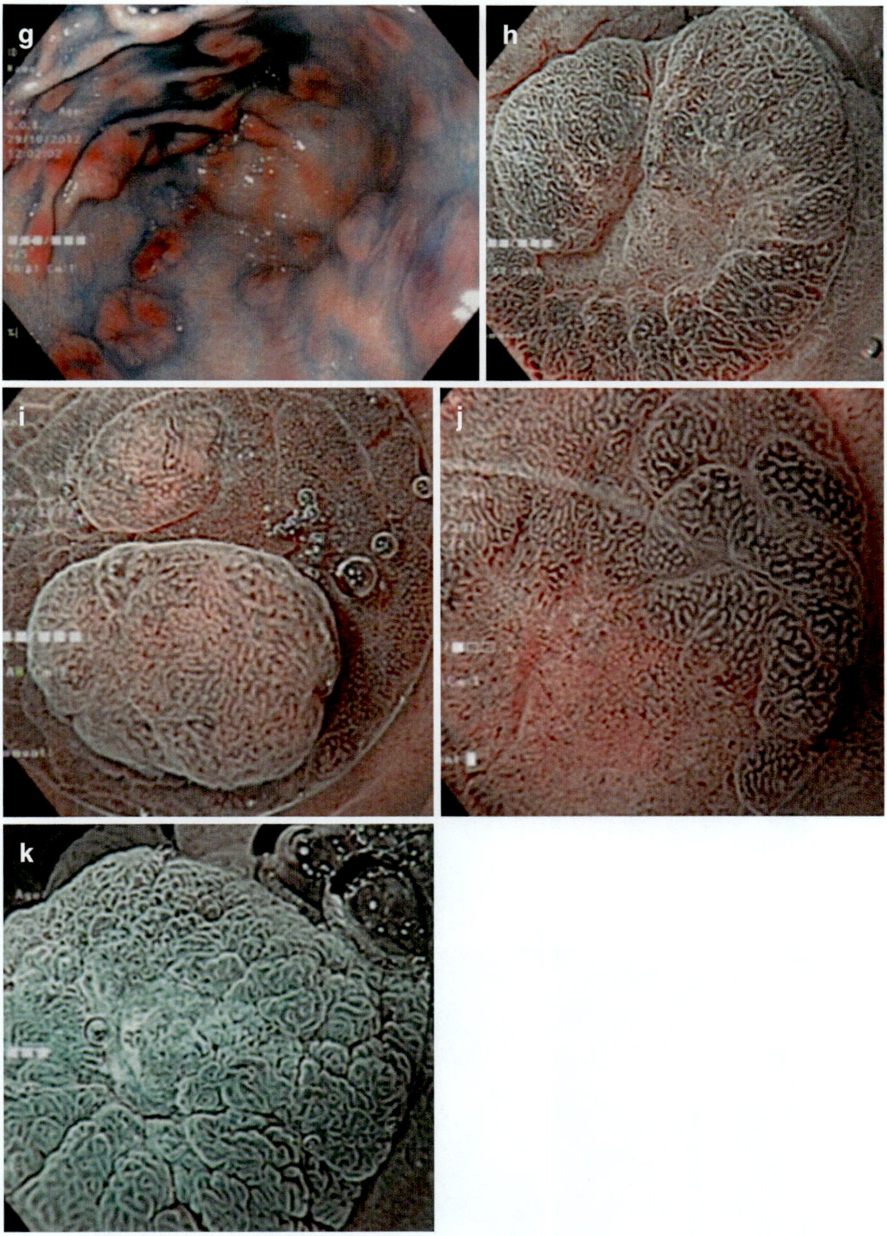

Abb. 9.4 (*Fortsetzung*) Patient mit FAP (**g**) Multiple Adenome (0-Is, 0-IIa, 0-IIa + c) im Antrum, WLI mit Indigocarmin CE, (**h**) Läsion 0-IIa + c, mikrifizierte villöse Mukosa (Magenadenom), klare Grenze zum hyperplastischen Mukosarand (Mukosa vom Pylorustyp), M-NBI (60x, unter Wasser). (**i**) Erhabene Läsion 0-IIa mit irregulärem Pit-/Grat-Muster (kleines Magenadenom) in Magenmukosa vom Fundustyp (Pits). (**j**) Mikrifiziertes Fundus-Pit Muster mit klarem Rand, Magenadenom 0-IIb, und (**k**) selbe Läsion wie (**j**), Verstärkung des SP mit Essigsäure-CE

9.3.2 *Differenzialdiagnose von eingesenkten Läsionen bei der WLI-Endoskopie*

Rötliche, eingesenkte Läsionen 0-IIc mit klaren Rändern weisen eher auf ein gut differenziertes Adenokarzinom (WDAC) (Abb. 9.5d und 9.6d, g) oder selten Angiodysplasie (Abb. 9.5a, b) hin. Rote Läsionen mit unsicheren Rändern sind meist Erosionen oder selten MALT-Lymphom (Abb. 9.5e, f), und sehr selten undifferenziertes Karzinom (PDAC) oder Adenom (Algorithmus Abb. 9.2c).

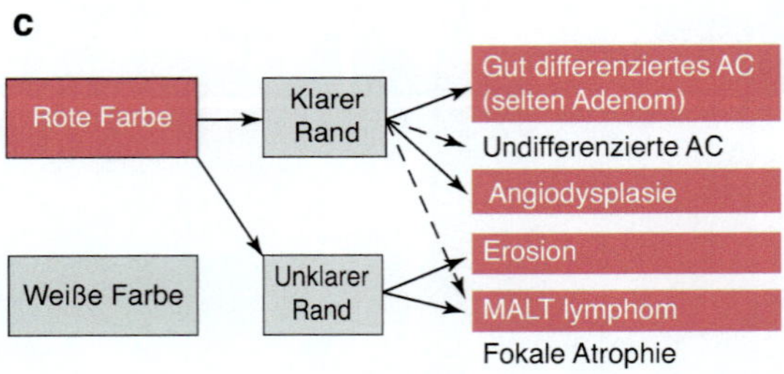

Abb. 9.2 (*Fortsetzung*) Standard-WLI-Algorithmus. (**c**) Differentialdiagnose von rötlichen, eingesenkten Läsionen vom Typ 0-IIc

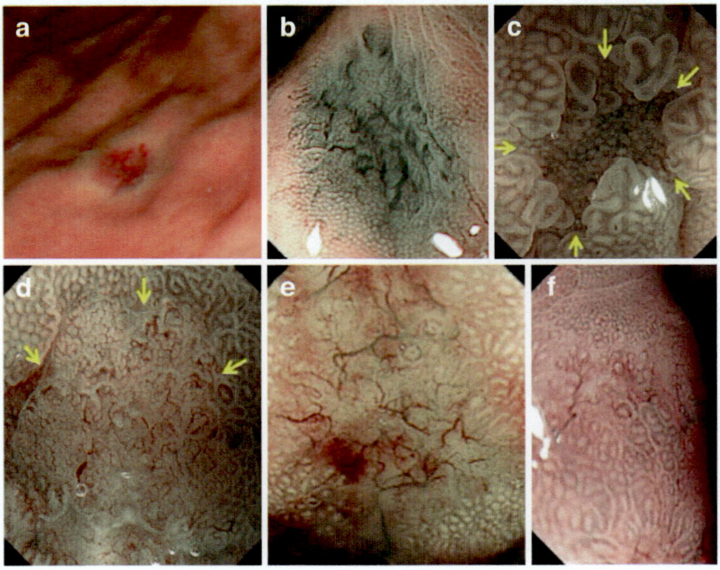

Abb. 9.5 (**a**, **b**) Angiodysplasie im Magencorpus (SP: Pit-Muster), Standard-WLI, und M-NBI (40x). (**c**, **d**) Eingesenkte Läsionen 0-IIc (d 3–3.2 mm), M-NBI 100x, DL=demarcation line (arrows), (**c**) Fokale Atrophie in chronischer Gastritis mit regulärem Fundusmukosa-SP (pits) und -VP (Honigwaben-artiges subepitheliales Kapillar- Netz, SCN). (**d**) Eingesenktes, differenziertes Magenfrühkarzinom 0-IIc mit klaren Rand (DL), unbestimmtem SP und irregulärem VP, **e** und **f** von [14] mit Genehmigung durch John Wiley and Sons/Digestive Endoscopy. (**e**) Mucosales Lymphom with Verlust der Oberflächenstruktur, unscharfen Rändern und baumartigen abnormalen Gefäßen (M-NBI, 80x) im Magencorpus [WLI: multiple leicht rötliche Läsionen 0-IIa und 0-Is; Biopsie: Mantelzell-Lymphom]. (**f**) idem, in Teilremission nach 6 Zyklen Chemotherapie. (**e** und **f** von [17], mit Genehmigung von Thieme (https://www.stm-assoc.org/permissions/guidelines-2022/))

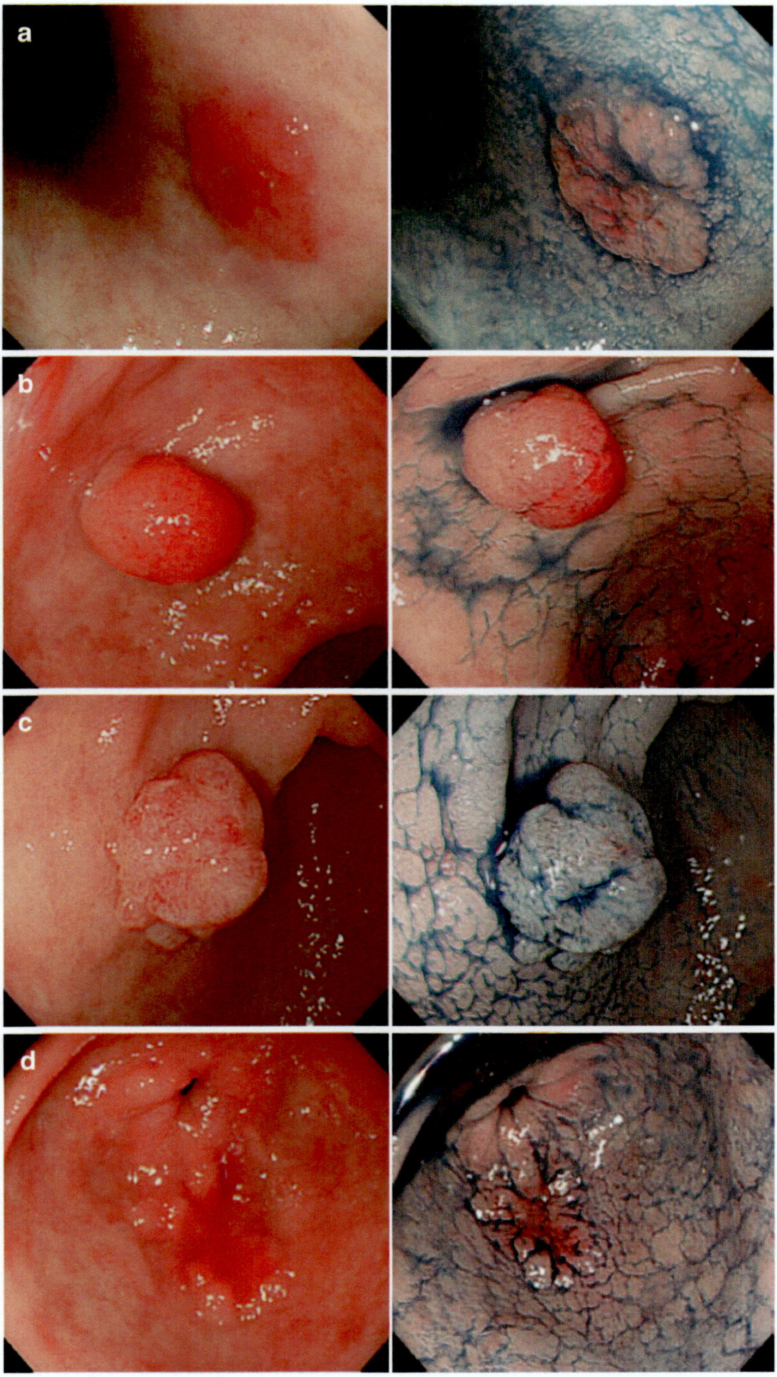

Abb. 9.6 (**a–d**) *Zeichen intramukosaler Ausbreitung von differenziertem Adenokarzinom* (AC). Intramukosale Ausbreitung von AC liegt häufig bei *homogen erhabenen* Läsionen vor. (**a**) Typ 0-IIa, (**b**) Typ 0-Is glatt-homogen, (**c**) 0-Is glatt gelappt, und **(d)** Typ 0-IIc, rötlich eingesenkt. *Linke Felder,* Standard WLI; *rechte Felder*, acetic acid-indigo carmine CE (AIM)

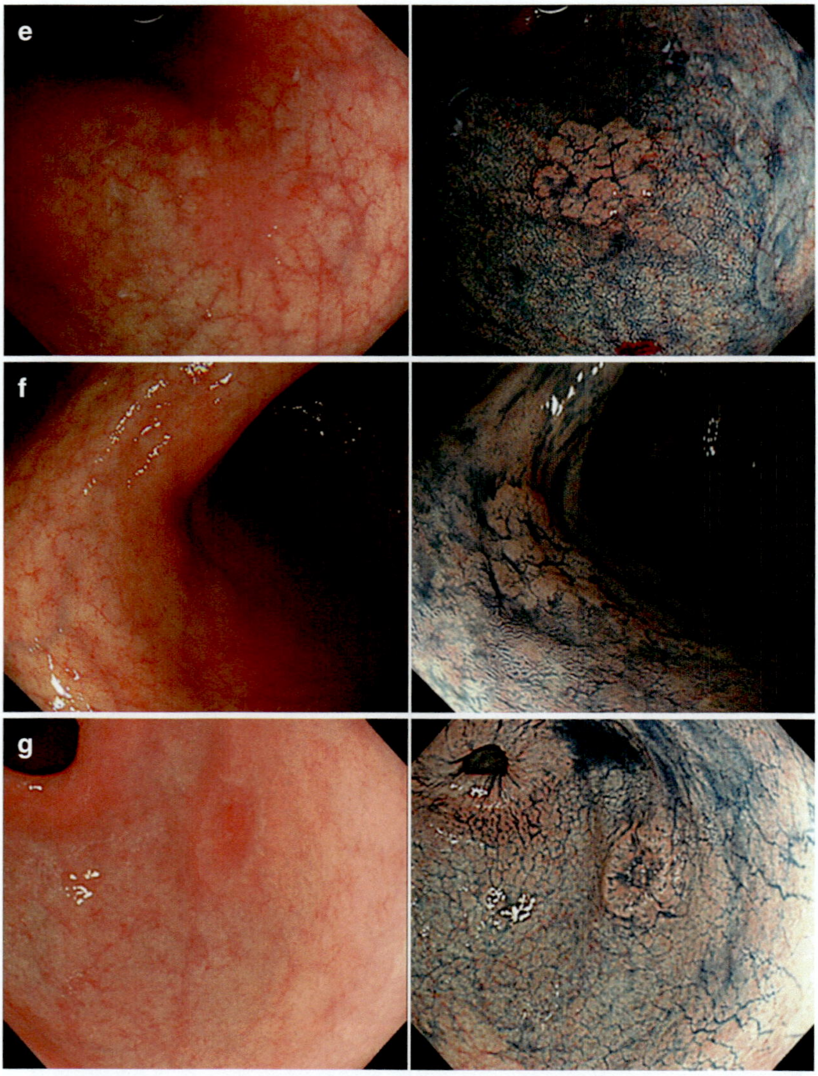

Abb. 9.6 (*Fortsetzung*) (**e**–**g**) *Flache Typen gut differenzierter Magenfrühkarzinome* (WD-EGAC). Standard WLI *(links)* zeigt *rötliche* Läsionen, Indigo- Karmin CE *(rechts)* kontrastiert den makroskopischen Typ und die seitlichen Ränder des gut differenzierten AC (WDAC): (**e**) Typ 0-IIa, (**f**) Typ 0-IIb, (**g**) Typ 0-IIc. Die Typen IIa und IIb haben nur geringe Wahrscheinlichkeit für submukosale Invasion; Typ II-c birgt ein erhebliches Risiko von sm-Invasion (besonders, wenn >2 cm). M-NBI Analyse des VP ist obligat für flache Typen von EGC.

Blasse (weißliche) flach-ebene oder -eingesenkte Läsionen (0-IIb, 0-IIc) mit klaren Rändern sind hochverdächtig auf Magenfrühkarzinom, typischerweise un-/oder schlecht differenziert *(PDAC)* (Abb. 9.8), selten ein gut differenziertes Adenokarzinom *(WDAC)* (Abb. 9.7a–e) oder Adenom, können aber auch fokale Atrophie (Abb. 9.5c) oder MALT-Lymphom in der Histologie (Abb. 9.5e, f) zeigen. Blass vertiefte Läsionen mit unklaren Rändern können fokale Atrophie

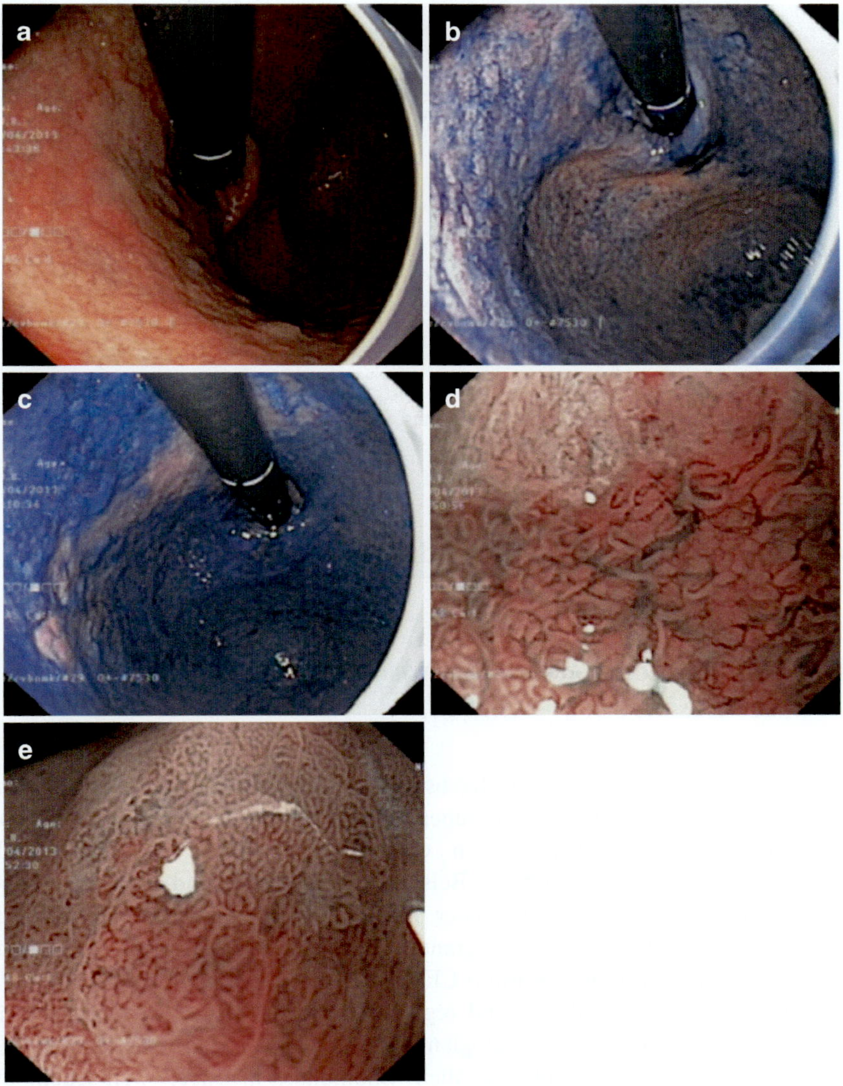

Abb. 9.7 (**a**–**e**) *Zeichen für die intramukosale Ausbreitung von differenziertem AC (WDAC). Die intramuköse* Ausbreitung von WDAC oder HGIN ist bei *deutlich homogenen* Läsionen vom Typ 0-IIb häufig. (**a**) Blass dyscolorierte Läsion 0-IIb in chronischer, Helicobacter-induzierter Gastritis, WLI, (**b**) Reine Indigo-Karmin CE, (**c**) Essigsäure-Indigo-Karmin CE (AIM), (**d**) Zentrum mit unregelmäßigem netzartigem VP (*network VP*) (M-NBI, 80-fach); (**e**) klarer Rand (*links*). ESD en bloc: WDAC (G1 pT0m1), Resektion R 0

darstellen, selten ein undifferenziertes AC [14–17] (Algorithmus Abb. 9.2d). Die Vergrößerungsendoskopische Analyse (M-E) ist nützlich für die Differentialdiagnose (siehe unten).

Hinweis Blass dyscolorierte *Läsion 0-IIb* (HGIN) in chronischer Helicobacter-induzierter Gastritis: Die laterale Ausdehnung wird *mit Indigo-Karmin CE alleine verdeckt* (**b**), wird aber *durch AIM-CE sichtbar* (**c**) (s. Abb. 9.7 und Abschn. 9.4.3).

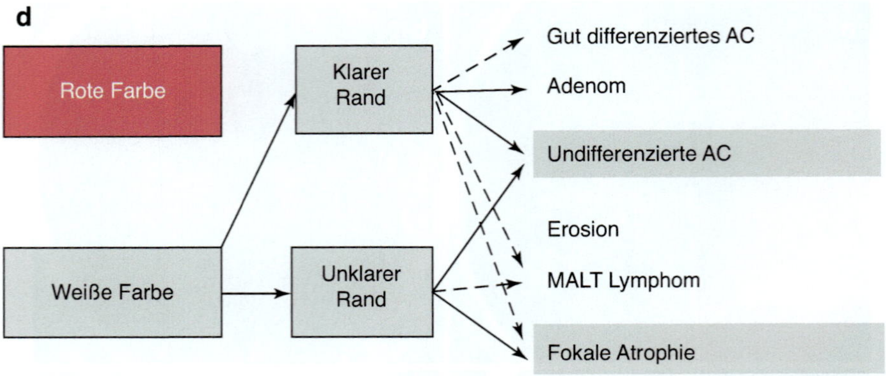

Abb. 9.2 (*Fortsetzung*) Standard-WLI-Algorithmus. **(d)** Differentialdiagnose von blassen, flachen oder eingesenkten Läsionen vom Typ 0-IIc

9.4 Diagnose der Ausdehnung des Magenfrühkarzinoms in WLI

9.4.1 Informationen über die Invasionstiefe aus der Form der Läsion

Intra*mukosale Ausdehnung* von Krebs ist üblich bei deutlich *homogenen* Läsionen des flachen Typs, des protuberanten Typs und des eingesenkten Typs mit erhaltenen Areae gastricae (d. h. erhaltener muscularis mucosae) im SP (Abb. 9.2e*(a–i)* für die Prinzipien; Beispiele in Abb. 9.6 und 9.7a–e). Flache neoplasische *Läsionen Typ 0-IIa* oder *IIb* sind wahrscheinlich intramukosal, wenn die Oberfläche glatt, fein granuliert und mit strukturiertem arealem Muster in WLI und Indigo-Karmin-CE ist. *Flach-eingesenkte Läsionen 0-IIc* mit *glatter rötlicher* Oberfläche und regelmäßigem mikrifiziertem Oberflächenmuster oder unregelmäßiger pseudoglandulärer Oberflächenstruktur sind in der Regel intramukosale oder oberflächlich Submukosa-invasive, wahrscheinlich differenzierte AC (Abb. 9.5d und 9.6g).

Massive submuköse Invasion wird mit >80 % Wahrscheinlichkeit angezeigt durch die Kombination von *Protrusion oder Einsenkung/Ulzeration* und *Verlust des Areae gastricae-Musters*, AP, (durch zerstörte mm-Schicht) in Frühkrebsläsionen (Abb. 9.2e*(f–i)* und 9.7f–l), wie [18]:

- Einsenkung oder Ulzeration in 0-Is oder 0-IIa-Läsionen,
- Protrusion mit amorphem Gruben-(pit-)Muster in 0-IIc-Läsion,
- unregelmäßige Auswüchse, Beulen oder Knoten in 0-IIc-Läsion,
- Ulzeration in 0-IIc-Läsion (0-IIc + III),
- unregelmäßige, expansive Auswüchse in sessilen 0-Is oder 0-IIa-Läsionen.

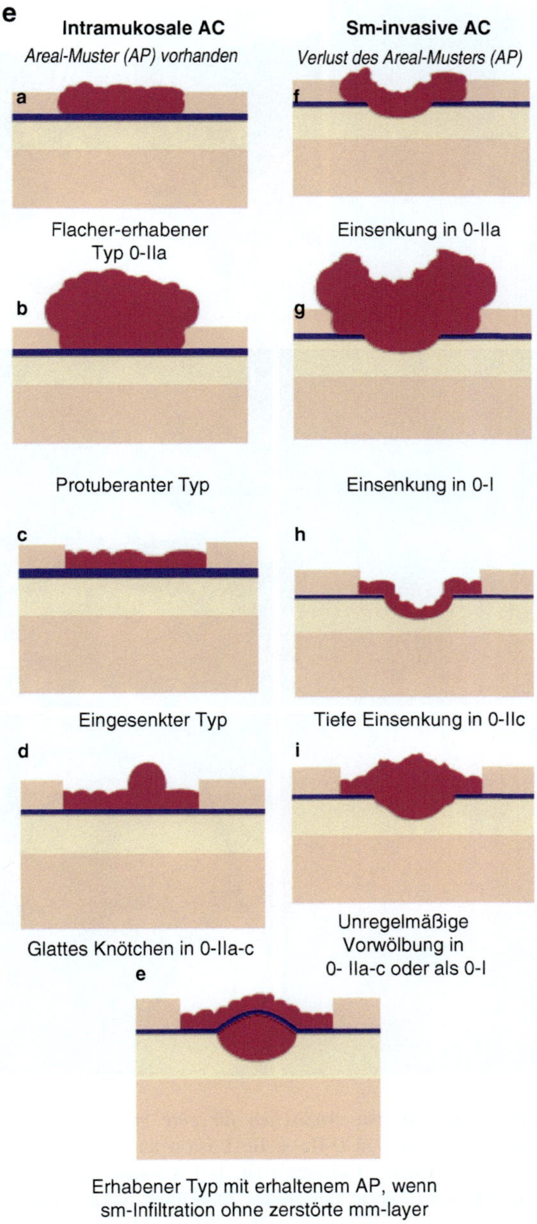

Abb. 9.2 *(Fortsetzung)* (**e**) *(a–i)* Standard WLI & CE Zeichen für mukosale vs. sm invasive gut differenzierte AC (WDAC): Mukosale AC T1a präsentieren reguläre Oberfläche mit erhaltenen Areae gastricae (areales Muster) (***a–d***). Das areale Muster wird bei kohärentem, sm-invasiven Wachstum zerstört (***f–i***), was durch irreguläre Erhabenheit *(irregular elevation)* oder ~ Einsenkung *(~depressed type)* angezeigt wird. *(e)* Diskontinuierliche sm Infiltration des AC bewahrt manchmal die mm-Schicht und das areale Muster, aber eine deutliche Erhabenheit in Typ 0-IIc +IIa bleibt verdächtig für sm-Infiltration des AC. Wiedergegeben von Oyama et al. [16], mit Genehmigung von NANKODO Ltd., Tokyo, JP.)

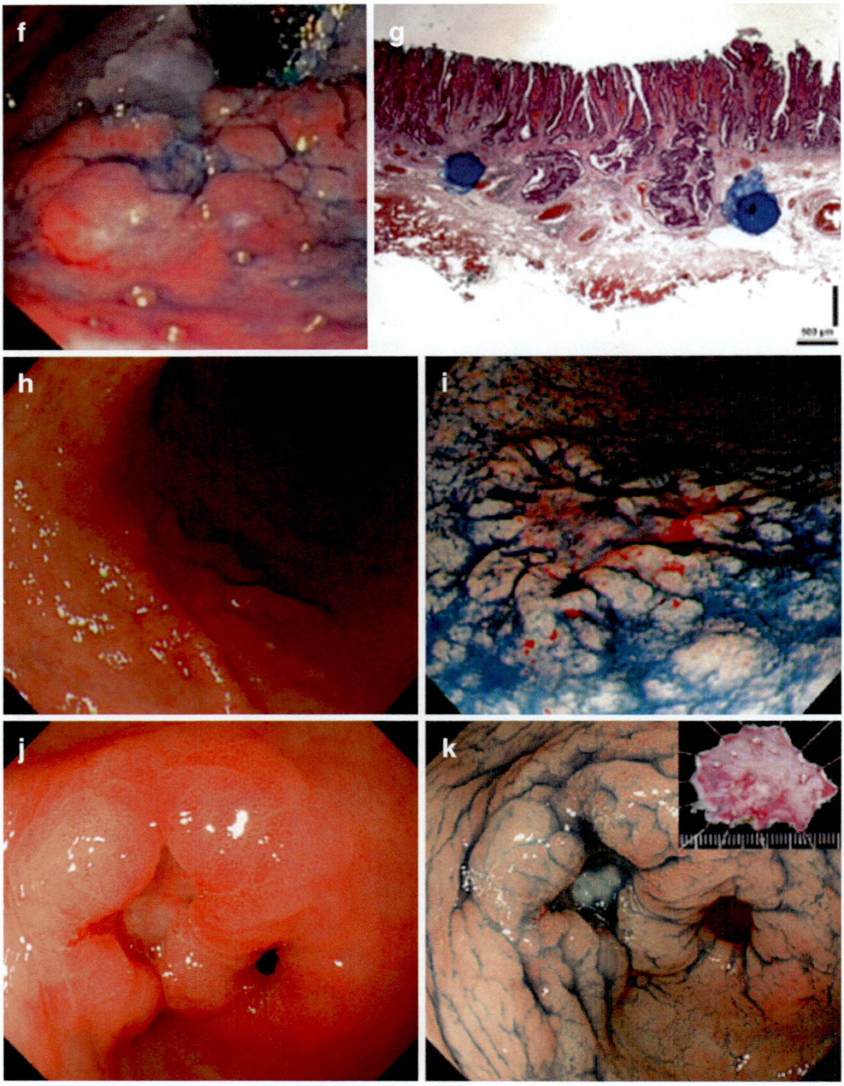

Abb. 9.7 (*Fortsetzung*) (**f–k**) *Indirekte Anzeichen für eine massive submuköse Invasion* von differenziertem AC: (**f**) Einsenkung in 0-IIa + IIc Läsion an der Magen-Kardia (**g**) AC G2. 560 μm sm2-Invasion (HE-Färbung 100-fach); (**h**, **i**) Erhabene Läsion (IIa) mit Verlust der pseudoglandulären Oberflächenstruktur (amorphes Oberflächenmuster) in 0-IIc, diagnostisch typisch für EGC; (**j**, **k**) Ulkus in eingesenkter 0-IIc Läsion (0-IIc + III) ((**j**) Standard-WLI; (**k**) WLI mit Indigokarmin-CE). Ähnlich gravierend wie (**f**) ist ein *Ulkus* (0-III) mit *amorpher Oberflächenstruktur* in sessiler 0-Is Läsion

Die verdächtigsten Bereiche der Läsion verlieren meist das strukturierte Arealmuster und zeigen eine amorphe, nicht strukturierte Oberfläche bei massiver sm-Invasion.

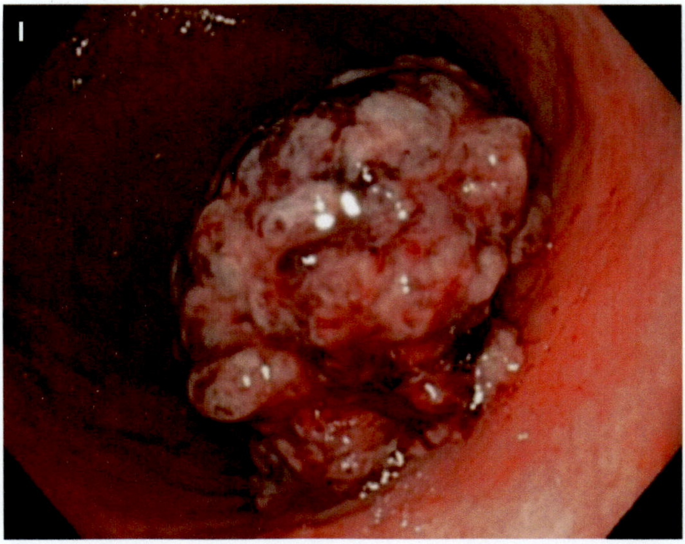

Abb. 9.7 (*Fortsetzung*) (**l**) *Indirekte Anzeichen für eine massive submuköse Invasion* (Wahrscheinlichkeit >80 %) von differenziertem AC: irreguläre Protuberanz, expansives noduläres Wachstum, „Fülle (*fullness*) des Stiels" in 0-Is oder 0-II Läsion

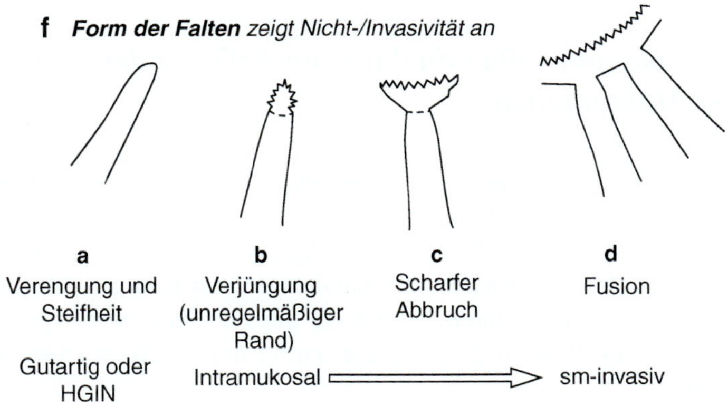

Abb. 9.2 (*Fortsetzung*) (**f**) (*a–d*) Standard-WLI-Zeichen: Muköse Falten an flachen, eingesenkten oder exkavierten/ulzerierten gastrischen Läsionen (0-IIc, 0-III). Informationen über die wahrscheinliche vertikale Ausdehnung eines gastrischen AC im Frühstadium (EGC) werden aus der Form der Falten gewonnen: (*a*) bei benignem Ulkus oder intramukösem AC (EP, LPM), (*b*) intramukösem AC (EP, LPM), (*c*) leicht sm-invasiven AC (MM, sm1), (*d*) tief sm-invasiven AC ($\geq$sm2). (Modifiziert von Oyama [16].)

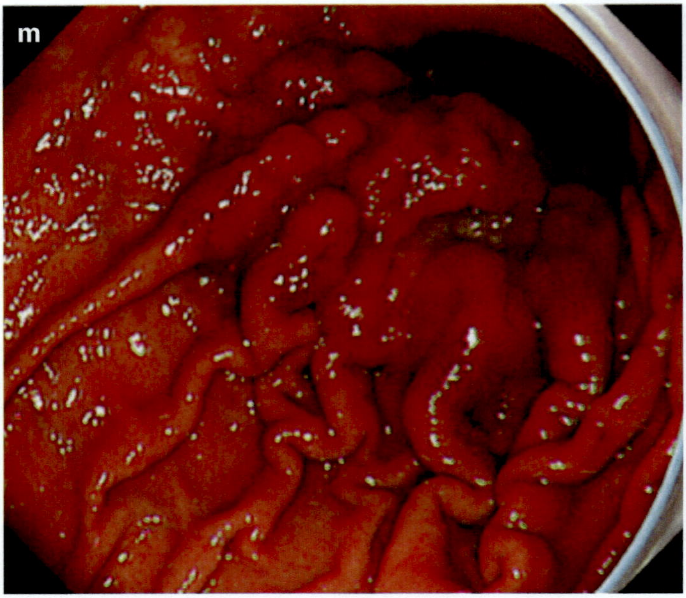

Abb. 9.7 (*Fortsetzung*) (**m**) *Infiltrierendes, undifferenziertes Adenokarzinom* zeigt oft *dicke und unregelmäßige Falten,* einige *Falten mit Fusion* in der Mitte der Läsion, eine Veränderung, die höchst verdächtig für eine *massive SM-Invasion* ist

9.4.2 Informationen über die Invasionstiefe aus der Form der Mukosafalten

Weitere Hinweise auf die *Invasionstiefe* von Magenfrühkrebs liefert die Formveränderung der der gastralen Mukosafalten.

Intramukosales Karzinom (T1a) zeigt häufig eine *Steifigkeit, Verengung, Verjüngung oder scharfen Abbruch* der Mukosafalten in einer Läsion (Abb. 9.2f*(a–c)*). *Submukosale Invasion* wird durch *Verdickung am Faltenabbruch* angezeigt, und noch mehr durch *Verschmelzung der Falten zentral in der Läsion* (Abb. 9.2f(*c,d*), 9.7m und 9.8e, f).

Protuberante subepithliale Tumore (SET) ohne mukosale Invasion zeigen *überbrückende Falten* vom Mukosaniveau zum Scheitel der Läsion (Abb. 9.3g). Invasive SET können jedoch *Mukosa-Invasion und Ulzeration* aufweisen (Abb. 9.3h).

9.4.3 Diagnose der seitlichen Ausbreitung von mukosalem frühem Magenkrebs

Gut differenziertes Adenokarzinom (*WDAC*) präsentiert sich typischerweise in Standard-WLI als flach-ebene, rötliche Läsion 0-IIb, flach-erhabene 0-IIa oder eingesenkte 0-IIc, mit klaren Rändern in der chronischen Gastritis (Abb. 9.6e–g).

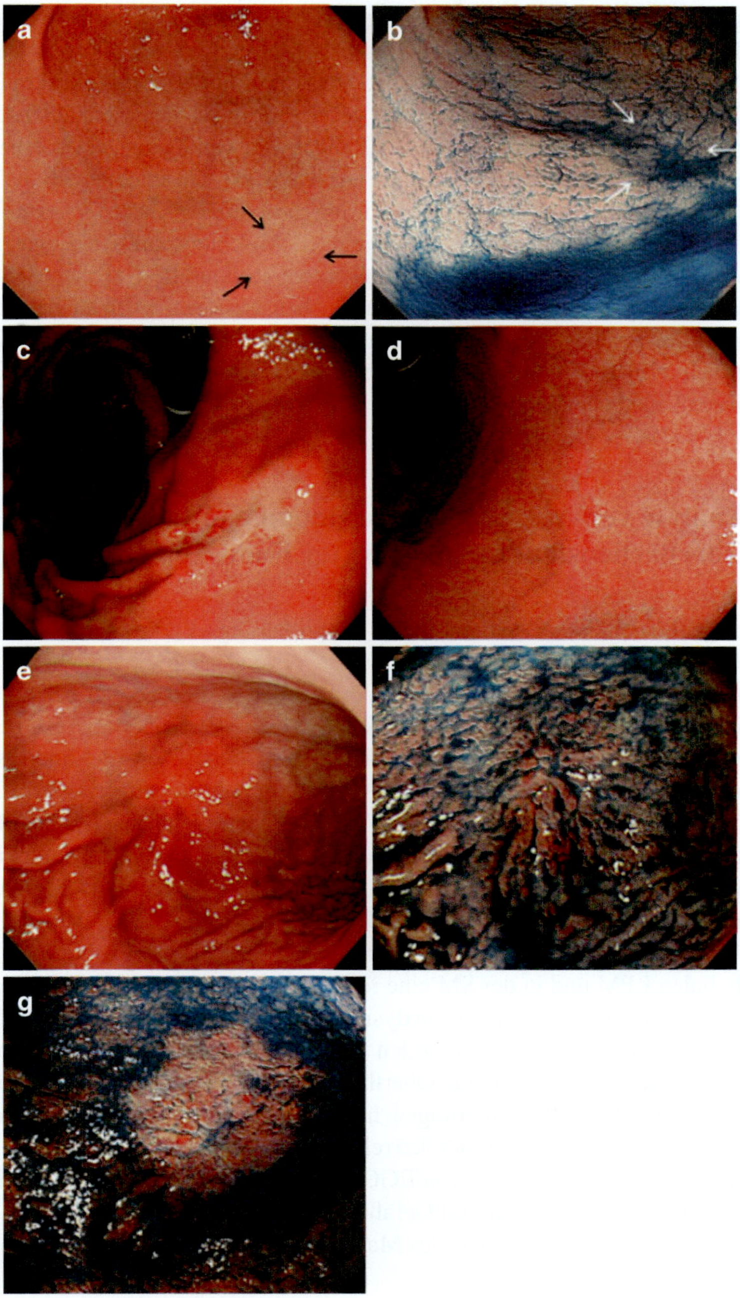

Abb. 9.8 (**a**–**g**) Flache, schlecht differenzierte Frühkarzinome *PDAC Typ 0-IIb* in Mukosa vom Pylorusdrüsen-Typ. (**a**) PDAC-Läsion 0-IIb *(Pfeile)* in WLI, (**b**) Indigo-Karmin CE, *weiße Pfeile* markieren die Läsion. (**c**, **d**) Typisches PDAC in Fundusdrüsenmukosa. Weißliche Läsion 0-IIc mit klarem Rand. WLI in (**c**) geringer Insufflation, (**d**) voller Insufflation. (**e**–**g**) *PDAC type 0-IIb + c*: (**e**) Isochrom-weißliche Läsion 0-IIb + c in der großen Curvatur mit Abbruch und Fusion einiger Falten, typisch für sm-invasives PDAC in chronischer Gastritis, WLI. (**f**) Indigo-Karmin verdeckt, (**g**) AIM zeigt die tatsächliche laterale Ausbreitung des PDAC

Im Gegensatz dazu zeigt *undifferenziertes Adenokarzinom* typischerweise eine weißliche, eingesenkte Läsion 0-IIc mit klarem Rand in der Corpus-/Fundusregion mit Fundusdrüsen-Mukosa (Abb. 9.8a–g). Die Chromoendoskopie mit Indigo-Karmin verbessert die Erkennung des Randes von eingesenkten Läsionen in der normalen Magenmukosa oder des Randes von weißlichen, flach-erhabenen Läsionen 0-IIa in der chronischen Gastritis (Abb. 9.6e, f). Sie kann jedoch die flache Läsion 0-IIb auf dem Hintergrund von chronisch-nodulärer Gastritis verschleiern. Chromoendoskopie mit einer frisch zubereiteten Mischung aus 0,6% iger Essigsäure und 0,4% igem Indigo-Karmin (*AIM*) betont strukturelle Unterschiede in der epithelialen Mikrostruktur von weißlichen, flachen Läsionen 0-IIb in der Magenmukosa, da Essigsäure die Oberflächenmuzine fixiert, die durch Indigo-Karmin kontrastreich visualisiert werden [19]. Im Gegensatz dazu betont Indigo-Karmin allein diesen Unterschied in der Oberflächenstruktur nicht (Abb. 9.7a–e und 9.8f, g).

9.5 Analyse von Magenadenokarzinomen mit M-NBI und Oberflächenstruktur-verstärkter Endoskopie

Verdächtige Läsionen müssen mit einer Vergrößerungs-Endoskopie (ME, ≥60-fache Vergrößerung), nativ in NBI-Modus für VP und nach Oberflächenstruktur-Verstärkung mit Essigsäure für SP inspiziert werden – und gemäß der aktuellen JGES-Richtlinie analysiert werden (Abb. 9.9a) [8]. Die Vergrößerung (60- bis 100-fach) mit ME entspricht fast derjenigen, die bei der Oberflächen-Lichtmikroskopie verwendet wird, und ermöglicht die Analyse der Mikro-Oberflächenstruktur (SP) und der Mikro-Gefäßarchitektur (VP). Die Merkmale des frühen Magenadenokarzinoms vom intestinalen Typ sind eine klaren Trennlinie (DL) zwischen karzinomatöser und nicht-karzinomatöser Mukosa und ein irreguläres SP und/oder irreguläres VP der Läsion innerhalb der DL (diagnostische Treffsicherheit 95%). Im Gegensatz dazu kann das PDAC vom diffusen Typ (G4) bei Ausbreitung in der subepithelialen LPM und in der SM eine reguläres SP ohne DL aufweisen [4, 15].

Sie müssen VP und SP separat analysieren. Es gibt zwei grundlegende SP im Magen – villös im Antrum und aboralen Corpus, und pit-ähnlich im Corpus und Fundus. Verändertes SP zeigt die Oberflächenstruktur des Karzinoms, während unregelmäßiges VP die Veränderungen im subepithelialen Gefäßverlauf bedingt durch das Karzinom darstellt. Beide korrelieren mit histologischem Grading sowie der Tumor Kategorie (T1a, T1b) von EGC. Allerdings ermöglicht die kombinierte Interpretation der Oberflächen- und Gefäßveränderungen die Vorhersage des wahrscheinlichsten histologischen Typs des Magenfrühkarzinoms [4, 8, 13, 15].

a

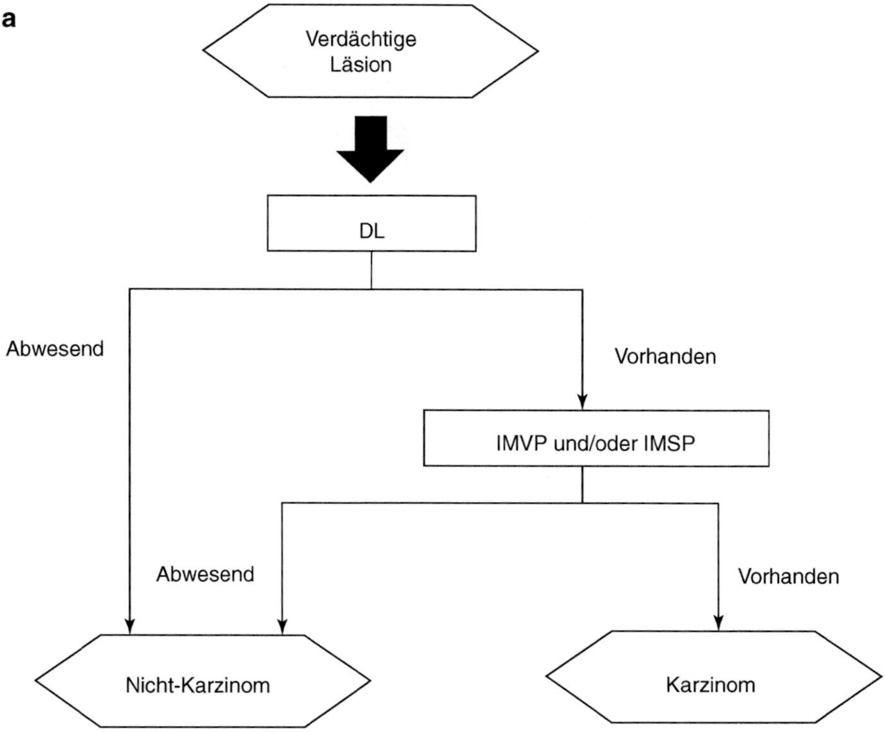

Abb. 9.9 (**a**) Vergrößerungsendoskopischer Diagnostik-Algorithmus für die Magenfrühkarzinom-Diagnose (MESDA-G). DL, Abgrenzungslinie; IMVP, unregelmäßiges mikrovaskuläres Muster; IMSP, unregelmäßiges Mikrooberflächenmuster. (Aus Muto et al. [8], mit Genehmigung von John Wiley & Sons, Ltd.)

9.5.1 Zotten-Muster (Villi)

Zotten-Muster (*villous pattern*) bedeutet, hervorstehende, strukturelle Komponenten wie Finger. Die Form und Größe der nicht-neoplastischen Villi ist regelmäßig und uniform, mit genügend Platz zwischen ihnen. Die Breite der weißen Zone (i. e. *marginal epithelium*) ist auch gleichmäßig und uniform (Abb. 9.10a).

Andererseits ist die Form der ***bösartigen Villi*** unregelmäßig und ungleichmäßig. Die Anzahl der Villi wurde dicht gedrängt (*crowded*), mit Villi von ungleicher Größe und Form, und ungleichmäßiger Breite der weißen Zone (Abb. 9.10b). Adenokarzinom in gut differenziertem Grading *(WDAC)* zeigt ganz dichtes, mikrifiziertes villöses Muster. Allerdings ist *das Verschmelzen von Villi* (d. h. die Zerstörung durch invasives Wachstum) in hochgradig unregelmäßigem villösem Muster häufig bei mäßig differenziertem Adenokarzinom *(MDAC)* und kann wahrscheinlich die Histologie eines MDAC voraussagen. (Abb. 9.10c, d).

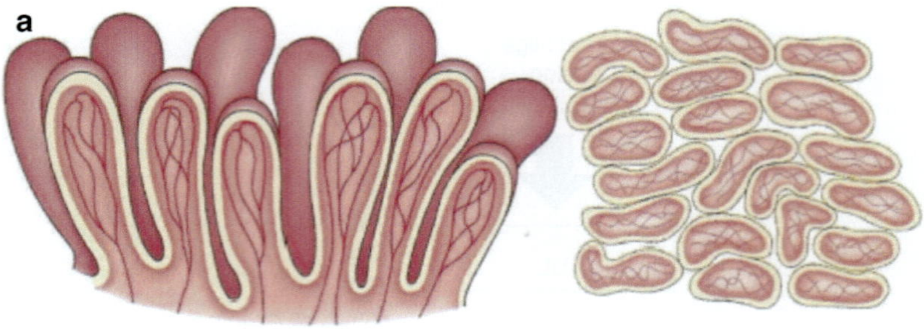

Abb. 9.10 (**a**) Schematische Zeichnung der Zottenstruktur der normalen Mukosa vom Pylorustyp, die subepitheliale Capillaren (SEC) in der *Lamina propria mucosae* (LPM) zeigt und eine weiße Zone (WZ) von marginalem Epithel auf den Zotten (*villi*)(links). Die perpendikuläre Perspektive (rechts) projiziert während M-NBI Endoskopie die SEC in Spiral-Helix-ähnlicher Weise umrahmt von der epithelialen weißen Zone. Formen, Größen, VP (SEC) und WZ von normalen Villi sind ziemlich gleichförmig und gleichmäßig. (wiedergegeben nach Oyama [16], mit freundlicher Genehmigung von Nankodo Co., Ltd. Tokyo, JP)

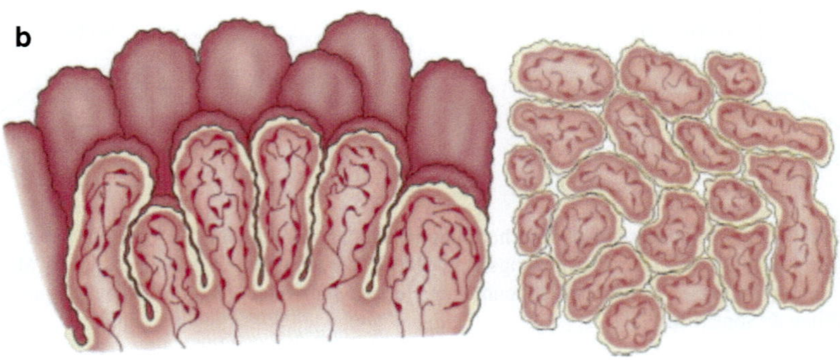

Abb. 9.10 (*Fortsetzung*) (**b**) Schematische Grafik ***neoplastischer Villi*** zeigt eine hohe Dichte (Gedränge, *crowding*) der Villi, ungleichmäßige Verteilung der Villusgrößen und -formen, ungleiche Breite der weißen Zonen und unregelmäßiges Kapillarmuster (Größen, Dichte, Kaliber, Verzweigungen). (wiedergegeben nach Oyama [16], mit freundlicher Genehmigung von Nankodo Co., Ltd. Tokyo, JP)

WDAC- und MDAC-Läsionen zeigen eine scharfe Abgrenzung (DL) vom SP der nicht-neoplastischen Mukosa.

Kernpunkte für das Zottenmuster (villous pattern)

- Form
- Größe
- Dichte
- Breite der weißen Zone

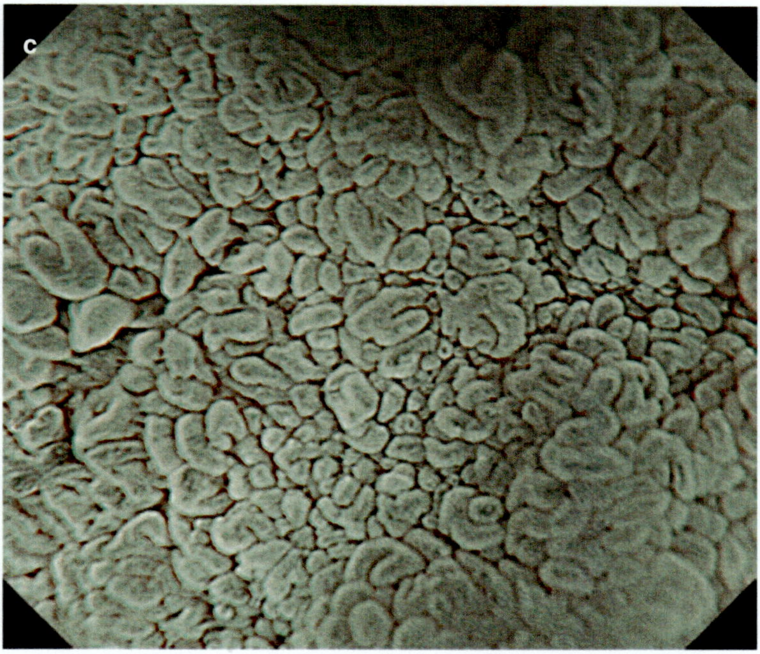

Abb. 9.10 (*Fortsetzung*) (**c**) Oberflächenmuster eines mäßig differenzierten Adenokarzinoms (MDAC) mit dichtem villösem Oberflächenmuster und weiter Variation der Villusgrößen und -formen, die durch Verschmelzung von Villi entstanden sind, in M-NBI (100×) nach Essigsäure-Oberflächenverstärkung

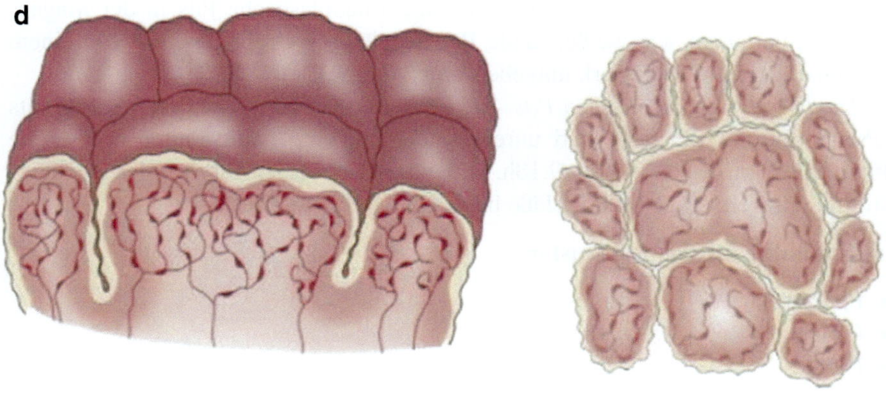

Abb. 9.10 (*Fortsetzung*) (**d**) Grafik der Verschmelzung von Villi bei MDAC. Aufgrund der Verschmelzung von Villi variieren deren Größen und Formen, und die VP der Villi wurden unregelmäßig. (wiedergegeben nach Oyama [16] mit freundlicher Genehmigung von Nankodo Co., Ltd. Tokyo, JP)

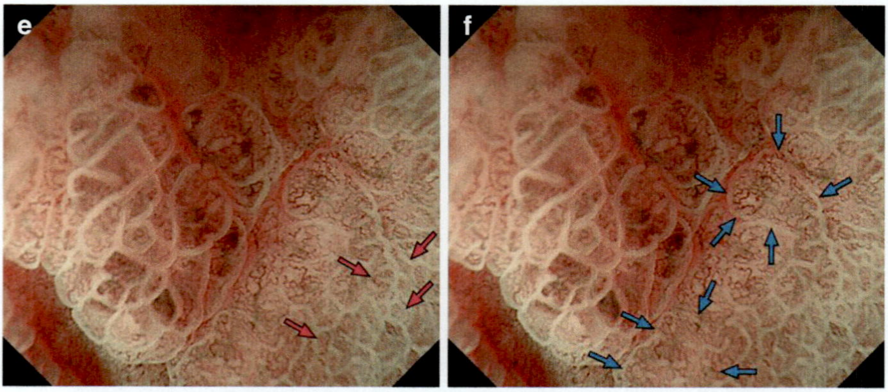

Abb. 9.10 (*Fortsetzung*) (**e**, **f**) Verschmelzung von Villi. (M-NBI) (**e**) unregelmäßig geformte, variable Villusgrößen (rote Pfeile); (**f**) Verschmelzung von Villi zeigt sich als VP (blaue Pfeile) mit längerem, unregelmäßigen, nicht-spiralförmigen Gefäßverlauf). (Mit freundlicher Genehmigung von Nankodo Co., Ltd. Tokyo, JP nach Oyama [16] wiedergegeben.)

9.5.2 Pit-Muster

Pit bedeutet eine kleine, Loch-artige Struktur, die von Drüsenepithel (MCE, marginal crypt epithelium) ausgekleidet ist. Die Form der nicht-neoplastischen Pits ist rund und umgeben von einem Netzwerk regelmäßiger subepithlialer Kapillaren (SEC). Das Pit (Drüsenlumen) sollte als schwarzer Punkt gesehen werden. Die Größe des Loches ist jedoch zu klein, um es bei mittlerer Vergrößerung zu erkennen. Und der vom MCE des Pits-Drüsenkörpers reflektierte Lichtschein sieht weiß aus. Daher sehen nicht-neoplastische Pits in der Magenfalten-Schleimhaut wie weiße, runde Punkte gleicher Größe aus, die von einem regelmäßigen SEC-Netzwerk umgeben sind (Abb. 9.10g).

Struktur der neoplastischen Pits. Die Form und Größe der karzinomatösen Pits (Pseudodrüsen-Grübchen) sind unregelmäßig und ungleichmäßig, neoplastische Pits sind dicht gepackt (Abb. 9.10h, i). Und zwischen den Pits werden im Interstitium unregelmäßige Mikrogefäße beobachtet (Abb. 9.10j).

Kernpunkte für das Pit-Muster

- Form
- Größe
- Dichte

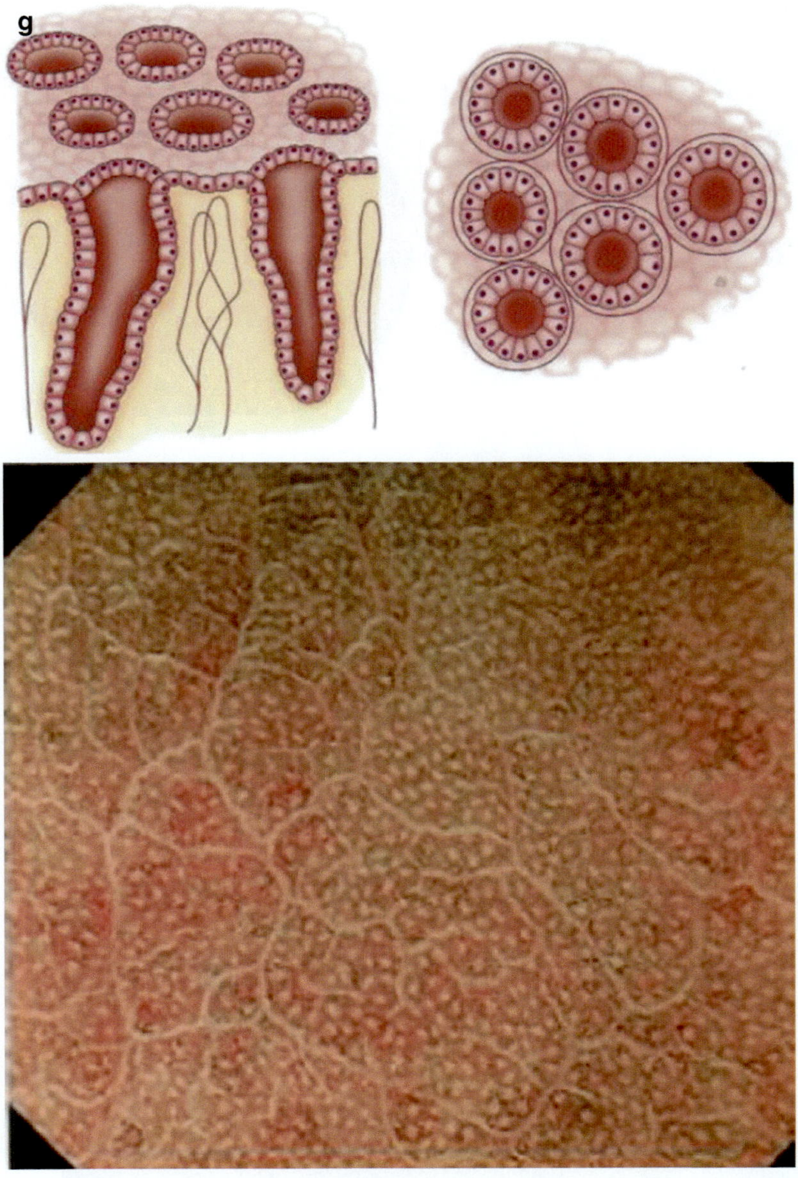

Abb. 9.10 (*Fortsetzung*) (**g**) Graphische Struktur nicht-neoplastischer Magenmukosa vom Fundustyp; die rundlichen Drüsengrübchen (pits) mit randständigem Epithel (WZ) sind von einem maschenartigen Netz an SEC umgeben (*oben*). Normale Magenmukosa vom Fundustyp (*unten*; M-NBI, perpendikuläre Perspektive) mit Arae gastricae, regulären runden Pits (runden WZ-Flecken) und regelmäßigem bräunlichen Netzwerk von SEC (wiedergegeben nach Oyama [16] mit freundlicher Genehmigung von Nankodo Co., Ltd. Tokyo, JP)

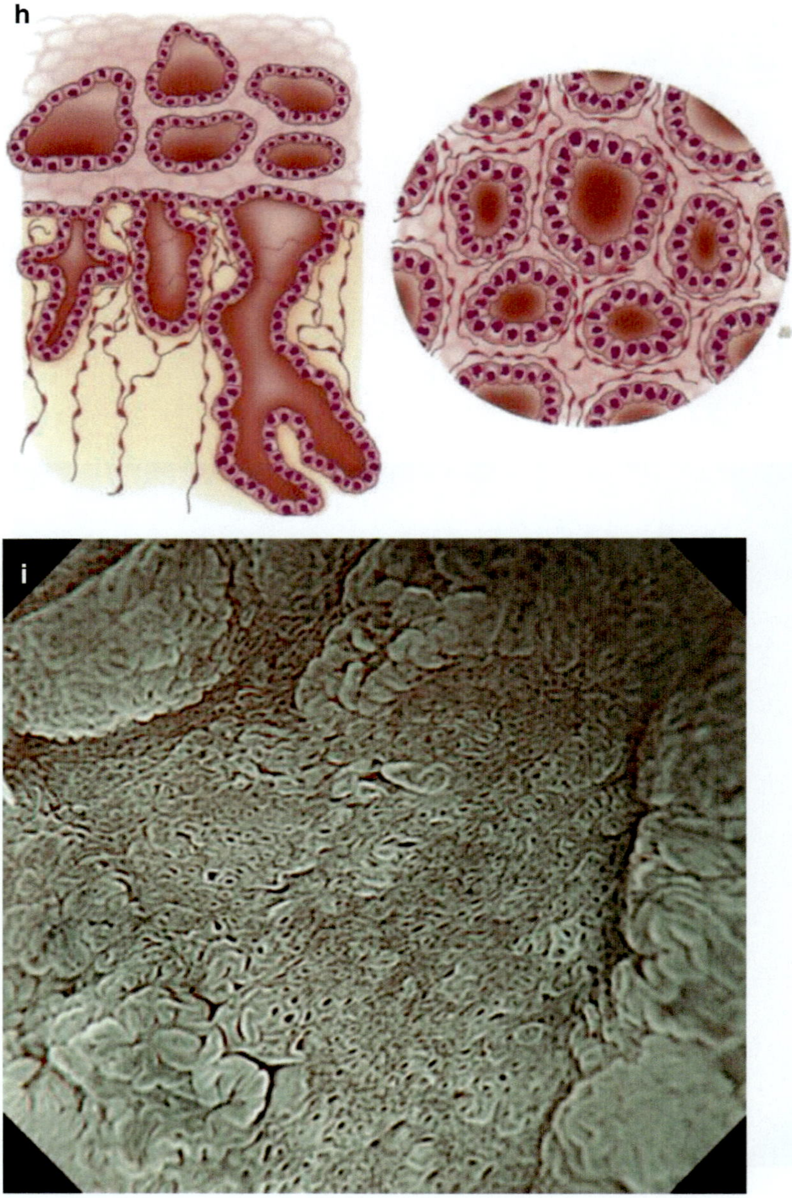

Abb. 9.10 (*Fortsetzung*) (**h**) Schematische Zeichnungen (oben), *WDAC vom intestinalen Typ* (in Mukosa vom Fundustyp): Die Struktur der karzinomatösen Pseudodrüsen-Pits ist unregelmäßigund ungleichmäßig, zwischen den Pits ist ein irreguläres Netzwerk an Capillaren vorhanden. (Reprinted from Oyama [16], with permission of Nankodo Co., Ltd. Tokyo, JP.) (**i**) Kleines WDAC 0-IIc vom intestinalen Typ, das mikrifizierte, dicht stehende Pit-Oberflächenmuster und scharfeRänder zeigt in M-NBI (100×) nach Essigsäure-Oberflächenverstärkung, in Mukosa vom Fundustyp

9.5.3 Gefäßmuster VP

Durchmesseränderung, Tortuosität und *Netzwerk* sind die wichtigen Punkte, die an subepithelialen Kapillaren beachtet werden. Kaliber Änderung (*caliber change*) bedeutet die Änderung des Durchmessers. Wenn der Durchmesser der Mikrogefäße plötzlich zweifach dicker oder dünner wurde, weisen sie per Definition eine Kaliberänderung auf. Netzwerk bedeutet den geschlossenen Verlauf der Mikrogefäße. Wenn die Grundstruktur ein Loch (pit) war, liefen die Kapillaren um das Loch herum und bildeten ein *Netzwerk* VP. Nakayoshi schlug vor, dass das *Netzwerkmuster* ein Beweis für *WDAC* ist [13] (Abb. 9.10j).

Andererseits breitet sich das schlecht differenzierte Adenokarzinom (*PDAC*) im gesamten Parenchym aus und zerstört die glandulären Strukturen und Mikrogefäße. Daher können Mikrogefäße kein Netzwerk bilden, sondern verlaufen mit komplexen Ästen und schwerer Tortuosität. Nakayoshi nannte diese unregelmäßigen Mikrogefäße *Korkenzieher* [13]. Aber die Form unterscheidet sich vom Korkenzieher. Daher verwendet der Autor den Begriff *„Non-Network"*, um solche *unregelmäßigen Mikrogefäße* zu beschreiben [4] (Abb. 9.10k).

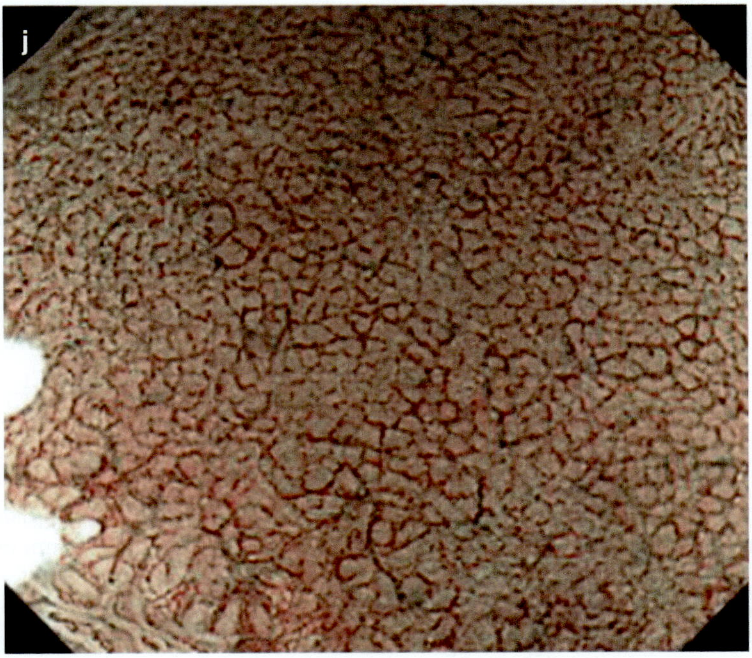

Abb. 9.10 (*Fortsetzung*) (**j**) Leicht unregelmäßiges, dicht stehendes ***Netzwerk VP*** von **WDAC** auf M-NBI (100×)

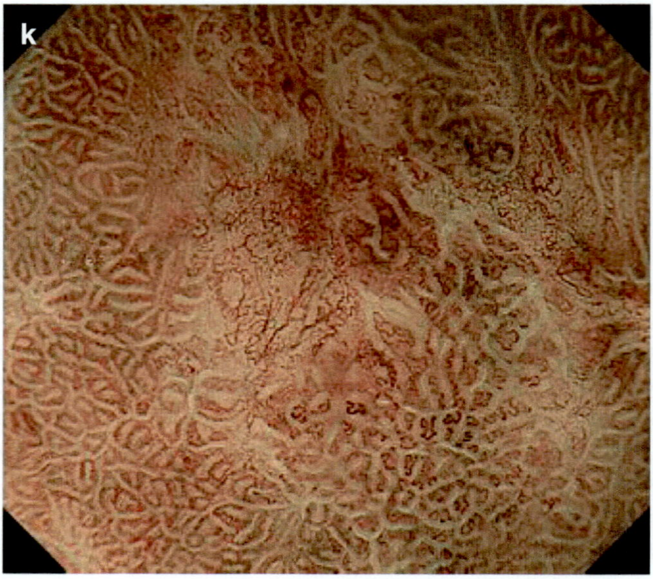

Abb. 9.10 (*Fortsetzung*) (**k**) *Nicht-Netzwerk* VP von *undifferenziertem* AC Typ0-IIc (*PDAC*, *Siegelringzell*-AC) in M-NBI

Kernpunkte für Gefäßmuster

- Tortuosität
- Durchmesseränderung
- Netzwerk vs. Non-Network VP in Fundustyp-Mukosa | • kurz-spiraliges VP vs. Lang-verlaufendes VP (Short Spiral vs. Long-Running VP) in Pylorustyp-Mukosa

9.5.4 *Beziehung zwischen Oberflächenmuster und Gefäßmuster*

Villöse Struktur, wenn sie in gastrischen AC (Abb. 9.10b) erhalten bleibt, zeigt SEC in Villi nur über kurze Distanz (nur *kurze Spiralen*), mit unregelmäßigem Kaliber, ohne komplexes Verzweigen oder erhöhte Tortuosität (Krümmungen). Dieser Typ von *kurzem,* unregelmäßigem Spiral-VP schlägt ein villöses SP vor und unterstützt die Diagnose von WDAC. Die Verschmelzung einiger Villi führt jedoch zu sehr unregelmäßigem SP, mit *variabel großen Villi* mit *langen,* unregelmäßigen Capillaren (long-running VP) innerhalb verschmolzener Villi (*moderate vaskuläre Atypie* mit komplexen Verzweigungen, Krümmungen, Kaliberänderungen) (Abb. 9.10d, f). Diese moderate Gefäßatypie weist auf MDAC hin, wenn verschmolzene Villi nach Essigsäureverstärkung des SP bestätigt werden (Abb. 9.10c).

Pit-ähnliche Struktur ermöglicht es Kapillaren, in der M-NBI-Projektion länger zu verlaufen, und zeigt laufende Unregelmäßigkeiten und Kaliberänderungen in der grundlegenden Netzwerkstruktur (Abb. 9.10h). Daher können wir, wenn die grundlegende *Netzwerk* VP-Struktur erhalten bleibt, auch dann eine *Pit-ähnliche* SP-Struktur postulieren, wenn das Oberflächenmuster nach Essigsäureverstärkung unklar ist. Dies ermöglicht die endoskopische Vorhersage von *WDAC.* Im Gegensatz dazu bilden *MDAC* unregelmäßige Verzweigungen von pit-ähnlichen Drüsen und unregelmäßige Zellverbände, d. h. unsichere pit-ähnliche SP, und daher zeigen die Gefäßstrukturen eine komplexe, zerstörte Netzwerkstruktur, und starke Unregelmäßigkeit und Kaliberänderung *(moderate bis schwere Gefäßatypie)* – manchmal ist es dann schwierig, die Unterscheidung zwischen MDAC (erhaltenes unregelmäßiges SP) und PDAC (unsicheres oder fehlendes SP, Nicht-Netzwerk VP) vorzunehmen. Die Anwesenheit (WDAC) oder Abwesenheit des *Netzwerk*-VPs (MDAC, PDAC) ist wichtig für die Vorhersage der pathologischen Diagnose [4, 13].

9.5.5 Vorhersage des histologischen Typs mit Vergrößerungs -Endoskopie (ME)

ME Analyse der *Oberflächenstruktur* hilft bei der Vorhersage des wahrscheinlichsten histologischen Typs des oberflächlichen Magenadenokarzinoms (Algorithmus in Abb. 9.9b).

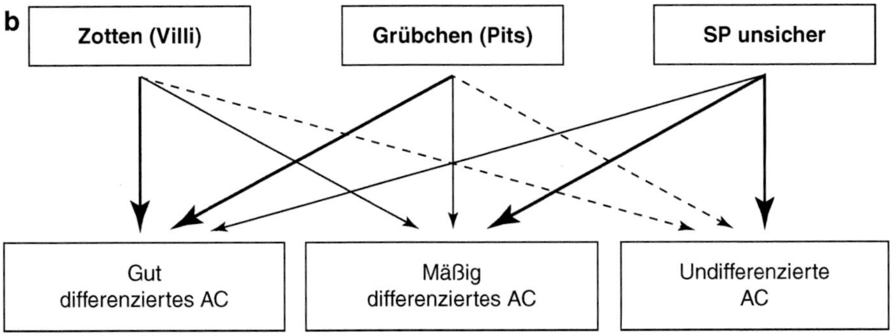

Abb. 9.9 (*Fortsetzung*) (**b**) Vergrößerungsendoskopischer Diagnostik-Algorithmus. Beziehung des Oberflächenmusters SP zum histologischen Typ des Magenfrühkarzinoms. Stärke der Pfeile gibt die Wahrscheinlichkeit an. AC = Adenokarzinom. (Modifiziert aus Oyama [16], mit Genehmigung von Nankodo Co., Ltd. Tokyo, JP)

Mukosales WDAC zeigt ein expansives Wachstum in der EP- und LPM-Schicht, wobei die areale Struktur (*areae gastricae, AP)* und die grundlegende villöse oder pit-ähnliche Struktur der nativen Pylorus- oder Fundus-Mukosa erhalten bleibt (mit einigen Unregelmäßigkeiten des SP (Mikrifikation, Größen- und Formvariation, dichte Anordnung). WDAC zeigt deutlich unregelmäßiges, villöses SP mit kurzem,

c

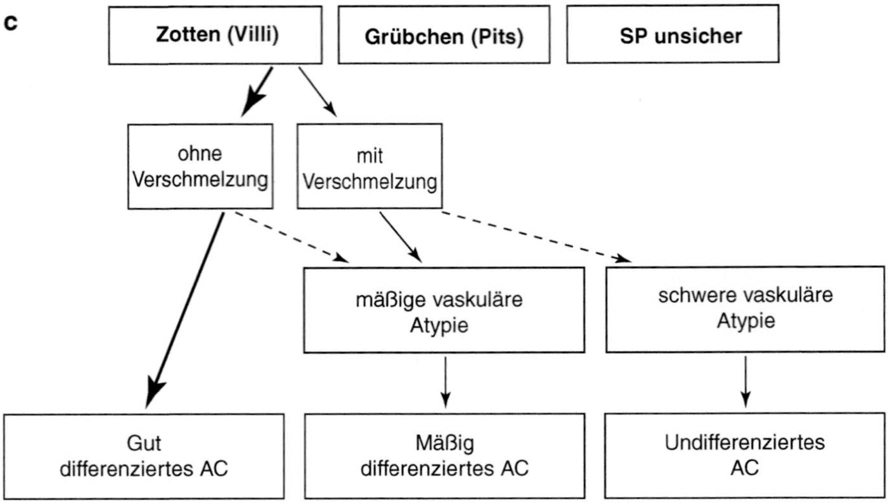

Abb. 9.9 (*Fortsetzung*) (**c**) Vergrößerungsendoskopischer Diagnostik-Algorithmus. Beziehung des Villus-Musters zum histologischen Typ des AC. (Wiedergegeben aus Oyama [16], mit Genehmigung von Nankodo Co., Ltd. Tokyo, JP)

unregelmäßig helikalem VP oder Pit-ähnliches, unregelmäßiges SP (Form, Dichte, Größe) mit unregelmäßigem Netzwerk VP (ohne Atypien), Konkordanz von SP und VP (V/S concordance) (Abb. 9.9c, d und 9.10b, h–j).

MDAC zeigt länger verlaufende Gefäße mit Bereichen von nicht-netzwerkartigen VP und Verschmelzung von Villi (Abb. 9.10c, f) oder rarifizierte Pits oder ungewisses SP nach Oberflächenverstärkung. Selbst fusionierte villiforme Strukturen haben komplexe, nicht-netzwerkartige Kapillarstrukturen (mäßige Gefäßatypie) (Abb. 9.10d–f).

Veränderte Villi(SP) und veränderte Gefäße (*VP*) – zusammen interpretiert – erlauben eine vorläufige Diagnose des pathologischen Gradings des Magenfrühkarzinoms im Antrum und im distalen Corpus (Algorithmus in Abb. 9.9c).

d

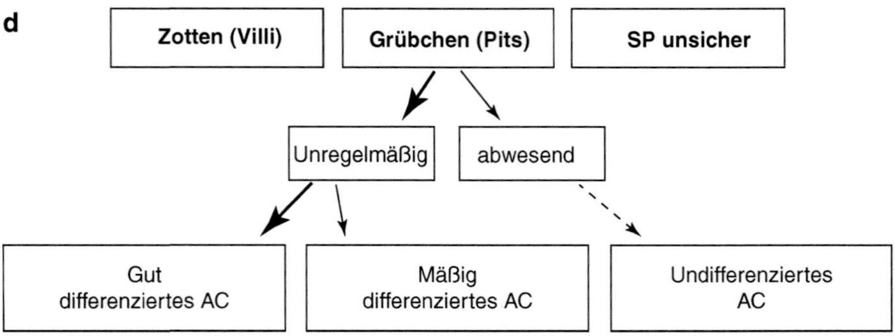

Abb. 9.9 (*Fortsetzung*) (**d**) Vergrößerungsendoskopischer Diagnostik-Algorithmus. Beziehung des Pit-Musters zum Grading des Magenfrüh-AC. (Wiedergegeben aus Oyama [16], mit Genehmigung von Nankodo Co., Ltd. Tokyo, JP)

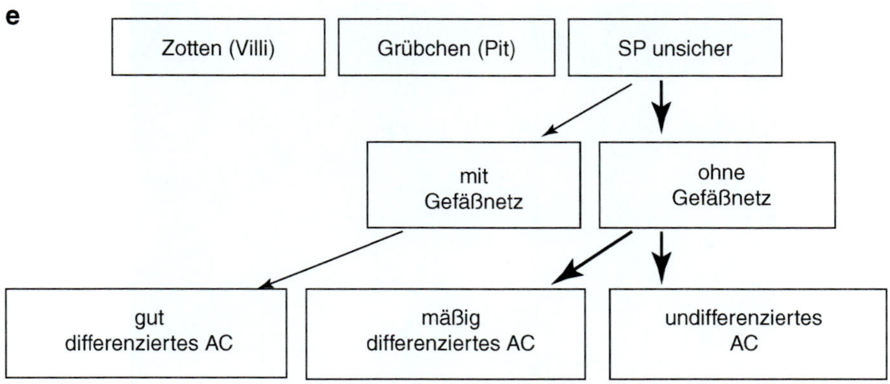

Abb. 9.9 (*Fortsetzung*) (**e**) Vergrößerungs endoskopischer Diagnostik-Algorithmus. Beziehung des unsicheren Oberflächenmusters zum histologischen Grading des Magenfrüh-AC. (Wiedergegeben aus Oyama [16], mit Genehmigung von Nankodo Co., Ltd. Tokyo, JP).

Verändertes Pit-Muster hat eine diagnostische Beziehung zum *histopathologischen Grading* des Magenfrühkarzinoms im Corpus-Fundus-Bereich (Abb. 9.9d und 9.10h–k). Die Überprüfung auf das Vorhandensein oder Fehlen von Netzwerk-VP in M-NBI und das Vorhandensein oder Fehlen von unregelmäßigem Pit -SP nach Essigsäure-Oberflächenverstärkung ist für eine Vorhersage des histologischen Gradings von AC erforderlich (Abb. 9.10j, k).

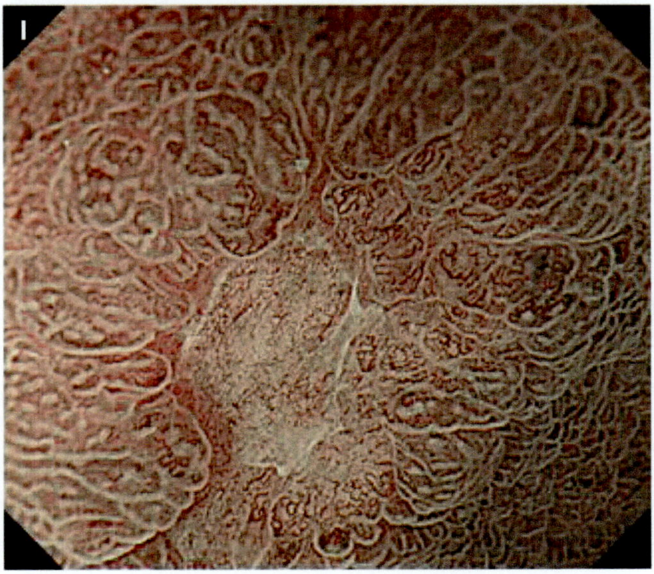

Abb. 9.10 (*Fortsetzung*) (**l**) Unklassifizierbares (fehlendes) Oberflächen-Muster mit *Nicht-Netzwerk* VP und klaren Rändern zur Fundustyp-Mucosa ist typisch für winziges, mäßig differenziertes (MDAC) oder undifferenziertes Adenokarzinom (PDAC)

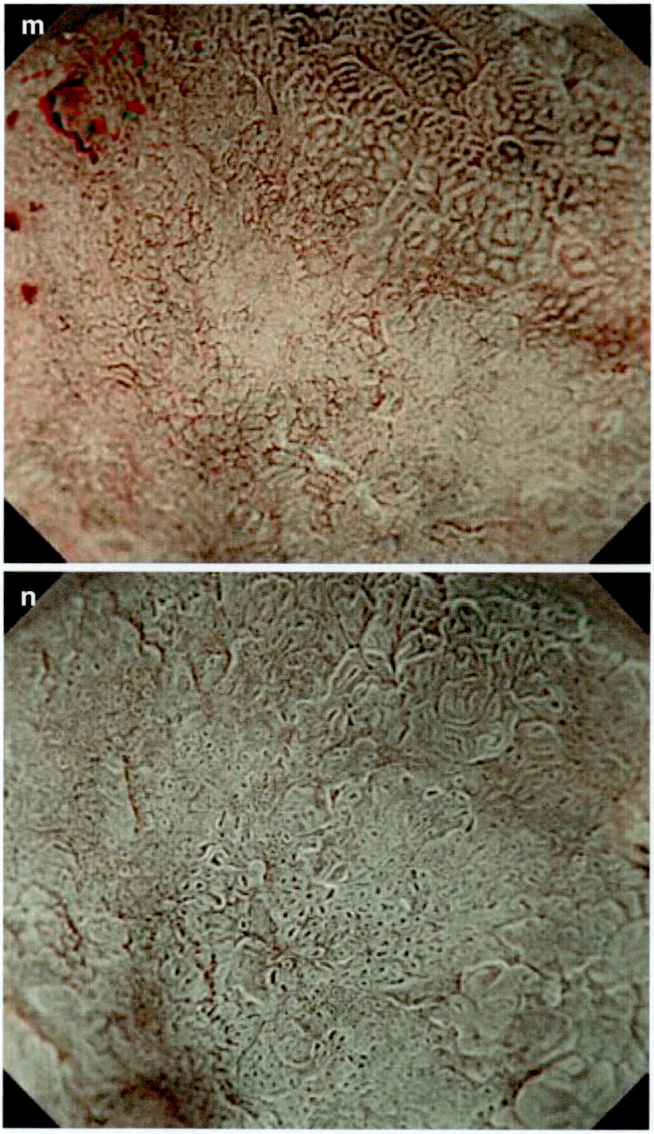

Abb. 9.10 (*Fortsetzung*) (**m, n**) *Essigsäure-Oberflächenverstärkung kann die endoskopische Bewertung verändern*: (**m**) Nur in M-NBI, zeigt sich ein unsicheres SPund Nicht-Netzwerk VP, was auf MDAC oder PDAC hinweist. (**n**) Essigsäure-Verstärkung des SP kontrastiert deutlich ein unregelmäßiges *Pit-SP*, typisch für ein *gut differenziertes Karzinom (WDAC),* in Mucosa vom Fundus-Typ. M-NBI (100×) (*oben*, **m**) und mit Essigsäure-Oberflächenverstärkung (*unten*, **n**)

PDAC im Frühstadium (beschränkt auf M- oder SM-Schicht) präsentiert in den meisten Fällen unklares oder fehlendes SP und ausgeprägtes Nicht-Netzwerk-artiges VP (Korkenzieher-artig) (Abb. 9.10l). Wenn es sich jedoch diffus ausbreitet in der LPM-Schicht unterhalb des Halses der grübchenartigen Drüsen und in der SM-Schicht (analog zur WDAC-Grafik in Abb. 9.2e), kann PDAC erhaltenes Pit-ähnliches SP und unklare Ränder ohne Demarkationslinie aufweisen. Bei solchen Fällen mit kleinen, flachen, weißlichen Läsionen muss die Diagnose PDAC durch gezielte Biopsie bestätigt und der Krebs-freie Status der Mukosa-Ränder durch Quadrantenbiopsien 1 cm jenseits des vermuteten Randes bestätigt werden.

Unklares Oberflächenmuster. Wenn das Oberflächenmuster unklar ist, müssen WDAC, MDAC und PDAC unterschieden werden (Abb. 9.9e). Die NBI-Beobachtung von VP mit M-NBI und SP mit Essigsäure-M-CE ist nützlich (Abb. 9.10f, j, k, m, n).

9.6 Endoskopische Differentialdiagnose von HGIN oder oberflächlich sm-invasive gegen tief sm-invasive Karzinome

Der Kernpunkt der endoskopische Analyse ist es, die seitlichen Ränder zu definieren und oberflächliche von tief sm-invasiven (SM2-3) Frühkarzinomen zu unterscheiden. Ein Tiefen-Vorhersage-Score von >3 Punkten weist auf eine SM2-3-Invasion von nicht-polypoiden, differenzierten Magenfrühkarzinomen hin basierend auf Scoring für Randerhabenheit (0-IIa), Tumorgröße von > 3 cm (jeweils 2 Punkte), nennenswerter Rötung und unebener Oberfläche (je 1 Punkt) [20].

Hinweis Prädiktoren für eine tiefe submuköse Invasion ($\geq$sm-2) [4, 9, 13, 20]:

- Läsionen der 0-Untertypen IIa-c mit *amorphem* SP
- *Irreguläres VP, dicht (Dichte*$\uparrow$*)* oder spärlich *(Dichte*$\downarrow$*)*
- Größe >2 cm der Läsionen Typ 0-IIc
- *Expansive Nodule(s),* Falte(n) oder Erhebung(en) in erhabenen (0-I) oder flachen (0-II) Läsionen
- *Einsenkung oder Ulzeration* (IIc, III) in einer flachen Läsion (0-IIa-c) mit irregulärem SP und VP

9.7 Endoskopische Resektion von Magen-Frühneoplasien

Die allgemeine Regel für die endoskopische Behandlung von Magenfrühkarzinomen ist die komplette en-bloc Resektion. Hs-EMR mit Diathermieschlinge erreicht eine komplette en-bloc Resektion bei nahezu 100% der Läsionen 0-IIa oder IIb der Größe $\leq$20 mm und Läsionen 0-IIc der Größe $\leq$10 mm – *klassische* Indikationskriterien für die Resektion mit hs-EMR-Techniken (vergleiche Abb. 3.1).

Tab. 9.1 Klassische Kriterien für die endoskopische Resektion/erweiterte Kriterien für die endoskopische submuköse Dissektion[e]. (Modifiziert aus [23] auf der Grundlage von [25, 29])

Tiefe	Schleimhautkrebs				Submuköser Krebs	
	Keine Ulzeration		Ulzeration		SM1	SM2
Histologie	≤ 20 mm	> 20 mm	≤ 30 mm	> 30 mm	≤ 30 mm	any size
Intestinaler Typ	a	b	b	d	b	d
Diffuser Typ	c	d	d	d	d	d

[a]Richtlinienkriterien für EMR oder ESD
[b]Erweiterte Kriterien für ESD
[c] Erwägen Sie, eine Operation durchzuführen, wenn Typ 0-IIc mit Größe 11- ≤20 mm
[d]Operation (Gastrektomie + Lymphknotendissektion)
[e]gemäß den aktuellen Richtlinien [22,26]

ESD wurde für Magenfrühkarzinome entwickelt, die zu groß für en-bloc Resektion mit hs-EMR-Techniken sind. Für Läsionen, die größer als 20 mm (IIa,b) oder 10 mm (IIc) sind, stellen die *erweiterten* Kriterien für *ESD* (Tab. 3.1) Konstellationen dar nahezu ohne Risiko (null Prozent) für etablierte Lymphknotenmetastasen – vorausgesetzt, das resezierte Präparat *zeigt* keine Kriterien für hohes Risiko wie hohes Grading (G3 oder G4), lymphovaskuläre Invasion (L1 oder V1), oder tiefe submuköse Invasion, die ≥500 μm unter die Mukularis-Mukosae reicht [21]. Darüber hinaus muss die klinische Stadieneinteilung mit endoskopischer Ultraschall- oder CT-Untersuchung negativ für verdächtige regionale Lymphknoten sein. Richtlinienkriterien für EMR/ESD, erweiterte Kriterien für ESD und Richtlinienkriterien für die chirurgische Resektion werden in Tabelle 9.1 zusammengefasst [21–23]. Die Wahrscheinlichkeit etablierter Lymphknotenmetastasen ist *null Prozent* [Vertrauensintervall 0 bis <3%] für *Klassische Kriterien* und die *Erweiterten Kriterien* [21, 22, 24–26].

Hinweis Das Ergebnis der ESD für Magenfrühkarzinome ist günstig [24, 27, 28]:

Disease-specific 5-year overall survival	99 %
Bleeding	8 %
Perforation	0–6 %
Local recurrence	0–2 %

9.8 Fälle: Gastrische neoplasische Läsionen

Fall 1: Blass verfärbte Läsion Typ 0-IIc (~ 1 cm) im distalen Corpus
Die Überwachungs-Endoskopie für chronische atrophische Gastritis Typ B (Helicobacter pylori induziert) zeigte eine kleine, blasse Läsion 0-IIc bei einer 56-jährigen Frau (Abb. 9.11).

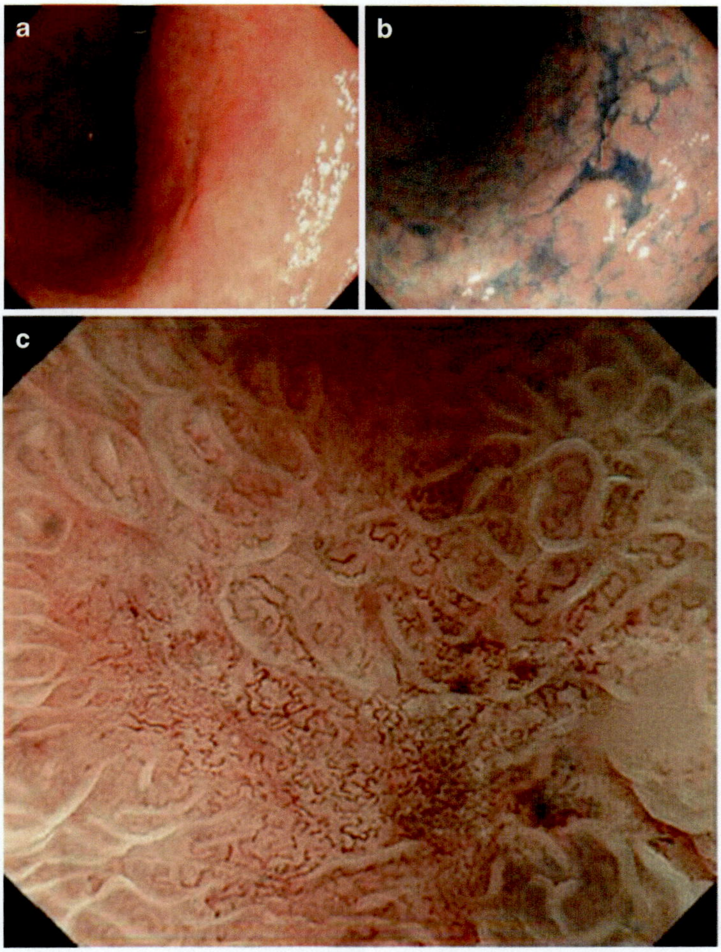

Abb. 9.11 (**a-c**) Fall 1: (**a**) Kleine (<1 cm) blasse Läsion 0-IIc (WLI), (**b**) Indigo-Karmin CE zeigt die Ränder. (**c**) Die vergrößernde NBI zeigt einen winzigen Fleck, der hochgradig unregelmäßiges VP *(non-network)* und *fehlende Oberflächenstruktur aufweist*. ESD en-bloc: Kleines ***Siegelring-Zell Karzinom*** 0-IIc, pT1a (M), G3 sig., 8 × 4 mm, ly0, v0, kein Geschwür. R0, kurativ reseziert (vergleiche Tab. 2.4)

Hinweis Die ME-Analyse des Gefäßmusters und der Oberflächenstruktur ist unerlässlich.

Fall 2: Rötliche Läsion Typ 0-IIa + b im Magenantrum gelegen.
Die Gastroskopie wurde wegen epigastrischer Schmerzen bei einer 86-jährigen Frau durchgeführt. Eine kleine Magenläsion wurde an der Vorderwand im oberen Drittel des Magen-Corpus detektiert und evaluiert (Abb. 9.12).

Hinweis Läsion 0-IIa + b, AID und intaktes sm Echo deuteten auf ein intramuköses Karzinom hin.

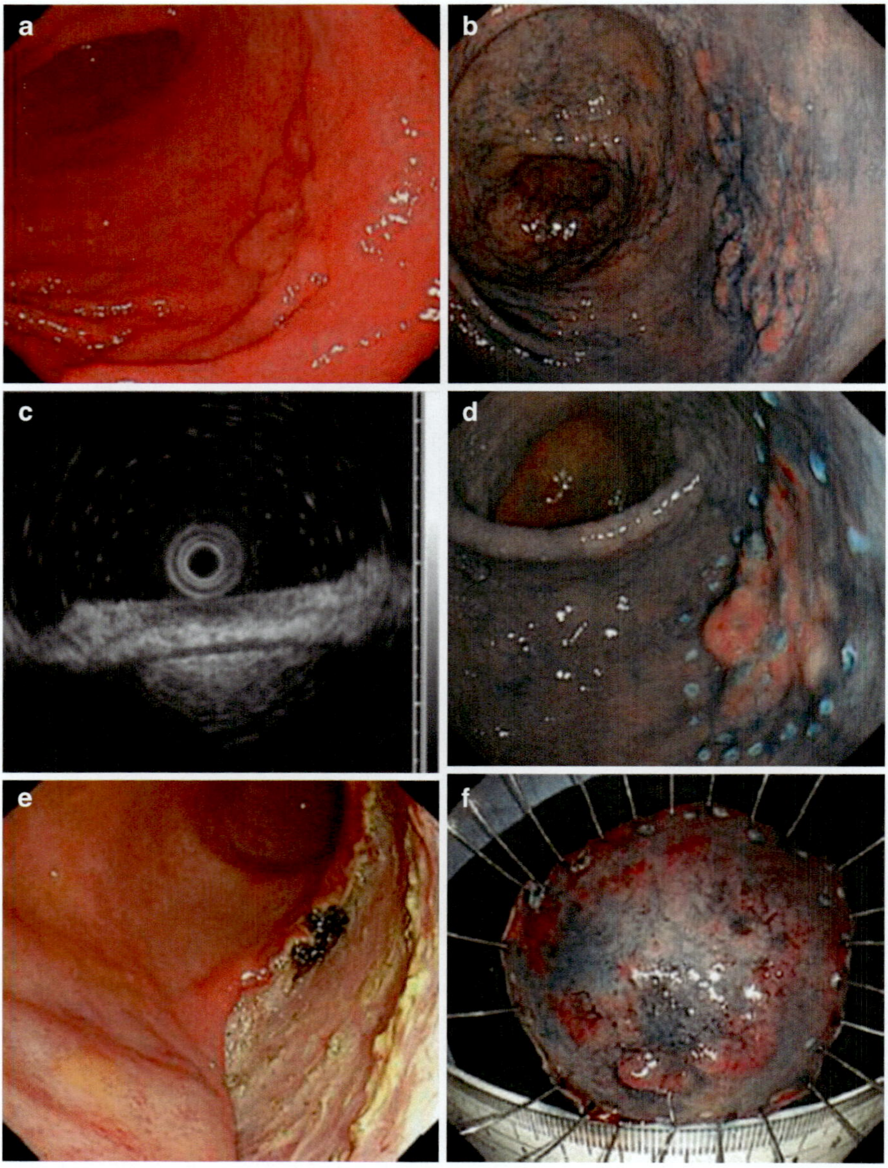

Abb. 9.12 (**a-f**) Fall 2: (**a**) Rötliche Läsion 0-IIa + b, WLI. (**b**) Bei voller Insufflation zeigte sich die Läsion 0-IIa gleichmäßig gedehnt (AID+), die seitlichen Ränder waren bei Indigo-Karmin-CE deutlich sichtbar. (**c**) Hr-EUS (20 MHz) zeigte ein kontinuierliches weißes sm-Echoband ohne Hinweis auf sm-Invasion. (**d**) Läsion 0-IIa + b, Sicherheitsabstand markiert (Indigo-Karmin-CE). (**e**) Resektions-Bett nach ESD mit Dual-knife. (**f**) Präparat (Indigo-Karmin gefärbt) für die pathologische Aufarbeitung mit Nadeln aufgespannt: *Adenokarzinom, intestinaler Typ,* pT1aM, tub2, 42 × 33 mm groß, ly0, v0. R0 Resektion, kurativ (Richtlinienkriterien siehe Tab. 9.1 und 2.4)

Fall 3: Rötliche Läsion Typ 0-IIa + c (1,5 cm), am oberen Corpus
Bei einer 86-jährigen Frau wurde eine Gastroskopie durchgeführt, um epigastrische Schmerzen zu evaluieren. Eine gastrische Läsion 0-IIa + c wurde an der Vorderwand des oberen Magen-Corpus (Abb. 9.13) erkannt.
Histopathologische Diagnose. p0-IIc, 22 × 10 mm, tub2, sm1 (300 μm), ly0, v0, LM (-), VM (-), ul (-) und freie Ränder R0. ESD war kurativ.

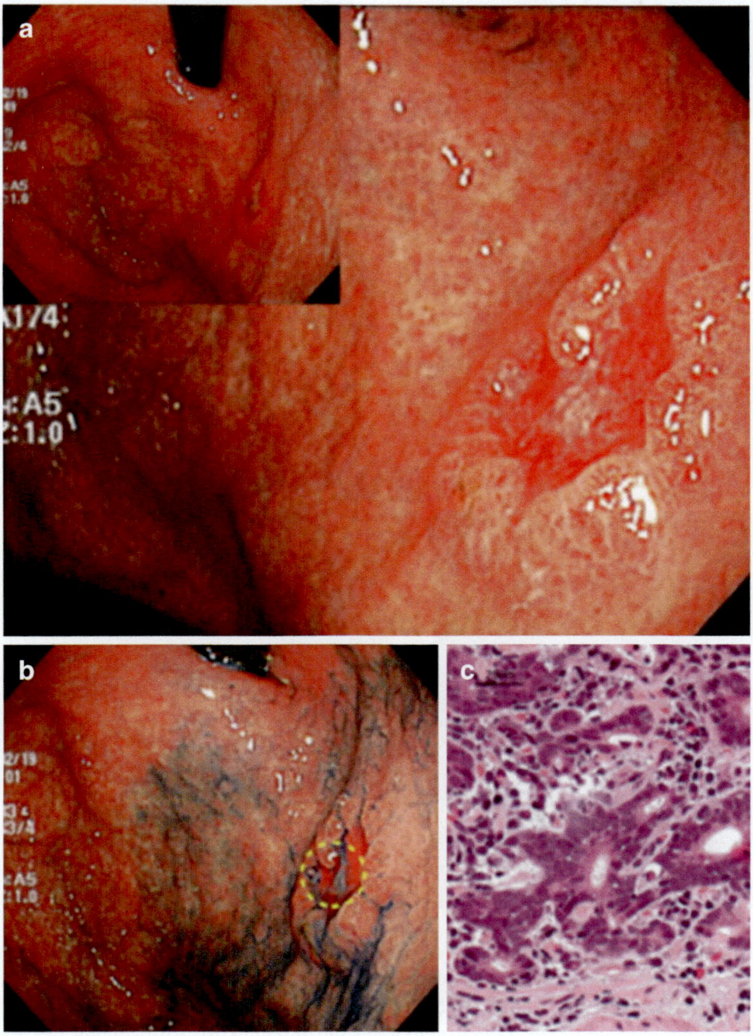

Abb. 9.13 (**a-k**) Fall 3: (**a**) Rötliche Läsion 0-IIa+c im oberen Teil des Magen-Corpus, WLI, (**b**) Indigo-Karmin CE. (**c**) Die gezielte Biopsie aus Bereich 0-IIc zeigte ein moderat differenziertes Adenokarzinom vom intestinalen Typ (HE). Die Wahrscheinlichkeit einer sm-Invasion wurde als hoch eingeschätzt

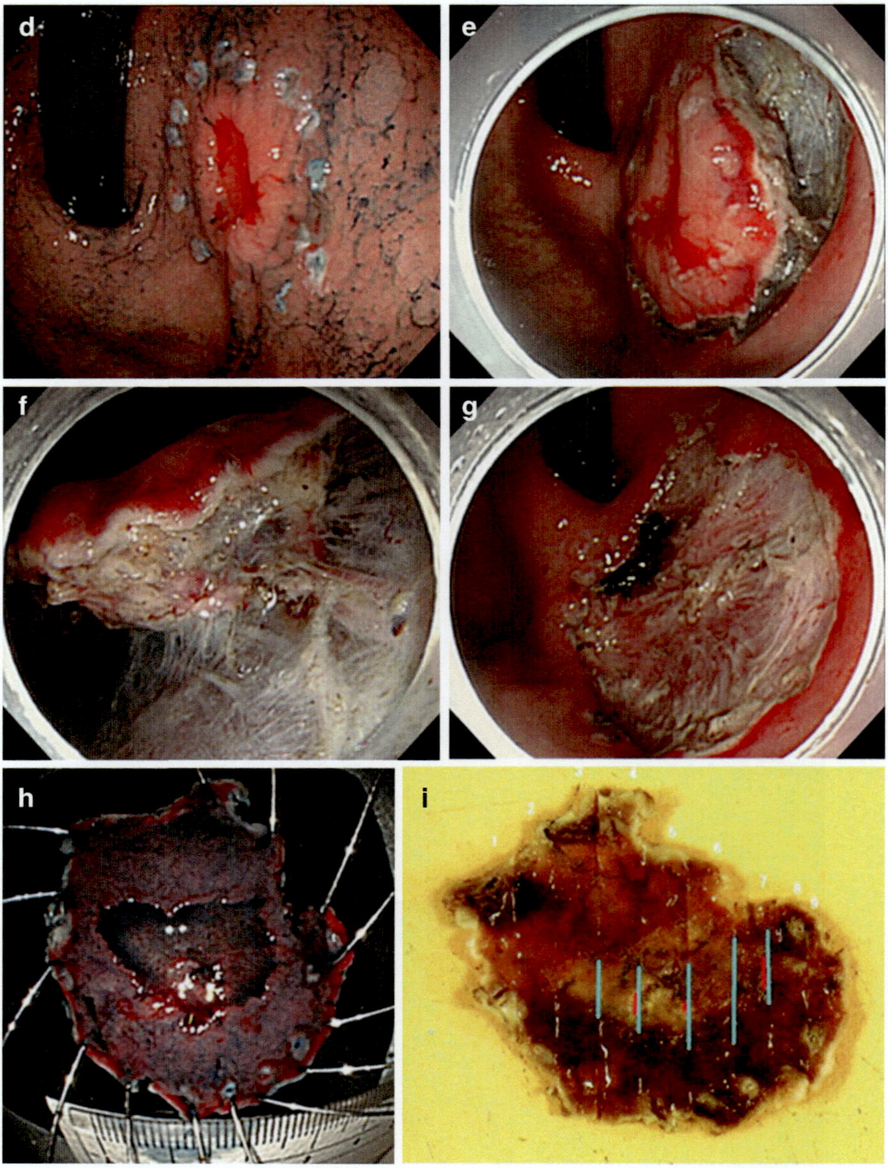

Abb. 9.13 (*Fortsetzung*) (**d–g**) ESD en-bloc mit Dual knife, als palliative Therapie durchgeführt. (**h**) Das Präparat wurde angesteckt, fotodokumentiert (verdächtiger Bereich in 0-IIc markiert) und zur histologischen Aufarbeitung (in Serienschnitten) weitergeleitet. (**i**) *Präparat mit histologischem Mapping*:*cyanfarbene Linien* markieren die intramuköse Ausdehnung des AC, *rote Linien* markieren die sm1-Invasion. Histologie: moderat *differenziertes* Adenokarzinom G2, pT1b *sm1* (300 µm)

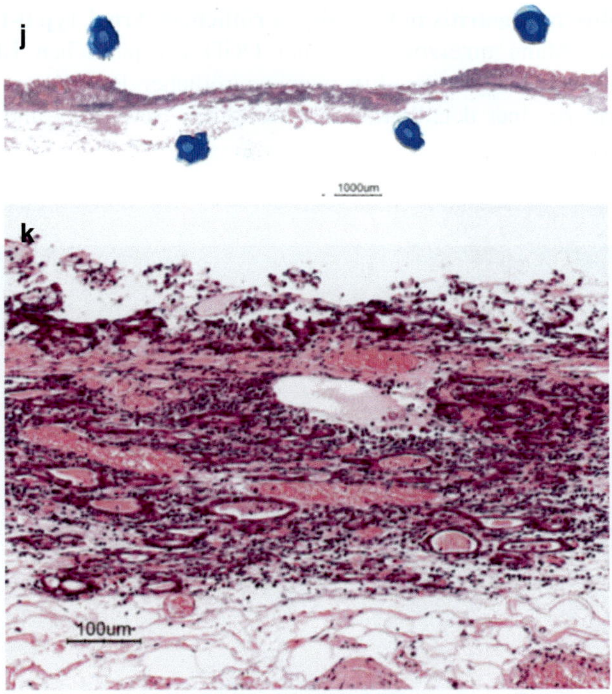

Abb. 9.13 (*Fortsetzung*) (**j**, **k**) Histopathologie (HE-Färbung) zeigte moderat differenziertes Adenokarzinom (intestinalen Typ) mit (**k**) kleinen Flecken von leichter sm1-Invasion (HE, 100-fach)

Hinweis

- ESD war kurativ nach Leitlinienkriterien (siehe Tab. 2.4 und 3.1).
- Interdisziplinäre Zusammenarbeit kann die diagnostische Treffsicherheit erhöhen.

Fall 4: Atrophische Gastritis mit winzigem rötlichem Areal Typ 0-IIb

Ein 75-jähriger Mann unterzog sich einer ÖGD zur jährlichen Überwachung seiner atrophischen Pangastritis. Ein winziger rötlicher Bereich an der kleinen Curvatur führte zu einer detaillierten diagnostischen Bewertung und ESD (Abb. 9.14a–m).

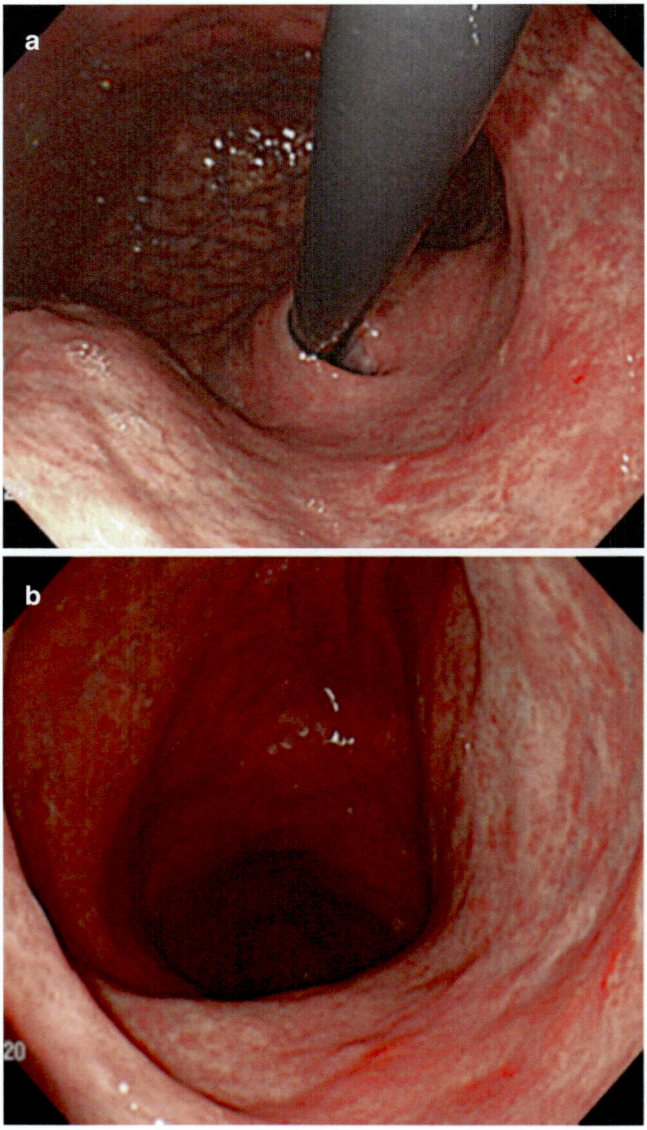

Abb. 9.14 (**a-m**)Fall 4: (**a**, **b**) Atrophische Pangastritis mit winzigem *roten* Fleck, (**a**) retroflektierte Ansicht, (**b**) prograde Ansicht, Standard-WLI

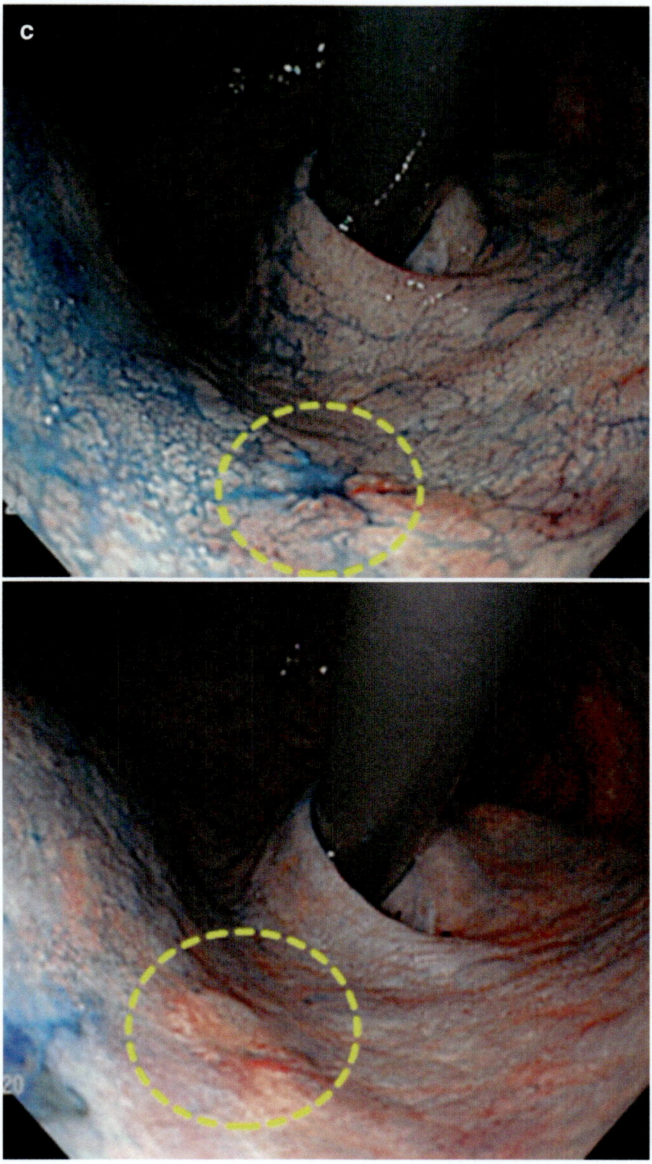

Abb. 9.14 (*Fortsetzung*) (**c**) *Läsion Nr. 1:* Typ 0-IIc (gelber Kreis, obere Reihe IC = Indigo-Karmin, untere Reihe AIM = Essigsäure + IC), an der kleinen Kurve im oberen Drittel des Magenkörpers

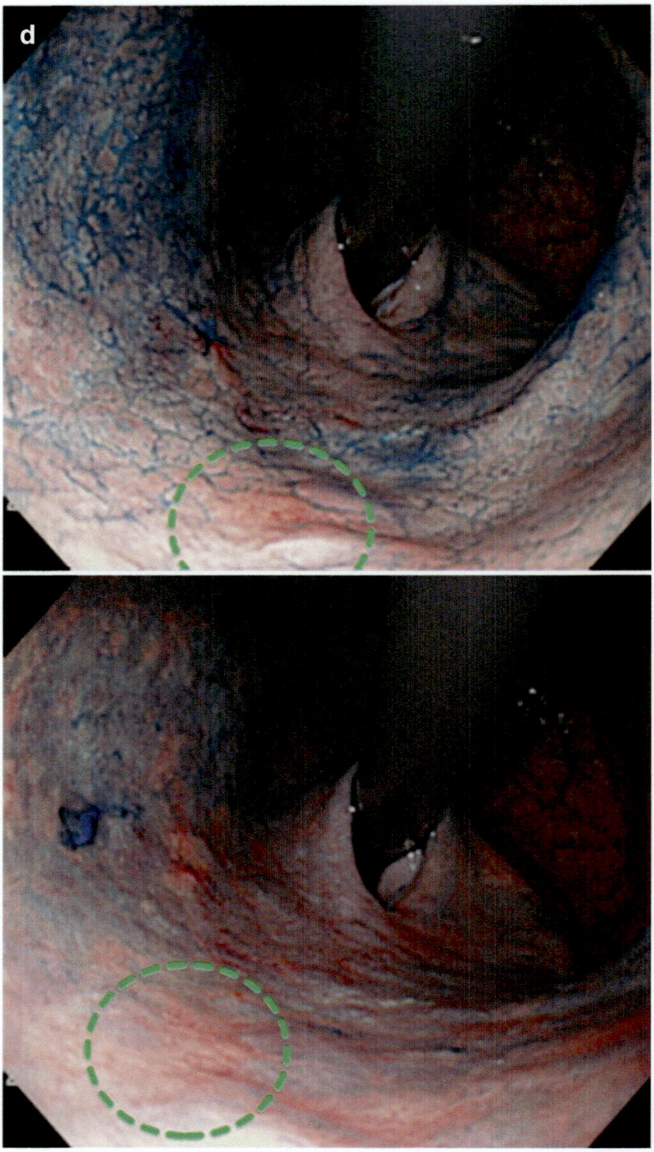

Abb. 9.14 (*Fortsetzung*) (**d**) *Läsion Nr. 2:* Typ 0-IIb (*grüner Kreis*, obere Reihe IC, untere Reihe AIM). Zielgerichtete Biopsien ergaben die in (**e**,**f**) dargestellte Histologie

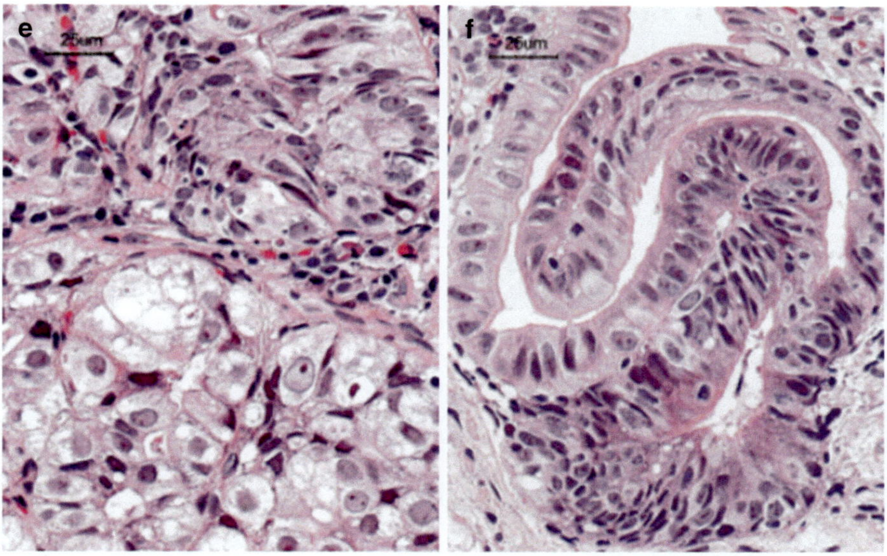

Abb. 9.14 (*Fortsetzung*) (**e**) muköse Adenokarzinom G1-G2 für Läsion 1 und (**f**) atypische Drüsen mit unklarem Befund für Läsion 2 ⇒ ESD kombiniert für beide Läsionen

Klinische Diagnose. Läsion 1: c0-IIc,5 mm, gut bis mod. differenziertes adenocarcinom, mucosal
Läsion 2: c0-IIc, 5 mm, gut differenziertes Adenokarzinom, m.

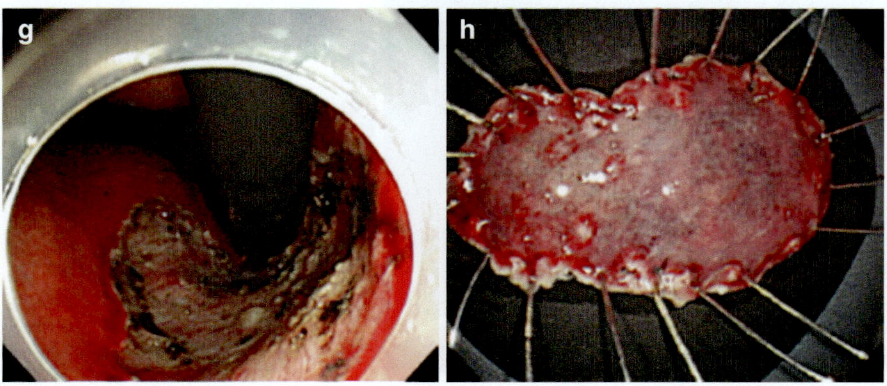

Abb. 9.14 (*Fortsetzung*) (**g**) ESD Resektion s-Bett. (**h**) Die ESD mit *kurativer* Intention umfasste beide Läsionen mit Sicherheitsabstand.

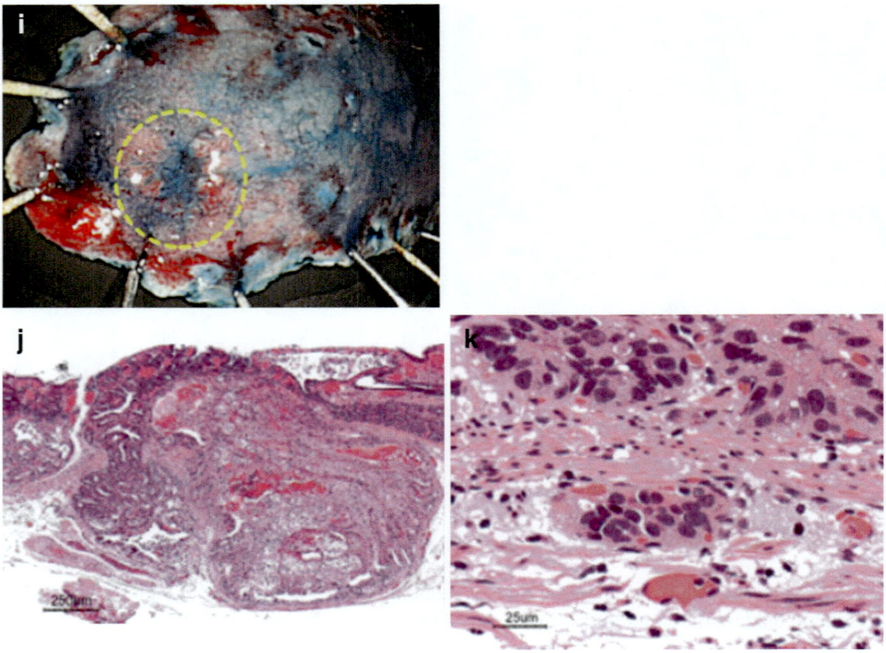

Abb. 9.14 (*Fortsetzung*) (**i–k**) *Läsion 1 (gelber Kreis):* WDAC, 0-IIc 4 × 3 mm, G2 (tub2 > tub1), **sm2,** ly0, ***v1***

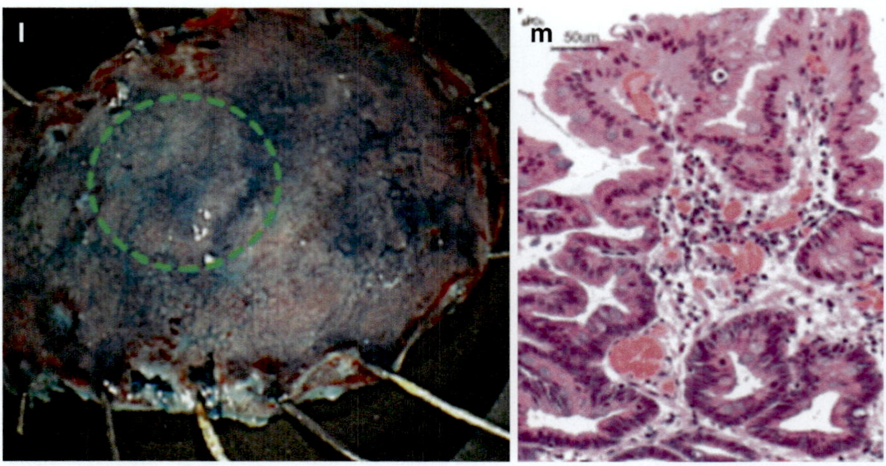

Abb. 9.14 (*Fortsetzung*) (**l**) *Läsion 2 (gestrichelter grüner Kreis): p0-IIc*, 6 × 5 mm, (**m**) *Adenom*, LM(−), VM(−), reseziert R0. Zur Heilung des WDAC p**v1** wurde eine proximale Gastrektomie durchgeführt, Ergebnis: Resttumor (-), pN0 (0/26)

Hinweis

- Seien Sie wachsam für Farbänderungen (rot/blass/vielfältig) in Standard-WLI!
- Eine genaue histopathologische Bewertung des Mukosakarzinoms ist obligatorisch.
- Die Entscheidung des interdisziplinären Tumorboards muss den Richtlinienkriterien folgen.

Fall 5: Kleine Läsion 0-IIa im mittleren Magen-Corpus.
Dieser Patient unterzog sich einer Überwachungsgastroskopie wegen atrophischer Pangastritis (Abb. 9.15).

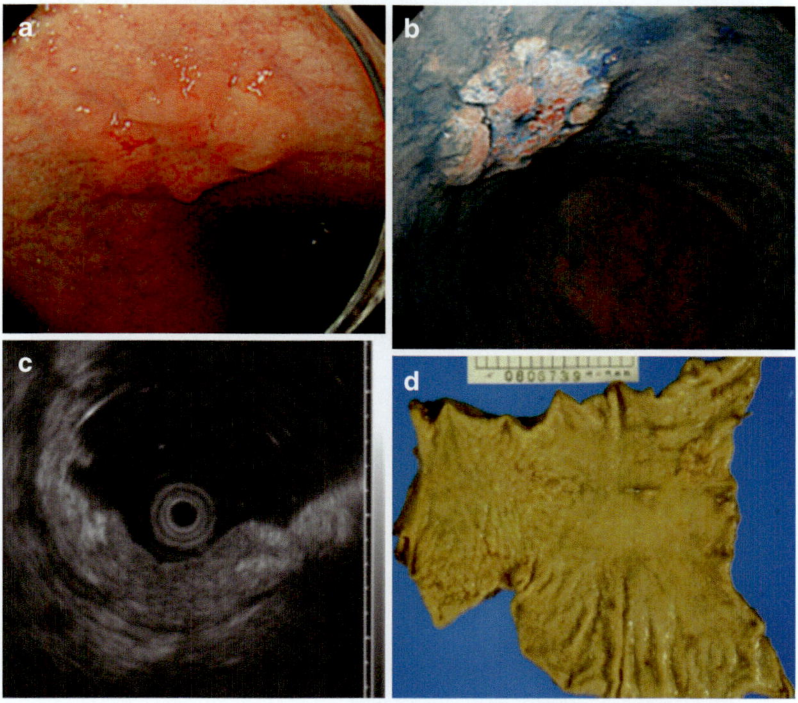

Abb. 9.15 (**a-d**)Fall 5: (**a**) Läsion Typ 0-IIa, 2 cm (WLI), (**b**) Indigo-Karmin CE zeigte Typ 0-IIa + IIc. (**c**) Minisonden-hr-EUS (20 MHz) gab Hinweise auf tief sm-invasives Karzinom (Brüche der hyperechogenen sm-Echoschicht). (**d**) Das Gastrektomiepräparat ergab ein differenziertes Adenokarzinom G2 (tub2 > tub1), pT1b *sm2, ly1,* v0, pPM0, pDM0, 0-IIa + IIc, 22 × 15 mm

Hinweis Die hochauflösende radiale EUS (20 MHz) kann die Entscheidung für eine resektive Strategie leiten und wird für Zentren empfohlen, die sich der ESD widmen.

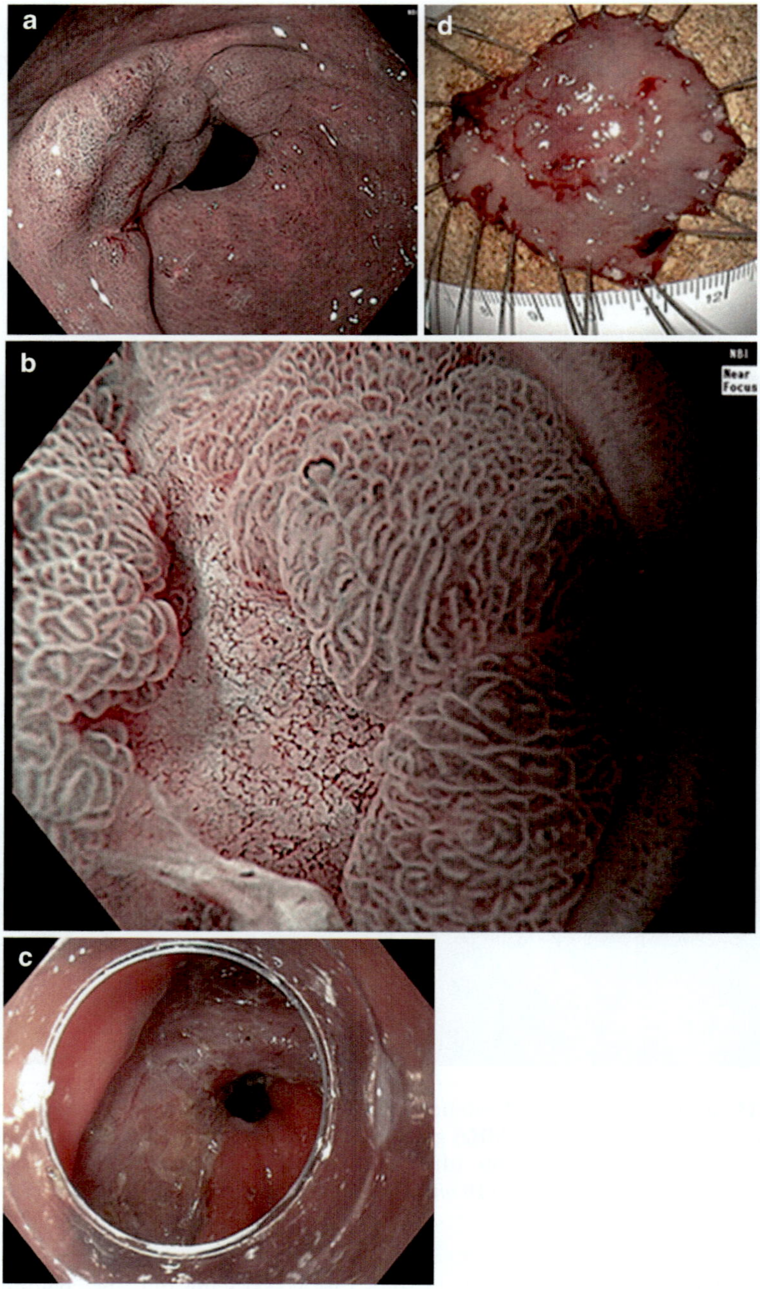

Abb. 9.16 (**a-d**) Fall 6: (**a**) Die Läsion 0-IIa + c befindet sich minorseitig vor und direkt im Pylorus und trägt eine Narbe an der dorsalen Seite & in den Pylorus reichend von einer frustranen ESD. Der IIa Teil ist mit regelmäßiger Antrummukosa bedeckt. (**b**) Im eingesenkten Areal 0-IIc (10 × 5 mm) ein unklares SP mit leicht unregelmäßigem fein strukturiertem Netzwerk VP. *Diagnose:* Netzwerk VP = Pit Struktur SP → *Gut differenziertes AC (WDAC).* (**c**) Resektionsbett nach ESD en-bloc (prograder Ansatz, Hook knife, Beginn an der aboralen Pylorus-Seite, dann Wechsel zur oralen Seite für Mukosaschnitt und sm-Dissektion). (**d**) Präparat (oben) (4,5 × 3,7 cm). *Histologie: WDAC (*1,7 × 1,0 cm*)*, G1, pT1a-m2, L0, V0, Resektion R0, kurativ

Fall 6: Verdächtige Läsion 0-IIa + c minorseitig im praepylorischen Antrum Dieser 75 Jahre alte Mann (ASA II, stabile koronare Herzkrankheit) wurde wegen einer kleinen ulzerösen Läsion (0-IIa + c) im Praepylorischen Antrum vorgestellt, die unter PPI-Therapie für 4 Monate langsam fortgeschritten war. Vor 2 Monaten erfolgloser Versuch einer ESD, dann wegen anhaltendem Verdacht auf ein Magenfrühkarzinom (Abb. 9.16) zur ESD vorgestellt.

Hinweis Die Diagnose eines WDAC aus einem so schönen Netzwerkmuster ist sehr treffsicher. Prolabierende Läsionen am Pylorus können sehr herausfordernd für die ESD sein.

Danksagung Die Beiträge zu Fällen von Dr. Hans P. Allgaier/Freiburg, DE und einige Bilder und histologische Befunde von Dr. Tobias Kiesslich und Dr. Daniel Neureiter/Salzburg, Austria, wird dankbar anerkannt.

Literatur

1. Hamashima C, et al. Update version of the Japanese guidelines for gastric cancer screening. Jpn J Clin Oncol 2018; 48:673-683.
2. Pimentel-Nunes P, et al. Management of epithelial precancerous conditions and lesions in the stomach (MAPS II): ESGE guideline update 2019. Endoscopy. 2019; 51:365-388.
3. Shimodate Y, et al. Gastric superficial neoplasia: high miss rate but slow progression. Endosc Int Open. 2017;5:E722–6.
4. Oyama T. Diagnosis of gastric adenocarcinoma with magnified endoscopy. In: Oyama T, editor. Endoscopic diagnosis of superficial gastric cancer for ESD: Springer Japan; 2016. S. 39–51.
5. Yao K, et al. Guidelines for endoscopic diagnosis of early gastric cancer. Dig Endosc. 2020; 32:663–698. https://doi.org/10.1111/den.13684.
6. Yao K, et al. Development of an e-learning system for teaching endoscopists how to diagnose early gastric cancer: basic principles for improving early detection. Gastric Cancer. 2017;20:28–38.
7. Lambert R. The Paris endoscopic classification of superficial neoplastic lesions: esophagus, stomach, and colon: November 30 to December 1, 2002. Gastrointest Endosc. 2003;58:S3–43.
8. Muto M, et al. Magnifying endoscopy simple diagnostic algorithm for early gastric cancer (MESDA-G). Dig Endosc. 2016;28:379–93.
9. Yagi K, et al. Magnifying endoscopy with narrow band imaging for early differentiated gastric adenocarcinoma. Dig Endosc. 2008;20:115–22.
10. Yagi K, et al. Characteristic endoscopic and magnified endoscopic findings in the normal stomach without Helicobacter pylori infection. J Gastroenterol Hepatol. 2002;17:39–45.
11. Kawamura M, et al. Magnifying endoscopic findings of the surface structure of non-cancerous mucosa surrounding differentiated and undifferentiated gastric carcinoma. Dig Endosc. 2011;23:37–42.
12. Tanaka K, et al. Features of early gastric cancer and gastric adenoma by enhanced-magnification endoscopy. J Gastroenterol. 2006;41:332–8.
13. Nakayoshi T, et al. Magnifying endoscopy combined with narrow band imaging system for early gastric cancer: correlation of vascular pattern with histopathology (including video). Endoscopy. 2004;36:1080–4.
14. Yao K, et al. Detection and characterization of early gastric cancer for curative endoscopic submucosal dissection. Dig Endosc. 2013;25(Suppl 1):44–54.

15. Okada K, et al. Diagnosis of undifferentiated type early gastric cancers by magnification endoscopy with narrow-band imaging. J Gastroenterol Hepatol. 2011;26:1262–9.
16. Oyama T. Endoscopic diagnosis of gastric adenocarcinoma for ESD. Tokyo: Nankodo Co., Ltd; 2010.
17. Nonaka K, et al. Magnifying endoscopic observation of mantle cell lymphoma in the stomach using the narrow-band imaging system. Endoscopy. 2010;42(Suppl 2):E94–5.
18. Tomori A, et al. Diagnosis of invasion depth. In: Oyama T, editor. Endoscopic diagnosos of superficial gastric cancer for ESD: Springer Japan; 2016. S. 17–27.
19. Sakai Y, et al. Chromoendoscopy with indigo carmine dye added to acetic acid in the diagnosis of gastric neoplasia: a prospective comparative study. Gastrointest Endosc. 2008;68:635–41.
20. Abe S, et al. Depth-predicting score for differentiated early gastric cancer. Gastric Cancer. 2011;14:35–40.
21. Gotoda T, et al. Endoscopic submucosal dissection of early gastric cancer. J Gastroenterol. 2006;41:929–42.
22. Ono H, et al. Guidelines for endoscopic submucosal dissection and endoscopic mucosal resection for early gastric cancer (2nd edition). Dig Endosc. 2021; 33:4-20.
23. Soetikno R, et al. Endoscopic mucosal resection for early cancers of the upper gastro-intestinal tract. J Clin Oncol. 2005;23:4490–8.
24. Abe S, et al. Short- and long-term outcomes of endoscopic submucosal dissection for undifferentiated early gastric cancer. Endoscopy. 2013;45:703–7.
25. Gotoda T, et al. Incidence of lymph node metastasis from early gastric cancer: estimation with a large number of cases at two large centers. Gastric Cancer. 2000;3:219–25.
26. Japanese Gastric Cancer Association. Japanese gastric cancer treatment guidelines. 2021. Gastric Cancer 2023;26:1–25.
27. Gotoda T, et al. Endoscopic resection of early gastric cancer treated by guideline and expanded National Cancer Centre criteria. Br J Surg. 2010;97:868–71.
28. Sekiguchi M, et al. Favorable long-term outcomes of endoscopic submucosal dissection for locally recurrent early gastric cancer after endoscopic resection. Endoscopy. 2013;45:708–13.
29. Hirasawa T, et al. Incidence of lymph node metastasis and the feasibility of endoscopic resection for undifferentiated-type early gastric cancer. Gastric Cancer. 2009;12:148–52.

Kapitel 10
Duodenum und Dünndarm: Mukosaneoplasien

Motohiko Kato, Naohisa Yahagi und Thierry Ponchon

Die Adenominzidenz ist im Duodenum am höchsten und nimmt im Verlauf des Dünndarms progressiv ab. Die Inzidenz von Adenokarzinomen stieg in den USA in den 30 Jahren von 1973 bis 2004 um 26 % (auf 7,3 pro Mio) an, und die Inzidenz von neuroendokrinen Tumoren (NETs) vervierfachte sich im Duodenum und Dünndarm. Insgesamt waren 37 % der Malignome NETs; 37 %, Adenokarzinome; 17 %, maligne Lymphome; und 8,4 %, gastrointestinale Stromatumoren (GIST). Die häufigsten malignen Tumoren waren im Duodenum und Jejunum Adenokarzinome, im Ileum jedoch NETs [1]. Es gibt auch eine Adenom-Karzinom-Sequenz für Adenome des Dünndarms und eine hohe Assoziation (50–65 %) mit kolorektalen Adenomen [2– 4].

Adenome des Dünndarms (hauptsächlich des Duodenums) und der Ampulla treten im Laufe des Lebens bei nahezu allen Personen mit familiärer adenomatöser Polyposis (FAP) auf und sind eine Hauptursache für Krebstod bei kolektomierten FAP-Patienten [5].

M. Kato · N. Yahagi (✉)
Division of Research and Development for Minimally Invasive Treatment,
Cancer Center, Keio University School of Medicine, Shinjuku-ku, Tokyo, Japan
E-Mail: yahagi-tky@umin.ac.jp

M. Kato
E-Mail: motohikokato@keio.jp

T. Ponchon
Department of Digestive Diseases, Hôpital Eduard Herriot, Lyon, France
E-Mail: thierry.ponchon@chu-lyon.fr

F. Berr et al., *Atlas Frühkarzinome des Gastrointestinaltrakts*,
https://doi.org/10.1007/978-3-031-25623-3_10

10.1 Inzidenz und Risiko der malignen Transformation von Adenomen des Dünndarms

Sporadische nicht-ampulläre Duodenaladenome und Adenome des Dünndarms sind Zufallsbefunde. Bei oberen GI-Endoskopien werden Duodenalpolypen mit einer Prävalenz von 1,5–4,5 % beobachtet, und sporadische nicht-ampulläre Duodenaladenome werden in 0,1–0,3 % gesehen. Adenome sind in 68 % der duodenalen nicht-ampullären vorgewölbten Läsionen und in 84 % der größeren Läsionen (Durchmesser> 20 mm) vorhanden [6]. Aufgrund der hohen Assoziation mit kolorektalen Adenomen ist eine Koloskopie angezeigt. Die Wahrscheinlichkeit, dass synchrone Adenome des Dünndarms vorliegen, scheint bei sporadischen Duodenaladenomen erhöht zu sein, was eine Kapsulendoskopie rechtfertigen könnte [3]. Die natürliche Verlaufsgeschichte sporadischer Duodenaladenome wurde kaum untersucht. Eine kürzlich durchgeführte Nachuntersuchung von 43 solchen Adenomen mit niedriggradiger intraepithelialer Neoplasie (LGIN) ergab, dass 21 % innerhalb eines medianen Zeitraums von 14 Monaten in eine hochgradige (HGIN) umschlagen und 5 % in ein intraepitheliales Karzinom fortschreiten, was die Adenom-Karzinom-Sequenz für den Dünndarm unterstützt. Risikofaktoren für die maligne Transformation waren ein Durchmesser> 20 mm und eine HGIN in der ersten Biopsie [4].

Hoch-Risiko Individuen. Überwachungsstrategien wurden für Dünndarmadenome bei *FAP* [8] und für Dünndarmpolypen bei Peutz-Jeghers-Syndrom *(PJS)* vorgeschlagen [7]. Bei FAP liegt das Lebenszeitrisiko bei nahezu 100 % für die Duodenaladenomatose und bei etwa 5–10 % für das Duodenaladenokarzinom [8]. Es ist wenig über die Dünndarmbeteiligung beim Lynch-Syndrom (hereditäres nicht-polypöses kolorektales Karzinom, *HNPCC*) bekannt, aber die autosomal rezessive *MUTYH*-assoziierte Polyposis (*MAP*) trägt ein 20 % Risiko für Duodenaladenome und ein 4 % Lebenszeitrisiko für Duodenalkrebs [9].

FAP Duodenaladenomatose hat ein erhebliches *Malignitätsrisiko,* das am besten mit dem *modifizierten Spigelman-Score* (Tab. 10.1) eingeschätzt werden kann, basierend auf der Bewertung der Anzahl, Größe und Histologie (tubulär,

Tab.10.1 Modifizierter Spigelman Score [5]

					Staging der duodenalen FAP	
Anzahl (A)	Größe (mm) (B)	Histologie (C)	Dysplasie (D)	Score Punkte	Stadium	Σ Score Punkte
<10	<5	Tubular	Low-grade	1	0	0
10–20	5–10	Tubulovillous	Low-grade	2	I	1–4
>20	>10	Villous	High-grade	3	II	5–6
Score = sum of points for criteria A to D					III IV	7–8 9–12

tubulovillös, villös) der Adenome sowie der Präsenz der Dysplasie [8, 10]. Ein hoher initialer Spigelman-Score (>7 Punkte) ist ein Risikofaktor für die Transformation in HGIN [8]. Duodenale Adenome in Spigelman-Stadium II und III sollten endoskopisch entfernt werden, während die fortgeschrittene Duodenalpolyposis (Spigelman-Stadium IV) mit Duodenopankreatektomie [11], bei erheblichem perioperativen Risiko, behandelt werden kann; alternativ kann eine Reduktion des Scores durch mehrfaches endoskopisches Entfernen versucht werden, abhängig von den Präferenzen des Patienten und der aufmerksamen endoskopischen Überwachung der Papille und des Duodenums [10–12].

Hinweis Bei Patienten mit FAP und Duodenaladenomatose empfehlen wir Folgendes:

- Endoskopische Überwachung (und Resektion) für ampulläre und nicht-ampulläre Läsionen [13]
- Downstaging des Spigelman-Stadiums II und III durch Cold-Snare Resektion von mehreren kleinen Adenomen
- Endoskopische Mukosaresektion (EMR) für größere Adenome (>15 mm), aber Resektion en-bloc für fortgeschrittene Adenome (HGIN), durchgeführt von einem Endoskopiker mit hoher Erfahrung in der endoskopischen Submukosa Dissektion (ESD)

Hamartomatöse Polypen beim Peutz Jeghers Syndrom (PJS) bergen ein geringes Risiko der malignen Umwandlung [7, 14]. Das Risiko von Komplikationen (z. B. Invagination des Dünndarms) nimmt jedoch mit der Polypengröße zu. Daher wird eine Polypektomie oder EMR während der double-balloon Enteroskopie [15] empfohlen. Bei PJS wird die Ausdehnung der Darmpolypose üblicherweise mit dem Enteroklysma-CT oder (um eine Strahlenbelastung zu vermeiden) mit dem Hydro-MRT bildgebend und mit der kabellosen Kapselendoskopie diagnostiziert (Abb. 10.1).

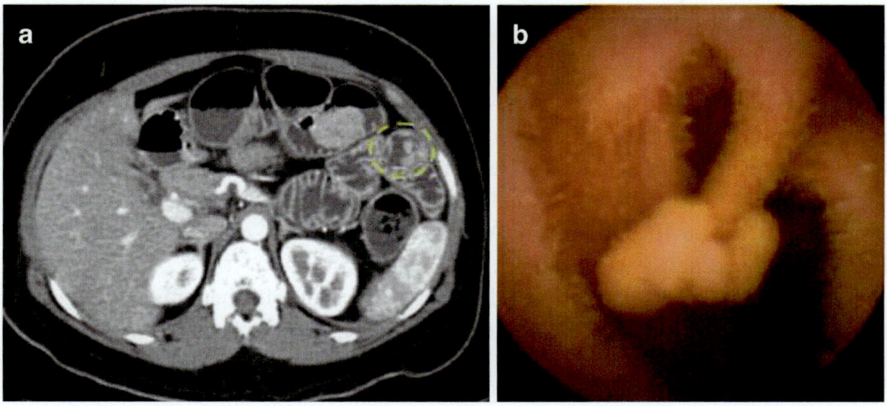

Abb. 10.1 (**a**) Enteroklysma-CT (Computerized enteroclysis tomography) eines Jejunumpolypen 0-Ip *(Kreis)*. (**b**) Kapsel-Endoskopie Bild des Jejunumpolypen 0-Ip (wireless capsule endoscopy)

10.2 Ampulläre Adenome

Peri-ampulläre oder ampulläre Adenome, die die Hauptpapille des Duodenums betreffen, werden in der Regel aufgrund von Symptomen oder Parametern der Cholestase oder Pankreatitis diagnostiziert. Diese Neoplasien treten sporadisch oder genetisch (bei FAP) auf. In beiden Fällen ist die Krebsentartung häufiger als bei nicht-ampullären Adenomen und reicht von 26 bis 65 % [16].

Die Differentialdiagnose von Adenom *versus* Adenokarzinom basiert hauptsächlich auf makroskopischen Anzeichen der Malignität – wie Festigkeit, Ulzeration und Fragilität – und gezielten Biopsien. Die Ausdehnung und lokale Ausbreitung des Tumors, einschließlich der Lymphknotenbeteiligung, wird am besten mit einer Endosonographie mit 7,5-MHz-Ultraschall (EUS) sowie mit einer endoskopischen retrograden Cholangiopankreatographie (ERCP) und einer intraduktalen Ultraschalluntersuchung (IDUS mit Minisonde, 20 MHz) gestellt, um die Ausdehnung und die intramurale Invasion des Tumors sowie die Ausbreitung im Gallengang und Pankreasgang zu erfassen. Die duodenoskopische Bildgebung der Mikrooberfläche und der Mikrogefäßstruktur wurde bei ampullären Neoplasien noch nicht systematisch analysiert, aber eine Demarkationslinie (DL) um unregelmäßige villöse und / oder mikrovaskuläre Bereiche deutet auf Adenom oder frühes Krebsgeschehen hin [12, 13]. Die endoskopische Papillektomie mittels Diathermieschlinge wird bevorzugt bei Adenom oder fokal differenziertem Adenokarzinom mit unauffälligen regionalen Lymphknoten und ohne Hinweise auf eine submuköse Invasion, wenn es sich weniger als 10 mm in den Gallengang erstreckt [17]. Die Stadieneinteilung der pT-Kategorie im en bloc Präparat zeigt an, ob die Resektion kurativ war. Ein fortgeschrittenes ampulläres Karzinom erfordert eine chirurgische en bloc Resektion [16].

10.3 Endoskopische Analyse von Läsionen des Dünndarms

Der standardisierte Ansatz für nicht-ampulläre Duodenalläsionen verwendet ein High-Definition-Endoskop (HD) mit prograder Optik am Patienten in Linksseiten- oder Rückenlage, unter Anwendung von Butyl-Scopolamin zur Hemmung der Peristaltik, für die Detektion und Inspektion in weißlichtbasierter Bildgebung (WLI), und für die Evaluation mit M-NBI (80-fach) und mit oder ohne Indigo-Karmin-Chromoendoskopie (CE)[13, 18].

Normale Mukosa zeigt ein regelmäßiges Mikrooberflächenmuster (SP) von zylinderepithel-belegten Dünndarmzotten (villi), in NBI mit hellblauen Zottenkämmen (LBC), was ein Zeichen des intestinalepithelialen Bürstensaums ist (brush border, bestätigt durch CD10-Immunhistochemie) [19] (Abb. 10.2a, b).

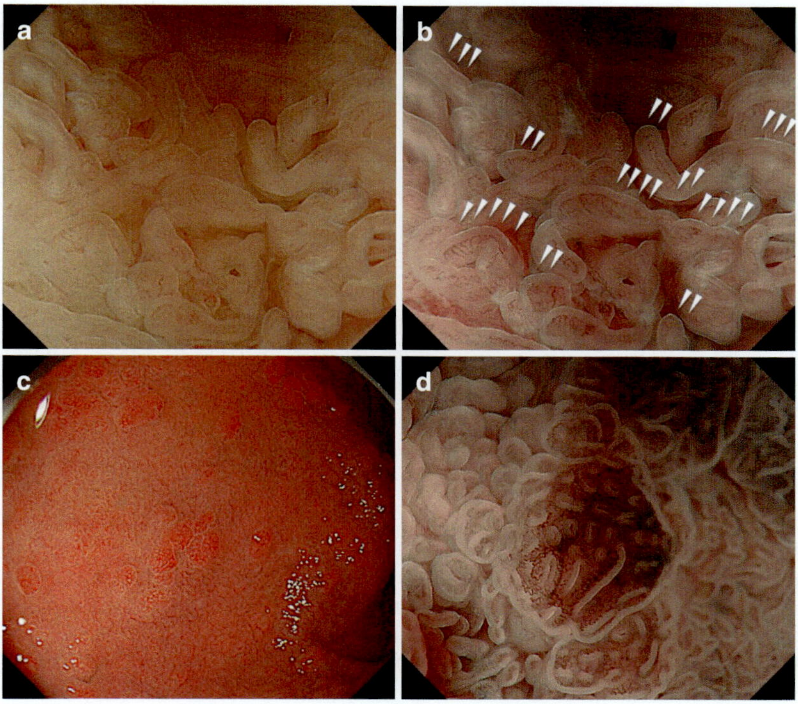

Abb. 10.2 Endoskopische Befunde der nicht-neoplastischen Duodenalmukosa (**a**, **b**) und der gastrischen Metaplasie (**c**, **d**); villöse Mikrostruktur mit hellblauem Kamm (LBC) der Zotten wird beobachtet. (**a**) Vergrößernde WLI (80× Vergrößerung) und (**b**) M-NBI (80×). *Pfeilspitzen* zeigen LBC. (**c**) Gastrische Metaplasie (GM) als rötlicher Knoten im Bulbus duodeni. (**d**) In M-NBI (80×) zeigt die GM regelmäßige tubuläre (pit) Mikrostruktur ohne LBC und mit vermehrtem, regelmäßigem VP

Gastrische Metaplasie, ein häufiger nicht-neoplastischer Befund, wird durch WLI als rötlicher Knoten präsentiert. Die magnifizierte, bildverstärkende Endoskopie mit M-NBI zeigt ein regelmäßiges Mikrooberflächen- und Mikrogefäßmuster ohne eine klare Trennlinie (Abb. 10.2c, d).

10.3.1 Differentialdiagnose von nicht-neoplastischen gegenüber neoplastischen Nicht-ampullären Mukosaläsionen im Dünndarm

Vorgewölbte Läsionen im Dünndarm, insbesondere im Duodenum, haben eine breite Differentialdiagnose und können eine Kapselendoskopie und eine Doppelballon-Enteroskopie für die Läsionen erfordern, die sich jenseits des Ligamentum Treitz befinden [15]. Die endoskopische Analyse der Läsionen erfordert in der

Tab. 10.2 Differentialdiagnose und Management von sporadischen nicht-ampullären vorgewölbten (0-Isp oder 0-IIa) Duodenalläsionen [6]

Klassifizierung	Histologie	Management	Überwachung
Epithel-Läsion	Gastrische Metaplasie	Keine	Keine
	Adenom -/+ HGIN[a]	Endoskopische Resektion	6–12 Monate
	Karzinom T1b[a]	Chirurgische Resektion	Stadien-abhängig
Submuköse Läsion	Entzündliche Fibroid ~	? Endoskopische Resektion[b]	Keine
	Lipom (symptomatisch)	? Resektion (endo/ chirurg.)[b]	Keine
	Leiomyom	? Resektion (chirurgisch)	Keine
	NET	Resektion (endo / chirurg.)	Stadien-abhängig
	GIST	Resektion (chirurgisch)	Stadien-abhängig
Hamartom	Brunner-Drüse ~	? Endoskopische Resektion[b]	Keine
	Peutz-Jeghers-Syndrom ~	Endoskopische Resektion[b]	siehe PJ-Syndrom
Lymphom	MALT- oder T-Zell-~[a]	Biopsie	stadiumabhängig

GIST gastrointestinal Stroma-Tumor, *HGIN* high-grade intraepithelial neoplasia, *MALT* mucosa-associated lymphoid tissue, *NET* neuroendocrine tumours,~ wie histologisch klassifiziert
[a]Kann auch Läsionen vom Typ 0-IIb, 0-IIc und 0-III zeigen
[b]Resektion nur bei deutlich symptomatischen, großen Läsionen (0-Ip, Isp)

Regel die Bestätigung durch gezielte Biopsie, außer bei flachen oder eingesenkten Läsionen, die für eine endoskopische Resektion vorgesehen sind, und gelegentlich weitere Untersuchungen mit hochauflösender EUS (20 MHz) oder (für submuköse Tumoren Typ 0-Is/Isp) Linear-array-EUS (7,5 MHz) und Feinnadelbiopsie. Neuroendokrine Tumore mit einer Größe von mehr als 10 mm erfordern eine Szintigraphie und radiologisches Staging. Die Differentialdiagnosen und die Behandlungsempfehlungen für vorgewölbte Duodenalläsionen [6] sind in Tab. 10.2 gelistet.

Die Diagnose von duodenalem epithelialem Neoplasma durch WLI wird im Wesentlichen auf der Grundlage der Anwesenheit oder Abwesenheit einer deutlich lokalisierten Grenze (DL) entschieden. Typischerweise zeigt das Duodenaladenom drei makroskopische Befunde: Protrusion (Paris 0-I) mit villöser Oberfläche, leichter Erhöhung (Paris 0-IIa) mit weißlicher Farbe und rötliche Einsenkung (Paris 0-IIc) (Abb. 10.3).

Mit Hilfe der magnifizierten Endoskopie mit verstärkter Bildgebung (M-IEE) wird eine tubuläre/villöse Mikrostruktur und eine weiße opake Substanz (WOS) beobachtet, besonders in einer weißlichen Läsion. WOS wird als eine Ansammlung von Fetttröpfchen in der Epithelschicht beschrieben [20, 21] (Abb. 10.4).

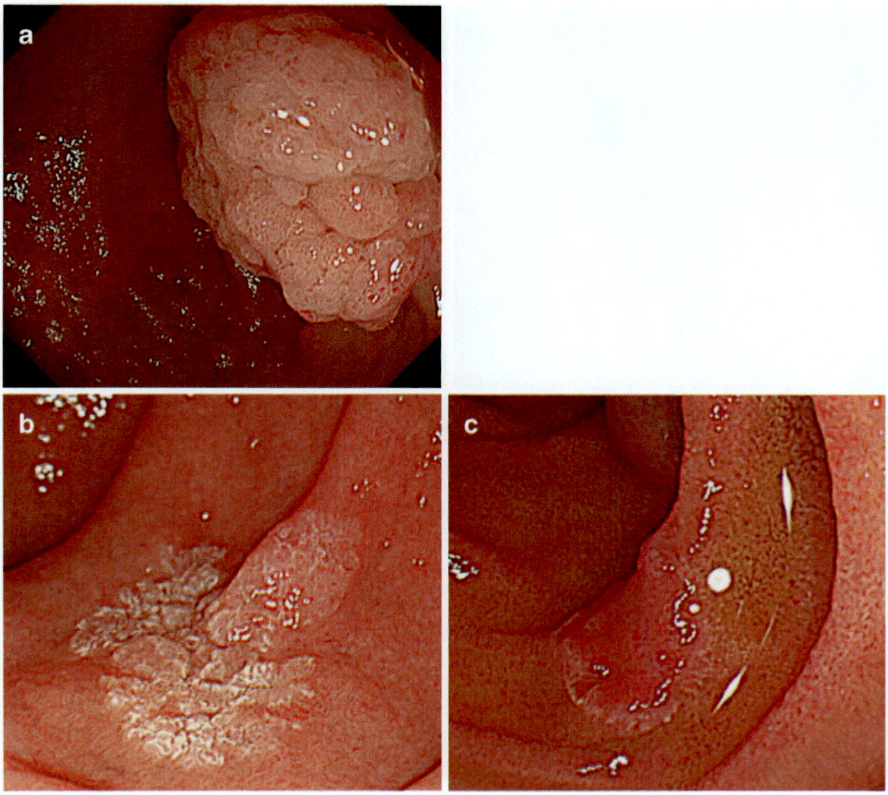

Abb. 10.3 Typische WLI-Befunde einer duodenalen epithelialen Neoplasie. (**a**) Protrusion (Paris 0-I) mit villöser Oberfläche. (**b**) Leichte Erhabenheit (Paris IIa) mit weißlicher Farbe. (**c**) Rötliche Einsenkung (Paris IIc). Alle diese Läsionen haben eine deutliche Grenze (DL), die sie von der umgebenden Mukosa trennt

Bei der FAP präsentieren nicht-ampulläre Adenome dieselbe Morphologie, aber es gibt normalerweise mehrere duodenale Läsionen [5, 8, 22] (Abb. 10.5, Tab. 10.1). In einer prospektiven Studie zur Progression der duodenalen Polypose auf der Grundlage des modifizierten Spigelman-Scores lag das geschätzte kumulative Risiko für eine Stadium-IV-Duodenalpolypose mit 60 Jahren bei 43 % und mit 70 Jahren bei 50 % [8]. Die Inzidenz eines fortgeschrittenen Adenokarzinoms betrug 36 % innerhalb eines Median von 8 (4–10) Jahren für FAP Spigelman Stadium-IV-Krankheit [5].

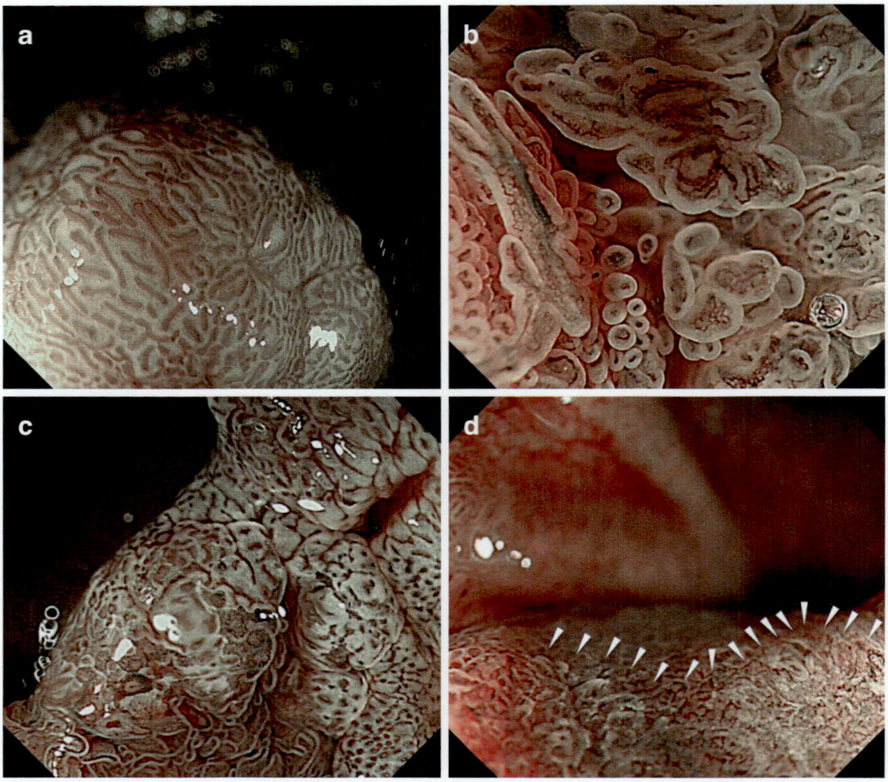

Abb. 10.4 Magnifizierte NBI-Befunde einer Duodenalepithelneoplasie. (**a**) Tubuläres Mikrostrukturmuster. (**b**)villösesMikrostrukturmuster. (**c**) Diffuse weiße opake Substanz (WOS). (**d**) Retikuläres/granuläres WOS Muster (*Pfeile*)

10.3.2 Differentialdiagnose zwischen Adenom und Adenokarzinom im Duodenum

Ein eingesenkter rötlicher Bereich (IIc) in einem weißlichen erhöhten Bereich in WLI wäre ein Prädiktor für die Histologie mit zytologischer / struktureller Atypie [23].

Einige Untersuchungen haben die magnifizierte Endoskopie mit elektronischer Bildverstärkung (M-NBI usw.) oder M-Chromendoskopie als nützliches Instrument für die Differentialdiagnose zwischen Adenom und Adenokarzinom erwähnt. Diese Studien schlugen vor, dass ein unregelmäßiges Mikrooberflächen- oder Mikrogefäßmuster zusätzlich zu einer klaren Trennlinie hilfreich ist, um ein Adenokarzinom vorherzusagen [24–26]. Die meisten dieser Studien sind jedoch retrospektive Studien mit einer begrenzten Anzahl von Fällen, und es gibt noch kein etabliertes diagnostisches System, das diese Modalitäten für die Differenzialdiagnose zwischen Adenom und Adenokarzinom oder zwischen nicht-invasiven und invasiven Duodenalkarzinomen verwendet.

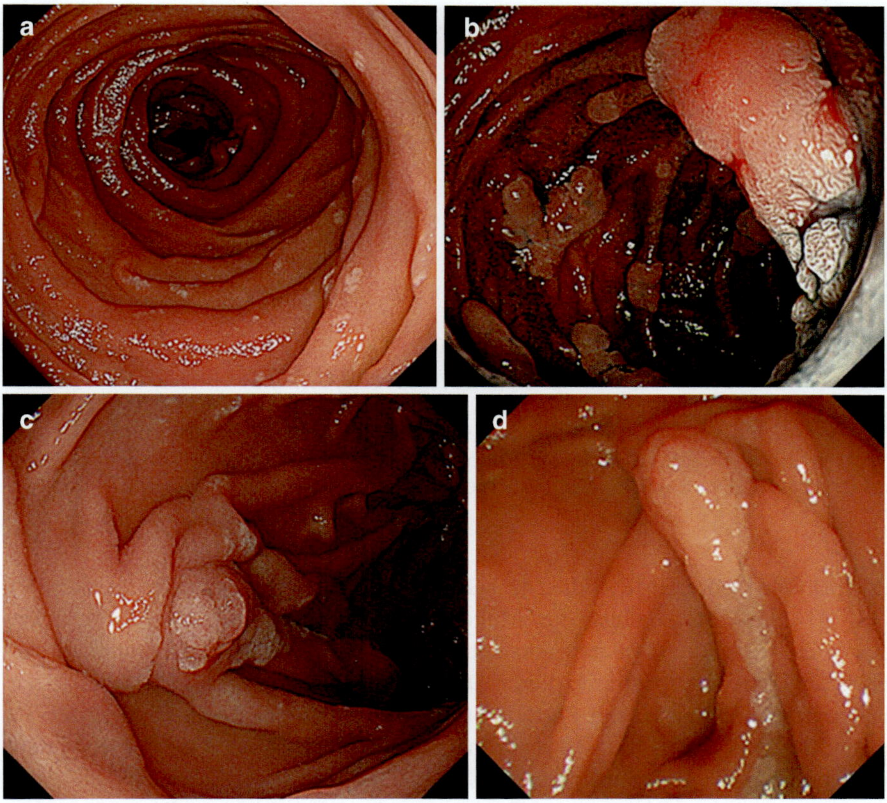

Abb. 10.5 Duodenale Adenomatose bei familiärer adenomatöser Polypose (FAP), WLI. (**a**) Mehrere kleine Knoten 0-IIa. (**b**) Flacherhabener Typ 0-IIa (WLI + Indigocarmine). (**c**) Ampulläre Adenome, die mit einem Endoskop mit prograder Optik erfasst werden, und (**d**) Adenom, das mit einem Seitblickoptik-Duodenoskop erfasst wird

Die pathologische Diagnose mittels Biopsieproben ist ebenfalls schwierig. Zusätzliche Biopsien verbesserten die Treffsicherheit nicht signifikant über die des endoskopischen Befundes hinaus [23, 27]. Darüber hinaus kann eine präoperative Biopsie zu einer Submukosafibrose führen, die eine endoskopische Behandlung erschwert [27] (Abb. 10.6). Daher sollten präoperative Biopsien vermieden werden, insbesondere bei flachen oder eingesenkten Läsionen IIb oder IIc, die für eine endoskopische Resektion vorgesehen sind.

10.4 Endoskopische Resektion von Duodenalneoplasien

Aufgrund seiner reichlichen submukosalen Gefäße, dünnen Muskelwand und eingeschränkter Manövrierbarkeit des Endoskops gilt das Duodenum als eine der schwierigsten Lokalisationen für eine endoskopische Resektion mittels Snare-

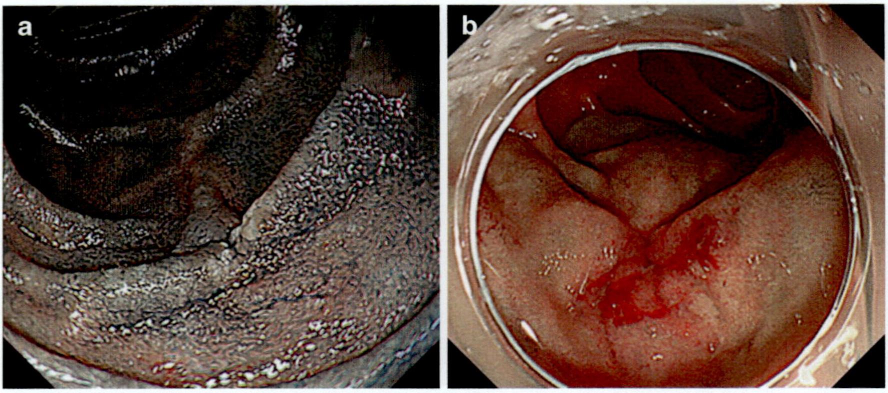

Abb. 10.6 Submukosafibrose durch Biopsie verursacht. (**a**) Faltenkonvergenz ist an der Stelle einer vorherigen Biopsie zu sehen. (**b**) Ein bemerkenswerter Nicht-Lifting (*non-lifting*)-Effekt wurde auch bei submukosaler Injektion beobachtet

Polypektomie oder EMR, selbst in stückweiser Abtragung (piece meal, EPMR) [28–31]. Die EMR-Technik für Mukosaerkrankungen im Duodenum erfordert besondere Fachkenntnisse und Vorsichtsmaßnahmen [29, 32]. Die Komplikationsraten für EMR von nicht-ampullären Duodenaladenomen waren in einer jüngsten Fallserie relativ niedrig, mit Perforationen bei 1,6 %, verzögerter Blutung bei 10 % und Morbidität bei 11,5 % der Eingriffe, ohne Mortalität [30]. EMR hinterlässt jedoch größere Ulzerationen oder Koagulationszeichen, die ein hohes Risiko für eine verzögerte Blutung und Perforation darstellen können. Die präemptive Schließung der Resektionsulzeration mit Endo-Clipping verhindert eine verzögerte Ulzeration in Gegenwart des pankreo-biliären Sekretes [29, 31]. Die Rezidivrate war nach EMR, insbesondere nach stückweiser EPMR, relativ hoch (bis zu 33 %), aber es gab kein Rezidiv nach ESD en bloc [29, 31–36].

Kürzlich wurden für die endoskopische Behandlung von duodenalem Epithelneoplasien neuartige Verfahren vorgeschlagen – die kalte Polypektomie (cold snare Polypectomy, CSP) und die Unterwasser-EMR. Die kalte Polypektomie hat sich als Behandlungsmethode für kleine kolorektale Polypen verbreitet und aufgrund der günstigen Ergebnisse bei kolorektalen Polypen [37] könnte sie eine Behandlungsmöglichkeit für FAP-Patienten mit duodenaler Adenomatose sein, wie unten besprochen. Die Unterwasser-EMR (UEMR) ist eine einzigartige endoskopische Resektionstechnik, die von Binmoeller et al. vorgeschlagen wurde, bei der die duodenale Läsion mit der Diathermieschlinge (hs-Schlinge) ohne Injektion einer Lösung in die Submukosa nach dem Füllen von Wasser im Lumen reseziert wird [38]. Die UEMR wäre sogar bei Läsionen mit submukosaler Fibrose wirksam, da keine Submukosainjektion erforderlich ist (Abb. 10.7).

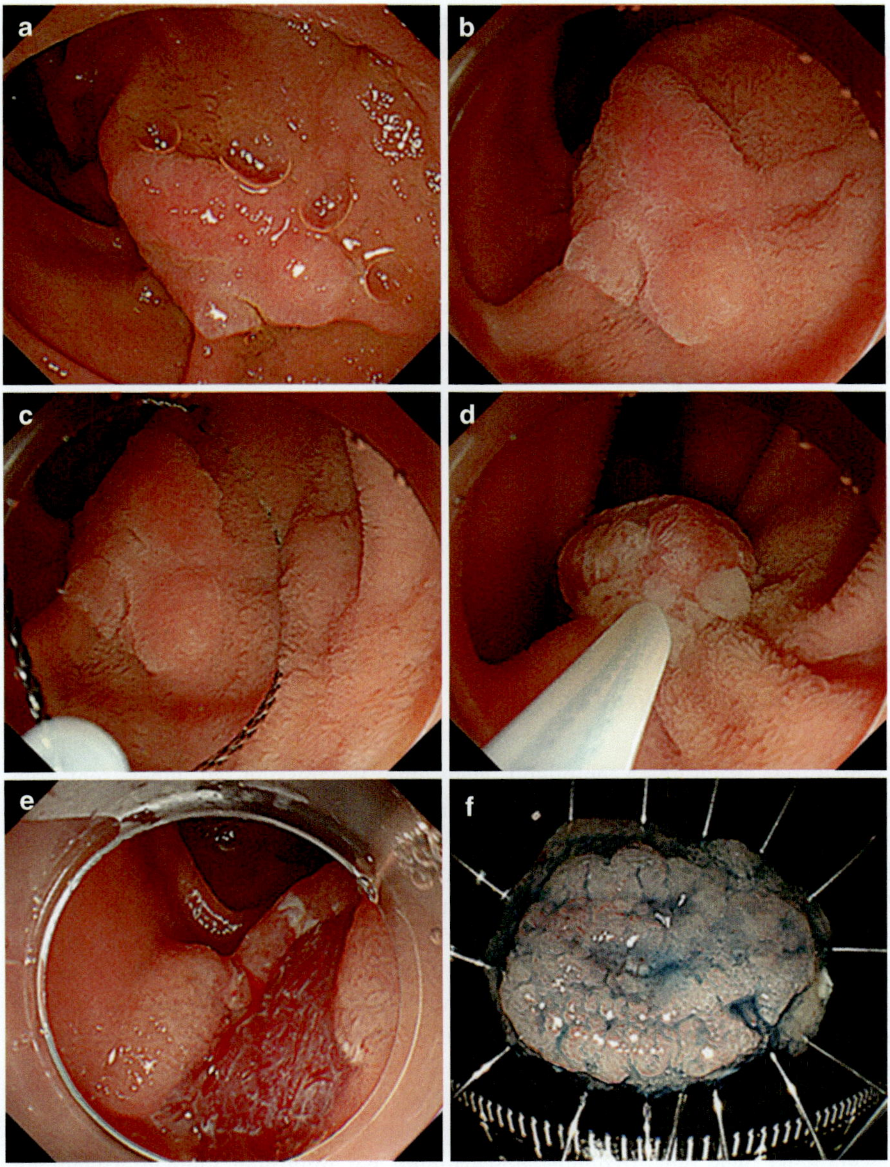

Abb. 10.7 Unterwasser-EMR für ein dudodenales Adenom. Eine sessile duodenale Läsion mit 22 mm im Durchmesser stellt sich an der lateralen Wand im unteren Duodenalknie dar (**a**). Nach dem Füllen von 0,9% NaCl-Lösung in das Lumen (**b**), wurde die Läsion mit einer hs-Schlinge eingefangen und abgetragen (**c**, **d**). Die Läsion wurde ohne Perforation reseziert (**e**). Eine komplette R0-Resektion wurde erzielt (**f**)

Die Duodenal-ESD ist selbst für Experten sehr herausfordernd (Perforationsrate 7–20 %) und nur in professionellen ESD-Zentren akzeptabel [30, 32, 39]. Trotzdem war die ESD für duodenale Mukosaneoplasien in ersten Fallserien durchführbar, wenn auch mit erheblichen Raten an Perforationen und verzögerten Blutungen (5 %, bis zu 22 % innerhalb von 12 Stunden); die meisten wurden durch endoskopische Interventionen behandelt. Die ESD-Methode der Taschenbildung (PCM, pocket creating method) [39] und die Wasserdruckmethode [40] sind neue Techniken, um eine sichere submuköse Dissektion, insbesondere im Duodenum, zu erleichtern. Die laparoskopisch-endoskopische kooperative resektive Chirurgie (laparoskopische Verstärkung nach ESD) verhindert postoperative Komplikationen [41]. Darüber hinaus haben sich durch neuere Fortschritte in der endoskopischen Technik auch große Mukosadefekte schließen lassen, nachdem die ESD ohne laparoskopische Hilfe durchgeführt worden war. Diese Techniken könnten die klinischen Ergebnisse der Duodenal-ESD verbessern [42, 43] (Abb. 10.8).

Hinweis Ein *submukös invasives Karzinom* im Duodenum oder im Dünndarm erfordert eine *chirurgische Resektion mit Lymphadenektomie* [11, 41].

10.4.1 Resektion von Adenomen bei familiärer adenomatöser Polyposis

Gemäß den Richtlinien empfiehlt sich eine Progression zu einer schweren Duodenaladenomatose (Spigelman-Stadium IV) bei FAP als Indikationszeitpunkt für eine erweiterte Chirurgie mit Duodenektomie und Whipple-Hemipankreatektomie, einem Eingriff, der immer noch mit einer Mortalität von 6 % bewertet wird [11]. Ein Anteil von 42–50 % der FAP-Patienten wird für eine erweiterte Duodenektomie mit Whipple-Hemipankreatektomie infrage kommen, was stark für eine präventive endoskopische Resektion von Duodenaladenomen spricht [10]. Es gibt ermutigende Ergebnisse für EMR und sogar ESD von sporadischen Duodenaladenomen mit LGIN und wenigen frühen Duodenalkarzinomen [25, 30, 38, 44].

Multiple kleine Duodenaladenome werden durch cold-snare-Polypektomie (CSP) der Läsionen abgetragen (zur Histologie in einer Aspirationsfalle gesammelt), was ein effizientes *downstaging* bei multiplen kleinen Adenomen ermöglicht [45] (Abb. 10.9). Winzige Duodenaladenome werden durch Argonplasmakoagulation (APC) effizient abgetragen; die Kombination aus EMR und APC erreicht ein effizientes Downstaging bei 97 % der Fälle für einen erweiterten Zeitraum (> 5 Jahre) [10]. Eine ESD-Technik für größere Duodenalläsionen ist in Entwicklung und wird in spezialisierten Zentren verfügbar sein, die an der Überwachung von FAP-Patientenkohorten beteiligt sind [30].

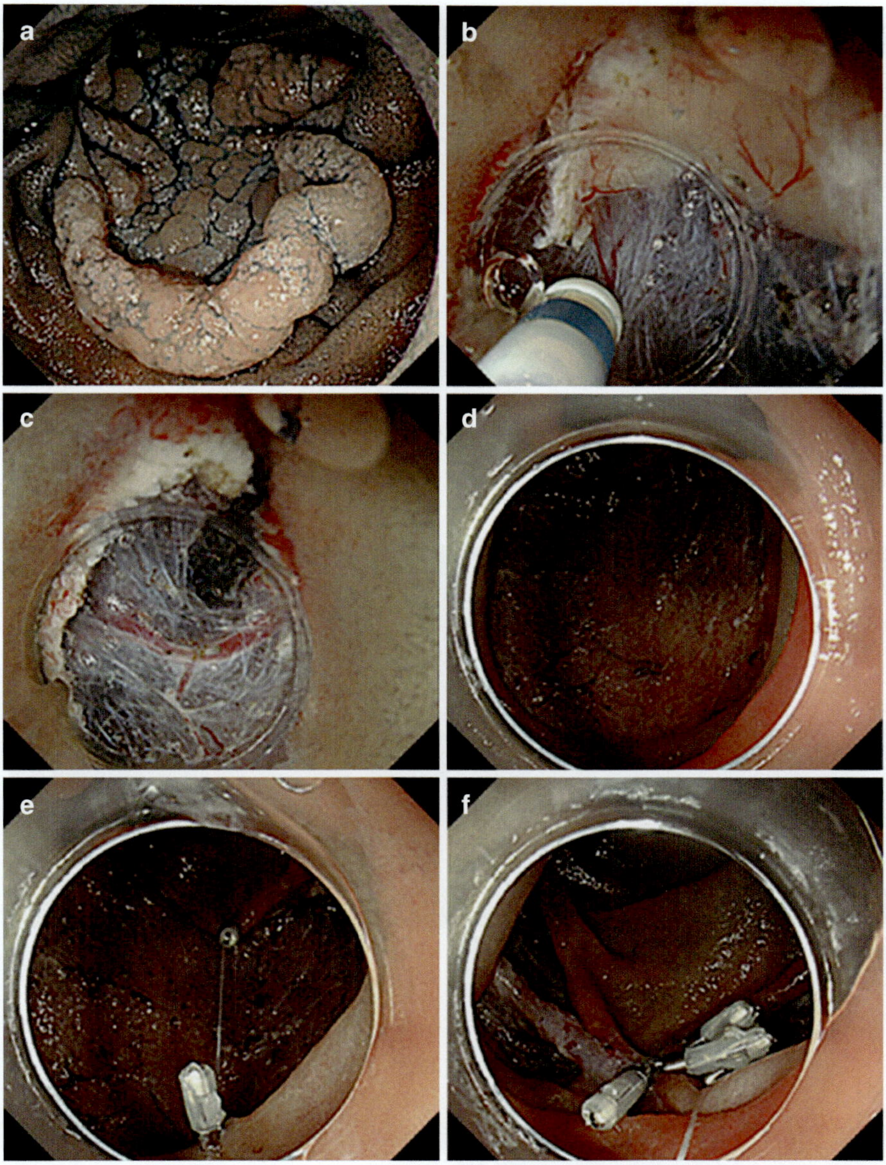

Abb. 10.8 ESD für ein großes, lateral sich ausbreitendes Duodenaladenom (LST-artig). (**a**) Eine flach-erhabene Duodenalläsion (Paris 0-IIa) ist an der posterioren Wand des unteren Duodenalkniees zu sehen. (**b**, **c**) Die Wasserdruckinjektions-Methode mittels einer kleinkalibrigen, spitzen Aufsatzkappe (Fujifilm Medical, Japan) ist nützlich, um nach Inzision unter den Schleimhautrand der Läsion in die Submucosa zu gelangen und eine gute submuköse Visualisierung zur ESD zu erhalten. (**d**) Ein großer Mukosadefekt wurde durch ESD erzeugt. (**e**) Der Clip-mit-Schnur wird am distalen Rand des großen Mukosadefekts platziert, und ein zweiter Clip wird am gegenüberliegenden oralen Rand platziert, um die Schnur zu verankern. (**f**) Die Wunde wird durch Ziehen des freien Endes der Schnur angenähert; die vollständige Schließung wird durch Platzierung zusätzlicher Clips erreicht

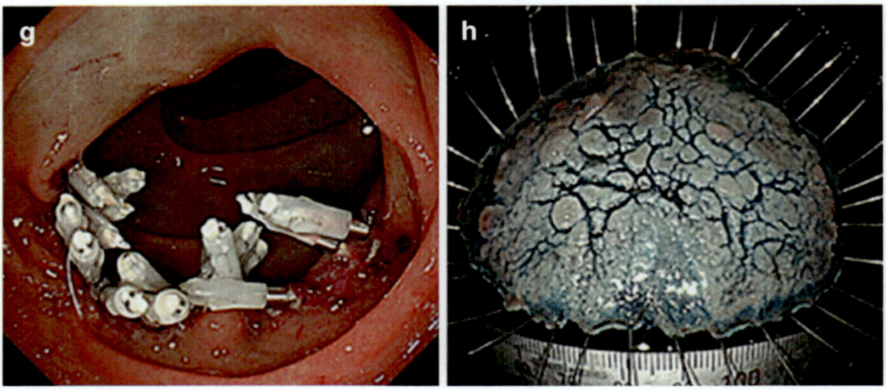

Abb. 10.8 (**g**) Die vollständige Schließung wurde schließlich erreicht. (**h**) Das resezierte Präparat zeigte ein *gut differenziertes Adenokarzinom, das auf die Mukosa begrenzt war.* Der Resektionsrand war tumorfrei (R0)

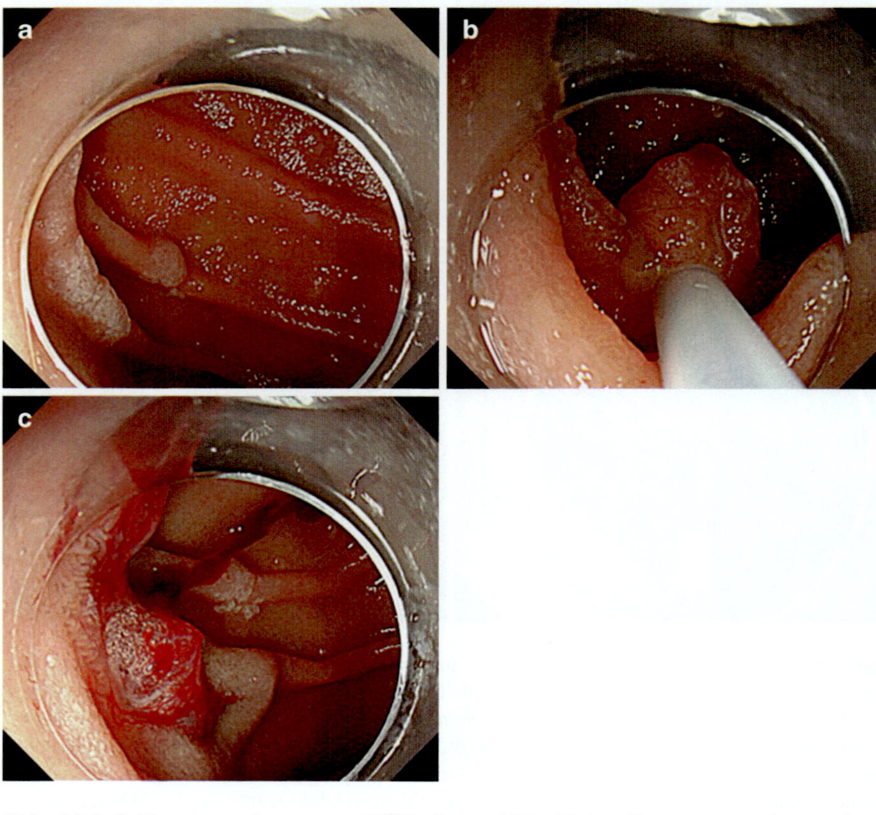

Abb. 10.9 Cold snare polypectomy (CSP) für multiple kleine Knoten von adenomatösen Läsionen bei einem FAP-Patienten. (**a**) Multiple kleine Läsionen im Duodenum. (**b**) Bei der CSP wird die lesion mechanisch ohne elektrische Kauterisation reseziert. (**c**) Es entsteht keine aktive Blutung oder Perforation

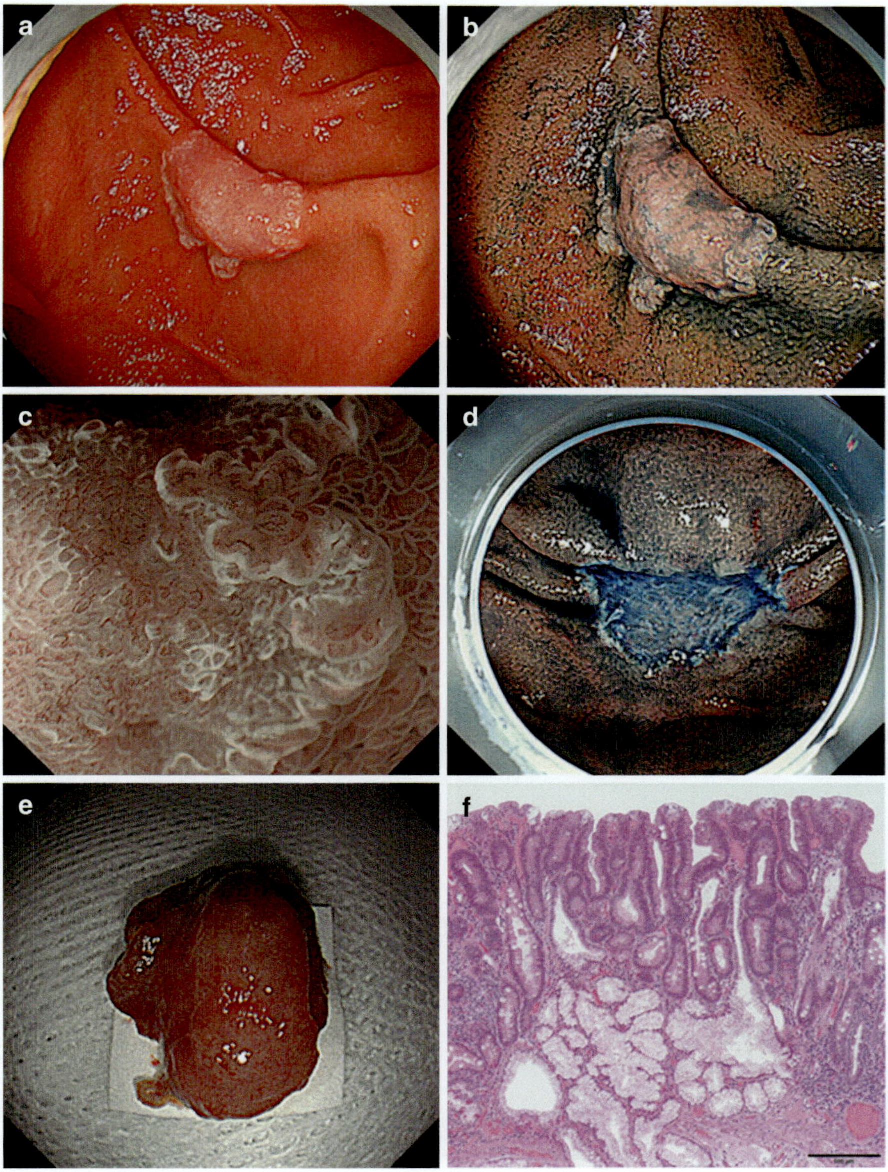

Abb. 10.10 *Fall 1.* Sessiles Duodenaladenom (20 × 12 mm) Typ 0-Is, gesehen in (**a**) WLI, (**b**) Indigo-Karmin CE und (**c**) M-NBI. (**d**) Resektionsbett und (**e**) en-bloc Präparat nach EMR, (**f**) pathologische Befunde (HE) der entnommenen Probe

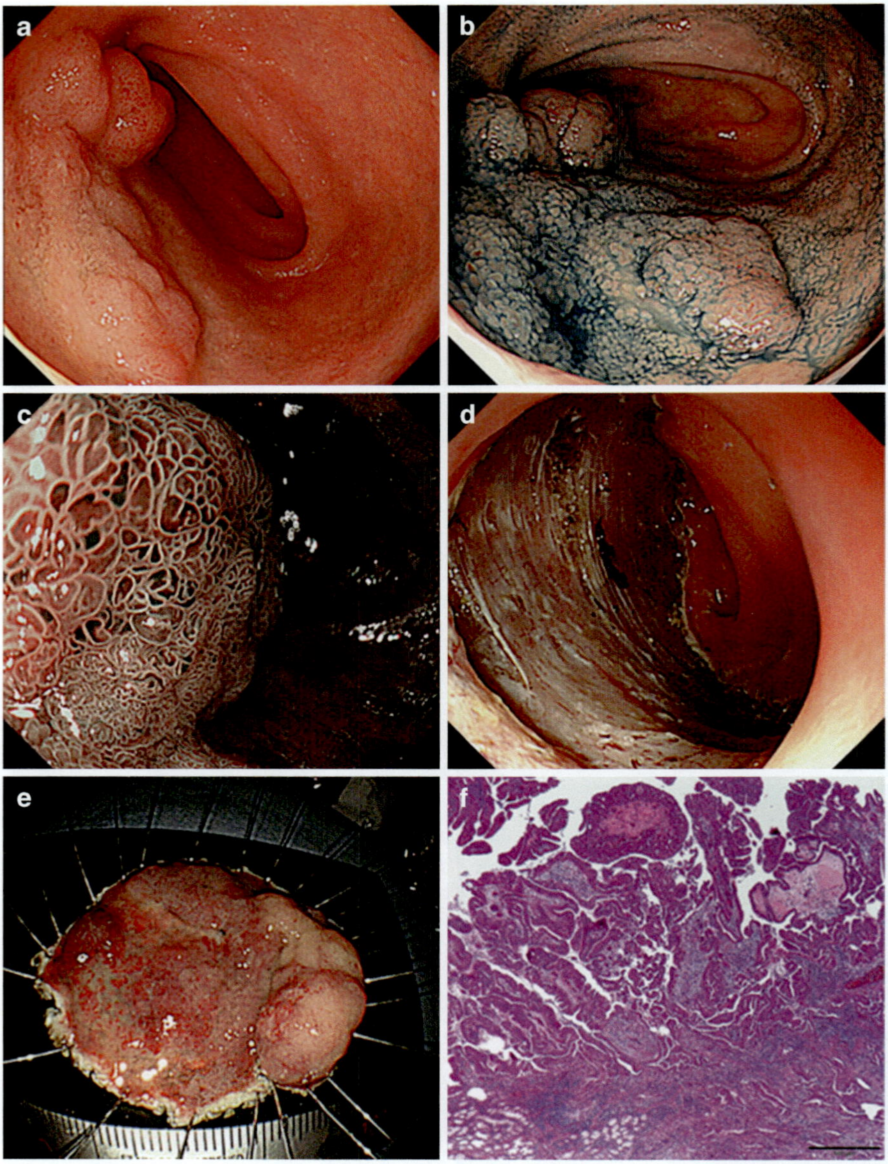

Abb. 10.11 Fall 2: Duodenalläsion (30 mm) 0-IIa, wie gezeigt mit (**a**) WLI, (**b**) Indigo carmine CE, und (**c**) M-NBI. (**d**) Resektionsbett nach ESD und (**e**) Präparat nach ESD en-bloc. (**f**) Histopathologischer Schnitt (HE): *Well-differentiated adenocarcinoma*, sm-invasiv

10.5 Fälle: Nicht-ampulläre Duodenaladenome

Fall 1: Duodenaladenom niedrigen Grades (LGIEN), komplette EMR
Eine 67-jährige Frau wurde wegen einer endoskopischen Resektion eines 20 × 12-mm sessilen Adenoms (Paris 0-Is) in der Rückwand des absteigenden Teils des Duodenums zugewiesen. Die Läsion erstreckte sich über eine Kerckringfalte (Abb. 10.10a, b). Die M-NBI zeigte eine tubuläre Struktur ohne unregelmäßige Gefäße mit einer klaren Trennlinie vom umgebenden Epithel (Abb. 10.10c). Die Unterwasser-EMR dieser relativ großen Läsion wurde versucht und eine komplette Resektion erreicht. Pathologische Befunde (Abb. 10.10f) zeigten neoplastische Drüsen ohne strukturelle / zytologische Atypien (was auf ein niedriggradiges Adenom hindeutet) und negative horizontale / vertikale Ränder (R0).

Fall 2: Duodenaladenokarzinom mit submuköser Invasion
Bei einer 65-jährigen sonst gesunden Frau wurde eine 30-mm große, erhabene Läsion IIa an der vorderen Wand des Duodenalbulbus bemerkt (Abb. 10.11a, b). Es gab eine bemerkenswerte Protrusion in der Läsion, und ihre Oberfläche zeigte eine villöse Struktur ((c) M-NBI) in der Läsion. Die Läsion wurde in einem Stück durch ESD ohne Komplikationen entfernt. Präparat: *Gut differenziertes Adenokarzinom,* mit Invasion durch *die Muscularis mucosae.* Die distale Gastrektomie ergab keine Lymphknotenmetastasen.

Literatur

1. Bilimoria KY, et al. Small bowel cancer in the United States: changes in epidemiology, treatment, and survival over the last 20 years. Ann Surg. 2009;249:63–71.
2. Abbass R, et al. Nonampullary duodenal polyps: characteristics and endoscopic management. Gastrointest Endosc. 2010;71:754–9.
3. Friedrich-Rust M, et al. Early-stage small-bowel adenocarcinoma: a review of local endoscopic therapy. Endoscopy. 2005;37:755–9.
4. Okada K, et al. Sporadic nonampullary duodenal adenoma in the natural history of duodenal cancer: a study of follow-up surveillance. Am J Gastroenterol. 2011;106:357–64.
5. Groves CJ, et al. Duodenal cancer in patients with familial adenomatous polyposis (FAP): results of a 10 year prospective study. Gut. 2002;50:636–41.
6. Culver EL, et al. Sporadic duodenal polyps: classification, investigation, and management. Endoscopy. 2011;43:144–55.
7. Beggs AD, et al. Peutz-Jeghers syndrome: a systematic review and recommendations for management. Gut. 2010;59:975–86.
8. Saurin JC, et al. Surveillance of duodenal adenomas in familial adenomatous polyposis reveals high cumulative risk of advanced disease. J Clin Oncol. 2004;22:493–8.
9. Vogt S, et al. Expanded extracolonic tumor spectrum in MUTYH-associated polyposis. Gastroenterology. 2009;137:1976–85.
10. Moussata D, et al. Endoscopic treatment of severe duodenal polyposis as an alternative to surgery for patients with familial adenomatous polyposis. Gastrointest Endosc. 2014;80:817–25.
11. Parc Y, et al. Surgical management of the duodenal manifestations of familial adenomatous polyposis. Br J Surg. 2011;98:480–4.

12. Sourrouille I, et al. Surveillance of duodenal polyposis in familial adenomatous polyposis: should the Spigelman score be modified? Dis Colon Rectum. 2017;60:1137–46.
13. Kallenberg FGJ, et al. Cap-assisted forward-viewing endoscopy to visualize the ampulla of Vater and the duodenum in patients with familial adenomatous polyposis. Endoscopy. 2017;49:181–5.
14. Belsha D, et al. Effectiveness of double-balloon enteroscopy-facilitated polypectomy in pediatric patients with Peutz-Jeghers syndrome. J Pediatr Gastroenterol Nutr. 2017;65:500–2.
15. Mitsui K, et al. Role of double-balloon endoscopy in the diagnosis of small-bowel tumors: the first Japanese multicenter study. Gastrointest Endosc. 2009;70:498–504.
16. ASGE Standards of Practice Committee, et al. The role of endoscopy in ampullary and duodenal adenomas. Gastrointest Endosc. 2015;82:773–81.
17. Bohnacker S, et al. Endoscopic resection of benign tumors of the duodenal papilla without and with intraductal growth. Gastrointest Endosc. 2005;62:551–60.
18. Mizumoto T, et al. Clinical usefulness of magnifying endoscopy for non-ampullary duodenal tumors. Endosc Int Open. 2017;5:E297–302.
19. Uedo N, et al. A new method of diagnosing gastric intestinal metaplasia: narrow-band imaging with magnifying endoscopy. Endoscopy. 2006;38:819–24.
20. Ueo T, et al. White opaque substance represents an intracytoplasmic accumulation of lipid droplets: immunohistochemical and immunoelectron microscopic investigation of 26 cases. Dig Endosc. 2013;25:147–55.
21. Yao K, et al. White opaque substance within superficial elevated gastric neoplasia as visualized by magnification endoscopy with narrow-band imaging: a new optical sign for differentiating between adenoma and carcinoma. Endoscopy. 2008;68:574–80.
22. Moussata D, et al. Could therapeutic endoscopy be an alternative to surgery for the treatment of advanced duodenal polyposis in patients with familial adenomatous polyposis? Gut. 2009;58(Suppl. II):A62.
23. Kakushima N, et al. Endoscopic and biopsy diagnoses of superficial, nonampullary, duodenal adenocarcinomas. World J Gastroenterol. 2015;21:5560–7.
24. Goda K, et al. Endoscopic diagnosis of superficial non-ampullary duodenal epithelial tumors in Japan: Multicenter case series. Dig Endosc. 2014;26(Suppl 2):23–9.
25. Tsuji S, et al. Preoperative endoscopic diagnosis of superficial non-ampullary duodenal epithelial tumors, including magnifying endoscopy. World J Gastroenterol. 2015;21:11832–41.
26. Yoshimura N, et al. Endoscopic features of nonampullary duodenal tumors with narrow-band imaging. Hepato-Gastroenterology. 2010;57:462–7.
27. Kinoshita S, et al. Accuracy of biopsy for the preoperative diagnosis of superficial nonampullary duodenal adenocarcinoma. Gastrointest Endosc. 2017;86:329–32.
28. Kakushima N, et al. Treatment for superficial non-ampullary duodenal epithelial tumors. World J Gastroenterol. 2014;20:12501–8.
29. Lepilliez V, et al. Endoscopic resection of sporadic duodenal adenomas: an efficient technique with a substantial risk of delayed bleeding. Endoscopy. 2008;40:806–10.
30. Yahagi N, et al. Outcomes of endoscopic resection for superficial duodenal epithelial neoplasia. Gastrointest Endosc. 2018;88:676–82.
31. Yamasaki Y, et al. Current status of endoscopic resection for superficial nonampullary duodenal epithelial tumors. Digestion. 2018;97:45–51.
32. Hoteya S, et al. Endoscopic submucosal dissection and endoscopic mucosal resection for non-ampullary superficial duodenal tumor. Digestion. 2017;95:36–42.
33. Honda T, et al. Endoscopic submucosal dissection for superficial duodenal neoplasms. Dig Endosc. 2009;21:270–4.
34. Jung JH, et al. Endoscopic submucosal dissection for sessile, nonampullary duodenal adenomas. Endoscopy. 2013;45:133–5.

35. Matsumoto S, et al. Endoscopic submucosal dissection for duodenal tumors: a single-center experience. Endoscopy. 2013;45:136–7.
36. Nonaka S, et al. Clinical outcome of endoscopic resection for non-ampullary duodenal tumors. Endoscopy. 2015;47:129–35.
37. Kato M, et al. Validation of treatment algorithm based on the Japan narrow band imaging expert team classification for sub-centimeter colorectal polyps. Endosc Int Open. 2018;6:E934–40.
38. Binmoeller KF, et al. "Underwater" EMR of sporadic laterally spreading nonampullary duodenal adenomas (with video). Gastrointest Endosc. 2013;78:496–502.
39. Miura Y, et al. Duodenal endoscopic submucosal dissection is feasible using the pocket-creation method. Endoscopy. 2018;49:8–14.
40. Yahagi N, et al. Water pressure method for duodenal endoscopic submucosal dissection. Endoscopy. 2017;49:E227–8.
41. Ichikawa D, et al. Laparoscopic and endoscopic co-operative surgery for non-ampullary duodenal tumors. World J Gastroenterol. 2016;22:10424–31.
42. Nishizawa T, et al. Endoscopic string clip suturing method: a prospective pilot study (with video). Gastrointest Endosc. 2018;87:1074–8.
43. Yahagi N, et al. New endoscopic suturing method: string clip suturing method. Gastrointest Endosc. 2016;84:1064–5.
44. Yamamoto Y, et al. Therapeutic outcomes of endoscopic resection for superficial non-ampullary duodenal tumor. Dig Endosc. 2014;26(Suppl 2):50–6.
45. Hamada K, et al. Safety of cold snare polypectomy for duodenal adenomas in familial adenomatous polyposis: a prospective exploratory study. Endoscopy. 2018;50:511–7.

Kapitel 11
Kolorektum: Mukosaneoplasien

Andrej Wagner, Tadateru Maehata, Frieder Berr und Naohisa Yahagi

11.1 Einleitung

Die meisten Läsionen (74 %), die bei einer Screening-Koloskopie erkannt werden, sind *vorgewölbte Typ-Polypen* (0-I), von denen etwa ein Drittel hyperplastisch (nicht neoplastisch) und die restlichen zwei Drittel neoplastisch (d. h. adenomatös oder karzinomatös) sind. Die anderen Läsionen (24 %) sind flach (0-II) oder Lateral spreitende Typen (*lateral spreading*, LSTs) [1]. Die Wahrscheinlichkeit, kleine und minimale Neoplasien zu erkennen, ist für polypoide Läsionen viel höher als für flache Läsionen [1–3], aber 50 % der kolorektalen Karzinome (CRC) entwickeln sich aus flachen Vorläufern [4].

Die Bedeutung flach eingesenkter Läsionen (0-IIc), die in Japan bekannt sind [2, 5], wurde erstmals bei westlichen Patienten in einer prospektiven Studie mit 1000 Routine-Koloskopien in Leeds, UK, bewiesen. Abgesehen von 2,5 % fortgeschrittenen Karzinomen wurden insgesamt 327 Neoplasien (einschließlich 6 früher CRC) mit 62 % polypoider, 36 % flacher (einschließlich 15 % LST) und

A. Wagner
Abtlg. Innere Medizin-Gastroenterologie, Kreiskrankenhaus Bad Reichenhall, Bad Reichenhall, Deutschland
E-Mail: andrej.wagner@kliniken-sob.de

T. Maehata · N. Yahagi
Division of Research and Development for Minimally Invasive Treatment, Cancer Center, Keio University School of Medicine, Shinjuku-ku, Tokyo, Japan
E-Mail: t2maehata@marianna-u.ac.jp

N. Yahagi
E-Mail: yahagi-tky@umin.ac.jp

F. Berr (✉)
Department of Internal Medicine I, Paracelsus Medical University, Salzburg, Österreich
E-Mail: frieder.berr@pmu.ac.at

F. Berr et al., *Atlas der frühen Neoplasien des Gastrointestinaltrakts*,
https://doi.org/10.1007/978-3-031-25623-3_11

1,2 % eingesenkter Morphologie erkannt. HGIN oder Karzinome waren in 8 % der polypoiden, 14 % der flachen und 75 % der eingesenkten Neoplasien vorhanden [6]. Wir müssen also die verschiedenen Läsionen und ihr malignes Potenzial kennen.

Außerdem hat eine aktuelle Metaanalyse gezeigt, dass außerhalb Ostasiens aufgrund der häufigen Entfernung von tief submukosal (sm)-invasiven frühen CRC die Heilungschancen bei endoskopischen Resektionen schlecht sind [7]. Für eine kurativ-endoskopische Resektion müssen wir in der Lage sein, oberflächliche gegenüber tief sm-invasiven frühen CRC anhand der Makroskopie und magnifizierend-endoskopischen Zeichen der Oberflächen- und Kapillarstrukturen zu unterscheiden.

11.2 Prävalenz und Karzinomrisiko der makroskopischen Typen von kolorektalen Neoplasien

Die Prävalenz der Läsionen und das *Krebsrisiko* sind für die makroskopischen Typen in Tab. 11.1a und für LSTs in Tab. 11.1b dargestellt. Die Gesamtprävalenz dieser Läsionen vergleicht sich gut mit der Adenom-Detektionsrate zwischen 15 % (Frauen) und 25 % (Männern), einem *Benchmark* für die Screening-Koloskopie [8]. Die Prävalenz von nicht-polypoiden Neoplasien entspricht ihrer vorhergesagten geringen Detektionsrate – es ist jedoch wichtig, sie nicht zu verpassen, da sie ein erhebliches Krebsrisiko darstellen.

11.3 Grundstruktur der kolorektalen Mukosa und Neoplasien

Kolorektale Mukosa zeigt (in Standard-WLI) glatten Oberflächenreflex (der Muzin-Schicht) und mild rötliche Farbe mit einem verzweigten (dendritischen) submukosalen Gefäßmuster von Sammelvenolen (Abb. 11.1). Die Drüsen der

Tab. 11.1 (**a**) Prävalenz und Krebsrisiko von kolorektalen Mukosaneoplasien [2, 5, 6, 9, 10]

Oberflächliche neoplastische Läsion		Prävalenz (%)	Krebsrisiko (%)	Empfohlene Resektion
Polypoid 0-Ip/Isp/Is	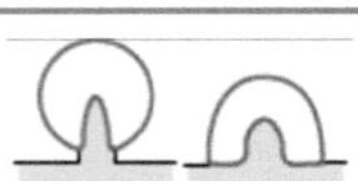	~15–20	1–15	hs-Polypektomie (Snaring)
Erhaben/flach (elevated/flat) 0-IIa/b	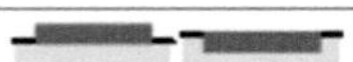	~5	4–6	EMR
Eingesenkt 0-IIc		~0,5	30–75	→ En bloc

Tab. 11.1 (**b**) Prävalenz und Krebsrisiko Lateral spreitender Typen (LST) kolorektaler Neoplasien [5, 9–13]

Oberflächliche neoplastische Läsion	% LST[c]		Prävalenz[a] (%)	Krebsrisiko[b] (%)	SMI-Risiko[c] 95 % CI	Empfohlene Resektion[d]
LST-GH	35		~1,9	0,9	0,1–1,0	→ EMR
LST-GM	26	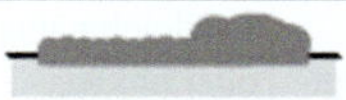	~1,4	40–45[b]	6–15	IEE → En bloc[d]
LST-NG	33	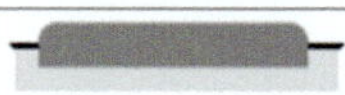	~1,8	20–29[b]	2–8	IEE → En bloc?
LST-NG-PD	5.5	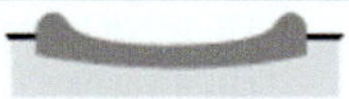	~0.3	70–75[b]	20–43	→ En bloc[d]
Alle LST			5,4 %[a]	37 %[c]	8,5 %[c]	

GH granulär homogen, *GM* granulär, mixed-nodulär, *HGD* hochgradige Dysplasie, *IEE* Bildgebungsverstärkte Endoskopie, LST Lateral spreitender Typ, *NG* nicht-granulär, flach-erhöht, *NG-PD* nicht-granulär, pseudo-depressed, *SMI* sm Invasion
[a]Prävalenz 5 % und 5,84 % in zwei CRC-Screenings [9, 10]; Subtyp-Prävalenz = 0,054 × %LST
[b]Krebsrisiko gemäß Refs. [9, 12, 13]
[c]Daten aus jüngster Metaanalyse (mit unüberzeugender Analyse für LST Prävalenz von 0,83 %) [11]
[d]ESD für große Größe (>40 mm) LST-GM, für LST-NG, und LST-NG-PD gemäß [12]

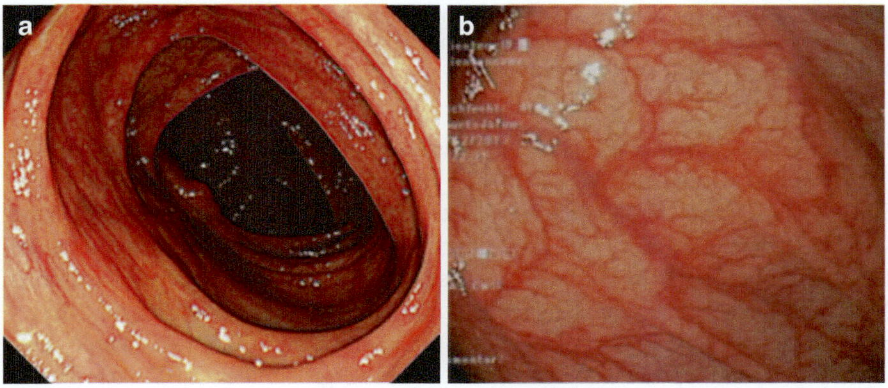

Abb. 11.1 (**a**) Normaler aufsteigender Dickdarm, WLI. (**b**) Normale Schleimhaut im aufsteigende Kolon, WLI

Dickdarmmucosa sind tubuläre Strukturen, und die loch(*pit*)artigen Drüsenöffnungen bilden einen regelmäßigen Teppich kleiner runder Pits – normaler *PP-Typ I* [14] (Tab. 11.2b und Abb. 11.2). Entzündung verursacht Ödem und vaskuläres Erythem der Mukosa und SM-Schicht, verringerten Oberflächenreflex (durch inhomogene Muzinschicht), und epitheliale Erosionen oder submuköse Ulzerationen. Die Permeation des dendritischen sm-vaskulären Musters ist wegen Ödem verringert oder fehlend, aber die Oberfläche zeigt normale runde Pits Typ I oder, wenn chronisch, regenerative Hyperplasie mit sternförmigen Pits Typ II (Abb. 11.2a, b).

Tab. 11.2 (a) Magnifying NBI Klassifizierung von kolorektalen Neoplasien durch Japan NBI Expert Team (JNET)

JNET	Typ 1	Typ 2A	Typ 2B	Typ 3
Gefäßtyp	Unsichtbar*1	Reguläres Kaliber Reguläre Verteilung (netzartig/spiralförmig)*2	Variable Kaliber Ungleichmäßige Verteilung	Lockere Gefäßareale Unterbrechung von dicken Gefäßen
Oberflächentyp	Regelmäßige dunkle oder helle Flecken ähnlich wie bei normaler Mukosa	Regelmäßig (tubulär/verzweigt/papillär)	Ungleichmäßig oder unklar	Amorphe Areale
Wahrscheinliche Histologie	Hyperplastischer Polyp/SSA/P	LGIEN	HGIEN/Gering sm-invasives Karzinom*3	Tief sm-invasives Karzinom
NBI	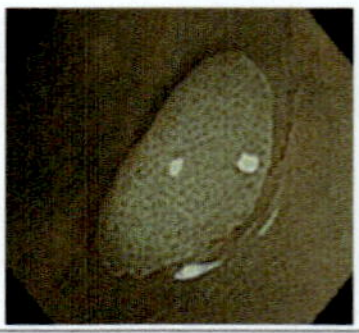	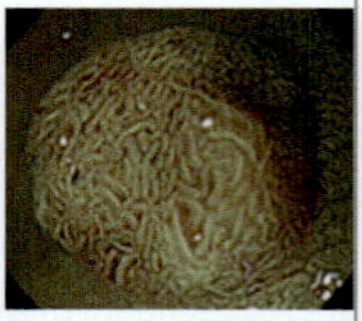	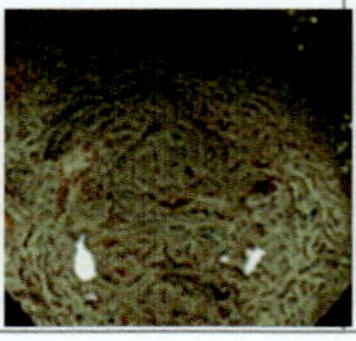	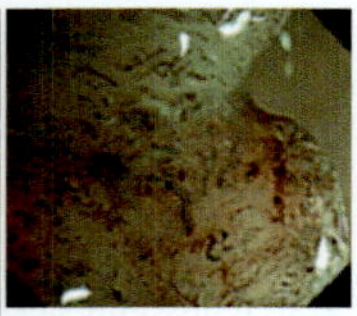

Adaptiert von Sano [17], mit Genehmigung von John Wiley and Sons
*1. Wenn sichtbar, ist das Kaliber in der Läsion ähnlich wie die umgebenden normalen Mukosa
*2. Mikrogefäße sind oft in einem Punktmuster verteilt und gut geordnete retikuläre oder spiralige Gefäße können in eingesenkten Läsionen nicht beobachtet werden
*3. Tief submukös invasiver Krebs kann enthalten sein
SSA/P sessiles serriertes Adenom/Polyp

Die Analyse von mukosalen Neoplasien verwendet die vergrößernde NBI (M-NBI) und Chromendoskopie (M-CE) mit Indigo-Karmin oder Kristallviolett. S. Kudo [14] hatte die Oberflächenstruktur der Drüsen *(Pit-Muster, PP)* anhand von M-CE charakterisiert (Abb. 11.2), und Y. Sano [15] hat die Veränderungen des Kapillarmusters (CP) in normaler Mukosa, hyperplastischen und neoplastischen Mukosaläsionen veranschaulicht (Tab. 1.3). Die Narrow-Band Imaging International Colorectal Endoscopic (NICE) Classification (Tab. 1.4) wurde entwickelt, um die optische Diagnose mit nicht-vergrößernder NBI nach Farbe, Gefäßen und Oberflächenmuster zu standardisieren [16]. Die NICE-Klassifikation ist ein einfaches und genaues Hilfsmittel, um hyperplastische und adenomatöse Polypen voneinander zu unterscheiden. Es ist jedoch damit schwierig, HGIEN von submukosal invasivem Krebs abzugrenzen. Daher wurde die Japanese NBI Expert Team Classification (JNET) für die M-NBI-Analyse entwickelt, um die T-Kategorie früher Neoplasien vorherzusagen [17, 18] (Tab. 11.2a). JNET hat das Kapillarmuster (CP I/II/IIIA/IIIB) in das Gefäßmuster (V1/2A/2B/3) umbenannt. Die JNET-Klassifikation umfasst das Gefäß- und Oberflächenmuster und besteht aus drei Typen: Bei Typ-1-Läsionen (hyperplastischer Polyp/SSA/P) ist das Gefäßmuster kaum sichtbar (reguläres Netzwerk) oder unsichtbar und das Oberflächenmuster besteht aus dunklen Flecken oder weißen Flecken. Typ 2 wird in zwei Untertypen unterteilt: Typ-2A-Läsionen, die auf eine niedriggradige intra-

Tab. 11.2 (b) Pit Muster (pit pattern, PP) der Dickdarmschleimhaut [14, 19]

	Typ[a]	Beschreibung der Pits	Histopathologische Korrelate
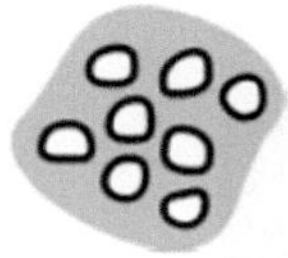	I	Rund (uniforme Grübchen)	Normale oder entzündliche Mukosa
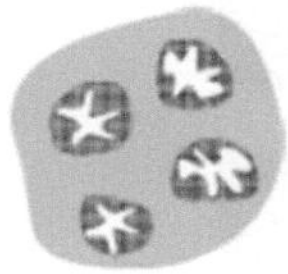	II	Sternförmig oder papillär	Hyperplastische Mukosa (Hyperplastischer Polyp oder serratiertes Adenom)
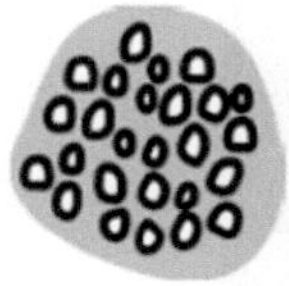	IIIs[b]	Klein tubulär, rund	Adenom oder Karzinom (oft in eingesenktem Typ)
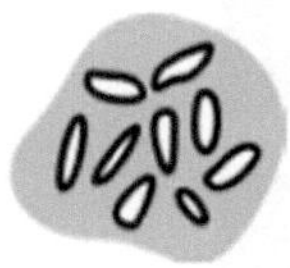	III_L	Groß tubulär oder rund	Adenom (oft klassisches polypoides Adenom)
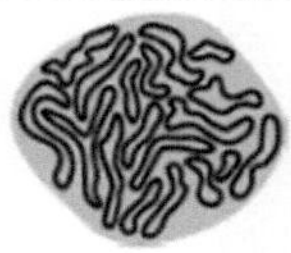	IV[a]	Verzweigt oder gyrusartig	Adenom (oft villös)
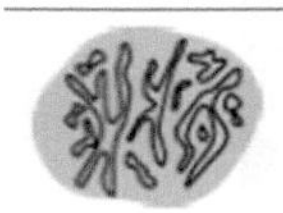	V_I niedriggradig	Unregelmäßige Pits mit glatten Rändern	Adenom (LGIN), Frühkarzinom (HGIN, T1 m, oder T1 sm1)
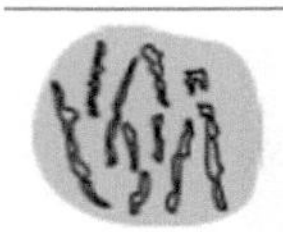	[c]V_I hochgradig	Unregelmäßig, enge Pits mit rauhen Rändern	sm-invasives Karzinom (80 % $\geq$ sm2)
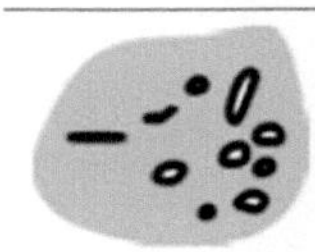	[c]V_N	Nichtstrukturiert	sm-invasives Karzinom ($\geq$sm2)

[a]Muster: Normal (Typ I), hyperplastisch oder serratiert (Typ II), neoplastisch (Typen III–V)
[b]IIIs und V zeigen Amorphismus (d. h. asymmetrische Poren unregelmäßig in der Anordnung und in der Größe, teilweise zerstört) und sind hochgradig prädiktiv für Malignität. Typ IIIs-Adenom ist wahrscheinlich die Vorläuferläsion für flache (IIb) und eingesenkte (IIc) oberflächliche Krebserkrankungen und trägt ein hohes Risiko für minimale Mukosakarzinomnester; [c]Typ V-Bereiche (Vi hochgradig, V_N) weisen auf ein hohes Risiko für eine submuköse Invasion hin [5, 14, 19, 20]

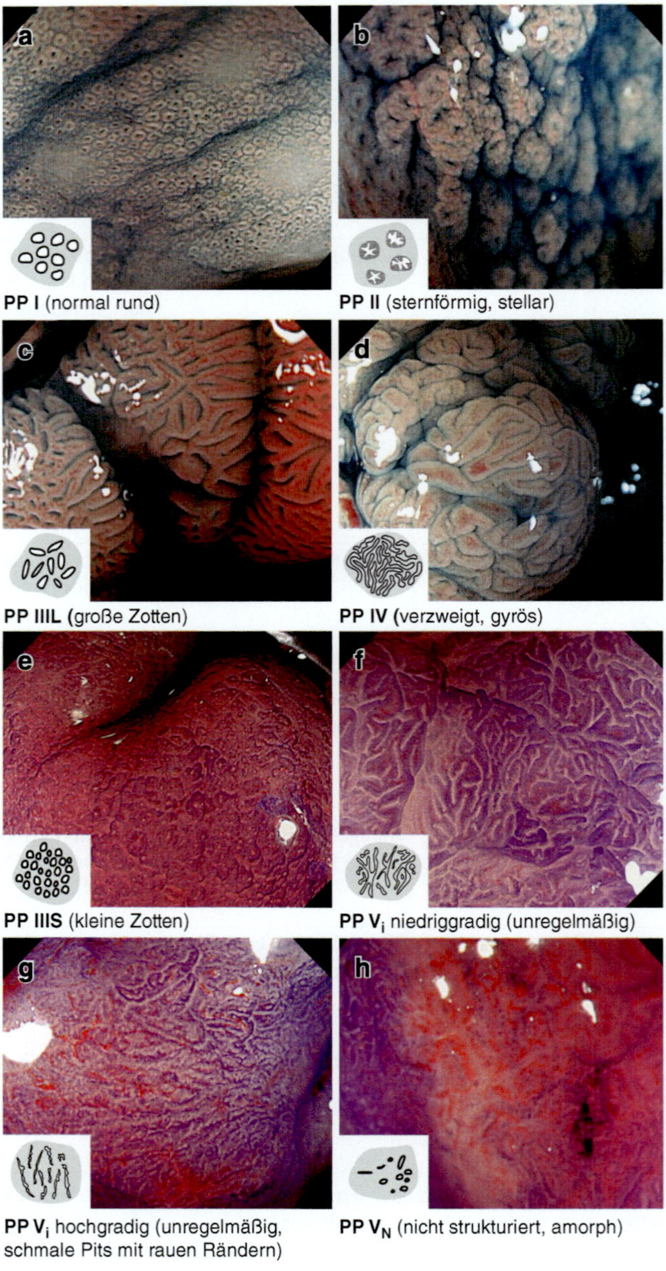

Abb. 11.2 Kolongrübchen Muster (*pit pattern*) Typen I–V_N in vergrößerter (~40–80-fach) Chromoendoskopie ((**a–e**) Indigo-Karmin; (**f–g**) Kristallviolett). (**a**) PP I (normal rund). (**b**) PP II (sternförmig, stellar). (**c**) PP IIIL (großzottig). (**d**) PP IV (verzweigt, gyrusartig). (**e**) PP IIIs (kleinzottig). (**f**) PP V_I geringgradig unregelmäßig. (**g**) PP V_I hochgradig unregelmäßig (schmale Pits mit rauen Rändern). (**h**) PP V_N (unstrukturiert, amorph). (Nach Kudo [14, 19]). (panels a-h mit freundlicher Genehmigung von Dr Toshio Uraoka). Vergleiche Tab. 11.2a zur Erläuterung

epitheliale Neoplasie (LGIEN) hindeuten, zeigen ein reguläres Gefäßmuster (Kaliber, Verteilung) und Oberflächenmuster. Typ-2B-Läsionen, die auf eine HGIEN oder ein oberflächlich submukosales (sm)-invasives Karzinom hindeuten, zeigen ein unregelmäßiges Gefäßmuster, wie z. B. variable Kaliber und unregelmäßige Verteilung, und unregelmäßige oder unklare Oberflächenmuster. Typ 3 zeigt lockere Gefäßbereiche, dicke Gefäße und amorphe Oberflächen und deutet auf ein sm2–3 invasives Karzinom (Spezifität 85 %) [17, 18].

NICE und *JNET* Klassifikationen gehören zur *minimalen Standardterminologie (MST)* der World Endoscopy Organization (WEO). Die NICE-Klassifikation ohne jegliche Vergrößerungs-Endoskopie ergab jedoch eine unzureichende Genauigkeit, während die JNET-Klassifikation mit M-NBI ohne genaue Oberflächenmuster (SP) basierend auf Kristallviolett M-CE nur eine moderate Genauigkeit aufwies [16, 18]. Im Gegensatz dazu konnten die Gefäßmuster (VP-) und Pit Pattern (PP-) Klassifikationen in Kombination genau zwischen *mukosalen* und *sm-invasiven* Karzinomen unterscheiden, und sie leiten zur genauen Analyse des VP und SP an [14, 15, 19–22]. Die endoskopische Diagnose wird dann als JNET-Typ zusammengefasst. (Vergleiche Algorithmus in Abb. 11.10.)

11.4 Makroskopischer Typ und Erscheinungsbild von kolorektalen Läsionen

11.4.1 Unterscheidung der NICE-Typen anhand von Standard-WLI und CE

Mukosale Neoplasien (Adenom, HGIN, Adenokarzinom) sind Läsionen mit klaren *Rändern, Verschwinden* des *dendritischen submukosalen Gefäßmusters* und dem Vorhandensein neoplastischer Pit Muster (PP III–V) mit Indigo-Karmin CE – oder (bei Fällen von serratierten Neoplasien) Varianten von hyperplastischen Pit Mustern (Abb. 11.3). Die Abgrenzung der lateralen Ränder von vorgewölbten oder flachen Neoplasien ist in normaler kolorektaler Mukosa einfach. Das Fehlen einer klaren Grenze in Anwesenheit von hyperplastischem PP favorisiert *hyperplastische* (nicht neoplastische) *Polypen (HP),* die meisten davon im Rektosigmoid-Kolon als Läsionen 0-Is/Isp oder 0-IIa (Abb. 11.4a, b). Sie dürfen nicht mit serratierten Adenomen verwechselt werden, die ebenfalls hyperplastische PP aufweisen, oft im rechten Kolon als Läsionen 0-Is oder 0-IIa. (Vergleiche Abschn. 11.4.2, unten). Zusätzlich gibt es mehrere ähnliche polypoid-erhabene Läsionen (0-Isp, 0-Is, 0-IIa), die normale Mukosaoberfläche und submukosales Gefäßmuster aufweisen, wie z. B. submukosaler Tumor *(SMT),* seltenes *Hamartom* (Peutz-Jeghers-Polyp, juveniler Polyp) oder ein invertiertes Divertikel, das weich und verformbar ist. Rötliche oder isochrome, polypoide oder sessile Läsionen mit normalem oder hyperplastischem Oberflächenmuster

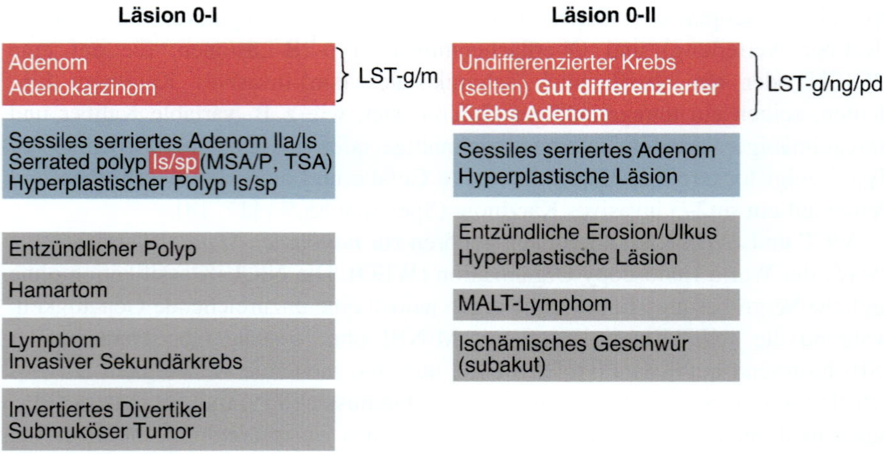

Abb. 11.3 Differentialdiagnose von kolorektalen Läsionen mittels Pit Pattern bei *Indigokarmin CE:* neoplastisches *(rot),* hyperplastisch/serratiertes *(blau),* und normales Pit Muster *(grau).* Mukosale Neoplasien (adenomatös, serratiert und karzinomatös) weisen bei Indigokarmin CE oder M-NBI deutlich *scharfe Ränder* auf, im Gegensatz zu hyperplastischen oder entzündlichen Läsionen oder diffus submukosainfiltrativen Neoplasien. MSA/P—gemischtes serratiertes Adenom/Polyp; TSA—traditionelles serratiertes Adenom

sind typisch für *entzündliche Pseudopolypen* bei Colitis Ulcerosa oder bei Morbus Crohn (Abb. 11.4c, d), und selten typisch für Infiltrative Läsionen eines sm-infiltrierenden Lymphoms oder ein sekundären Karzinoms aus anderen Strukturen oder Organen (Peritoneum, Ovar, metastatischer Krebs).

Flache oder flach-eingesenkte Läsionen (*0-IIa–c,* oft rötlich) mit wichtigen Neoplasie-Zeichen (klare Ränder, neoplastische PP und Verschwinden des dendritischen sm-vaskulären Musters) sind *mukosale Neoplasien.* Rötliche hyperaemische Läsionen mit unsicheren Rändern umfassen entzündliche mukosale Läsionen, wie Erosionen und entzündliche Ulzera (Abb. 11.5), ischämische Ulzera oder Angiodysplasien. Blasse, flache Läsionen mit nahezu *normalem PP* sind typisch für mukosale *MALT-Lymphome* oder subakute *ischämische Ulzerationen,* die blasse oder leicht rote Läsionen aufweisen, sich aber durch eine bloße Muskelschicht im Zentrum auszeichnen, die von einem Rand regulärer Mukosa umgeben ist (Fehlen neoplastischer PP) (Abb. 11.6). Blasse, flache Läsionen mit dem Verschwinden des dendritischen sm-vaskulären Musters und etwas unsicheren Rändern sind auch kompatibel mit *LST-NG,* der zeigt in M-NBI aber *klare Ränder.*

Flache und flach-eingesenkte *Neoplasien* 0-II einschließlich *LST-NG* und den meisten *LST-granulären* Typen, z. B. *LST-GH, LST-GM* und *LST-GN-whole nodular,* zeigen verfärbte, oft blasse, Bereiche mit klaren Rändern und Verschwinden des normalen sm-vaskulären Musters (Abb. 11.7a–j). Sie werden weiter unterschieden in *klassische Adenome, serratierte Adenome, HNPCC-assoziiertes Adenom* und *HGIN/intramukosale Karzinome* (*siehe* Abschn. 11.5). Frühkarzinome mit Invasion in sml präsentieren sich oft mit milder (0-IIc) oder

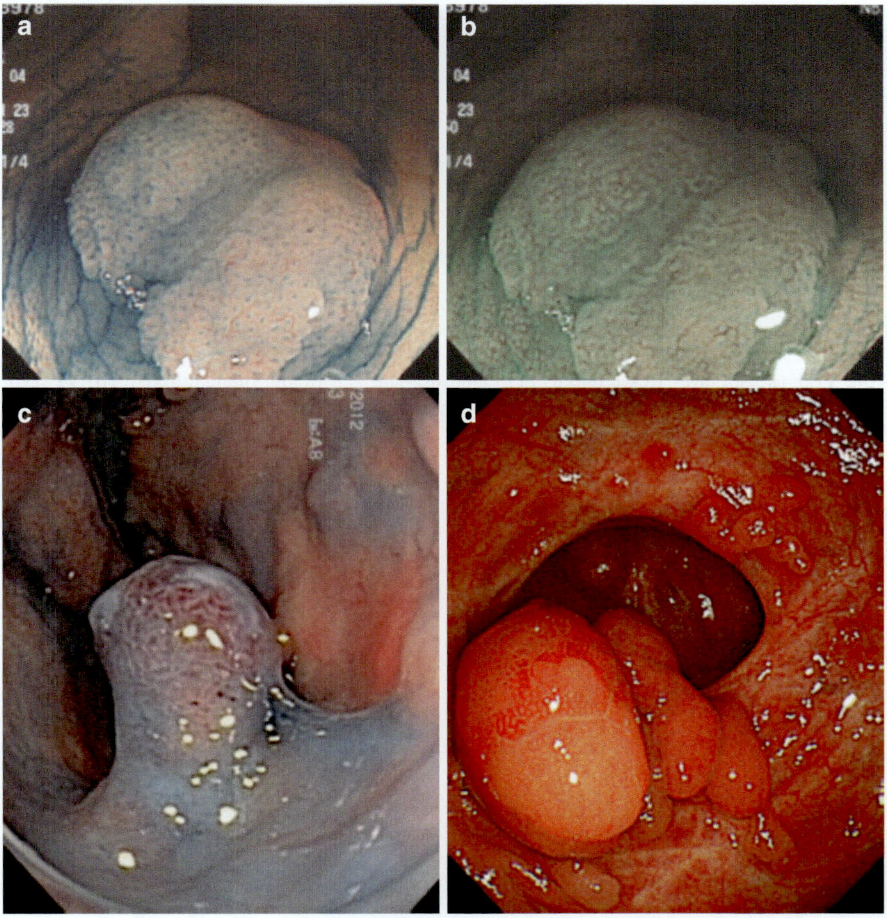

Abb. 11.4 (**a**, **b**), *Sessiler hyperplastischer Polyp*. (**a**) HP mit PP II (sternförmig), im Zäkum (PP I), Indigo-Karmin CE. (**b**) VP 1 (Maschenmuster, schwach sichtbar) im HP und im Zäkum, JNET Typ 1, M-NBI (40×). (**c**) *Nicht-neoplastischer Pseudopolyp 0-Ip, PP II* (chronisch entzündlich-regenerative Läsion in moderat aktiver Colitis Ulcerosa) Sigma-Kolon in Indigo CE. (**d**) *Nicht-neoplastische 0-Isp- und 0-Is-Läsion* mit unklarem Rand, teilweise sichtbar VP 1, PP II, JNET Typ 1; entzündlich-regenerative Polypen, moderat aktiver Morbus Crohn, Sigma-Kolon, WLI

ausgeprägter (IIc + IIa) Einsenkung der Oberfläche (Abb. 1.2). Eingesenkte Neoplasien Typ 0-IIc zeigen eine *durch Insufflation verursachte Deformation (AID), wenn* nur die Muskularis mucosae (MM) oder die oberflächliche sml-Submukosaschicht infiltriert ist. (*Vergleichen* Sie Abb. 11.14.)

Die meisten *LST-NG* zeigen normale Farbe und *relativ schlecht erkenntliche Ränder;* daher sind nur größere LST-NG-Läsionen leicht in WLI-Endoskopie sichtbar. LST-NG kann übersehen werden, es sei denn, Sie achten auf konvergente

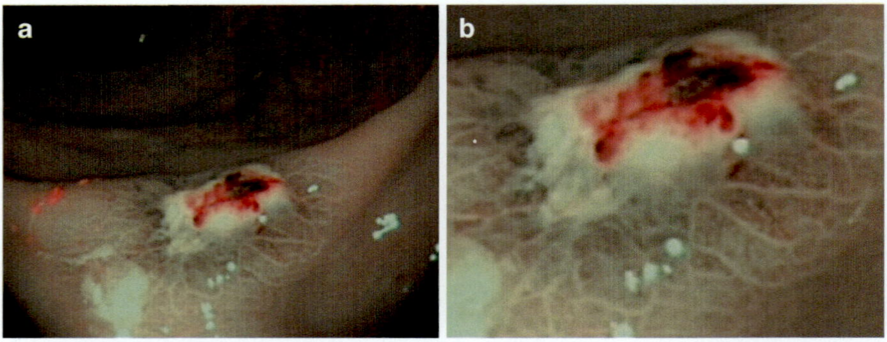

Abb. 11.5 (**a**) Solitäres Rektumulkus bei einem 82-jährigen Mann, Standard-NBI. (**b**) VP Typ 1 (vernetzt), PP Typ I, und unbestimmt unscharfer Rand eines fibrinbedeckten Geschwürs, Standard NBI

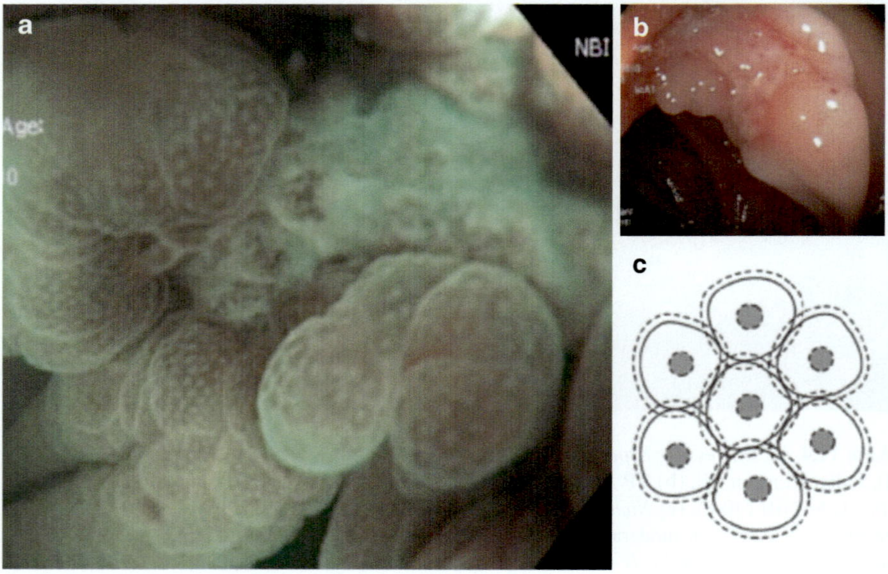

Abb. 11.6 Läsion Typ 0-III. Eines der beiden Ulzera auf benachbarten Haustralfalten im linken Kolon Transversum bei einer 80-jährigen Frau. (**a**) Typisches *subakutes ischämisches Ulkus* mit blankem Boden (Muskularis Propria) und normalen Mukosarändern mit normalem VP 1 (maschenartig) und PP I, M-NBI. (**b**) Standard-WLI-Aspekt. (**c**) Schema von PP I und VP 1

Falten, Verlust des glänzenden Oberflächenreflexes und insbesondere das Verschwinden des dendritischen sm-Gefäßmusters. Indigo-Karmin CE demonstriert die deutlichen Ränder der Läsion (Abb.11.7h, j). Die Prävalenz von LST ist im rechten Kolon und Rektum am höchsten. Das Risiko für Karzinomherde in verschiedenen LST-Typen [13] ist in Tab. 11.3 detailliert. Die Wahrscheinlichkeit

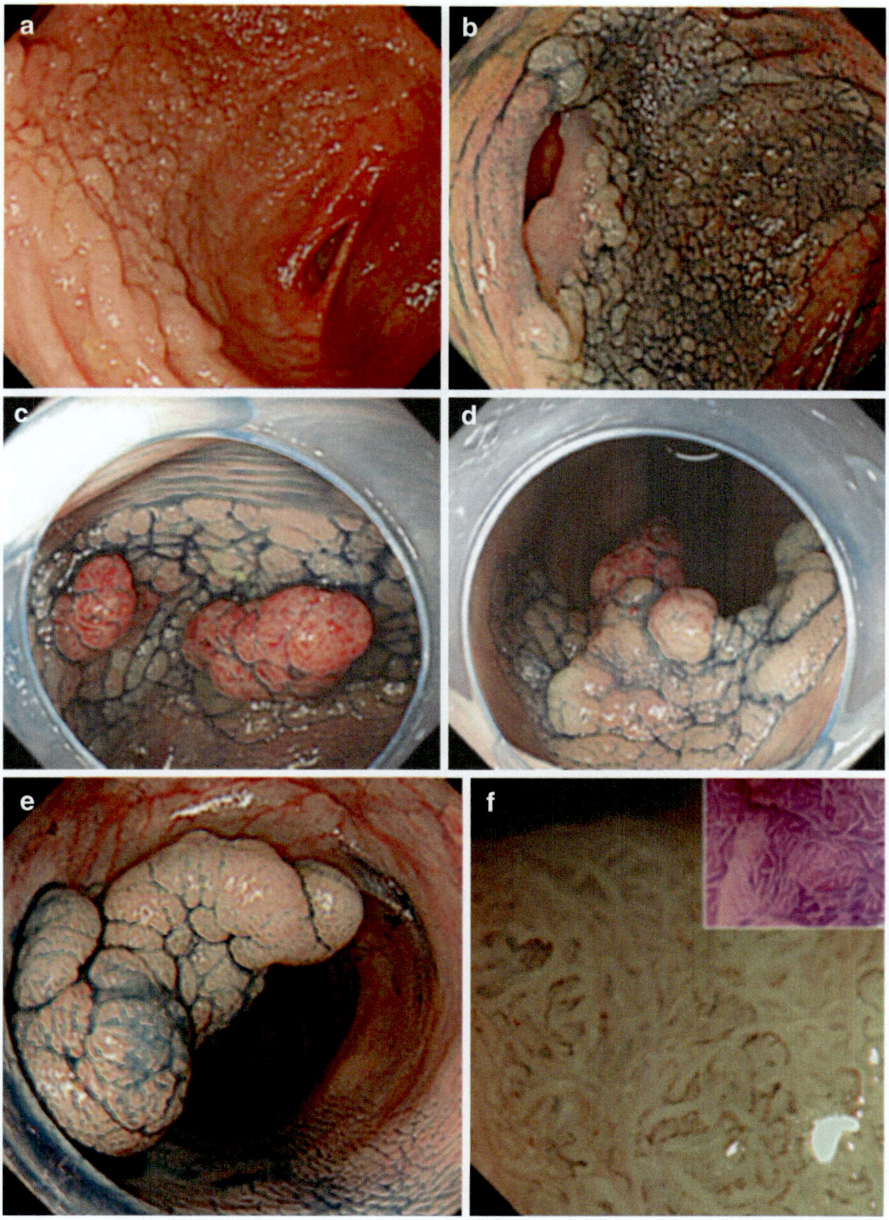

Abb. 11.7 *LST-G*. (**a**, **b**) LST-G granulär homogener Typ, Zäkum. (**a**) WLI; (**b**) Indigo-Karmin CE. (**c**, **d**) Rectal LST-GM, gemischter nodulärer Typ, Indigo-Karmin CE, (**c**) prograde Ansicht; (**d**) retroflektierte Ansicht. (**e**) LST-G ganz nodulär. 0-Is + IIa, 30 mm im Durchmesser, Kolon Transversum, Indigo-Karmin CE. (**f**) Derselbe LST-GM wie in (**e**) in M-NBI (80×): VP 2B (Insert mit Kristallviolett CE: PP Typ $V_{I\ \text{niedriggradig}}$), *JNET Typ 2B*. Histopathologie nach ESD: tubuläres AdenokarzinomT1a (LPM)).

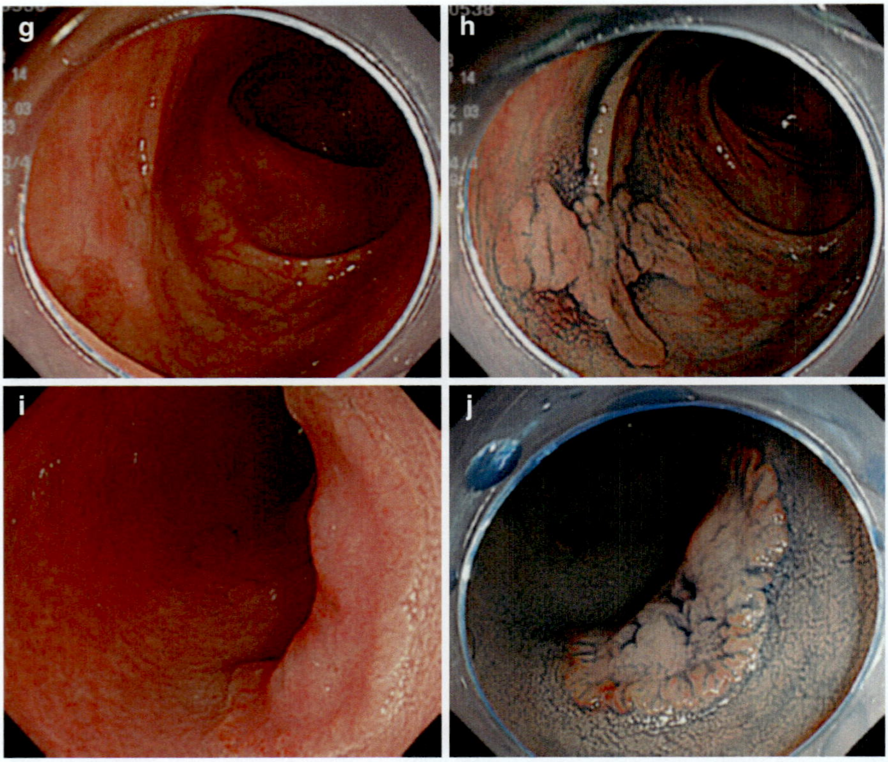

Abb. 11.7 (**g**, **h**) LST-NG homogen, flach (0-IIa); WLI und Indigo-karmin; (**i**, **j**) LST-NGPD (0-IIa + IIc, zentrale Protrusion), WLI und Indigo-Karmin CE

Tab. 11.3 Eigenschaften von LST und Läsion 0-IIc (und IIa + c), die mit ESD behandelt wurden [13]

		Durchschnitt		Prozentsatz pro Läsionstyp			
	Läsion	*n*	Größe (mm)	Adenom (%)	T1a[b] (%)	Ca sml (%)	Ca ≥sm2[a] (%)
	LST-G(H)	57	32	58	42	0	0
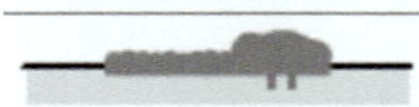	LST-G(M)	86	39	40	42	14	5
	LST-NG(F)	77	22	60	30	7	3
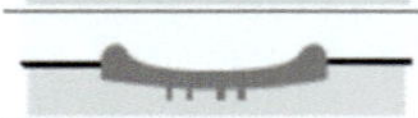	LST-NG(PD)	25	20	28	24	44	4
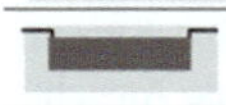	IIc und IIa + IIc	6	17	0	33	0	67[c]

[a]Es wurden alle Läsionen ausgewählt, die für die ESD geeignet waren (was zu Selection bias führte, da LST mit endoskopischen Kriterien für massiv sm-invasives Karzinom von vornherein ausgeschlossen worden waren). Man beachte den hohen Prozentsatz von HGIN/intramukosalem Karzinom in größeren LST

[b]Nur intramukosale HGIN/Karzinome, kein sm-invasives Karzinom

[c]4 von 6 Fällen

einer *bösartigen Transformation von LST* nimmt mit der *Größe*, insbesondere wenn >30 mm groß, und *Typ zu,* sie ist hoch in *LST-GM* und *LST-NG,* und am höchsten in pseudo-eingesenkten *LST-NGPD* (Abb. 11.7i, j). Eine retrospektive Analyse (Zeitraum 1998–2006) von LSTs ≥20 mm, die am National Cancer Center, Tokio, reseziert wurden, bestätigte sm-invasiven Krebs in 0,9 % der LST-GH, 16 % der LST-GM, 23 % der LST-NG und 58 % der LST-NGPD, aber nur in 5 % der LST-GM oder LST-NG kleiner Größe (d < 20 mm)[12]. Daher empfehlen die NCC- und JGES-Richtlinien eine Resektion en bloc für LST-NG der Größe ≥20 mm, LST-GM ≥40 mm und LST-NGPD [12, 23].

11.4.2 Unterscheidung von NICE Typ 2 (Adenomatösen) versus Typ 1 (Serratierten) Läsionen

Serratierte Läsionen (SL) sollen vermutlich 15 % aller kolorektalen Karzinome (CRC) und 25–30 % der proximalen CRC auslösen; sie haben in letzter Zeit endoskopische und histologische Aufmerksamkeit erregt [24]. Die vier Untertypen der SL weisen ein weites Spektrum an CRC-Potential auf (siehe Tab. 2.6):

- Hyperplastische Polypen (HP), nahezu keines (als nicht neoplastisch betrachtet)
- Serratierte sessile Adenome/Polypen ohne Dysplasie (SSA/P), mittleres CRC-Potential (13 % in 7 Jahren)
- SSA/P mit Dysplasie (das ist mixed serrated Adenom, MSA) und traditionelles serratiertes Adenom (TSA), hohes CRC-Potential (ca. 50 % in 5 Jahren) [24].

Serratierte Adenome befinden sich vorwiegend im Rektosigmoid (insbesondere die Typen Ip und Isp, TSA) und im rechten Kolon (insbesondere die Typen 0-II, SSA/P und MSA). In *nicht-vergrößerndem* NBI unterschied die WASP-Klassifikation (Workgroup serrAted polypS and Polyposis) treffsicher (87 %) adenomatöse *Typ-2-Läsionen* (braune Farbe, braune Gefäße und verzweigte oder tubuläre SP) von serratierten *Typ-1-Läsionen* (SSA/P, MSA) mittels zweier positiver von vier Diskriminatoren (getrübte Oberfläche [=Schleim], unklare Grenze, unregelmäßige Form, dunkle Flecken in den Krypten) (Abb. 11.8) [25, 26]. Die beiden Diskriminatoren, unklare Ränder und unregelmäßige Form, gelten jedoch nicht mehr, wenn M-NBI oder Indigo-Karmin-CE verwendet werden. Basierend auf der WASP-Klassifikation ergaben große europäische Kohorten bei der Darmkrebsvorsorge eine Prävalenz von 30 % für HP, 3–8 % für SSA/P, weniger als 1 % für MSA und TSA sowie 0,5 % für das serratierte Polyposis-Syndrom (SPS) [27] (*siehe* Tab. 2.6). Akkurate Unterscheidung zwischen hyperplastischen und serratierten NICE-Typ-1-Läsionen würde Richtlinien zur Kosteneinsparung bei HP („entfernen und entsorgen" und „entfernen oder drin lassen") erlauben und serrtaierte Neoplasien für endoskopische Resektion detektieren. (*Siehe* Abschn. 11.5.3.)

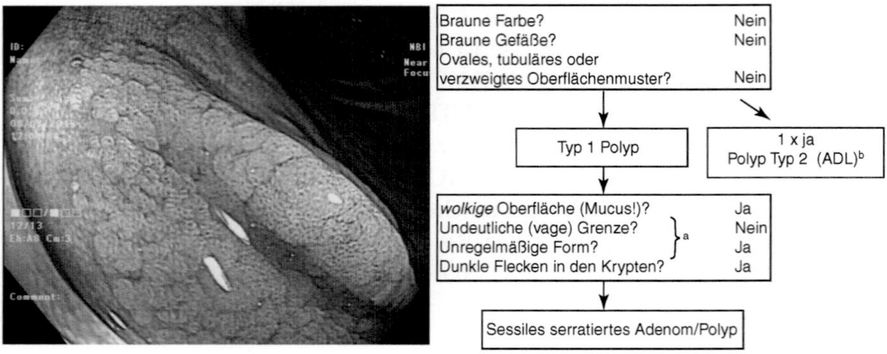

Abb. 11.8 Representatives NBI Bild eines sessilen serrierten Adenoms/Polyps (SSA/P) mit Entscheidungspfad für die WASP-Klassifikation. [a]Undeutlicher Rand, unregelmäßige Form: Dieses Kriterium wurde von Standard WLI/NBI Standbildern (nicht vergrößert, nicht CE) abgeleitet und wird bei Verwendung von vergrößerter Indigokarmin M-CE oder vergrößertem M-NBI nicht bestätigt. [b]ADL-adenomatöse/karzinomartige Läsion. (modifiziert nach Ijspeert et al. [26])

11.5 Differentialdiagnose von Läsionen in magnifying Endoskopie

Die grundlegende Strategie, VP mit M-NBI und dann PP mit M-CE zu klassifizieren, ermöglicht eine genaue endoskopische Differentialdiagnose, um den histologischen Typ und die Tumorkategorie von Frühneoplasien vorherzusagen [19].

Hinweis *Magnified NBI (≥60×)* und oft *crystal violet M-CE* sind erforderlich, um VP (CP) und SP (PP) genau (>90 %) zu klassifizieren [5, 16, 19–22]:

- Adenom *versus* Carcinom
- Intramukosales *versus* submukosal tief invasives Karzinom
- Hyperplastische Läsion *versus* Adenom und serratierte Neoplasien (Letzteres ist weniger genau; *siehe* Abschn. 11.5.3.)

11.5.1 Differentialdiagnose der JNET-Typ-2-Läsionen (Adenom/Oberflächliches Adenokarzinom)

Klassische Adenome bestehen aus transformierten Kolonozyten mit erhöhtem Kern/Zytoplasma-Verhältnis, Verlust der polaren Orientierung der Zellkerne, erhöhter klonaler Proliferation von Kolonozyten und Bildung regelmäßiger pseudoglandulärer Strukturen *ohne* Becher-Zellen (*goblet cells*). Adenome haben per Definition kein invasives oder metastatisches Potential und der Prozess der

Zell-Zell-Adhäsion ist erhalten. Daher bildet die Läsion einschichtiges Pseudodrüsenepithel, das als *Oberflächenmuster (SP)* mit NBI und CE bei Vergrößerung sichtbar ist (Abb. 11.2). Die erhöhte Proliferation pseudoglandulärer Strukturen erzeugt Muster unterschiedlicher Oberflächenformen, die als *PP* Typ III_L oder *IV*, selten *IIIs* oder $V_{irregular}$ *sichtbar werden* (Abb. 11.2c–f), und regelmäßiges, dichtes Gefäßmuster (VP) *Typ 2A, in Läsion JNET Typ 2A* (Abb. 11.9 und 11.12b, c). Die Grenze des Adenoms ist in WLI (und M-NBI) durch Änderung des SP-Typs deutlich sichtbar, jedoch ohne Stufe (*encroachment*) im Oberflächenrelief (Abb. 11.9d, *vergleiche* Abb.1.6). Die regelmäßige epitheliale Struktur von Adenomen wird als gleichmäßiges marginales Epithelium (MCE) mit M-NBI gut visualisiert. Die grundlegende diagnostische Strategie ist sehr genau (>90 %) [14, 19, 22, 28]; siehe den Algorithmus in Abb. 11.10.

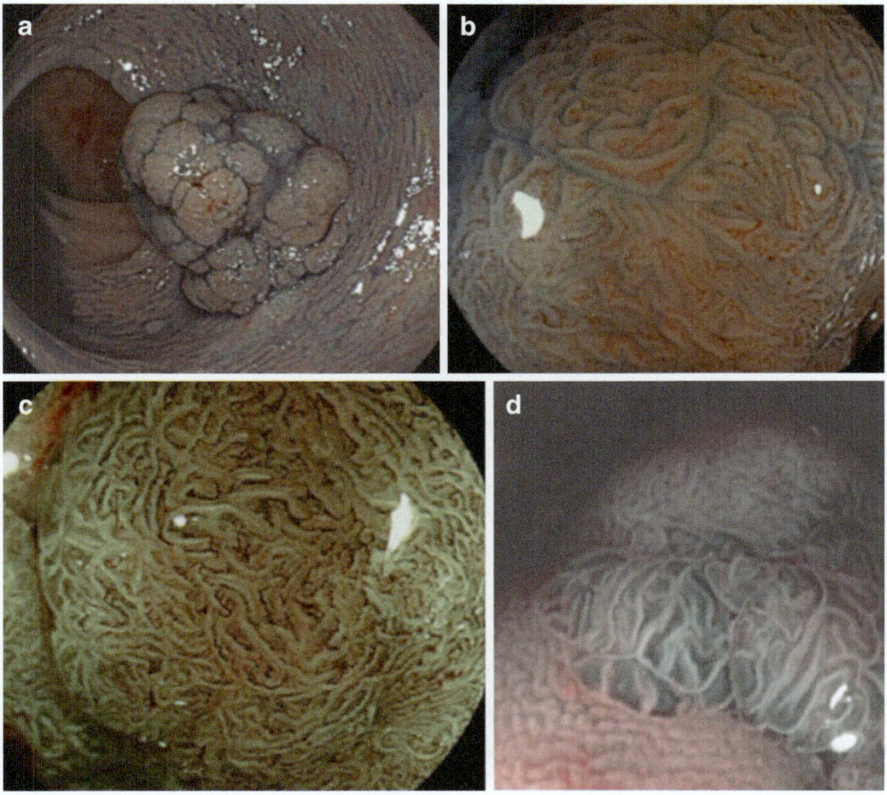

Abb. 11.9 (**a**–**d**) *Polypoide Neoplasie 0-Isp,* 25 mm im Durchmesser. (**a**) WLI indigo carmine CE. (**b**) Mit Vergrößerung M-CE. (**c**) M-NBI (80-fach): JNET Typ 2A (VP 2A, PP IV). Histologie: *tubulovillöses Adenom* mit focal HGIN. (**d**) *Protruding adenoma 0-Isp,* 15 mm im Durchmesser, klarer Rand (DL) ohne Einkerbung im Relief, JNET Typ 2A mit gleichmäßigem marginalem Krypten-Epithelium MCE (PP III_L, VP 2A); M-NBI 60-fach). EMR-Abtragung: *tubuläres Adenom* mit LGIN

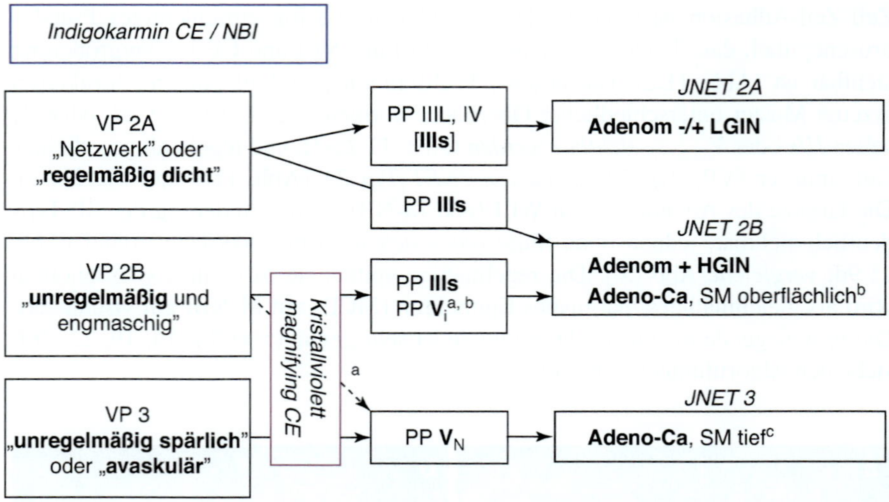

Abb. 11.10 *Analyse von kolorektalen adenomatösen/karzinomatösen Läsionen* mit M-NBI/M-CE, um Malignität und Ausbreitungsgrad durch Gefäß *VP* und Pits *PP* [19] zu unterscheiden. [a]PP Typ $V_{I\ hochgradig}$ mit Relief-Stufe der Ränder signalisiert tiefe SM-Invasion. [b]Oberflächliche SM-Invasion <1000 μm. [c]Tiefe SM-Invasion ≥1000 μm

Flache HNPCC Neoplasien in hereditary nonpolyposis colorectal cancer syndrome HNPCC (Abb. 11.11a–c) zeigen charakteristische Läsionen, vorwiegend blass mit klaren Rändern bei Indigokarmin M-CE oder M-NBI. Die Gesamtzahl der Läsionen im Kolon ist nicht signifikant erhöht bei HNPCC, aber flache Adenome mit blass dyskolorierten Komponenten (70–80 % muzinös villös) und CRC kommen in jüngerem Alter (median 35–40 Jahre) vor und vorwiegend (~70 %) im rechten Hemikolon [29]. Ein hoher Anteil(40–80 %) enthält *HGIN* oder *Karzinom,* hauptsächlich mit muzinöser Differenzierung [29–31]. M-NBI zeigt VP 2A oder 2B und PP III_L, IV, oder V_I/V_N. Indigokarmin-CE wird für die Überwachung von HNPCC Patienten empfohlen zur Steigerung der Detektionsrate (0.3 → 0.7 Läsionen pro Patient).

Kernpunkte

Adenom (JNET-Typ 2A) zeigt typische Befunde mit WLI und Indigokarmin:

- Verschwinden des submukösen Gefäßmusters
- Klare laterale Ränder der Läsion (ohne *encroachment* = ohne Relief-Stufe)
- Rötliche Farbe, mit Lobulation der Läsionsoberfläche
- Reguläres Pit Muster, tubulär (IIIL, manchmal IIIs) oder verzweigt (IV)
- Auch bei Insufflation/Desufflation gleichmäßige Dehnung (AID) von flachen Adenomen

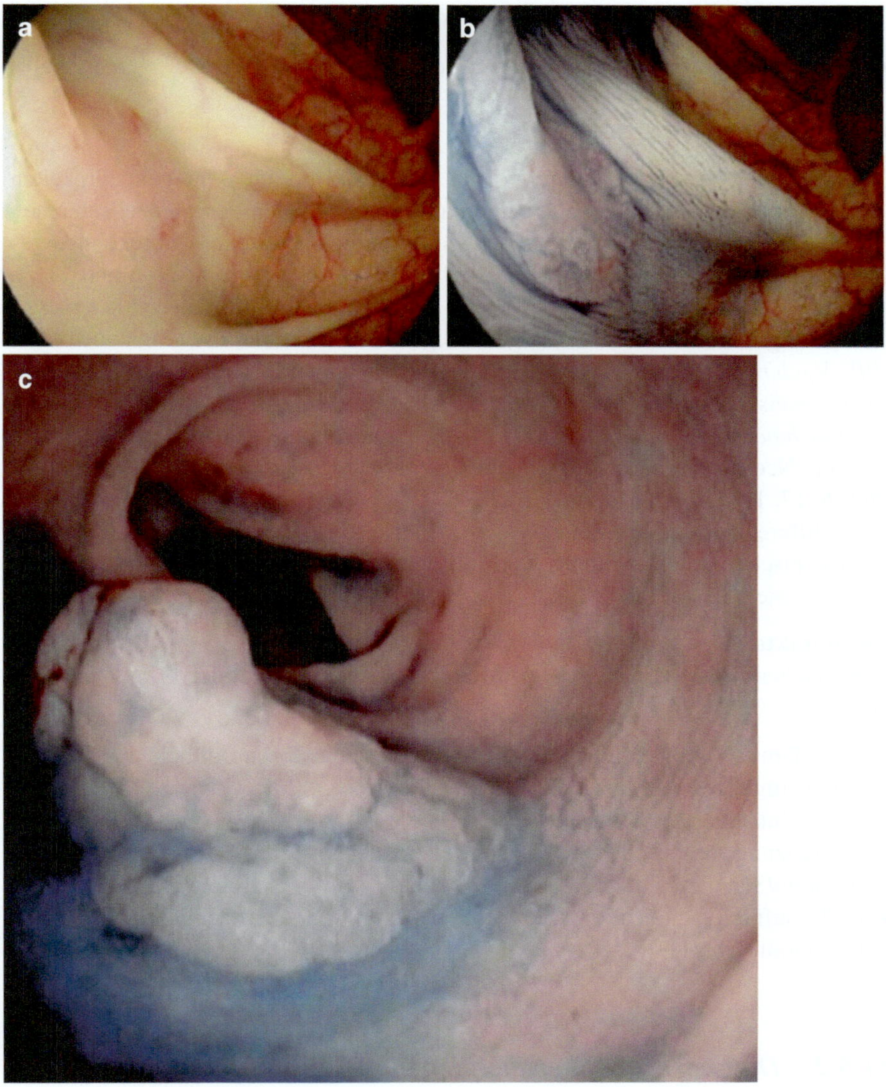

Abb. 11.11 (**a**) LST-NG (0-IIa) isochrom, im Kolon ascendens, bei einem 41-jährigen Mann mit HNPCC (*MLH-1* Mutation). (**b**) Indigokarmin-CE zeigt die Ausdehnung/Ränder der Neoplasie. (**c**) LST-GM (0-Is + IIa), isochrom, 15 mm, bei einer 32-jährigen Frau mit HNPCC (*MLH-1* negativ), entdeckt bei der Überwachung 24 Monate nach negativer Koloskopie, mit Indigokarmin. Die (Pan-)Chromoendoskopie verbessert die Erkennung von flachen Neoplasien bei HNPCC. (Aus Rondagh et al. [29], mit Genehmigung von Thieme (https://www.stm-assoc.org/permissions/guidelines-2022/))

Typische strukturelle Befunde mit M-NBI:

- Gleichmäßiges Oberflächenmuster (gleichmäßige weiße Zone = marginales Kryptenepithel)
- Reguläres Gefäßnetzmuster (VP 2A)

Differenziertes Adenokarzinom WDAC (G1, G2) zeigt Unregelmäßigkeiten in der Dicke und Form der karzinomatösen marginalen Kryptenzellschichten *(unregelmäßiges SP)* und unregelmäßige Pseudoglandstruktur (unregelmäßiges Pit Muster *PP Typ* V_I oder V_N mitKristallviolett M-CE) (Abb. 11.2f–h und 11.7f, Abschn. 11.8, Fall Nr. 1). Die absorptive Färbung der Epithelzellen mit *Kristallviolett* zeigt am besten die unregelmäßige oder zerstörte Pseudoglandstruktur *(PP* V_I*oder* V_N*)* (Abb. 11.2f–h). Zusammenhängend wachsende Krebszellcluster weisen scharfe Ränder mit einer *„Abgrenzungslinie“* und *Einkerbung (encroachment) des Oberflächenreliefs* gegen umgebendes Adenom oder normales Epithel. Neo-Angiogenese schafft ein unregelmäßiges, dichtes Gefäßmuster *VP 2B* [16, 17, 19] (Abb. 11.7f und 11.12c).

Undifferenziertes Karzinom (G3) ist selten (<5 %) im Kolorektum und seine endoskopische Unterscheidung von differenziertem Karzinom ist noch nicht evidenzbasiert.

Kernpunkte
Kennzeichen von oberflächlichem differenziertem AC (G1 oder G2), *JNET Typ 2B*:

- Irreguläres SP (ungleichmäßige Dicke der karzinomatösen Epithelien)
- Unregelmäßiges Pit Muster PP III_S oder PP V_I
- Unregelmäßiges Gefäßmuster VP 2B
- Abgrenzung des Reliefs (DL und encroachment) am seitlichen Rand zu Adenom/Schleimhaut
- In-/Desufflation induzierte Deformation (AID) von oberflächlichem Typ 0-II-Karzinom (Abb.11.14a–c).

11.5.2 Diagnose von oberflächlichem AC gegenüber tief sm-invasivem AC (JNET Typ 2B versus Typ 3)

Die geschätzte *vertikale Invasionstiefe* bestimmt die Entscheidung über die endoskopische Resektion oder Nicht-Resektion eines Frühkarzinoms. Andere Risikofaktoren für Lymphknoten-Metastasen, wie z. B. lymphovaskuläre Invasion und Tumorzell-Budding, sind nicht anhand endoskopischer Zeichen vorhersehbar; eine gezielte Biopsie ist erforderlich, um ein schlecht differenziertes CRC G3 auszuschließen (Prävalenz <5 % in CRC).

Vorgewölbtes frühes CRC ist hochverdächtig für *sm2–3 Invasion* in Anwesenheit eines kleinen, dicken Stiels *(fullness of stalk),* eines kleinen Knotens bei

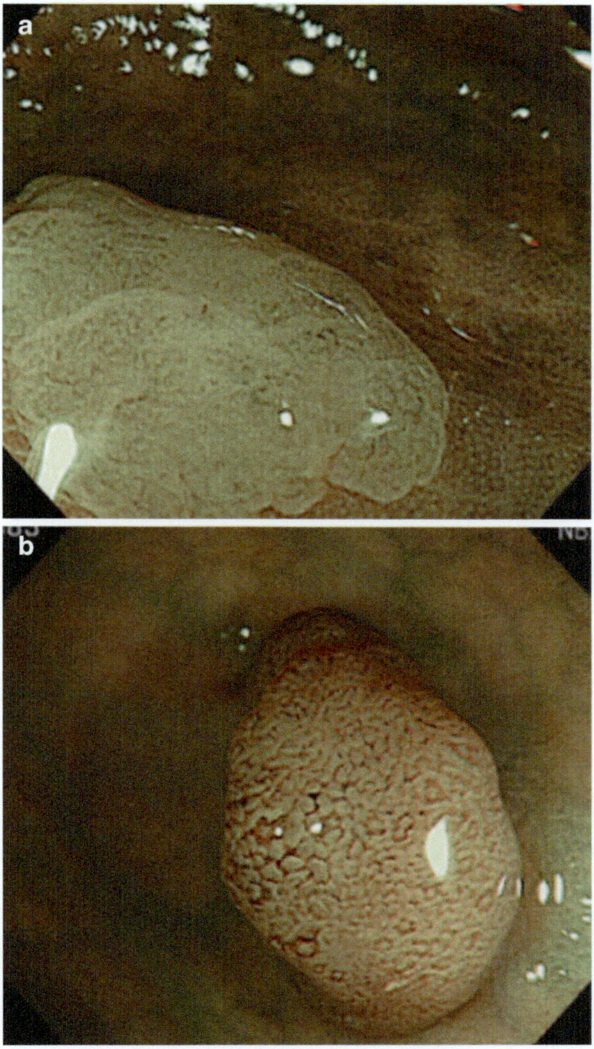

Abb. 11.12 Gefäßmuster (VP) Typen (m-NBI, 100×). (**a**) *VP 1* – netzartig – ist schwach sichtbar (−) in Hyperplasie Läsion 0-IIa *JNET*Typ 1 (mit PP Typ II), im Vergleich zu VP Typ 1 (+), sichtbar in angrenzender normaler Mukosa *(rechte Seite)*. (**b**) *VP 2A,* regelmäßig maschen-/netzartig, in Läsion 0-Is *JNET Typ 2A* ist typisch für Adenom (wahrscheinlich PP IIIL)

polypoid-sessiler Neoplasie *(Buddha sign),* oder eines expansiven Knotens mit Verlust der Mukosa-Lobulation (*loss of lobulation)* (Abb. 11.13b). Weitere Hinweise sind Bröckeligkeit (friability) mit Kontaktblutungs-Neigung, zentrale Einsenkung mit PP V_N oder Ulzeration (0-III), oder fixierte Deformation (AID negativ) der vorgewölbten Neoplasie bei Insufflation/Desufflation (Abb. 1.2b, 11.13, und 11.14d–f). Tief sm-invasives Karzinom zerstört (zumindest teilweise)

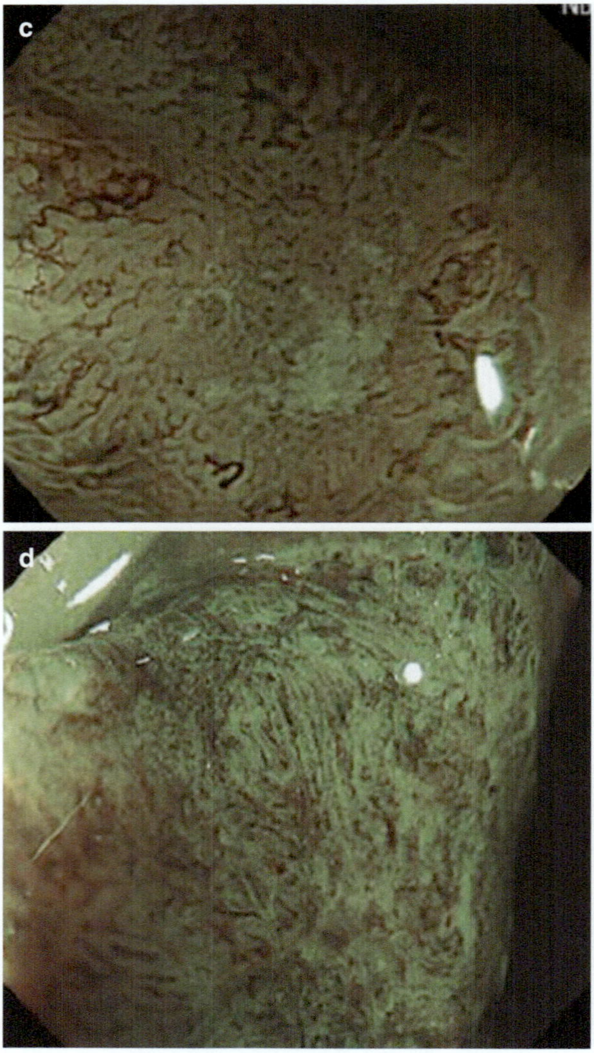

Abb. 11.12 (**c**) *VP 2B,* unregelmäßig maschenartig, *dichtes* Gefäßmuster, in flacher Läsion kompatibel mit Adenom und HGIN oder intramukosales (oder oberflächlich sm-invasives) differenziertes Karzinom (G1, G2). Kristallviolett- CE wird empfohlen für die Bewertung des Pit Musters Typ V, wahrscheinlich Läsion JNET Typ 2B. (**d**) *VP 3,* locker und unregelmäßig, und teilweise spärliche sowie dicke Gefäße, die auf sm-invasives Frühkarzinom (≥sm2) hinweisen. Kristallviolett-CE ist erforderlich, um das entsprechende Pit Pattern Typ V (z. B. hochgradig unregelmäßig oder nicht strukturiert) zu klassifizieren. Läsion JNET Typ 3

die Pseudoglandstruktur und Mikrokapillaren und verursacht ein zerstörtes, amorphes Pit-Muster *(PP* V_I*high grade,*V_N*)* und unregelmäßige, spärliche Gefäße *VP 3* mit dickem Kaliber (Abb. 11.2g–h und 11.12d). Typische Bilder sind in Abb. 11.14e, f und 11.15f dargestellt.

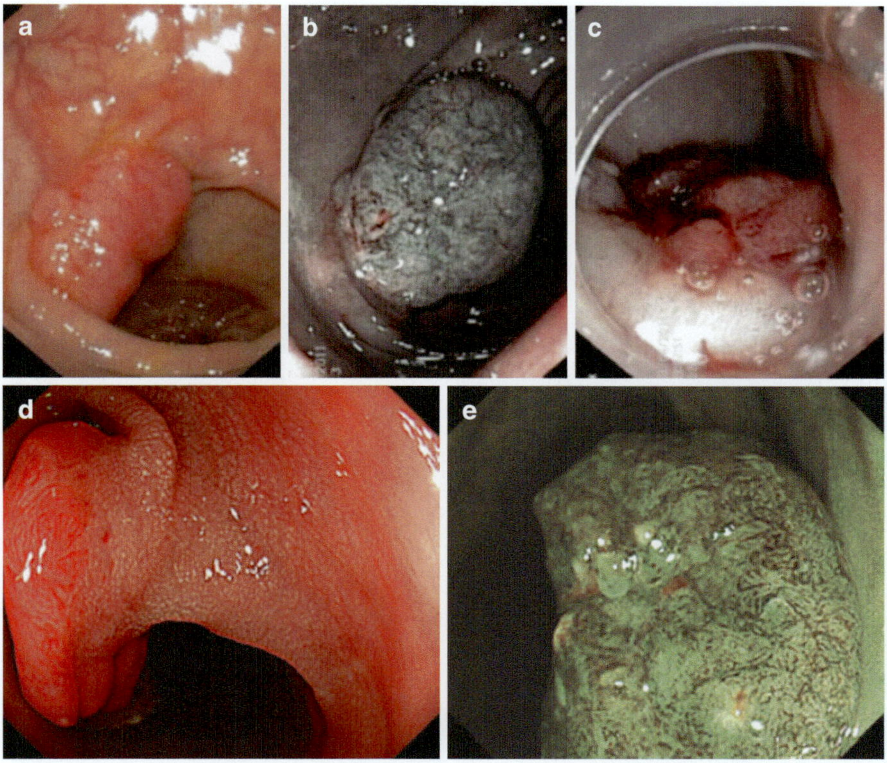

Abb. 11.13 (**a**, **b**) Noduläre *Neoplasie Typ 0-Is* mit aboraler Pseudodepression (0-Is + c), Brüchigkeit und VP 3. (**c**) *komplette Nichtabhebung* bei sm-Injektion (3 × 5 mL) im Colon descendens. Die laparoskopische Resektion ergab ein tubulovillöses Adenom und *fokales Adenokarzinom G2, sm3*. (**d**, **e**) *Polypoide Läsion Typ 0-Ip* im Colon sigmoideum. (**d**) Kurzer Stiel mit „Fülle des Stiels" (WLI), und (**e**) VP Typ 3 und PP Typ Vi hochgradig (M-NBI). Histologie: gut differenziertes *Adenokarzinom G2, pT1b sm2,* und lymphovaskuläre Invasion (−)

Wichtige Punkte

Eine tiefe submuköse Invasion sm $\geq$ 2 früher CRC 0-IIa kann aus verschiedenen Befunden diagnostiziert werden [5, 16, 20–22, 28, 32, 33]:

- Expansiver Nodule mit *Verlust der Lobulation* in LST-GM
- Zentrale Depression oder Ulkus mit PP V_N
- Expansive Protrusion oder Nodule in Läsion 0-IIc
- *Fixe Deformation* der CRC-Läsion (z. B. konstante, AID-negative geschwollene Konvergenz der Falten −/+ Fusion) (Abb. 11.14d, e).

Typische Befunde sind in den Abbildungen 11.13, 11.14, 11.15 und 11.16e, f zu sehen.

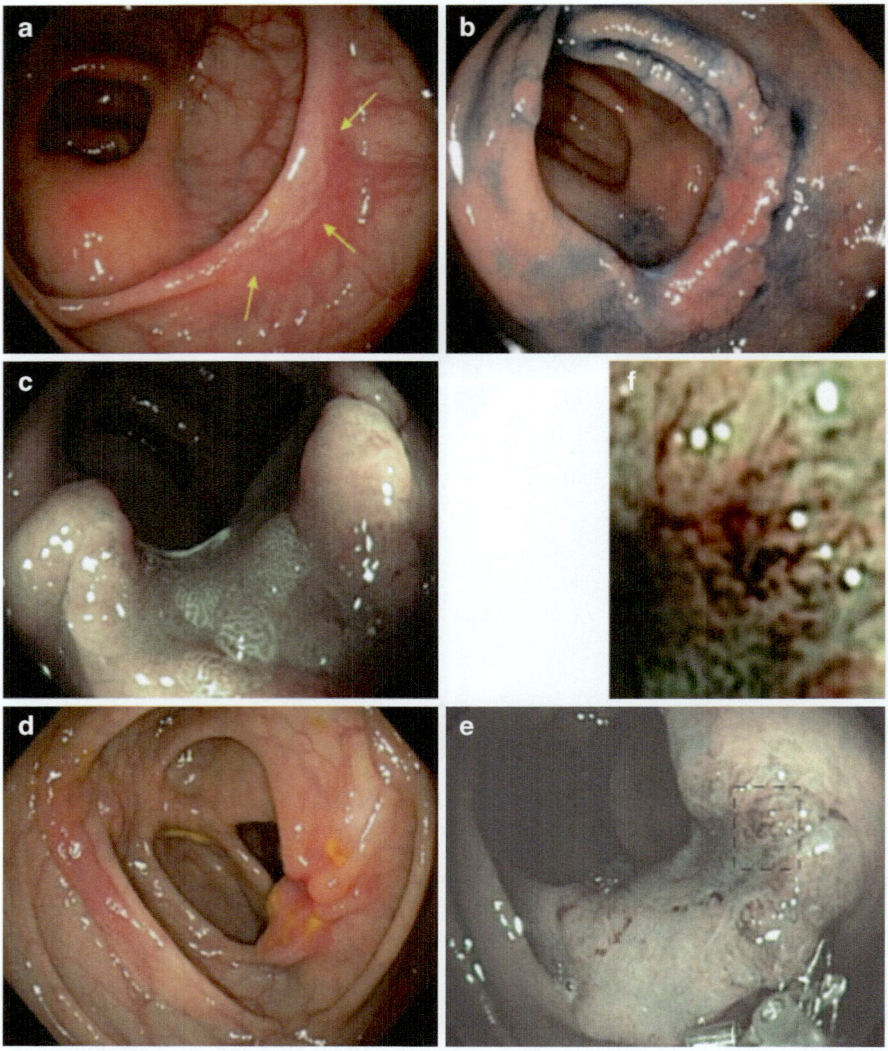

Abb. 11.14 (**a–c**) LST NGPD (0-IIa + c) im Colon ascendens mit *deutlicher luftinduzierter Deformation (AID):* (**a**) Insufflation, noch anhaftender Schleim; *gelbe Pfeile* markieren den Rand der Läsion. (**b**) Indigo-karmin-CE. (**c**) Desufflation (Läsion gereinigt). (**d**,**e**) Neoplasie 0-IIc + IIa, feste Konsistenz, *fixe Form und Falten* während Insufflation/Desufflation (AID neg.), Colon transversum, WLI. (**f**) VP 3, Läsion JNET Typ 3, NBI 80×. Hemicolectomie: Adenokarzinom G2 (mucoid differenziert), pT1b (sm3), Ly0, V0, N0 (0/9), und sm Fibrose

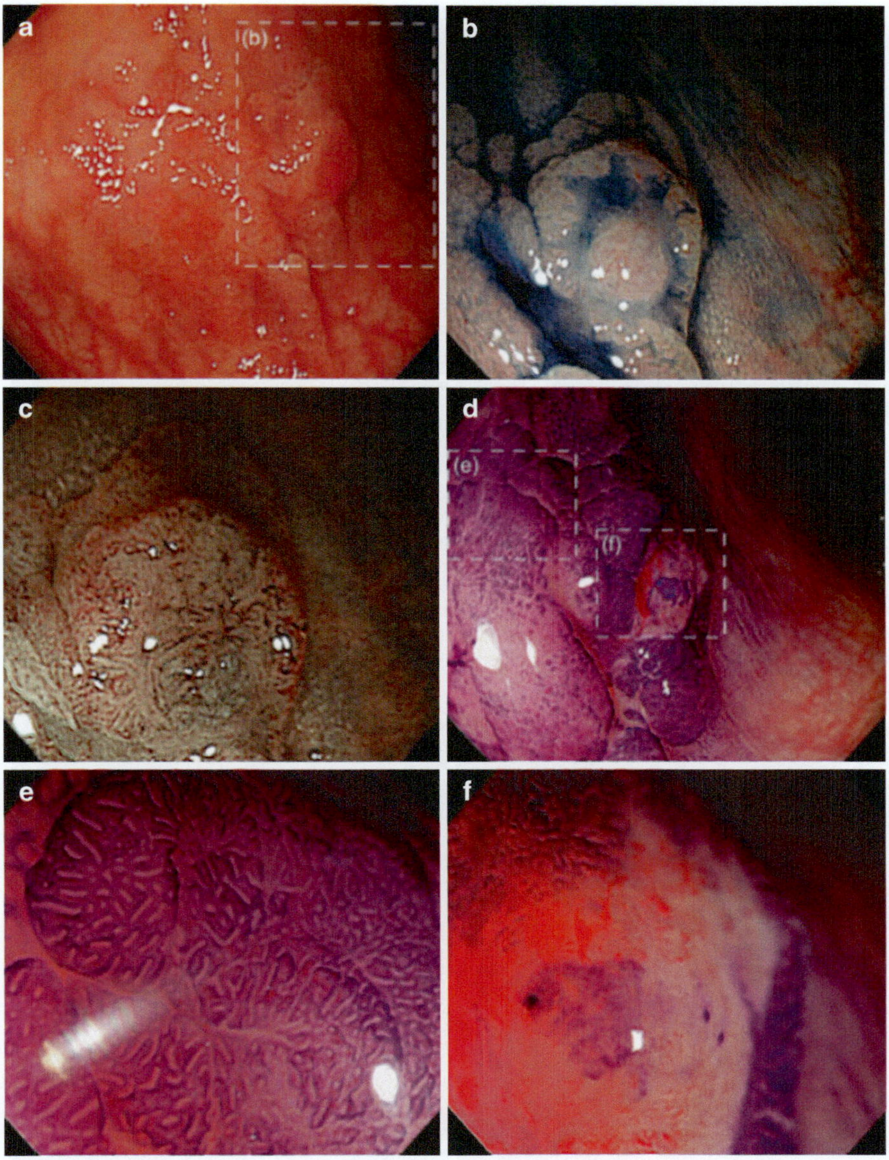

Abb. 11.15 Frühes CRC 0-IIa + IIc (> sm2 invasiv), im Sigma-Kolon eines 59-jährigen Mannes. (**a**) Läsion in WLI. (**b**) Rechter Rand der Läsion mit Vorwölbung in Einsenkungsareal, Indigo-Karmin-CE. (**c**) Protuberante Vorwölbung der Läsion in M-NBI (VP 2B = CP IIIA in der Mitte). (**d**) Kristallviolett-CE, WLI, zeigt die Lage von Arealen (**e**) und (**f**). (**e**) PP IIIL, vergrößert (80×). (**f**) Kleiner Bereich von amorphem PP V_N, vergrößert (M-NBI 80×). ESD mit Dual-Messer → Adenokarzinom G1, pT1b sm1 (990 μm), 29 × 20 mm, ly0 v0; kurativ R0

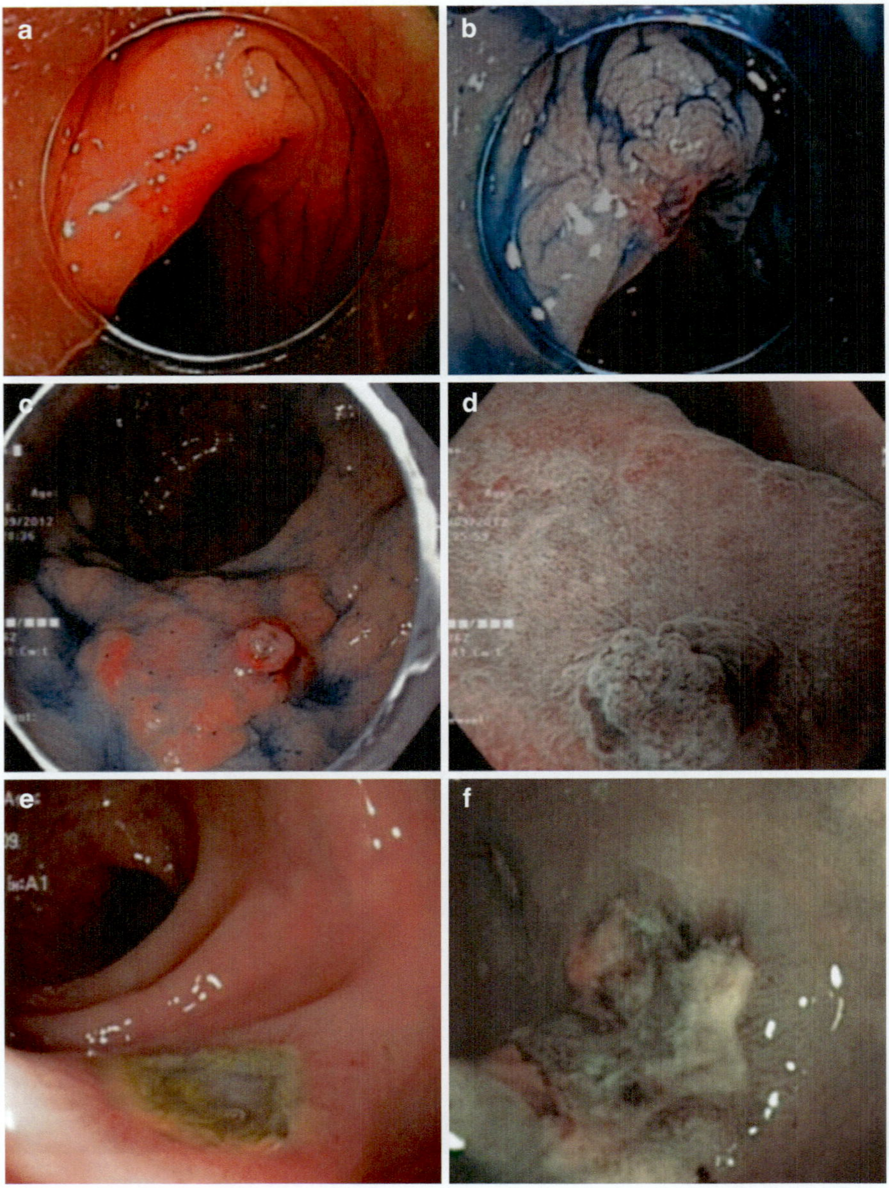

Abb. 11.16 Verdachtszeichen (a–d) für eine sm-Invasion. (**a**, **b**) Frühkarzinom 0-IIa + c mit *fixierten Falten und Faltenfusion* (JNET-Typ 2B/3), Kolon Transversum. Laparoskopische Hemikoletomie: Adenokarzinom G2, pTis (M), N0 (0/20), ly0, v0; R0. (**c**, **d**) LST-NG (0-IIb, VP 2A, PP IIIs) mit Polyp *(0-Isp, VP 2B, PP* V_I*):* Läsion JNET-Typ 2B. ESD: Adenokarzinom G2, pTis (M) und tubuläres Adenom mit LGIN und HGIN. (**e**, **f**) *Läsion 0-III,* transversales Kolon, 18 mm (VP 3, wahrscheinlich PP V_N): Läsion JNET-Typ 3. Chirurgische Resektion: *fortgeschrittenes Adenocarcinom* G2, *pT2*

Kernpunkte

Drei Punkte weisen auf eine ≥sm2-Invasion (JNET-Typ 3) des frühen CRC hin [16, 17, 19, 32, 33]:

- *Fixierte Form und Festigkeit* der neoplastischen Läsion & Falten (Fehlen einer AID)
- *Höchst unregelmäßiges/ungeformtes PP* V_I/V_N und *spärliches VP 3*
- *Schlechtes Lifting oder Nicht-Lifting* der Neoplasie bei submuköser Injektion

Prädilektionsstellen von sm-invasiven karzinomatösen Foci in LSTs wurden in einer Serie von 511 großen, en bloc entfernten LSTs unterschiedlicher Subtypen [33] (Abb. 11.17) analysiert. Solche Prädilektionsstellen müssen auf Anzeichen eines invasiven Karzinoms wie Blutungsstellen, sklerotische Wandveränderungen (Fehlen von AID), unregelmäßige oder spärliche VP 2B/VP 3 und amorphe PP V_N überprüft werden. Große Knoten (>10 mm) in LST-GM, granulär-gemischten Typen, enthalten wahrscheinlich mukosale oder sogar sm-invasive karzinomatöse Foci, ebenso wie eingesenkte Bereiche IIc in homogenen LST-GH, granulär-gemischten LST-GM oder nicht-granulären LST-NG. Mehrere sm-invasive Krebsfoci in LST-NG sind kaum vorab diagnostizierbar; die Läsion erfordert daher eine en bloc-Resektion.

Wesentliche Punkte

Eine tiefe submuköse Invasion eines frühen CRC wird vermutet, wenn folgende Befunde vorliegen:

- Lateral spreitende Typen LST (Abb. 11.17) mit
  - großem Knoten >10 mm mit PP V_N in LST-GM
  - LST-GM von ganzer großknotiger Art mit PP V_I oder V_N
  - LST-GM >30 mm Größe mit Pit-Muster V_I oder V_N
  - LST-G mit eingesenktem Areal IIc + IIa und PP V_N
  - LST-NG(PD) >20 mm Größe mit PP V_N
  - Protrusion oder Ulkus in LST-NG
- *Kein-Lifting Zeichen* bei submuköser Injektion einer der oben genannten Läsionen

Typ LST-G n=19 (sm invasiv)	unter dem größten Knoten 84%	unter eingesenktem Areal 16%
Typ LST-NG n=32 (sm invasiv)	unter eingesenktem Areal 72%	multifokal / lymph follikulär 28%

Abb. 11.17 Prädilektionsstellen von sm-invasiven karzinomatösen Foci in verschiedenen LST-Type (Modifiziert nach Uraoka et al. [33])

11.5.3 Tentative Abgrenzung von Serratierten Läsionen, JNET Typ 1

Unter den JNET Typ 1 serratierten Läsionen (SL) sind hyperplastische Polypen HP häufig im Rektosigmoid als Läsionen 0-Is oder IIa mit unklaren Rändern, stellarem PP II und spärlichem VP 1 (Abb. 11.4a, b) zu sehen. Im Gegensatz dazu unterscheidet sich das *sessile serratierte Adenom/Polyp* (SSA/P) durch deutliche Ränder, neoplastische Varianten des hyperplastischen Pit-Musters (PP II-O und III_H) und *varicöse Mikrogefäße* (VMV) (Abb. 11.18a), während *SSA/P mit Dysplasie* (mixed serrated adenoma, MSA) zusätzlich adenomatöse PP IV (Abb. 11.20b, unten rechts) zeigt. Und *traditionelles serratiertes Adenom* (TSA) 0-Ip/s zeigt stellares PP II kombiniert mit adenomatösen PP III $_L$ und IV (Abb. 11.18b, obere Reihe). Basierend auf den erstbeschriebenen, aber noch nicht prospektiv validierten serratierten SP unterscheidet der vorläufige Algorithmus in Abb. 11.19 SSA/P (Abb. 11.20a–f) von HP (Abb. 11.21), und von MSA (Abb. 11.22c–f) und TSA (Abb. 11.22a, b). *Fokales frühes serratiertes Adenokarzinom* (SAC) wird innerhalb einer serratierten Läsion durch Areale von unregelmäßigem oder amorphem PP V_I oder V_N und unregelmäßige VP 2B oder 3 (Abb. 11.19) identifiziert. Diese Analyse ist jedoch noch nicht prospektiv validiert worden.

Sessile serrierte Adenome(SSA) (Abb. 11.20a–f und 11.22c–f), mit oder ohne Dysplasie, treten häufiger als 0-Is auf, finden sich vorwiegend im rechten Kolon und haben ein hohes karzinogenes Potenzial mit rascher maligner Transformation [24, 34–37]. Oft sind sie mit klebrigem, haftendem Schleim bedeckt, der mit einem Wasserstrahl gründlich abgespült werden muss, um die Mukosaoberfläche zu reinigen; er neigt dazu, Mukosapathologien wie ein flaches serriertes Adenom oder sogar serratiertes Adenokarzinom zu bedecken, während Schleim, der an normaler Mukosa haftet, leicht abgewaschen werden kann. Histologisch enthält das Adenom Becherzellen und Mukus, oft in erweiterten und serratierten Krypten (Abb. 11.22b), die die strukturelle Basis für die veränderte Pit Morphologie in der Bildgebung sind. Im Vergleich zum normalen sternförmigen Pit Pattern Typ II zeigt das Oberflächenmuster typischerweise breitere und abgerundete Pit-Öffnungen mit serratierten Rändern (Abb. 11.18a (A,C,D) und 11.18b, untere Reihe), genannt Pit Pattern *Typ II-O (offen)* oder *II-D (dilatiert)* (Abb. 11.19a und 11.20f); diese können mit adenomartigem PP *Typ IV* oder Kiefernzapfen-ähnlichem *Typ* IV_{SA} (Abb. 11.22e, f) [34,35] abwechseln. SSA/P zeigen typischerweise schwaches VP 1 mit varikösen Mikrogefäßen (VMV), die *über* periglanduläre Gefäße hinwegziehen (Abb. 11.18a (A)). *Mixed-type serratiertes Adenom, MSA*, ist eine Variante, die sowohl *flache hyperplastische* Anteile (Stern-PP II) als auch *sessile serratierte* Adenomanteile (PP II-O, III_H, IV und IV_{SA}) enthält, die als *SSA/P mit Dysplasie* bezeichnet werden [34, 36, 37] (Abb. 11.22c–f).

Polypoide 0-Ip (traditional) serratierte Adenome (TSA), sind oft rötlich aufgrund von adenomatösen Anteilen mit PP Typ III oder IV (Abb. 11.22a, b). TSA zeigen ein gemischtes Muster (Abb. 11.18b, obere Reihe) abwechselnd mit Bereichen von hyperplastisch-stellaren pits Typ II und neoplastischen pits *PP Typ II-O* und *Typ IV* oder *PP* IV_{SA} [34–37] (Abb. 11.22a).

Serratiertes Polyposis Syndrom (SPS), früher als Hyperplastisches Polyposis Syndrom bezeichnet, ist gekennzeichnet durch multiple serratierte Polypen (typischerweise SSA/P und/oder HP) im gesamten Kolon verteilt. Dieses seltene

a

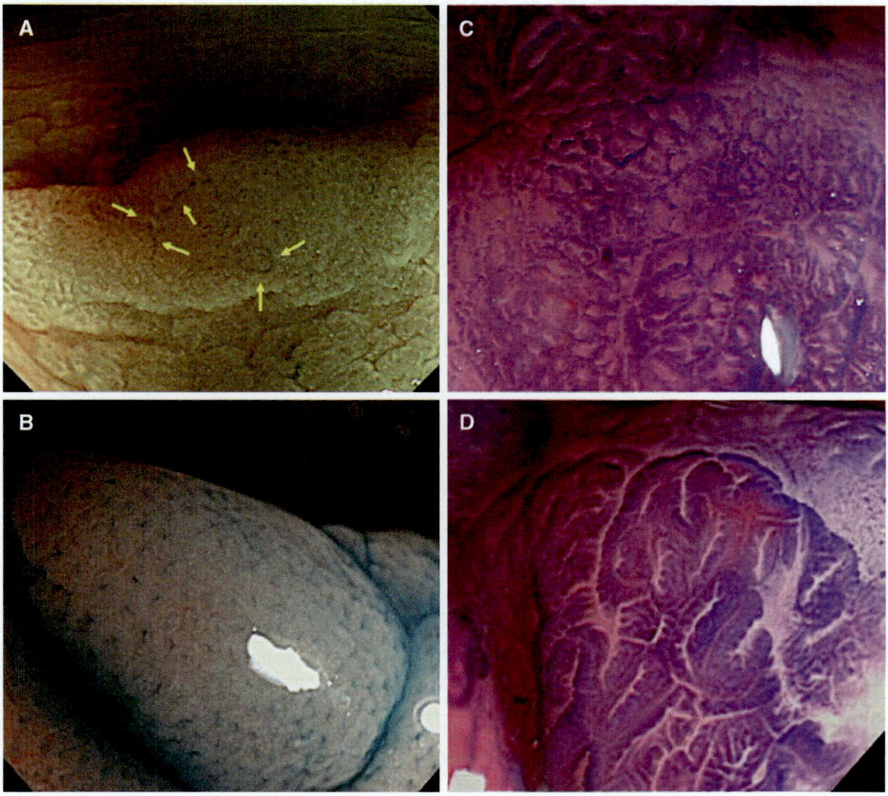

Abb. 11.18 (**a**) ***Oberflächenmuster serratierter Neoplasien.*** (*A*) Granuläres Oberflächenmuster mit PP II-D-Erscheinungsbild und Vorhandensein einzelner *„variköser Mikrogefäße" (VMV) (Pfeile),* die sich über periglanduläre Gefäße hinweg erstrecken (M-NBI, 40-fach). (***B***) Kudo-PP-Typ-II-Muster *(sternförmig)* (Indigokarmin CE, 60-fach). (***C***) PP-Typ II-D = II-O (dilatiertes Pit, muzingefüllt). (***D***) Fuji-Typ III_H-Pit-Muster ist breiter und mehr gerundet; die Dilatation der Krypten verleiht ein „Farn-ähnliches" Erscheinungsbild. (***C, D***, Kristallviolett m-CE, 60-fach.) (Aus Uraoka et al. [36], mit Genehmigung von SPRINGER)

b

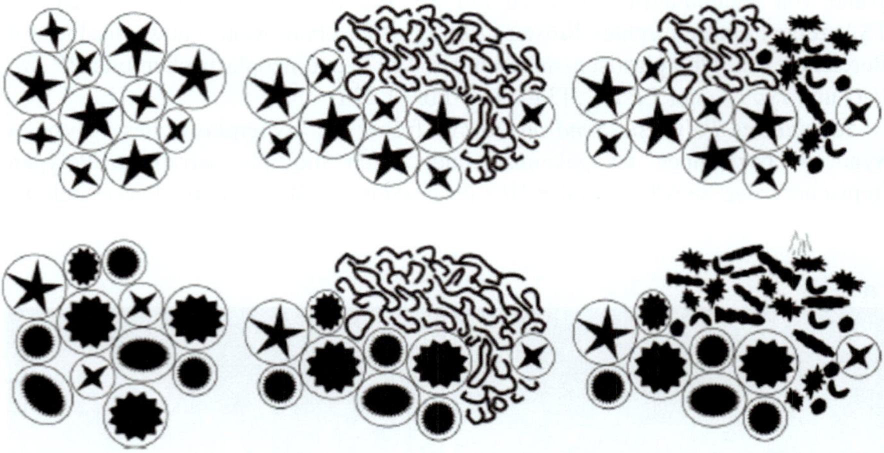

Abb. 11.18 (**b**) ***Grafik Serratierter Läsionen***. **Traditionelle serratierte Adenome (TSA)** (*obere Reihe*) zeigen ein sternförmiges PP-Typ-II-Muster *(links)*, das mit adenomatösem PP Typ-III *(Mitte)* oder verzweigtem PP Typ-IV Muster *(rechts)* abwechselt oder gemischt ist. ***Sessile serratierte Adenome (SSA)*** *(untere Reihe)* präsentieren weit geöffnete ovale oder sternförmige Krypten-/Pit-öffnungen, die als PP-Typ II-O („offen") bezeichnet werden *(unten links)* und die abwechseln können mit oder fortschreiten zu PP Typ-IV adenomatösem Oberflächenmuster *(Mitte)* oder Typ-V-invasivem Oberflächenmuster *(rechts)*. (Modifiziert von [34])

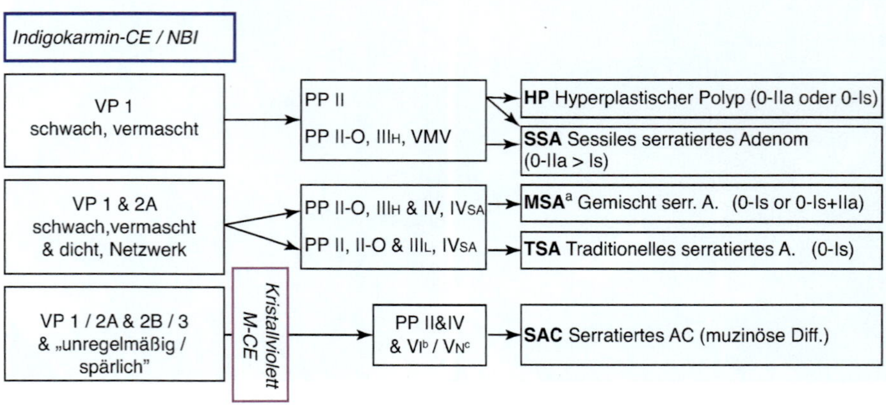

Abb. 11.19 Vorläufiger Diagnose-Algorithmus zur endoskopischen Unterscheidung zwischen hyperplastischen Läsionen und serratierten Läsionen durch VP und PP. [a]MSA = SSA/P mit Dysplasie (nach WHO). [b]Zeigt die oberflächliche sm-Invasion an <1000 μm. [c]Zeigt eine tiefe sm-Invasion ≥1000 μm an. Abkürzungen serratierter PP: PP II-O (= II-D, offen), PP III_H-(Farn-ähnlich); PP IV_{SA}-(Kiefernzapfen-ähnlich)

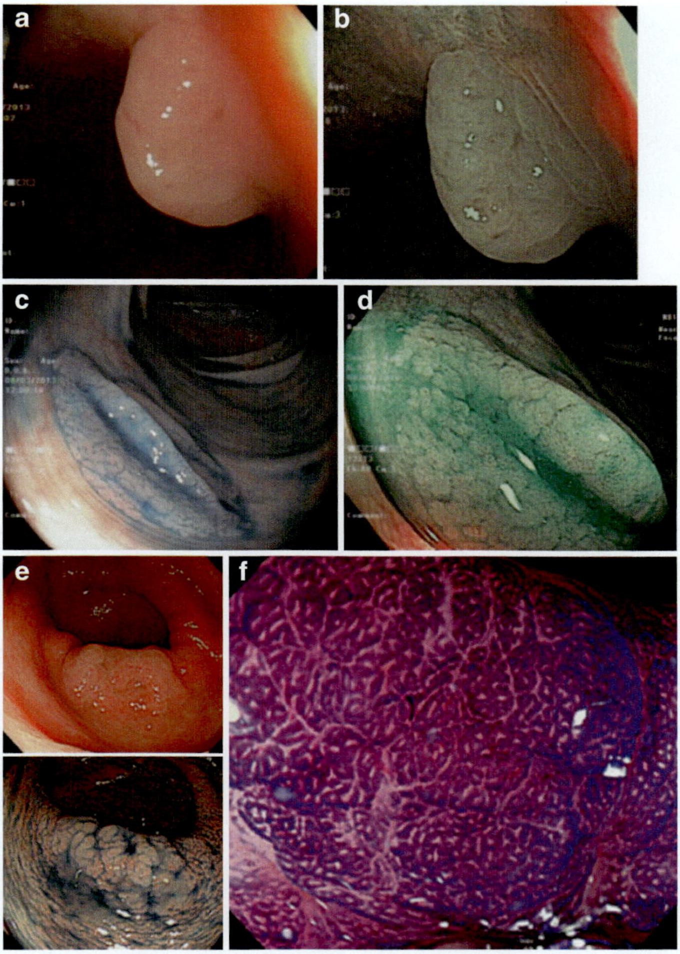

Abb. 11.20 *Sessile serratierte Adenome* (durch Histologie bestätigt). (**a**,**b**) Blasse Läsion 0-Is, 15 mm, PP II-O und VP 1(−) Colon ascendens, WLI und NBI. (**c**,**d**) Blasser LST-NG (0-IIa), PP II und II-O, Colon transversum, Indigokarmin, WLI und NBI. (**e**) Blasser LST-GH (0-IIa), Colon ascendens. WLI *(oben)*, Indigokarmin *(unten)*. (**f**) PP Typ II-O, Kristallviolett m-CE (80×)

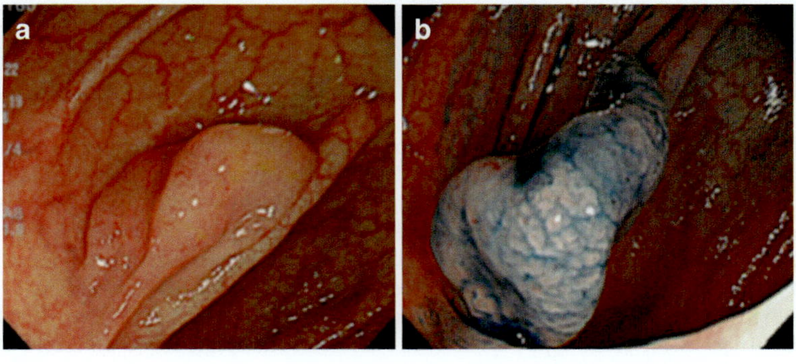

Abb. 11.21 (**a**,**b**) *Hyperplastischer Polyp 0-Ip*, blasse Läsion mit PP II (stellar). WLI und Indigokarmin

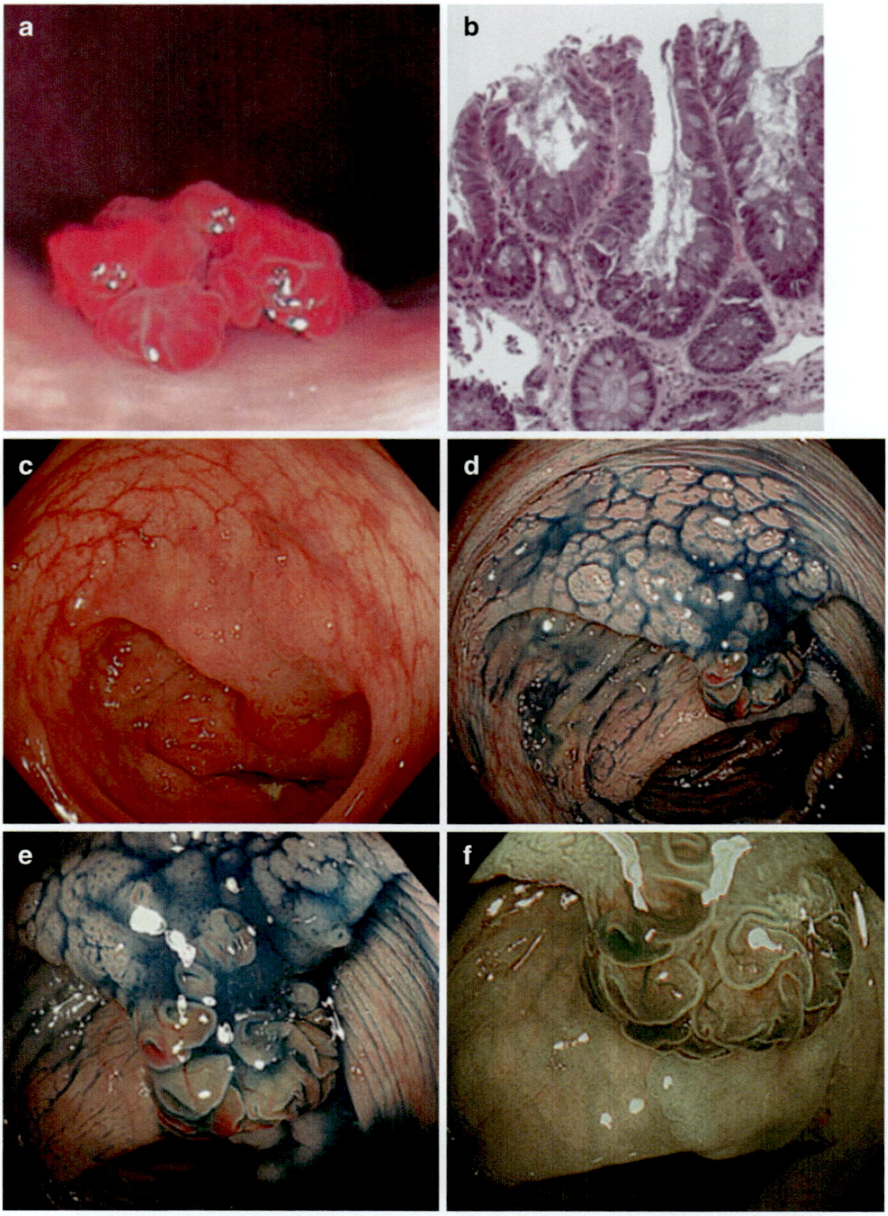

Abb. 11.22 Serrated Adenome (SA) (**a**, **b**, polypoid; **c**–**f**, Mischtyp). (**a**) Polypoides serratiertes Adenom *(TSA)* 0-Isp, Colon descendens: PP Typ IV_{SA} (Kiefernzapfen-ähnlich), WLI. (Aus Morita et al. [35], mit Genehmigung von Thieme (https://www.stm-assoc.org/permissions/guidelines-2022/)) (**b**) SA, H&E-Färbung: gezackte Krypten mit Becherzellen und Muzin sowie glandulären und zellulären Atypien. (**c**–**f**) LST-GM gemischt gran.-nodulär, isochrom, im Colon ascendens gelegen. (**c**) WLI. (**d**) Indigocarmin. (**e**) PP IV_{SA} (*rechts unten*) und II und II-O *(oben links);* Indigokarmin m-CE 80×. (**f**) VP 2A (unregelmäßig vernetzt und dicht, *rechts*) und VP 1 *(links, oben): gemischte JNET-Typen 2A & 1;* m-NBI 80×. Histologie für (**c**–**f**): mixed Typ SA (Sessiles serratiertes Adenom/Polyp mit Dysplasie)

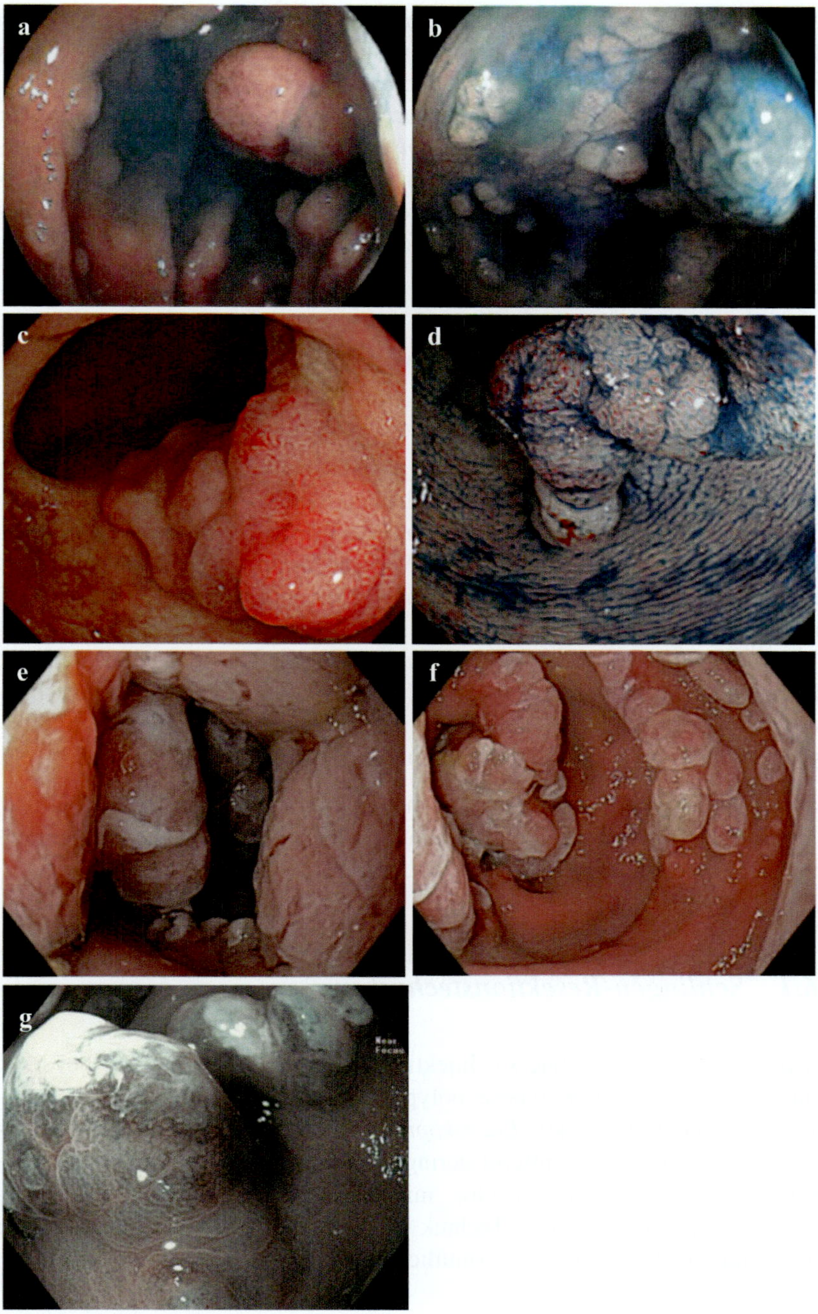

Abb. 11.23 (**a–d**) *Serratiertes Polyposis Syndrom (SPS)* mit multiplen serratierten Adenomen und 20-mm-traditionellem serratiertem Adenom (Kiefernzapfen-ähnlicher Aspekt) im Colon ascendens (>30 hyperplastische/serratierte Polypen im Kolorektum). (**a**, **b**) *TSA und SSA in SPS,* WLI und Indigo-Karmin-CE. (**c**, **d**) Serratiertes Adenokarzinom *(SAC)* bei einem SPS-Patienten. WLI und Indigo-Karmin. (Aus Miwata et al. [38], mit Genehmigung von John Wiley & Sons). (**e–g**)*Hyperplastische Polyposis mit Rektumprolaps-Syndrom.* (**e**, **f**) Mukus- und fibrinhaltige Pseudomembranen auf hyperplastischen Polypen (WLI). (**g**) Hinweis auf völlig normales PP Typ I und PP Typ II, VP 1 (maschennetzartig) (NBI 60×)

Syndrom ist assoziiert mit multiplen SSAs, HPs, konventionellen Adenomen und erhöhtem Risiko für Kolonkarzinom (serratiertes Adenokarzinom); es erfordert Überwachung und Entfernung aller hyperplastischen oder serratierten Läsionen [24, 27, 38] (Abb. 11.23a–d). Im Gegensatz dazu kann eine echte *hyperplastische Polypose* beim *Rektumprolaps Syndrom (RPS)* als Folge einer chronischen mechanischen Belastung gesehen werden, die zur fibromuskulären Hyperplasie der Submucosa und Mukosa des Anorektums (Abb. 11.23e–g) führt. Dieser Zustand ist mit laparoskopischer Rektopexie behandelbar.

11.6 Endoskopische Resektion von Mukosaneoplasien

Endoskopische komplette Klassifizierung (in WLI, M-CE und M-NBI) des Paris-Typs, Pit Patterns und des Gefäß Musters gemäß der JNET-Klassifizierung ist dem endoskopischen Hochauflösungs-Ultraschall (Hr-EUS) überlegen (*siehe* Kap. 5) für die Diagnose von *oberflächlich sm-invasivem gegenüber tief sm-invasivem* Früh-CRC. Die Entscheidung über das Vorhandensein von oberflächlicher oder tiefer sm-Invasion ist eine Herausforderung, aber entscheidend für die resektive Strategie (Abb. 11.24).

Alle kolorektalen Polypen (0-I-Läsionen), einschließlich der kleinen Polypen, sind Indikationen für eine *endoskopische Resektion.* Entfernung von hyperplastischen Polypen kleiner als 5 mm (insbesondere multiple hyperplastische Polypen im Rektum) ist im Allgemeinen nicht erforderlich [23, 39].

Hinweis: Alle hyperplastischen Läsionen proximal zum Sigma-Colon und hyperplastischen Läsionen im Rektosigma größer als 5 mm sowie alle serrierten Adenome/Polypen müssen vollständig entfernt werden [23, 39, 40].

11.6.1 Schlingen-Resektionstechniken

hs-Schlingen-Abtragung (ohne sm Injektion unter dem Polyp) ist die bevorzugte Ablationstechnik für semipolypöse, polypöse oder sessile Polypen (Adenome –/+ fokale mukosale Karzinome). *Endoskopische Mukosa Resektion (EMR)* mit sm Injektion unter die Läsion entfernt gering größere sessile oder flache Neoplasien (Durchmesser 10–20 mm) en bloc mit freien Rändern. EMR von flachen Läsionen mit der cold- Snaring-Technik (en bloc und EPMR) liefert geeignetere Präparate für die Histologie und vermutlich eine niedrigere Rezidivrate [40].

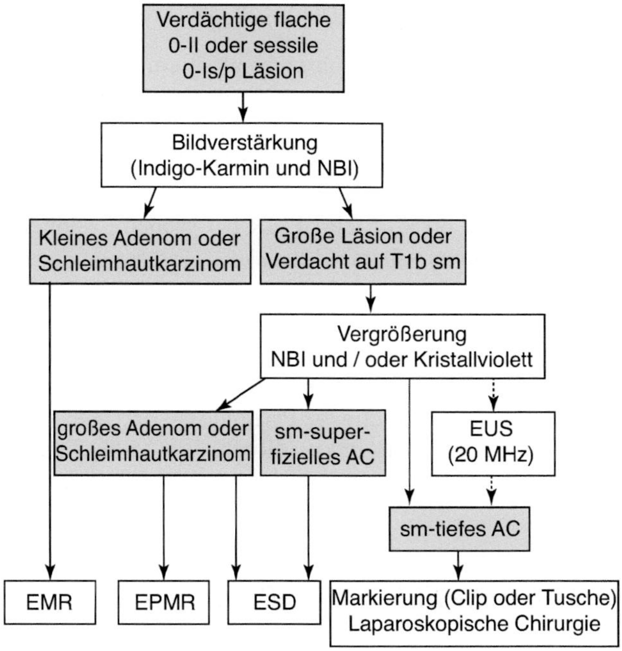

Abb. 11.24 Empfohlenes koloskopisches Vorgehen bei verdächtigen flachen oder sessilen Läsionen. Die endoskopische Mukosaresektion mit der hs-Schlinge *(EMR)* entfernt kleine Schleimhautneoplasien en bloc und große nichtinvasive Adenome (−/+HGIN) stückweise *(EPMR)*. Für die Analyse sollte ein NBI-Colonoskop mit mindestens 50-facher Vergrößerung zur Verfügung stehen. Wir empfehlen eine Kristallviolettfärbung zur Analyse für PP Typ V, um ein für eine ggf. tiefe Sm-Invasion charakteristisches Grübchenmuster (PP V_I vs V_N) zu erkennen. Hochauflösender endoskopischer Ultraschall (Hr-EUS, 20 MHz) ist hilfreich, wenn verfügbar, gehört aber nicht zum Standard.

EMR hat Einschränkungen wie die stückweise Resektion von flachen Läsionen mit einem Durchmesser von mehr als 20 mm, die Resektion von Läsionen, die die Linea dentata oder die Ileocecal-Klappe einbeziehen, und für Resektion von Läsionen mit einem Non-Lifting Zeichen. Die stückweise Resektion (*piece meal*) führt zu einer ungenaueren histologischen Bewertung und oft zu einem lokalen Rezidiv. LSTs, die verdächtig auf maligne Foci sind, und Neoplasien 0-IIc erfordern eine endoskopische oder chirurgische Resektion en bloc [23, 39, 40].

Hinweis *Indikationen für EMR* [23, 39, 40]:

- Adenome Typ 0-IIa/IIb (PP Typ IIIL, IV, [IIIs]), Durchmesser ≤20 mm
- Neoplasien Typ 0-IIc (PP IIIs) von Größe ≤15 mm mit Lifting-Signal bei sm Injektion
- LST von homogen granulären Typ (LST-GH) ohne Anzeichen einer submukösen Invasion (stückweise EPMR)

Einschränkungen von großflächigen EMR [23, 39, 41–43]:

- Läsionen mit einem Durchmesser von mehr als 2 cm sind nicht resektabel en bloc
- Submuköse Fibrose (z. B. bei chronischer Entzündung oder oft bei LST-NG)
- Technische Einschränkungen für das Snaring (z. B. Mukosafalten, kolorektale Angulation, kleine rektale Karzinoidtumoren)
- Hohe Rezidivrate (bis zu 30 %) nach EPMR bei großen Läsionen (HGIN oder T1a Karzinom, Durchmesser> 3 cm) [42].

Komplikationen der EMR [39–42]:

- Perforation (Risiko 4–5 %, höher bei Fällen mit technischen Einschränkungen)
- *Post-Polypektomie-Koagulationssyndrom* (Risiko 0,5–1,2 %; hohes Risiko für eine verzögerte Perforation und schwere Peritonitis)
- *Rezidivierende oder späte Blutung* (Risiko ~ 5 %) aus der EMR-Abtragungsfläche

11.6.2 Endoskopische Submukosa Dissektion (ESD)

Die kolorektale endoskopische Submukosa Dissektion (ESD) ist schwieriger, aber Standard in erfahrenen Zentren [7, 43–45]. In Japan ist ESD Standard für frühmaligne oder schwer zu entfernende flache neoplastische Läsionen (komplexe Läsionen) (Tab. 11.4). Die Grundprinzipien für die en bloc-Resektion flacher Neoplasien wurden in der britischen Richtlinie akzeptiert: En bloc-Resektion ist für Neoplasien erforderlich, die auf maligne Foci oder komplexe flache Läsionen mit hohem Risiko einer unvollständigen oder komplizierten endoskopischen Entfernung hindeuten. Diese Patienten sollten an spezialisierte interdisziplinäre Zentren überwiesen werden [39]. Viele westliche Richtlinien akzeptieren jedoch

Tab. 11.4 Indikationen der ESD für kolorektale Tumoren (JGES-Richtlinie 2020 [23])

Läsionen, für die eine endoskopische en bloc-Resektion erforderlich ist:
1. Läsionen, für die eine en-bloc-Resektion mit einer Schlinge EMR schwierig anzuwenden ist
LST-NG, insbesondere LST-NGPD
Läsionen mit einem V_I-Typ-Pit-Muster
Karzinom mit flacher T1 (SM) Invasion
Große depressed-typische Tumoren (0-IIc)
Große vorgewölbte Läsionen (0-Is/Isp), die vermutlich Karzinom[a] enthalten
2. Mukosale Tumoren mit submukosaler Fibrose[b]
3. Sporadische lokalisierte Tumoren bei chronischer Entzündung wie z. B. Colitis ulcerosa
4. Lokale Karzinom-Residuen- oder Rezidivkarzinome früh nach endoskopischer Resektion

[a]Einschließlich LST-G, nodulär-gemischt (*-mixed*)

[b]Als Folge einer vorherigen Biopsie oder Prolaps, der durch die Peristaltik des Darms verursacht wurde

weiterhin EPMR für solche Läsionen. Je nach nationalen Richtlinien kann LST-GM auch stückweise entfernt werden, wobei zuerst der größere Knoten entfernt wird [33]. Die Ergebnisse der ESD werden in Kap. 3 diskutiert.

Hinweis Mukosale oder oberflächlich submukosale, sm1-invasive CRC (G1 oder G2, Ly0 V0, ohne Tumorbudding) rezidivieren selten (<2 %), wenn sie en bloc mit freien Rändern (R0) reseziert werden. Das Risiko für Lymphknotenmetastasen ist bei einer Tiefe der submukosalen Invasion von <1000 μm nahezu Null [23, 46].

Die *chirurgische Resektion* ist angezeigt *nach der ESD,* wenn *eine* der folgenden Bedingungen vorliegt:

- Vertikaler (tiefer) Rand tumorpositiv (R1)
- Tief -submukosale Invasion (>1000 μm unterhalb der mm)[1]
- Lympho-/vaskuläre Tumorinfiltration positiv (Ly 1 oder V 1)
- Karzinom ist schlecht differenziert oder undifferenziert (G3, G4)
- Tumorbudding Bd 2 oder Bd 3 an der tiefsten Front der Invasion (differenziertes AC)

Indikation für *primär chirurgische Resektion:*

- Anzeichen für tief-submuköse Invasion eines erwiesenen Karzinoms [23, 47]

11.7 Läsionen des Analkanals

Der *chirurgische Analkanal* erstreckt sich über 4–5 cm vom rostralen Ende des inneren Schließmuskels (orales Ende des kontrahierten Analkanals) bis zum Analrand, der dem Ende des äußeren Analsphinkters entspricht. Die inneren 3 cm mit Analpapillen (n = 6–11) und Krypten sind mit Rektummukosa (Zylinderepithel mit Becherzellen) bedeckt, und das Anoderm (1,5–2 cm-Übergangszone aboral bis zur Linea dentata) hat stratifiziertes Plattenepithel bis zum Ende der Intersphinktergrube, wo am analen Rand (~ 1 cm) die keratinisierte anale Haut beginnt. Die somatische Empfindung (Pudendusnervenäste) beginnt an der Linea dentata.

Mit Standardendoskopen (mit M-WLI und M-NBI) ist der größte Teil des Analkanals und das Anoderm (durch Insufflation entfaltet) gut in der Retroflex-Ansicht vom Rektum aus zu sehen. Auf NBI wird die Dentatlinie als scharfe Grenze zwischen bräunlicher Rektummukosa und grün-weißem, plattenepithelialem Anoderm angezeigt (Abb. 11.26d,g und 11.33a).

Anale Läsionen, im Anoderm, zeigen einige Ähnlichkeiten mit plattenepithelialen Läsionen im Magen-Darm-Trakt. Condylomata acuminata (warzenartige Läsionen Typ 0-Is/p oder II-a) werden durch humanes Papillomavirus (HPV) verursacht und

[1] sm2-Invasion von AC G1 or G2 ohne weitere Risikofaktoren hat geringes Rezidiv/LNM-Risiko, ggf. für endoskopische Nachbeobachtung geeignet [50, 51].

zeigen im Plattenepithel viele lange, regelmäßige Kapillaren (ähnlich wie Plattenepithelpapillome im Oesophagus) auf M-WLI und M-NBI. Die meisten neoplastischen analen Läsionen (Dysplasie und frühes Plattenepithelkarzinom) werden durch Infektion mit HPV-Untertypen ausgelöst, insbesondere bei Personen mit hohem Risiko für analen Geschlechtsverkehr oder ausgedehnten Condylomata acuminata [48]. *Anale Neoplasien* weisen im Kapillar- und Oberflächengefüge ähnliche unregelmäßige Veränderungen auf wie plattenepitheliale Neoplasien im Magen-Darm-Trakt. *Hochgradige anale Dysplasien (AIN III)* sind Lugol-negativ [49] (*siehe* Fall 10 und Abb. 11.33 in Abschn. 11.8). Die retroflektierte Inspektion des Analkanals und des Anoderm mit einem hochauflösenden vergrößernden WLI/NBI-Endoskop ermöglicht eine hervorragende diagnostische Bildgebung. Wir empfehlen eine interdisziplinäre diagnostische und therapeutische Abklärung solcher Läsionen, die Dermatologie, anorektale Chirurgie und Gastroenterologie involviert [49].

11.8 Fälle: Adenome, Dysplasie und kolorektales Frühkarzinom

Fall 1: Kleine Läsion 0-Is + 0-IIc im sigmoidalen Kolon

Ein kleiner Befund 0-IIc mit zentraler Ausbuchtung (0-Is), 8 mm im Durchmesser, wurde an einer Haustralfalte im sigmoidalen Kolon entdeckt. Magnifying Ansicht (80×) mit Kristallviolettfärbung zeigte ein typisches, hoch-irreguläres Typ V_I Pit Pattern, und Hr-EUS (20 MHz) eine 4 mm breite Unterbrechung des sm-Echo-Bands. Beide Befunde unterstützten ein tief sm-invasives Karzinom, eine Diagnose, die durch das komplette Nicht-Lifting-Zeichen bei sm-Injektion weiter gestärkt wurde. Der Patient wurde kurativ laparoskopisch reseziert: Adenoca (tub2), pT1b sm3 (2000 μm), ly1, v0, pPM0, pDM0, pRM0 und 0-Is + IIc (Abb. 11.25).

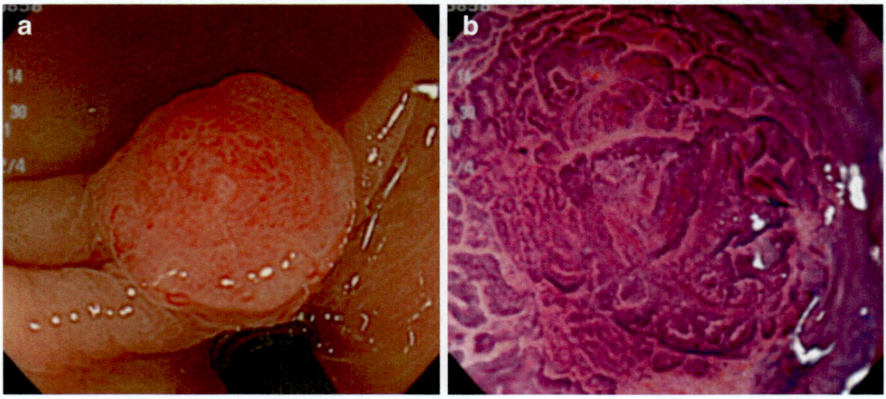

Abb. 11.25 (**a–d**) Fall 1: *Läsion 0-Is + IIc* (d 1 cm, *Aufwölbung in IIc*) auf Haustrumfalte im Sigma-Kolon. (**a**) WLI. (**b**) Kristallviolett CE (WLI, 80×), PP-Typ $V_{I\ hochgradig}$

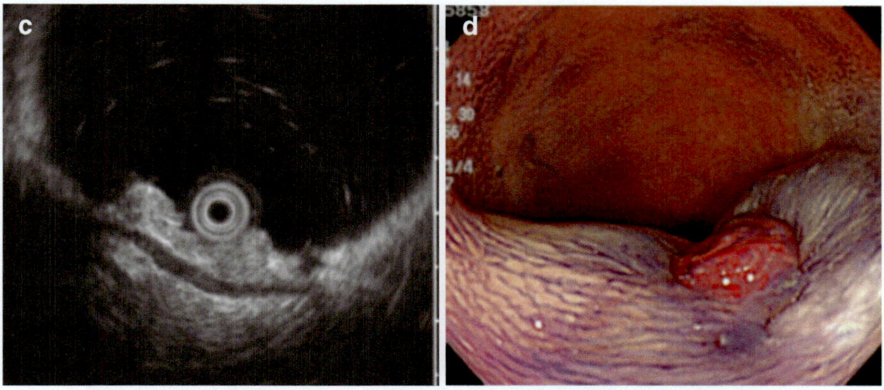

Abb. 11.25 (**c**) Radiale Hr-EUS zeigt eine 4-mm-weite *Unterbrechung der sm-Echoschicht.* (**d**) Komplettes *Non-Lifting-Zeichen* nach sm-Injektion von 3 × 2 mL Flüssigkeit. *Diagnose:* Tief sm-invasives frühes CRC. *Laparoskopische Chirurgie:* gut differenziertes AC, pT1b, *tief sm-invasiv* (2000 μm), ly 1 v 0

Hinweis Alle vier Anzeichen der sm-Invasion (makroskopisch/PP/EUS/nicht-anhebend), wenn sie kombiniert positiv sind, ermöglichen eine sehr genaue Diagnose.

Fall 2: Großer anorektaler LST-G-Mischtyp mit Invasion des Analkanals
Rektaler LST-G Mischtyp (0-IIa + Is) bestehend aus homogenen granulären Teilen und einem triangularförmigen sessilen Läsion (4 × 3 cm, 1 cm erhöht) wurde bei einer 45-jährigen Frau diagnostiziert. CE zeigte PP Typ IIIL und IV (Abb. 11.26) und im sessilen Anteil einige PP Typ IIIs, aber keine Ulzerationen oder Bröckeligkeit (*friability*). Die chirurgische Vollwandresektion hätte sicherlich die Analfunktion und die Stuhlkontinenz beeinträchtigt. Daher bevorzugte die Patientin die *diagnostische ESD* en bloc. Die kreisförmige Dissektion des Analrandes und des Analkanals im prograden Zugang, gefolgt von einer schrittweisen partiellen kreisförmigen Inzision und submuköser Dissektion im retroflektorischen Zugang, ermöglichte die en bloc-Resektion der gesamten Läsion einschließlich des sm-vaskulären Plexus.

Hinweis ESD en bloc von fortgeschrittenem Adenom oder Mukosakarzinom des Anorektums kann Heilung erzielen und die normale anorektale Funktion erhalten.

Abb. 11.26 (**a-h**) Fall 2: Großer LST-G-Mischtyp (0-IIa + Is), der sich über 9 cm von der Platten-/Zylinderepithel Grenze (=Linea dentata, oben in der Abbildung **d**) (**c**, **d**; 70 % Umfang) an der hinteren Wand über der Houstonfalte (**a**, **b**) in das Rektum erstreckt (WLI, Indigokarmin CE). (**e**) Das Präparat wurde im Sicherheitsabstand mit Dualmesser entfernt. (**f**) intaktes sm-vaskuläres Stratum (sml-2); submukosale Ansicht des Präparats → *Histopathologie: fokales differenziertes Adenokarzinom, Tiefe M,* in tubulovillösen Adenom 130 × 103 mm, ly0, v0, pLM0, pVM0; Resektion R0, kurativ. (**g**, **h**) Die Nachuntersuchung nach 6 Monaten zeigte eine Narbe nach ESD mit regenerativer Mukosa und keine Verengung des analen Kanals ▶

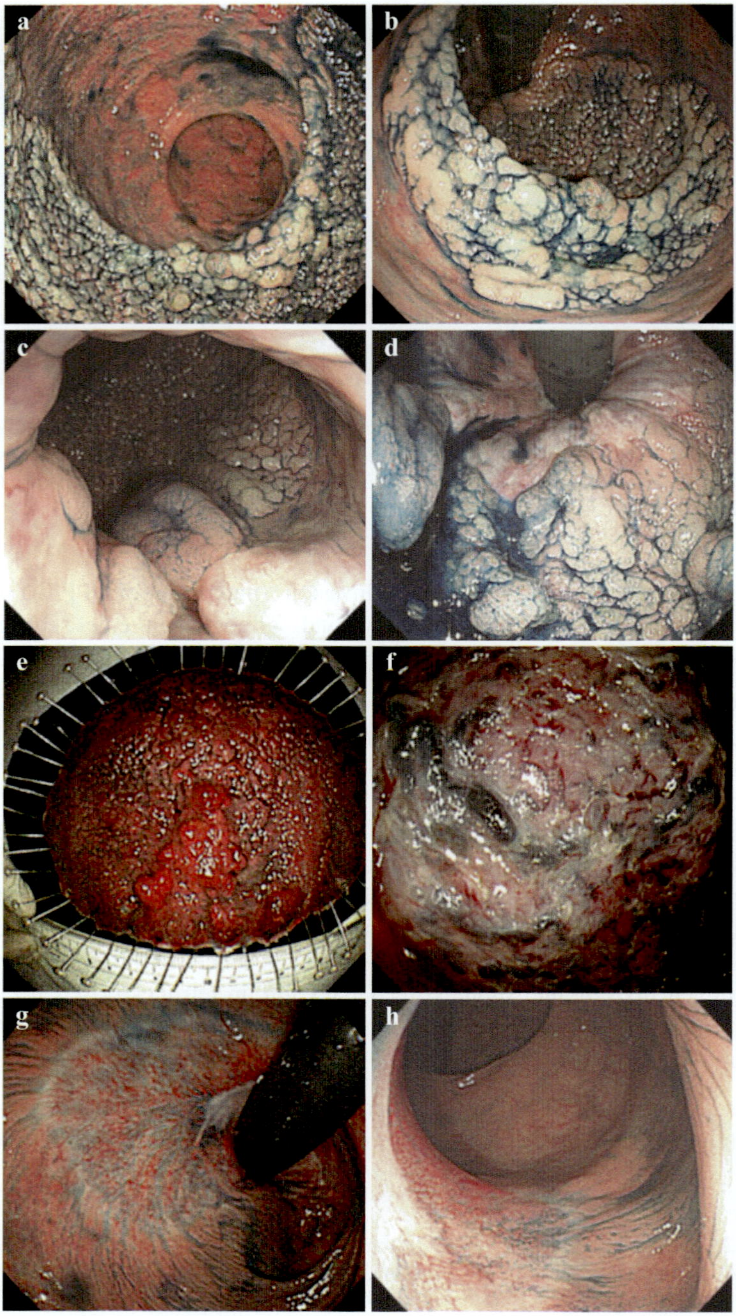
a
b
c
d
e
f
g
h

Fall 3: Kleine Läsion 0-IIa + c im Sigma-Kolon

Die Koloskopie bei einer 77-jährigen Frau ergab eine kleine (d 1 cm) Läsion Typ 0-IIa + c mit PP Typ IIIs (in Biopsie HGIN) an der Innenkurve des rektosigmoidalen Übergangs (Abb. 11.27). Die Hybrid-ESD mit sm-Dissection und snaring des finalen sm-Brückenrestes entfernte die Läsion en bloc, ohne thermische Schädigung des Resektionsbettes oder des Präparats → Histologie: tubuläres Adenom mit HGIN, reseziert R0.

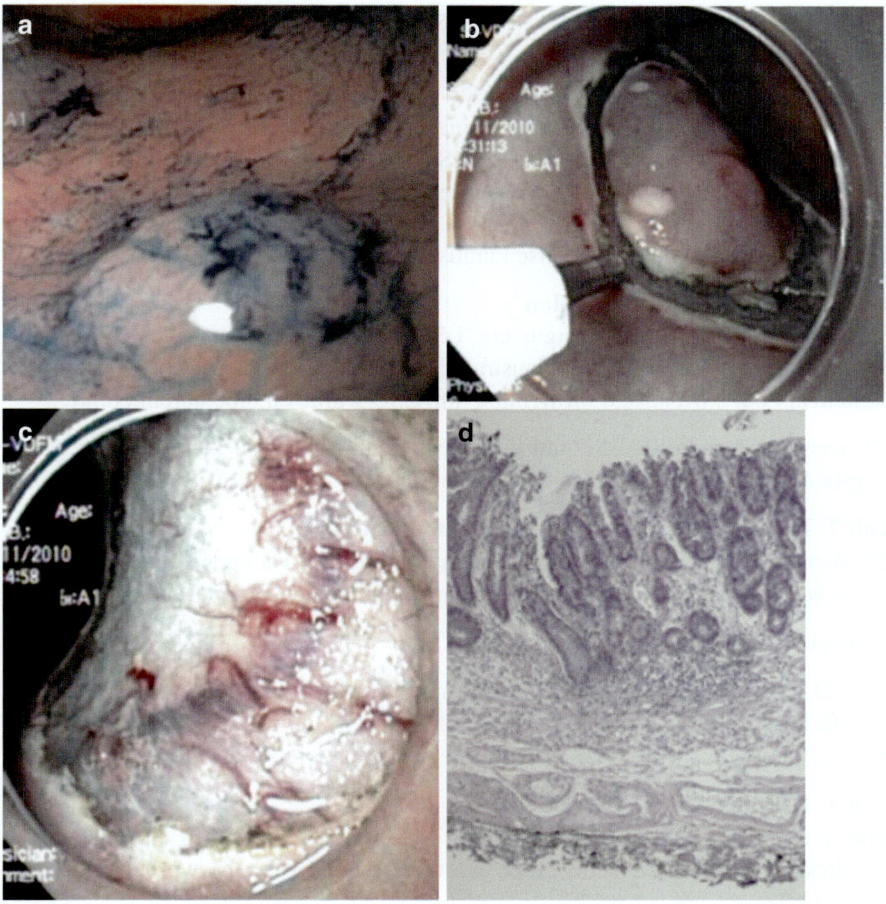

Abb. 11.27 (**a-d**) Fall 3: (**a**) Kleine Läsion Typ 0-IIa + c mit PP IIIs auf M-CE (40×) mit Indigo-Karmin. Zuvor targeted Biopsie: HGIN. (**b**) Hybrid-ESD: Vereinfachte ESD mit finalem snaring. (**c**) Blankes Resektionsbett. (**d**) Probe (H&E): tubuläres Adenom mit fokalem HGIN, ohne thermische Schädigung am tiefen Rand, Resektion R0, kurativ

Hinweis Die vereinfachte Hybrid-ESD (snaring mit niedrigem Strom) hat Vorteile:

- Kürzere Eingriffszeit (während der ESD-Lernkurve)
- hoch-qualitatives ESD-Präparat für die Histologie, ohne thermische Artefakte

Fall 4: LST-GN ganz Nodulärer Typ (0-Is + Isp), Colon Sigmoideum
Ein polypoider Befund, LST-GN-ganz nodulär, im Sigmadarm zeigte Anzeichen einer tiefen sm Invasion (Abb. 11.28), eine Kontraindikation für die Schlingen-Polypektomie.

Hinweis Eine genaue endoskopische Analyse der neoplastischen Polypen verhindert die kontraindizierte Polypektomie (R2-Resektion) bei tief sm-invasivem Krebs des Typs 0-Is/p.

Fall 5: Relativ große Zäkumläsion LST-G ganz nodulär (0-Is)
Eine Pan-Koloskopie wurde für einen positiven Hämoccult-Stuhltest-Test durchgeführt, und eine Läsion 0-Is, LST-GN granulär, ganz nodulär, 5 × 3 cm groß, wurde auf der letzten lateralen Haustralfalte des Zäkums gefunden. Eine detaillierte endoskopische Analyse wurde durchgeführt und die ESD in diagnostischer und möglicherweise kurativer Absicht (Abb. 11.29).

Fall 6: LST-NG im Sigma-Kolon
Die Screening-Koloskopie zeigte ein LST-NG (d 4 cm) mit leichter Pseudodepression, der sich über eine Haustralfalte erstreckte (Abb. 11.30). Die Analyse deutete auf ein *intramuköses Karzinom* hin. ESD wurde en bloc durchgeführt.

Hinweis Versuchen Sie ESD mit kurativer Intention für LST-NGPD, es sei denn, es gibt Anzeichen einer *tiefen* sm-Invasion.

Fall 7: LST-NG (Größe ~ 5 cm) im rechten Kolon
Bei diesem 76-jährigen Mann mit antikoagulatorischer Therapie zeigte die Koloskopie wegen Anämie eine Mukosairregularität im rechten Kolon (Abb. 11.31).

Hinweis:

- ESD kann präzise histologische Informationen liefern, insbesondere wenn der Pathologe über verdächtige Bereiche informiert ist.
- Die Histologie kann die klinische Strategie für die Krebsbehandlung ändern.

Fall 8: Rektaler LST-G (Größe ~ 5 cm)
Eine totale Koloskopie wurde bei dieser 48-jährigen Frau wegen eines positiven Stuhltests durchgeführt. Eine große rektale Läsion (~ 5 cm) wurde aufgezeigt (Abb. 11.32).

Hinweis Die präoperative endoskopische Diagnose ist nicht immer perfekt. Erwägen Sie eine diagnostische ESD, bevor Sie eine große Operation (insbesondere eine anorektale Operation) empfehlen.

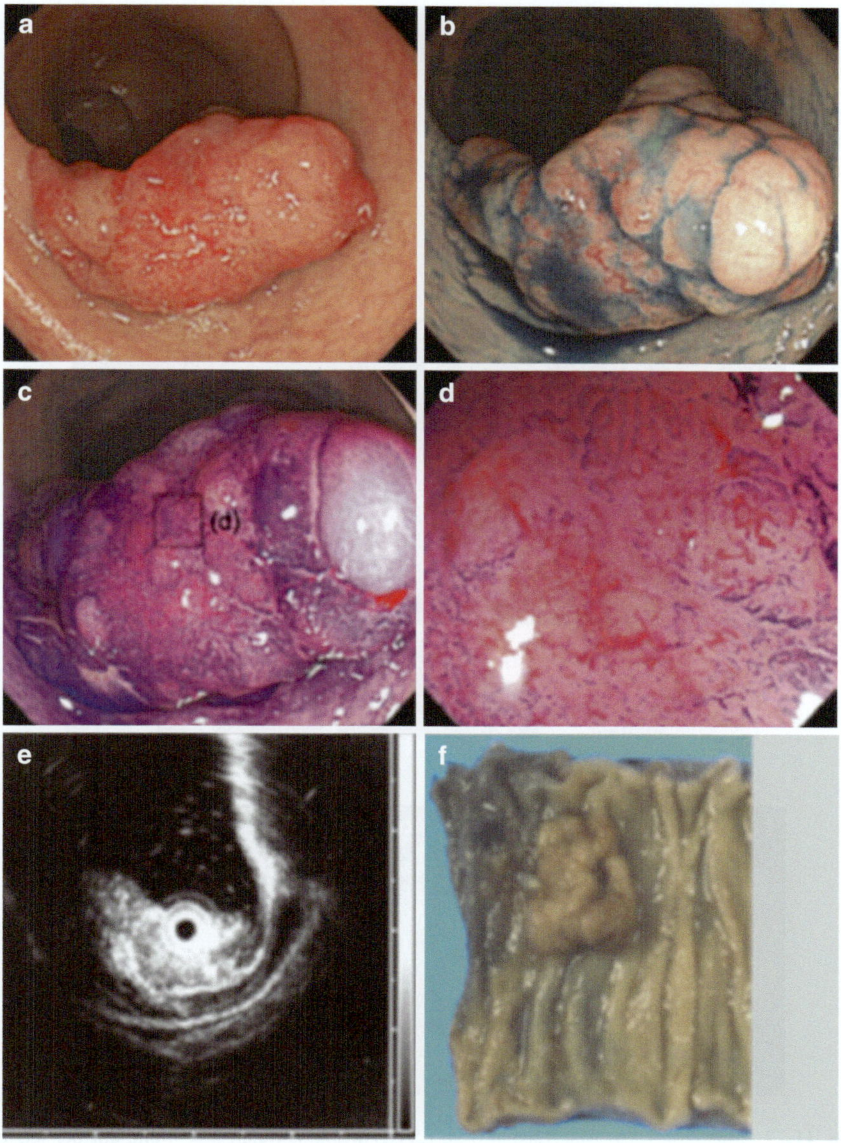

Abb. 11.28 (**a-f**) Fall 4: LST-GN whole nodular type (0-Is + Isp), 20 mm im Durchmesser. (**a**) WLI. (**b**) Indigocarmin. (**c**)Kristall-violett-CE, die (**d**) fokale Bereiche aufzeigte mit *PP Typ* $V_{I\ hochgradig}$. (**e**) Hr-EUS (20 MHz) zeigte *Unterbrechung der sm-Echobande* unter der Läsion. (**f**) Präparat der laparoskopischen Resektion: Adenokarzinom G1, pT1b*sm2, ly1, v1*, pN0

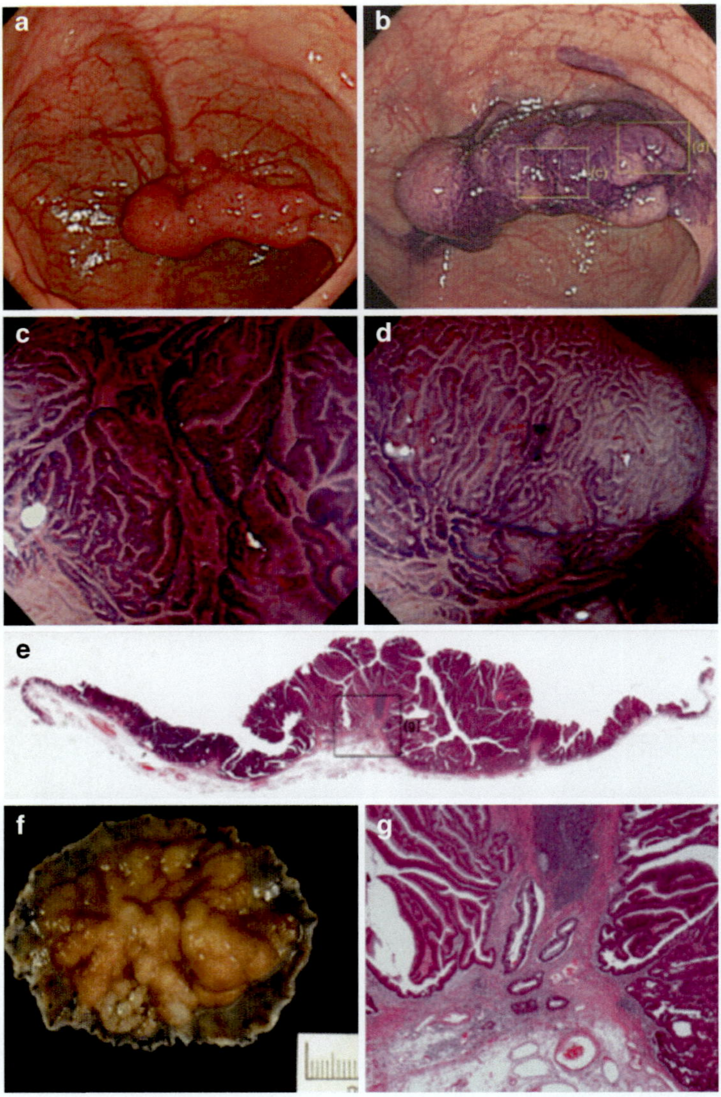

Abb. 11.29 (**a-g**) Fall 5: (**a**) Eine Läsion 0-Is, LST-G whole nodular, 5 × 3 cm, auf der letzten lateralen Haustralfalte des Blinddarms. (**b**) Kristallviolett-CE der Läsion, zeigte PP Typ IIIL und IV und unregelmäßiges PP V in kleinen eingesunken Arealen IIc (*Inserts* **c, d** in M-CE 80×) (**c**) PP Typ $V_{I\ niedriggradig}$ und (**d**) PP Typ $V_{I\ hochgradig}$. (**f**) ESD en bloc wurde zu diagnostischen Zwecken durchgeführt und ergab ein einzelnes Präparat der gesamten Läsion mit Sicherheitsabständen. (**e**) Sequentielle transversale Schnitte zeigten laterale und vertikale Ränder negativ. (**g**) *Histologie:* Adenokarzinom, tub1, Größe 50 × 35 mm (Probe 55 × 40 mm), sm1 (500 μm), ly0, *v1*. Laparoskopische Hemicolektomie mit Lymphadenektomie wurde empfohlen

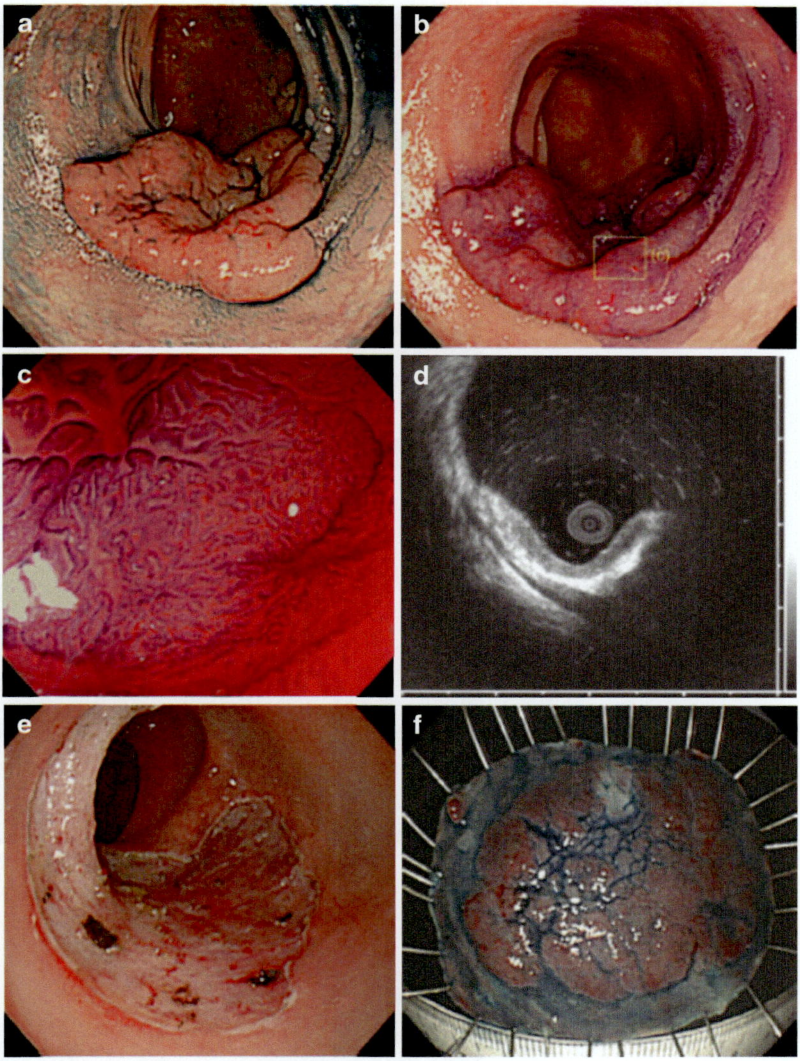

Abb. 11.30 (**a–f**) Fall 6: *LST-NGPD* (d 4 cm) im Sigma-Kolon. (**a**) Indigocarmin-CE. (**b**) Kristall violett-CE. (**c**) M-CE (80×) mit Kristallviolettfärbung: PP-Typ V_I*low grade*. (**d**) Radialer Hr-EUS zeigt *intakte sm Echoschicht* (weißes Echoband). (**e**) Resektionsbett. (**f**)ESD Präparat (Indigocarmin). Histologie: Adenokarzinom, pT1b *sm1* (990 μm), tub1, ly0, v0, HM0, VM0

Abb. 11.31 (**a**-**j**) Fall 7: (**a**) Rötliche Oberflächenunregelmäßigkeit mit Verlust des sm-Gefäßmusters *(unten)*. (**b**) Indigocarmin-Besprühen zeigte eine flache Läsion 0-IIb LST-NG, weiter analysiert mit vergrößerndem Imaging (80×) unter Verwendung von (**c**) NBI (VP 2B).

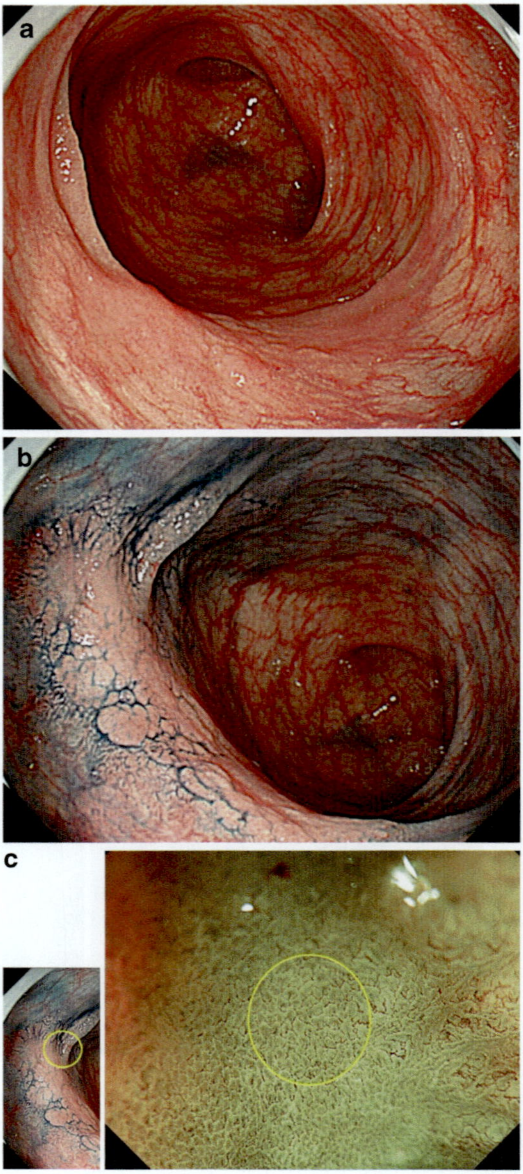

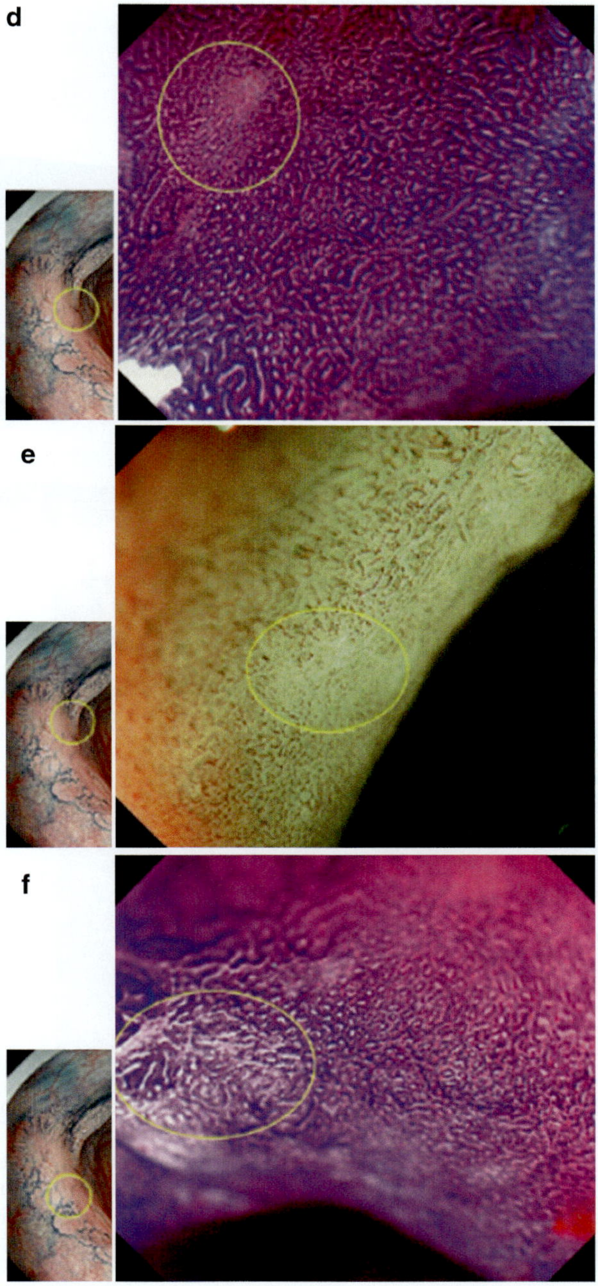

Abb. 11.31 (**d**) Kristallviolett (PP Vi niedriggradig). Ein kleiner Fleck zeigte (**e**) VP 3 mit M-NBI und (**f**) PP $V_{I\ hochgradig}$ mit Kristallviolett M-CE. *Klinische Diagnose:* LST-NG JNET Typ 2B und fokaler Typ 3 verdächtig auf sm-invasives, differenzierte Adenokarzinom, Durchmesser fast 5 cm. ESD wurde empfohlen (zum Zweck der Diagnose)

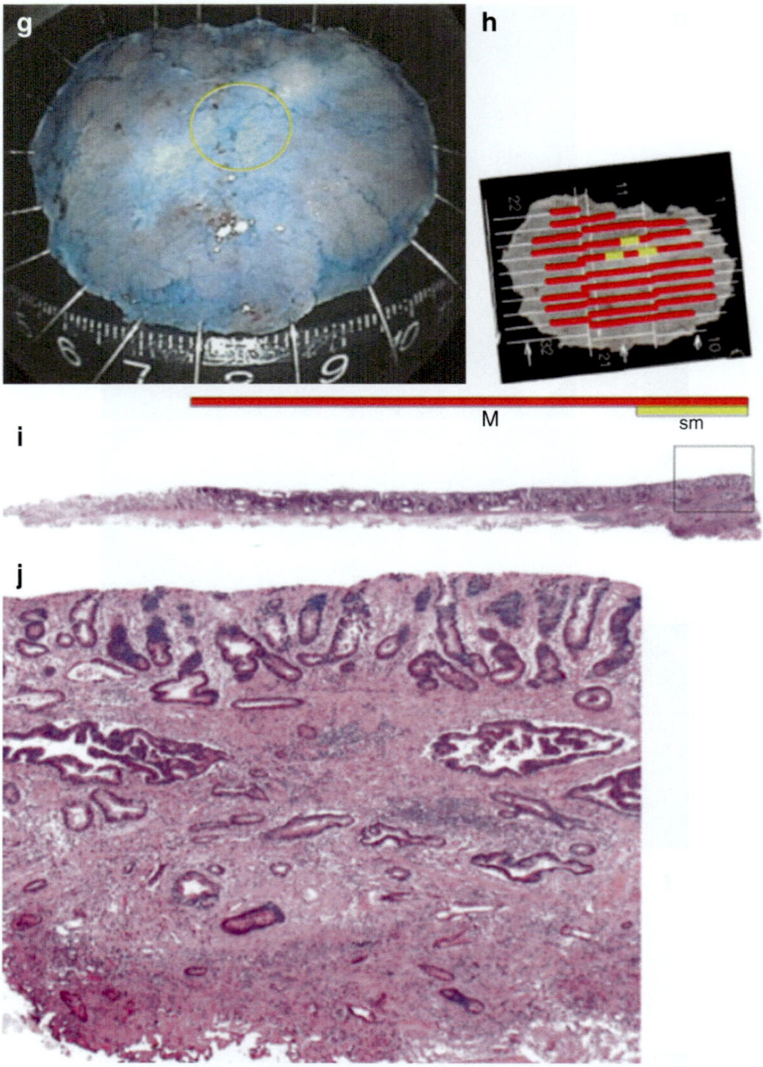

Abb. 11.31 (**g**) Das Präparat mit Sicherheitsabstand wurde aufgesteckt und dokumentiert *(verdächtige Bereich markiert)*. (**h**) Probe Abschnitte gemappt für intramukosales *(rot)* und sm-invasives *(gelb)* Karzinom. (**i**)Abschnitt Schnitt (H&E-Färbung) mit maximaler sm-Invasion (**j**). (**j**) Ausschnitt H&E-Färbung 100-fach. *Histopathologie:* Adenokarzinom, tub1 > tub2, 48 × 37 mm, p*sm*>*3000 μm,* ly0, v0, horizontal HM0, vertical margin *VM1*. Hemicolectomy mit Lymphknotendissektion wurde empfohlen

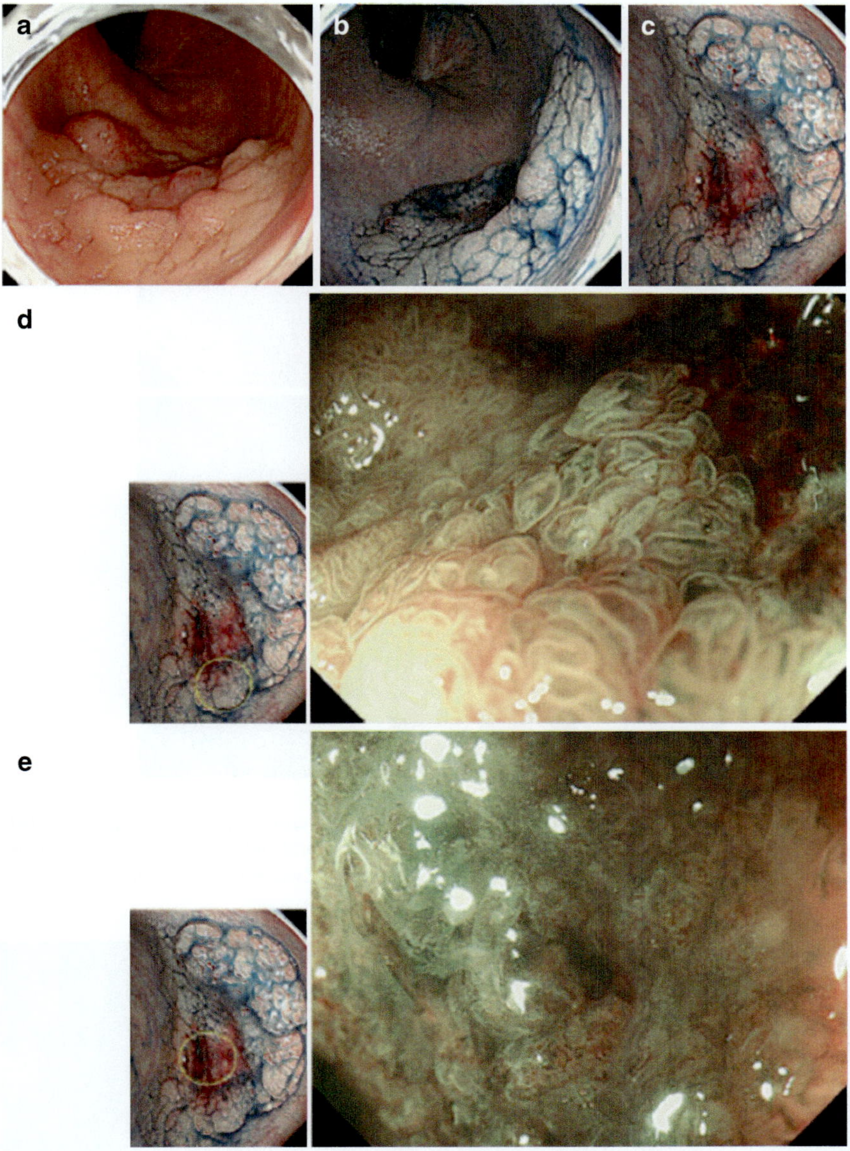

Abb. 11.32 (**a**–**j**) Fall 8: Rektaler LST-G (0-IIa + c), d ~5 cm: (**a**) auf WLI und (**b**, **c**) indigokarmin CE. (**d**) Gefäße VP 2`A (in 0-IIa Rand, *links*) und (**e**) VP 2B (in 0-IIc Läsion, *links*): Läsion JNET Typ 2B, auf m-NBI (80×)

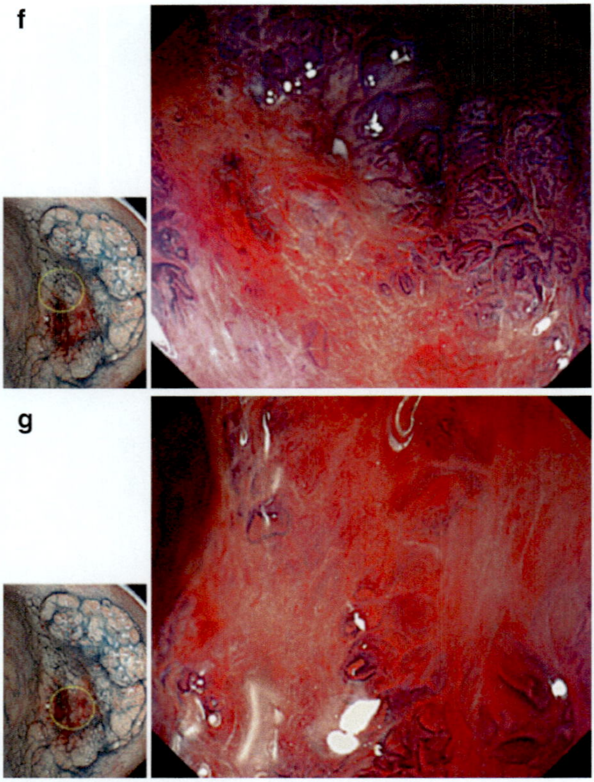

Abb. 11.32 Kristallviolett Fleck (mit wenig klebrigem Schleim) zeigt (**f**) PP Typ IIIL in 0-IIa und (**g**) PP Typ Vn in 0-IIc Teil. *Klinische Diagnose:LST-G mit tief invasivem Karzinom (fokal JNET Typ 3),* 5 cm groß. (**h**, **i**) ESD wurde zu diagnostischen Zwecken durchgeführt

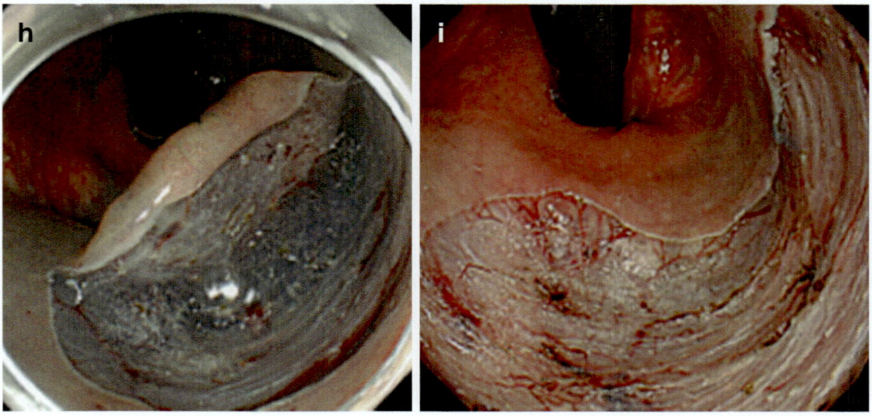

Abb. 11.32 (Fortsetzung)

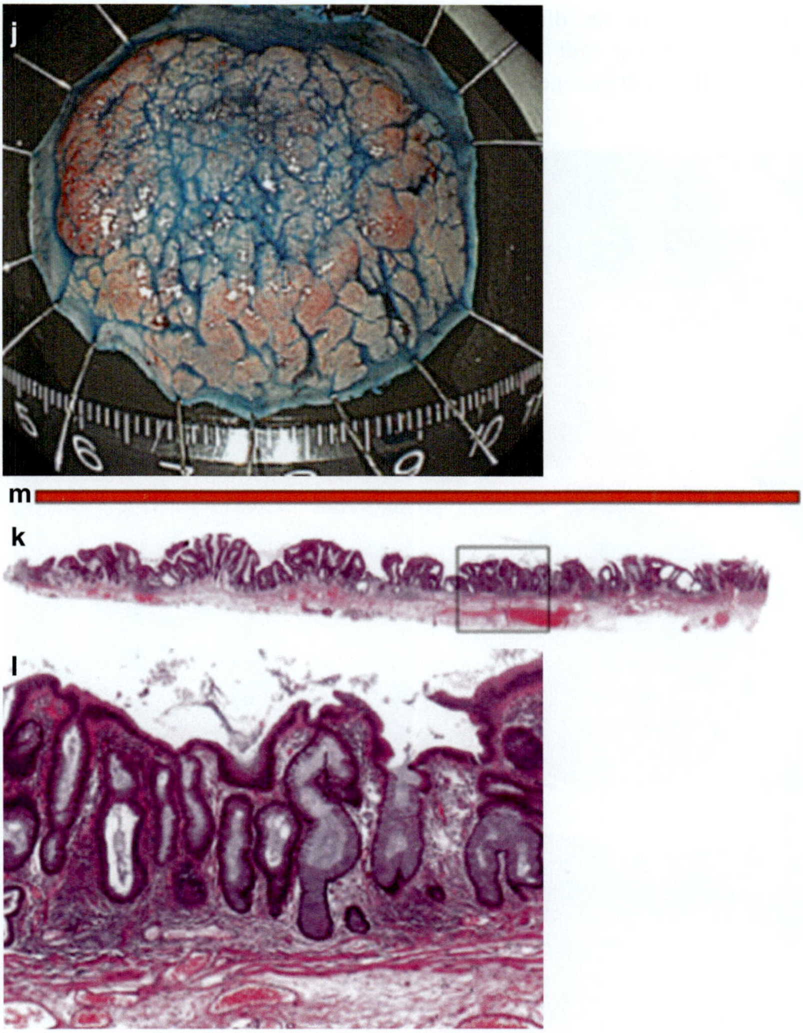

Abb. 11.32 (**j**) ESD Präparat (Indigokarmin): Die Oberflächenstruktur der Neoplasie war nach der Entfernung von Schleim nur leicht unregelmäßig. *Histologie:* (**k**) Nicht-invasives *(m, rote Linie = vollständig mukosal)* tubulovillöses Adenom (H&E Färbung, Kasten **l**) mit (**l**) fokaler high-grade Dysplasie (H&E Färbung, 100-fach)

Fall 9: Anales Plattenepithelkarzinom 0-IIb-G (Größe ~ 10 mm)

Eine 39-jährige Frau hatte seit 2 Monaten schmerzhaften analen Pruritus und gelegentliche minimale Kontaktblutungen. Ano-/Rektoskopie mit vergrößerndem (60-fach) Kolonoskop in retroflektorischer Ansicht zeigte eine rötliche, samtige Läsion 0-IIb (10 × 10 mm) in der linken Seite der Anodermis zwischen der Linea dentata und dem Analrand. Die endoskopische Analyse und diagnostische Biopsie wurde durchgeführt und später die kurative ESD (Abb. 11.33).

Hinweis ESD kann für die Behandlung von intraepithelialen Neoplasien im Anoderm im Dialog mit einem Dermatologen und einem proktologischen Chirurgen in Betracht gezogen werden.

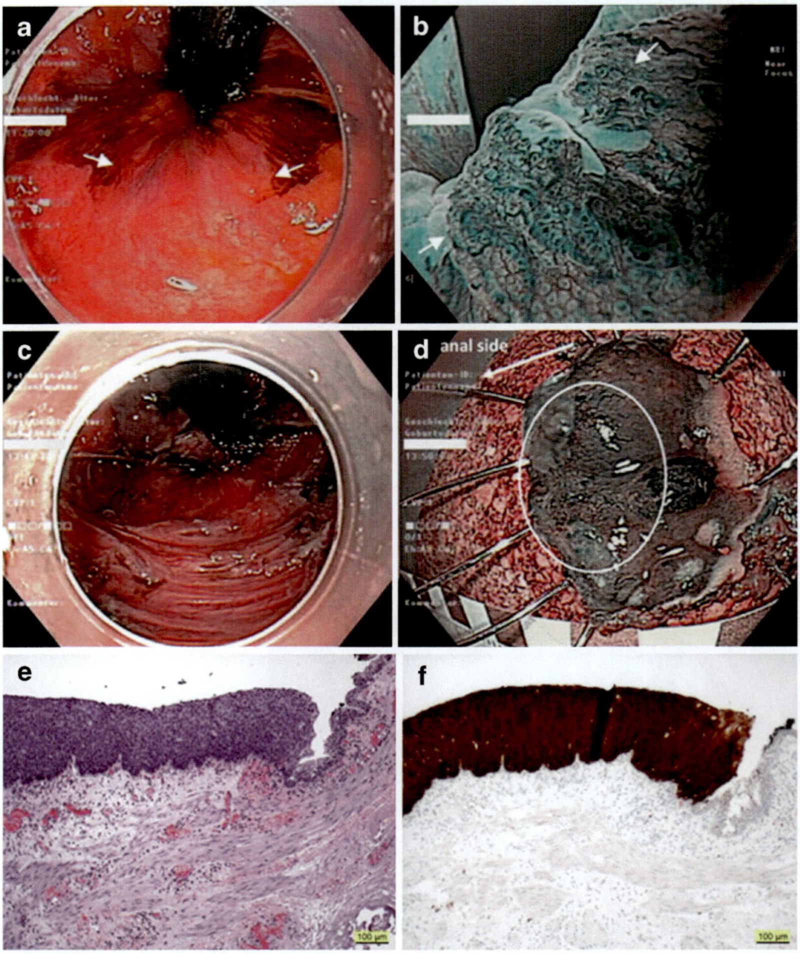

Abb. 11.33 (**a**-**f**) Fall 9: (**a**) Lugol-negative (*Lugol voiding*) rötliche Läsion 0-IIb mit klarem Rand *(Pfeile)* zum Lugol-färbenden Anoderm, das an der Linea dentata auch gegenüber der Lugol-negativen Darmschleimhaut kontrastiert, dargestellt in WLI. (**b**) M-NBI (60×) zeigte eine braun-grünliche verfärbte Fläche mit dichten unregelmäßigen VP und mit unregelmäßigem Oberflächenrelief, Verlust der Permeation von sm Venen, und mit klaren Rändern zum nicht-keratinisierten Anoderm, verdächtig für anodermale Neoplasie. *Biopsie:* High-grade Dysplasie (HGD), positiv für HPV-16. (**c**) Resektionsbett nach ESD en bloc. (**d**) ESD Präparat (2,5 × 1,7 cm, mit kompletten Markierungen der Sicherheitsmargen). (**e**) Histologie (H&E-Färbung, 100×): *High-grade intraepithelial Dysplasie,* freie Resektionsränder *(AIN III, R0)*. (**f**) Immunhistochemie (IHC) stark positiv für p16 Protein (bestätigend AIN III). Nicht gezeigt: In-situ Hybridisierung ++ für high-risk HPV-16 in AIN (negativ in Anoderm). Follow-up nach 9 Monaten: Komplette Remission der HPV-16-induzierten AIN (Modifiziert von Wagner et al. [49] mit Genehmigung von Thieme (https://www.stm-assoc.org/permissions/guidelines-2022/))

Danksagung Wir danken Dr. Toshio Uraoka, aus Gunma, Japan für die Bilder der pit patters (Abb. 11.2 a–e), Dr. Tsuneo Oyama aus Nagano, Japan, für die Bereitstellung einiger Fälle und Dr. Daniel Neureiter und Dr. Tobias Kiesslich aus Salzburg, Österreich, für den Beitrag zur Histologie.

Literatur

1. O'Brien MJ, et al. Flat adenomas in the National Polyp Study: Is there increased risk for high-grade dysplasia initially or during surveillance? Clin Gastroenterol Hepatol. 2004;2:905–11.
2. The Paris endoscopic classification of superficial neoplastic lesions: esophagus, stomach, and colon: November 30 to December 1, 2002. Gastrointest Endosc. 2003;58:S3–43.
3. Endoscopic Classification Review Group. Update on the Paris classification of superficial neoplastic lesions in the digestive tract. Endoscopy. 2005;37:570–8.
4. George SM, et al. Classification of advanced colorectal carcinomas by tumor edge morphology: evidence for different pathogenesis and significance of polypoid and nonpolypoid tumors. Cancer. 2000;89:1901–9.
5. Kudo S, et al. Nonpolypoid neoplastic lesions of the colorectal mucosa. Gastrointest Endosc. 2008;68:S3–47.
6. Rembacken BJ, et al. Flat and depressed colonic neoplasms: a prospective study of 1000 colonoscopies in the UK. Lancet. 2000;355:1211–4.
7. Fuccio L, et al. Clinical outcomes after endoscopic submucosal dissection for colorectal neoplasia: a systematic review and meta-analysis. Gastrointest Endosc. 2017;86:74–86.
8. Kaminski MF, et al. Performance measures for lower gastrointestinal endoscopy: a European Society of Gastrointestinal Endoscopy (ESGE) quality improvement initiative. United European Gastroenterol J. 2017;5:309–34.
9. Rotondano G, et al. The Cooperative Italian FLIN Study Group: prevalence and clinicopathological features of colorectal laterally spreading tumors. Endoscopy. 2011;43:856–61.
10. Soetikno RM, et al. Prevalence of nonpolypoid (flat and depressed) colorectal neoplasms in asymptomatic and symptomatic adults. JAMA. 2008;299:1027–35.
11. Bogie RM, et al. Endoscopic subtypes of colorectal laterally spreading tumors (LSTs) and the risk of submucosal invasion: a meta-analysis. Endoscopy. 2018;50:263–82.
12. Matsuda T, et al. Our perspective on endoscopic resection for colorectal neoplasms. Gastroenterol Clin Biol. 2010;34:367–70.
13. Niimi K, et al. Long-term outcomes of endoscopic submucosal dissection for colorectal epithelial neoplasms. Endoscopy. 2010;42:723–9.
14. Kudo S, et al. Pit pattern in colorectal neoplasia: endoscopic magnifying view. Endoscopy. 2001;33:367–73.
15. Sano Y, et al. Magnifying observation of microvascular architecture of colorectal lesions using a narrow-band imaging system. Dig Endosc. 2006;18:44–51.
16. Hayashi N, et al. Endoscopic prediction of deep submucosal invasive carcinoma: validation of the Narrow-Band Imaging International Colorectal Endoscopic (NICE) classification. Gastrointest Endosc. 2013;78:625–32.
17. Sano Y, et al. Narrow-band imaging (NBI) magnifying endoscopic classification of colorectal tumors proposed by the Japan NBI Expert Team. Dig Endosc. 2016;28:526–33.
18. Komeda Y, et al. Magnifying narrow band imaging (NBI) for the diagnosis of localized colorectal lesions using the Japan NBI Expert Team (JNET) Classification. Oncology. 2017;93(Suppl 1):49–54.
19. Wada Y, et al. Diagnostic accuracy of pit pattern and vascular pattern analyses in colorectal lesions. Dig Endosc. 2010;22:192–9.

20. Matsuda T, et al. Efficacy of the invasive/non-invasive pattern by magnifying chromoendoscopy to estimate the depth of invasion of early colorectal neoplasms. Am J Gastroenterol. 2008;103:2700–6.
21. Backes Y, et al. Narrow band imaging, magnifying chromoendoscopy, and gross morphological features for the optical diagnosis of T1 colorectal cancer and deep submucosal invasion: a systematic review and meta-analysis. Am J Gastroenterol. 2017;112:54–64.
22. Zhang QW, et al. Narrow-band imaging in the diagnosis of deep submucosal colorectal cancers: a systematic review and meta-analysis. Endoscopy. 2017;49:564–80.
23. Tanaka S, et al. JGES guidelines for colorectal endoscopic submucosal dissection/endoscopic mucosal resection. Dig Endosc 2020 Jan;32(2):219-239. https://doi.org/10.1111/den.13545.
24. East JE, et al. Serrated lesions in colorectal cancer screening: detection, resection, pathology and surveillance. Gut. 2015;64:991–1000.
25. Hazewinkel Y, et al. Endoscopic features of sessile serrated adenomas: validation by international experts using high-resolution white-light endoscopy and narrow-band imaging. Gastrointest Endosc. 2013;77:916–24.
26. Ijspeert JE, et al. Development and validation of the WASP classification system for optical diagnosis of adenomas, hyperplastic polyps and sessile serrated adenomas/polyps. Gut. 2016;65:963–70.
27. Ijspeert JE, et al. Detection rate of serrated polyps and serrated polyposis syndrome in colorectal cancer screening cohorts: a European overview. Gut. 2017;66:1225–32.
28. Kanao H, et al. Narrow-band imaging magnification predicts the histology and invasion depth of colorectal tumors. Gastrointest Endosc. 2009;69:631–6.
29. Rondagh EJ, et al. Nonpolypoid colorectal neoplasms: a challenge in endoscopic surveillance of patients with Lynch syndrome. Endoscopy. 2013;45:257–64.
30. De Jong AE, et al. The role of mismatch repair gene defects in the development of adenomas in patients with HNPCC. Gastroenterology. 2004;126:42–8.
31. Vasen HF, et al. Familial colorectal cancer risk: ESMO clinical recommendations. Ann Oncol. 2009;20(Suppl 4):51–3.
32. Kato H, et al. Lifting of lesions during endoscopic mucosal resection (EMR) of early colorectal cancer: implications for the assessment of resectability. Endoscopy. 2001;33:568–73.
33. Uraoka T, et al. Endoscopic indications for endoscopic mucosal resection of laterally spreading tumours in the colorectum. Gut. 2006;55:1592–7.
34. Kimura T, et al. A novel pit pattern identifies the precursor of colorectal cancer derived from sessile serrated adenoma. Am J Gastroenterol. 2012;107:460–9.
35. Morita T, et al. Evaluation of endoscopic and histopathological features of serrated adenoma of the colon. Endoscopy. 2001;33:761–5.
36. Uraoka T, et al. Prospective evaluation of endoscopic criteria characteristic of sessile serrated adenomas/polyps. J Gastroenterol. 2015;50:555–63.
37. Yano Y, et al. Clinicopathological and molecular features of colorectal serrated neoplasias with different mucosal crypt patterns. Am J Gastroenterol. 2011;106:1351–8.
38. Miwata T, et al. Clinicopathologic features of hyperplastic/serrated polyposis syndrome in Japan. J Gastroenterol Hepatol. 2013;28:1693–8.
39. Rutter MD, et al. British Society of Gastroenterology/Association of Coloproctologists of Great Britain and Ireland guidelines for the management of large non-pedunculated colorectal polyps. Gut. 2015;64:1847–73.
40. Ferlitsch M, et al. Colorectal polypectomy and endoscopic mucosal resection (EMR): European Society of Gastrointestinal Endoscopy (ESGE) Clinical Guideline. Endoscopy. 2017;49:270–97.
41. Cao Y, et al. Meta-analysis of endoscopic submucosal dissection versus endoscopic mucosal resection for tumors of the gastrointestinal tract. Endoscopy. 2009;41:751–7.

42. Hochdorffer R, et al. Endoscopic resection of "giant" colorectal lesions: long-term outcome and safety. Z Gastroenterol. 2010;48:741–7.
43. Saito Y, et al. Clinical outcome of endoscopic submucosal dissection versus endoscopic mucosal resection of large colorectal tumors as determined by curative resection. Surg Endosc. 2010;24:343–52.
44. Saito Y, et al. A prospective, multicenter study of 1111 colorectal endoscopic submucosal dissections (with video). Gastrointest Endosc. 2010;72:1217–25.
45. Yahagi N, et al. Endoscopic submucosal dissection for the reliable en bloc resection of colorectal mucosal tumors. Dig Endosc. 2004;16:89–92.
46. Kitajima K, et al. Correlations between lymph node metastasis and depth of submucosal invasion in colorectal carcinoma: J Gastroenterol. 2004;39:534–43.
47. Hashiguchi Y, et al. Japanese Society for Cancer of the Colon and Rectum (JSCCR) guidelines 2019 for the treatment of colorectal cancer. Int J Clin Oncol. 2020; 25:1–42. https://doi.org/10.1007/s10147-019-01485-z
48. Long KC, et al. Screening, surveillance, and treatment of anal intraepithelial neoplasia. Clin Colon Rectal Surg. 2016;29:57–64.
49. Wagner A, et al. Endoscopic submucosal dissection (ESD) for anal high-grade intraepithelial dysplasia: a case report. Z Gastroenterol. 2018; 56:495–8.
50. Kajiwara Y, et al. Nomogramm as a novel predictive tool for LNM in T1 colorectal cancer treated with endoscopic resection: a nationwide. multicenter study. Gastrointest Endosc 2023: https://doi.org/10.16/j.gie.2023.01.022
51. Saito Y, et al. Pathologic sm2 carries a moderate risk of metastases even without other unfavourable factors, but positive horizontal margins have a low local recurrence risk after en bloc resection. Endoscopy 2023; 55:252-254.

Kapitel 12
Chronisch entzündliche Darmerkrankung in Remission: Mukosaneoplasien

Naohisa Yahagi, Tadateru Maehata und Atsushi Nakayama

Das kumulative Risiko für das Auftreten eines kolorektalen Karzinoms (CRC) bei Patienten mit einer Colitis ulcerosa (ulcerative colitis, UC) beträgt nach 10 Jahren 2 %, nach 20 Jahren 9 % und nach 30 Jahren 18 % [1]. Das Risiko für ein CRC ist bei einer Crohn-Krankheit (CD) um das 2,5-fache und bei einer Crohn-Colitis um das 5,6-fache erhöht und ist gleich hoch im langjährigen Verlauf bei UC und Crohn-Colitis [2–4].

Trotz des bekannten erhöhten Risikos für ein CRC und trotz endoskopischer Überwachung ist wohl die 5-Jahres-Überlebensrate für ein CRC auf Basis einer entzündlichen Darmerkrankung (CED) nicht besser als für ein sporadisches CRC [3, 4]. In einer Studie mit 28 Patienten mit einem CD-assoziierten CRC und 52 Patienten mit einem UC-assoziierten CRC betrugen die Gesamt-5-Jahres-Überlebensraten nur 46 % für CD-assoziiertes CRC und 50 % für UC-assoziiertes CRC. Die mittlere Dauer der CED betrug 15 Jahre bei CD und 18 Jahre bei UC. Dysplasie war bei 73 % der CD- und 79 % der UC-Patienten mit CRC assoziiert [4]. Daher muss die Erkennungsrate dysplastischer Läsionen in der Überwachungskoloskopie bei CED erhöht werden. Wir müssen die Erkennung und Analyse von Neoplasien in der CED-Überwachung intensivieren mit HD-Endoskopie mit Vergrößerung (>50-fach) und Chromendoskopie (Indigokarmin) oder (in geringerem Umfang) virtueller Chromendoskopie (NBI). (Vgl. Kap. 1)

N. Yahagi (✉) · T. Maehata · A. Nakayama
Division of Research and Development for Minimally Invasive Treatment, Cancer Center, Keio University School of Medicine, Shinjuku-ku, Tokyo, Japan
E-Mail: yahagi-tky@umin.ac.jp

T. Maehata
E-Mail: t2maehata@marianna-u.ac.jp

A. Nakayama
E-Mail: atsnakayama.keio@gmail.com

F. Berr et al., *Atlas der frühen Neoplasien des Gastrointestinaltrakts*,
https://doi.org/10.1007/978-3-031-25623-3_12

12.1 Risikofaktoren für kolorektale Neoplasien bei CED

Das relative Risiko für ein CRC ist nach 8–10 Jahren der Pankolitis bei IBD signifikant erhöht, was der Zeitpunkt ist, zu dem eine Überwachung bei UC und Crohn-Colitis beginnen sollte, während bei einer linksseitigen UC die Überwachung möglicherweise erst nach 15 Jahren beginnen kann [1, 2, 5, 6]. Eine neuere Studie betonte, dass 9–15 % der Krebserkrankungen früher auftreten und mit dieser Empfehlung verpasst würden [7], trotz der Evidenz, die aus retrospektiven Analysen gewonnen wurde [2, 5, 6].

Ein frühes Auftreten von CED erhöht sogar das Risiko für ein CRC [5, 8]. Das Risiko für ein CRC ist bei UC-Patienten mit erst- oder zweitgradigen Verwandten mit CRC um das zweifache [8] und bei Patienten mit einer langjährigen primären sklerosierenden Cholangitis (PSC) um das vierfache [8, 9] erhöht (Tab. 12.1). Patienten mit CED und PSC sollten jährlich eine Koloskopie bekommen, die bei der Diagnose der PSC beginnt und unbegrenzt fortgesetzt wird, auch nach einer Lebertransplantation [9, 10].

Tab. 12.1 Risiko Faktoren für das Auftreten von Kolorektalkrebs (CRC) bei CED

Risikofaktor	Absolutes Risiko	RR[a]	Quellen
Krankheitsdauer	Nach 10 Jahren: 2–3 %	2,4	[1, 5]
	Mit 20 Jahren: 8 %	2,8	
	Mit 30 Jahren: 18 %		
Umfang:			
Pancolitis Ulcerosa (UC)		14,8	[4]
Colitis Ulcerosa, linksseitig (UC)		2,8	
Proktitis Ulcerosa		1,7	
Kombination mit primäre sklerosierender Cholangitis (PSC)[b]	Nach 10 Jahren: 9 %	4,8	
	Nach 20 Jahren: 31 %		[9, 10]
	Nach 25 Jahren: 50 %		
CRC bei Verwandten ersten Grades (FDR)			
>50-jähriger FDR		2,5	
<50-jähriger FDR		9,2	[9, 10]
Krankheitsbeginn bei			
Alter < 15 Jahre	40 %		[8]
Altersgruppe 15–39 Jahre	25 %		

Modifiziert von Farraye et al. [4]
[a]Relative Risiko-Verhältnis
[b]Das Risiko für CRC ist bei PSC auch ohne UC erhöht [9, 10]

12.2 Überwachung für CRC bei langjähriger CED

12.2.1 Überwachungsprotokoll

Die Überwachungs-Koloskopie (unter Verwendung der Weißlicht-Imaging-Technik, WLI) sollte bei stabilen Remissionen der Kolitis (Truelove-Aktivitätsindex ≤ 2) [11] durchgeführt werden und mit einer Chromoendoskopie (CE) unter Verwendung von Indigocarmin (oder Methylenblau) für eine gezielte Biopsiestrategie [4] kombiniert werden. Acht Jahre nach Beginn der UC werden eine Screening Koloskopie durchgeführt, später weitere Überwachungskoloskopien empfohlen, wobei gezielte Biopsien von verdächtigen Läsionen oder Quadrantenbiopsien alle 10 cm aus verdächtigen Abschnitten des betroffenen Darms (z. B. mit Pseudopolyposis oder postinflammatorischer Verengung) entnommen werden. Analoge Kriterien gelten für Colitis Crohn, wenn mindestens 30 % des Darms betroffen sind [4, 12, 13]. Das typische Ergebnis sind mindestens 28–32 Biopsieproben. Eine kürzlich durchgeführte randomisierte multizentrische prospektive Studie zeigte jedoch, dass die gezielte Biopsie zur Erkennung neoplastischer Läsionen im Vergleich zur zufälligen Biopsie gleichwertig ist [14]. Der Befundbericht für UC oder Crohn's Colitis sollte die Lokalisationen auflisten von allen Biopsien, die aus flacher Mukosa, aus jeder oberflächlichen Läsion 0-II (bildlich dokumentiert) oder aus jeder verdächtigen polypoiden Läsion entnommen wurden, bzw. auch von den Läsionen, die entfernt wurden.

12.2.2 Chromoendoskopie und vergrößerndes Narrow-Band Imaging (NBI)

Im gut gereinigten, mukusfreien Dickdarm, sollte bildverstärkte Endoskopie (IEE) mittels Panchromoendoskopie mit Indigocarmin (oder Methylblau) durchgeführt werden zur Entnahme zielgerichteter Biopsien. Panchromoendoskopie und zielgerichtete Biopsien ergaben eine höhere Ausbeute an Dysplasie als systematische Vierquadranten-Biopsien in nicht-farbgespritztem Darm [14–16]. Chromoendoskopie und virtuelle Chromoendoskopie mit NBI unterscheiden sich nicht signifikant bei der Detektion von colitisassoziierten Neoplasien. Aufgrund der kürzeren Untersuchungszeit und der einfacheren Anwendbarkeit kann NBI in Zukunft die klassische Chromoendoskopie ersetzen [17].

Hinweis Empfehlungen zur Überwachung von CED-assoziiertem CRC [12, 18]:

- Beginne 8 Jahre nach Beginn der Symptome bei Pancolitis.
- Untersuche, wenn die kolorektale Erkrankung in Remission ist.
- IEE-Koloskopie alle 1–2 Jahre nach Beginn der Überwachung oder alle 2-3 Jahre nach zwei negativen Untersuchungen (keine Dysplasie/CRC).

- Verwenden Sie eine hochauflösende (HD) Endoskopie mit >50× vergrößerndem NBI und Indigocarmin CE zur Analyse von Läsionen und Mukosamustern.
- Nehmen Sie repräsentative gezielte Biopsieproben aus jedem anatomischen Abschnitt (oder zwei Protokollbiopsien alle 10 cm) des betroffenen Darms.
- Bei PSC beginnt die koloskopische Überwachung bei der Diagnose und erfordert eine jährliche Überwachungskoloskopie.

Eine Ausnahme ist Proctitis/Proctosigmoiditis ulcerosa, die die kein erhöhtes Risiko aufweist und mit durchschnittlichen Risikoempfehlungen behandelt werden kann.

12.3 Diagnose von Neoplasien bei Überwachungskoloskopie

12.3.1 Sichtbare neoplastische Läsionen bei CED

Um Bereiche zu entdecken, die verdächtig auf neoplasische Läsionen in regenerativer chronisch entzündlicher Mukosa zu sein scheinen, müssen Sie sich auf subtile Veränderungen in Mikrooberflächenstruktur und Gefäßmuster sowie auf sichtbare Oberflächenveränderungen konzentrieren, die wahrscheinlich prämaligne oder maligne Gewebe enthalten [6, 14, 19, 20]. Trotzdem korreliert die vormalige Intensität der entzündlichen Aktivität positiv mit einem erhöhten Risiko für hochgradige intraepitheliale Neoplasie (HGIN) oder Krebs. Analog dazu verdoppelt das Vorhandensein von postinflammatorischen Pseudopolypen ungefähr das Risiko für HGIN oder Krebs in UC [4, 6]. Lang andauernde UC mit Stenose oder verkürztem Kolon hat eine hohe Wahrscheinlichkeit auch für fortgeschrittenen Krebs [19].

Bisher wurde der Begriff „Dysplasie-assoziiertes Läsion oder Masse“ (DALM) häufig für endoskopisch nicht resezierbare, erhabene dysplastische Läsionen (0-IIa oder 0-Is) mit begleitender Dysplasie der umgebenden flachen Mukosa verwendet. Auch „Adenom-ähnliche Läsion oder Masse“ (ALM) wurde häufig für endoskopisch resezierbare, vorgewölbte Läsionen mit einer deutlichen Grenze (DL) und glatter Oberfläche verwendet. Die endoskopische Diagnose dieser Läsionen war jedoch subjektiv und es wurde manchmal schwierig, sie voneinander zu unterscheiden [21]. Daher wurden neue Kriterien, sichtbare polypöse Dysplasie (Läsionenhöhe $\geq$ 2,5 mm) und nicht-polypöse Dysplasie (Läsionenhöhe < 2,5 mm), von SCENIC vorgeschlagen (Surveillance for Colorectal Endoscopic Neoplasia Detection and Management in Inflammatory Bowel Disease Patients: International Consensus Recommendations) [12, 20] und von der European Crohn’s and Colitis Organisation (ECCO) Leitlinie [13].

Tab. 12.2 Morphologische Typen der sichtbaren hochgradigen Dysplasie bei der chronischen CU [22]

Paris-Typ	0-Ip	0-Is	0-IIa	0-IIb	0-IIc
Prozent (n = 39)	0	15 %	49 %	31 %	5 %

Sugimoto et al. waren die ersten, die die von SCENIC vorgeschlagene Paris-Klassifikation auf eine gut dokumentierte Serie von sichtbarer Hochgradiger Dysplasie (HGD) ($n = 39$) in einer Kohorte von 62 Patienten mit einer Diagnose von HGD oder CRC bei chronischer UC anwendeten [22]. *HGD-Läsionen* waren typischerweise rötlich (80 %) oder dyscoloriert (20 %) *gegenüber* der Hintergrundschleimhaut in Remission; meist erhöht, flach oder sessil; und vor allem (80 %) im Rektosigmoid (Tabelle 12.2). Typischerweise breiten sich die meisten sessilen/erhöhten Läsionen in einem flachen Areal aus (Is+IIb/IIa + IIb), wurden aber nicht als gemischte Typen klassifiziert. Die beiden eingesenkten Läsionen (0-IIc) lagen neben einem Ulkus. Alle HGD-Läsionen (0-IIa/b/c, 0-Is) wurden in rot (je 66 %) oder als verfärbt (je ein Drittel) angezeigt. Alle wurden mit gezielter Biopsie diagnostiziert. Die Grenzen waren bei 57 % der HGD-Läsionen bei der CE unklar, aber bei allen (100 %) auf M-NBI deutlich klar (DL) [22]. Eine neuere Klassifizierung (FACILE) für die optische Diagnose sichtbarer Dysplasie erreichte bei der Bewertung von 4 Kriterien auf Standbildern in der nicht-vergrößernden CE durch Experten eine moderate Genauigkeit von 76 % [23]. Es gibt jedoch noch keine prospektiven klinischen Daten zur Prävalenz der makroskopischen Typen der HGD oder des frühen CRC bei der CED-Colitis.

Hinweis Die flache II-b-Komponente, wenn die Demarkationslinie auf M-NBI identifiziert wird, muss klassifiziert werden, da gemischte Läsionen (0-Is+IIb; 0-IIa + IIb) eine gute Indikation für eine endoskopische Resektion sind, während unsichtbare Dysplasie in der Nähe solcher Läsionen eine Kolektomie aufgrund eines hohen und nicht beherrschbaren Krebsrisikos erfordert.

Die endoskopische Diagnose der Oberflächen (S) und vaskulären (V) Struktur von CED-assoziierten Läsionen ist normalerweise sehr schwierig, selbst für Experten. Die Morphologie der Läsionen bei CED-Patienten wird durch lang anhaltende Entzündungen verändert, und die Regeneration des Gewebes kommt in einer Vielzahl von Formen vor. Derzeit gibt es keine Einigung über die Diagnose der PitPattern oder der NBI-Vergrößerungsmerkmale bei CED-Patienten. Es ist manchmal schwierig, zwischen sporadischer Dysplasie und UC-assoziierter Dysplasie anhand des äußeren Erscheinungsbildes, der Oberflächenstruktur und des vaskulären Musters der Läsionen zu unterscheiden. Eine *p53-immunhistochemische (IHC) Färbung* ist erforderlich, um sie nach vollständiger Entfernung der Läsion zu unterscheiden [8] (Abb. 12.1 und 12.2). Chromoendoskopie mit Vergrößerung und NBI mit Vergrößerung (M-NBI) sind jedoch sehr nützlich, um abnorme Oberflächenstruktur und abnormes vaskuläres Muster der

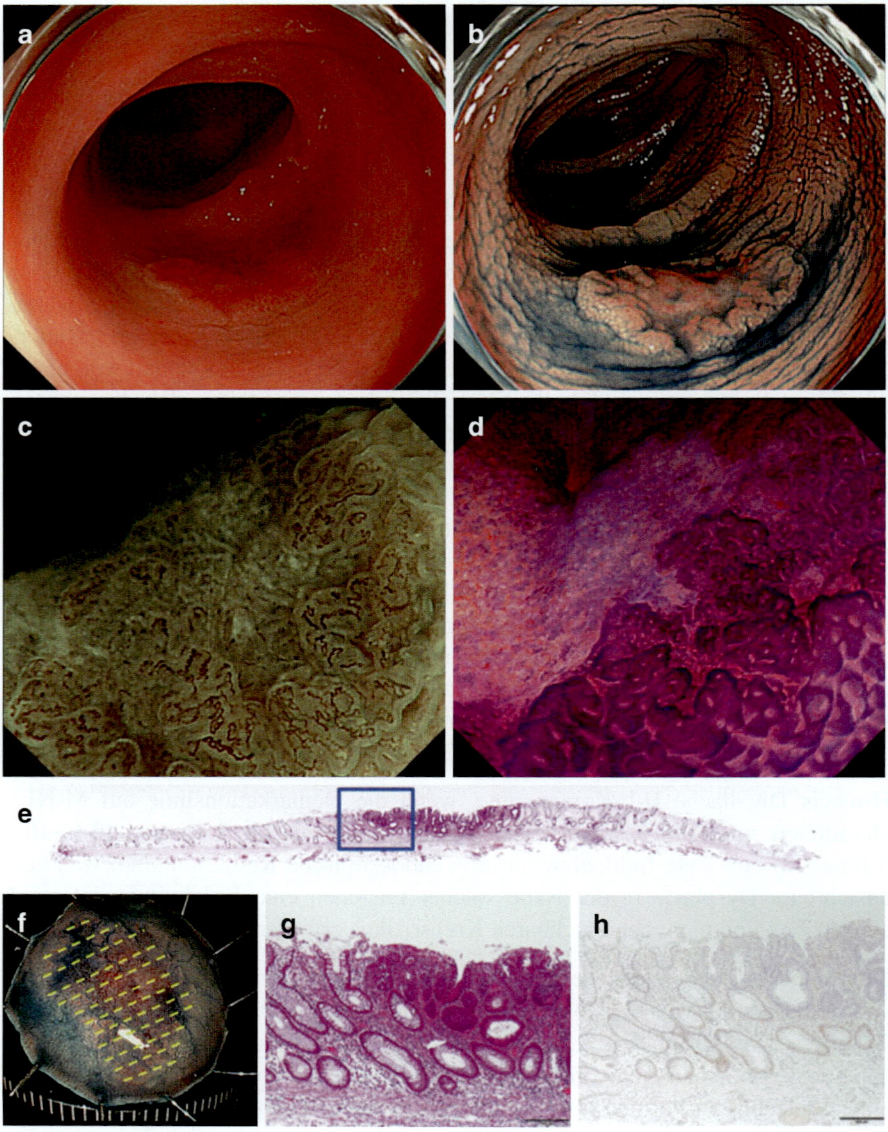

Abb. 12.1 Ein Fall von *sporadischem Mukosakarzinom*. (**a**) Ein lateralspreading Tumor (LST)-NG(PD) von ca. 25 mm wurde im Sigma bei einem 63-jährigen Mann mit lang anhaltender CU, die aktuell in Remission war, mittels WLI gefunden. (**b**) Die Abgrenzungslinie und die Oberflächenstruktur werden durch Sprühen mit Indigocarminfarbe viel deutlicher. (**c**) Mit NBI-Vergrößerung wurden unregelmäßige und ungleichmäßige Mikrogefäße sowie eine unregelmäßige Oberflächenstruktur beobachtet. (**d**) Im peripheren Teil des Läsionsgebietes wurden dicht angeordnete, ungleichmäßige. kleine Pits und im zentralen Teil spärliche, undeutliche kleine Pits mit Kristallviolettfärbung in M-WLI beobachtet. (**f**) Durch endoskopische submuköse Dissektion (ESD) wurde eine Resektion mit freien Rändern, kurativ, erzielt. (**e,g**) Die histopathologische Diagnose lautete: Is+IIc, 28 × 18 mm, tubuläres Adenokarzinom (tub1) mit tubulärem Adenom, pM, int, INFα, ly0, v0, pHM0, pVM0. (**h**) Die *p53*-Immunhistochemie war negativ, so dass diese Läsion als *sporadisches Mukosakarzinom* eingestuft wurde

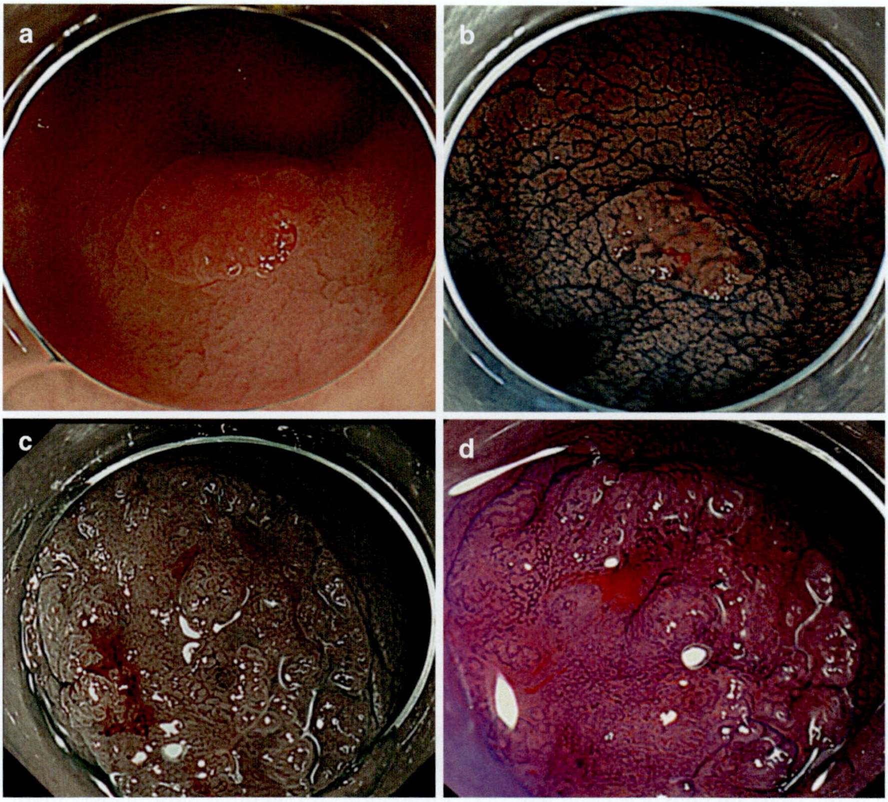

Abb. 12.2 Ein Fall von CU-assoziiertem Mukosa-Karzinom (**a**) Eine leicht rötliche IIa-Läsion (WLI) von etwa 10 mm Größe wurde im oberen Rektum bei einem 65-jährigen Mann mit 15 Jahren Verlauf einer CU, aktuell in Remission, gefunden. (**b**) Demarkationslinie und Oberflächenstruktur werden mit Indigo-Karmin-Farbspritzung viel klarer. (**c**) Leicht unregelmäßige Mikrogefäße und unregelmäßige Oberflächenstruktur wurden bei NBI-Vergrößerung beobachtet. (**d**) Dichte, ungleichmäßige, kleine Pits wurden im zentralen Teil der Läsion durch Kristallviolett-Färbung und Vergrößerung nachgewiesen. (**f**) Randfreie Resektion wurde durch ESD erreicht. (**e**, **g**) Das histopathologische Ergebnis war IIa, 9 × 9 mm, tubuläres Adenokarzinom (tub1), pM, int, INFα, ly0, v0, pHM0, pVM0. Resektion R0, kurativ. (**h**) Überexpression des p53-Proteins wurde durch immunohistochemische Färbung beobachtet, so dass diese Läsion als *CU-assoziiertes Mukosa-Karzinom bewertet wurde*

Läsionen bei CED-Patienten zu identifizieren, obwohl die Interpretation dieser Befunde noch nicht etabliert ist (Abb. 12.3 und 12.4).

Manchmal werden durch Zufall *unsichtbare Dysplasien* (per Protokollbiopsie) oder *flache Dysplasien* (ähnlich den Läsionen Typ 0-IIb oder IIc) während der Surveillance-Koloskopie entdeckt. In Gegenwart einer HGD kann bei 42–67 % der Patienten bereits Krebs vorhanden sein [18, 24], weshalb bisher eine bestätigte HGD ohne abgrenzbare/sichtbare Läsion eine Indikation zur Kolektomie darstellt [12, 13].

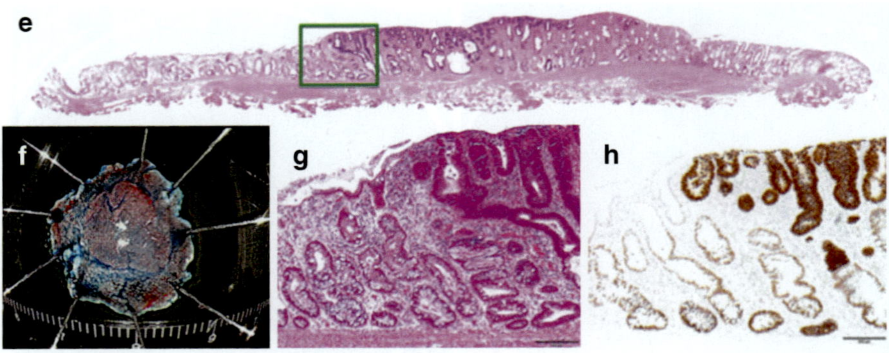

Abb. 12.2 (Fortsetzung)

12.3.2 Niedriggradige Dysplasien (LGD), flach oder unsichtbar

Im Gegensatz dazu weisen low-grade Dysplasien (LGD) nur ein 3 %-iges initiales Risiko für ein synchrones CRC auf und ein 10 %iges Risiko für Progression zu CRC innerhalb von 10 Jahren [25]. Lim re-analysierte reine LGD Diagnosen in Bernsteins Analyse [5, 25], wobei von 210 CED-Patienten mit LGD nur 17 Patienten (8 %) langfristig an CRC erkrankten, im Vergleich zu 2,4 % der Patienten ohne Dysplasie [25]. Histopathologische Kriterien und Reproduzierbarkeit für LGD aus *flachen* Läsionen oder *unsichtbaren* Läsionen sind bisher nicht ausreichend verlässlich [25, 26]. Auch eine umfassende Meta-analyse von *flachen LGD* (Publikationen von 2000 bis 2020) ergab nur eine Inzidenz von 7,6 % CRC im medianen Verlauf von 6 Jahren [27]. Deshalb stellen LDG nur eine Indikation zur Überwachung, aber nicht zur Kolektomie dar [12, 13, 25].

12.4 Management neoplastischer Läsionen bei CED-Patienten

Sporadische Adenome in *unbeteiligten* Teilen des Kolons in CU (oder Crohn's Colitis) haben ein geringes Risiko (<5 %) für assoziierte Dysplasie oder CRC, ebenso wie auch vorgewölbte Läsionen in *nicht-dysplastischer* Mukosa von CED-betroffenem Kolon [4]. Dies sind sehr gute Indikationen für eine endoskopische Resektion. Der klinische Verlauf von CU-assoziierten Läsionen kann mit einem strengen Überwachungsprogramm nach vollständiger endoskopischer Resektion von dysplastischen Läsionen nachverfolgt werden. Daher wird empfohlen, sowohl für polypöse dysplastische Läsionen als auch für nicht-polypöse dysplastische Läsionen ohne unsichtbare Dysplasie um die Läsion oder im entfernten Bereich,

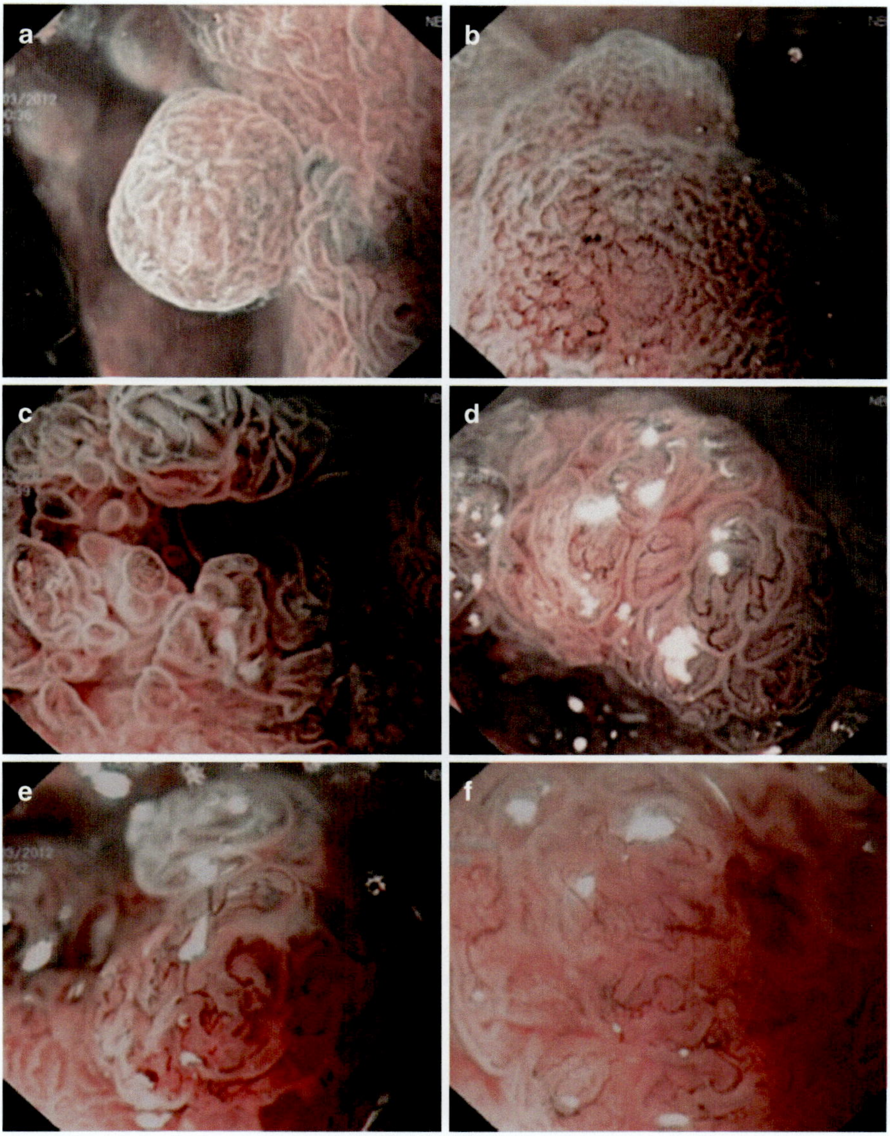

Abb. 12.3 0-Is Läsionen bei langjähriger, regenerativer Pancolitis ulcerosa mit Pseudopolypen (**a**, **b**) sowie erhöhter Dysplasie, *raised dysplasia* (**c**–**f**, M-NBI, 100×). (**a**, **b**) Regelmäßig angeordnete, netzartige Kapillar- und Oberflächenstruktur, regenerativer Pseudopolyp. (**c**) Dichtes Kapillarnetz und leicht unregelmäßige Oberflächenstruktur im rektalen LST-GM (0-IIa + Is): Tubulovillöses Adenom. (**d**) Unregelmäßig vermaschtes Kapillarnetz und vergrößerte unregelmäßige Oberflächenstruktur in sigmoider 0-Is-Läsion. *Histologie:* Tubulovillöse niedriggradige intraepitheliale Neoplasie (LGIN). (**e**, **f**) Äußerst unregelmäßige Kapillar- und Oberflächenstruktur in der rektalen 0-Is-Läsion. *Histologie:* HGIN (differenziertes Mukosa-Karzinom T0 m1)

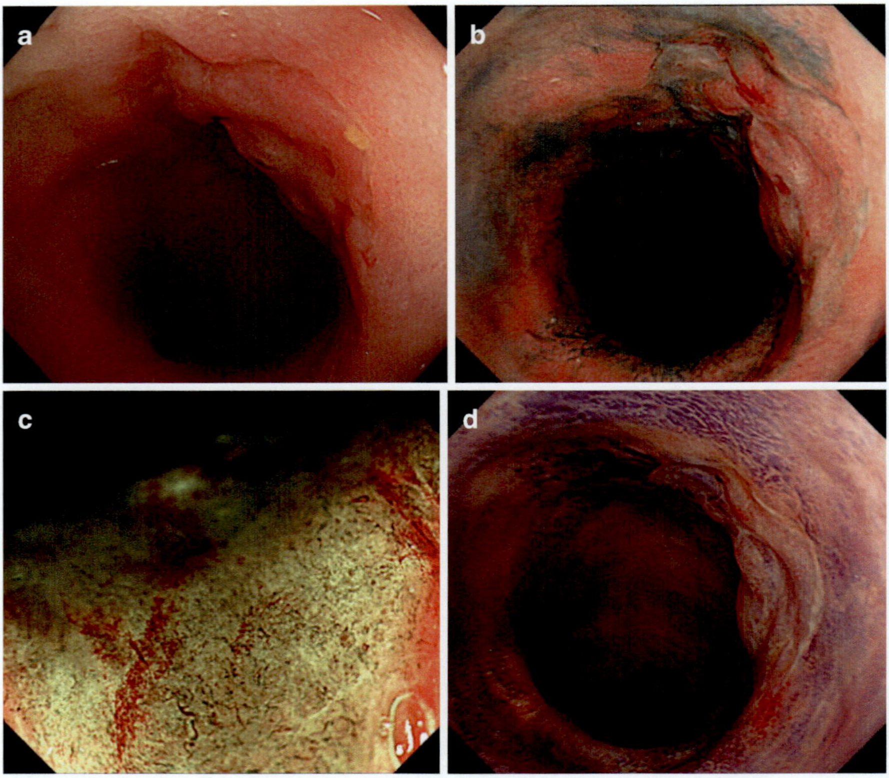

Abb. 12.4 Ein Fall von *flacher Dysplasie* (0-IIc, ähnlich wie fortgeschrittenes Karzinom). (**a**) Eine unregelmäßige, eingesenkte Läsion 0-IIc von etwa 2 cm Größe ist im Colon descendens eines 63-jährigen Mannes mit 16 Jahren Geschichte von Pancolitis ulcerosa zu sehen. (**b**) Starre Colonwand mit straffen Knoten. (**c**) Eine nicht strukturierte Oberfläche und ein spärliches Gefäßnetz wurden mit NBI-Vergrößerung beobachtet. (**d**) Die Färbbarkeit mit Kristallviolett war innerhalb des eingesenkten Bereichs (0-IIc) schlecht. Da die Biopsie Adenokarzinom ergab, unterzog sich der Patient einer totalen Colectomie. Diese Läsion war bereits ein fortgeschrittenes Karzinom, obwohl die Läsionsgröße nur 2 cm betrug. *Endgültige histopathologische Diagnose:* Tubuläres Adenokarzinom (Tub2 + Por2), 0-IIa + IIc, 20 mm, pT2 (MP), sci, INFc, ly0, v0, pPM0, pDM0, pRM0

wenn technisch möglich, eine endoskopische Resektion durchzuführen [12, 13]. Endoskopische Submucosa Dissektion (ESD) durch erfahrene Endoskopiker ist für Neoplasien bei CU-Patienten durchführbar und kann eine unnötige Chirurgie vermeiden [28]. Patienten mit endoskopisch nicht resezierbaren nicht-polypösen hochgradigen Dysplasien sollten sich jedoch in einem CED Referenzzentrum einer totalen Koloskopie mit WLI, M-NBI und Biopsien gezielt & per Protokoll unterziehen [13, 14, 20].

Hinweis Gemäß SCENIC- und ECCO-Richtlinien [12, 13]:

- *Endoskopische Resektion* (en bloc) ist indiziert bei CED für:
  - Sporadische Läsionen
  - Polypoide Dysplasie und nicht-polypoide Dysplasie ohne unsichtbare Dysplasie um die Läsion oder in einem entfernten Bereich
- *Komplette Kolektomie* ist angezeigt nach Bestätigung im CED-Referenzzentrum für:
  - Endoskopisch nicht-resektable, nicht-polypoide Dysplasie
  - Durch zufällige Biopsie erkannte, unsichtbare HGD

12.5 Fälle: Neoplasische Läsionen bei CED

Fall 1: Flaches Adenom in chronischer Colitis ulcerosa
Bei einem Patienten mit einer lange andauernden CU, aktuell in Remission, zeigte die Überwachungs-Koloskopie eine verfärbte, leicht unregelmäßige Mukosa im Sigma auf einem Hintergrund von CU in Remission (Abb. 12.5). Bei der Vergrößerung mit NBI wurde eine unregelmäßige Oberflächenstruktur mit weniger Gefäßnetzwerk beobachtet. Die Vergrößerung mit Kristallviolettfärbung zeigte ungleichmäßige, unregelmäßige Pits. Die Läsion wurde durch ESD en bloc entfernt; die Histologie ergab ein tubuläres Adenom, R0 entfernt, 46 × 33 mm.

Hinweis Die endoskopische Diagnose flacher Neoplasien und lateraler Ränder ist manchmal schwierig, aber Chromoendoskopie und Vergrößerung sind hilfreich bei der Erkennung unregelmäßiger Mukosastruktur und der Demarkationslinie.

Fall 2: Flaches Karzinom bei langjähriger Colitis ulcerosa
Während der Überwachungskoloskopie wurde bei einem 63-jährigen Mann mit 18-jähriger Krankheitsgeschichte einer Pancolitis ulcerosa in Remission ein kleines Knötchen und leicht rötlicher Bereich erkannt (Abb. 12.6). Nach der Chromoendoskopie mit Indigocarmin wurde eine sehr flache Läsion sichtbar, und durch die Vergrößerung mit M-NBI wurde eine stark dilatiertes neoplastisches Gefäß beobachtet. Der Knotenbereich zeigte nach Färbung mit Kristallviolett fast keine Struktur, und die Biopsie ergab ein gut differenziertes Adenokarzinom. Der Patient wurde zur totalen Colektomie vorgestellt.

Hinweis Seien Sie während der Überwachungskoloskopie wachsam in Bezug auf subtile Unterschiede in der Mukosafarbe oder dem Muster flacher Neoplasien bei Patienten mit in Remission befindlicher Colitis ulcerosa.

Fall 3: Erhöhte Dysplasie, *Raised Dysplasia*
Ein 51-jähriger sonst gesunder Mann wurde wegen einer endoskopischen Resektion eines rektalen LST-G, mixed (LST-GM) von 4 cm Durchmesser mit fokaler HGD zur Beobachtung vorgestellt. Er hatte 18 Jahre lang eine chronische

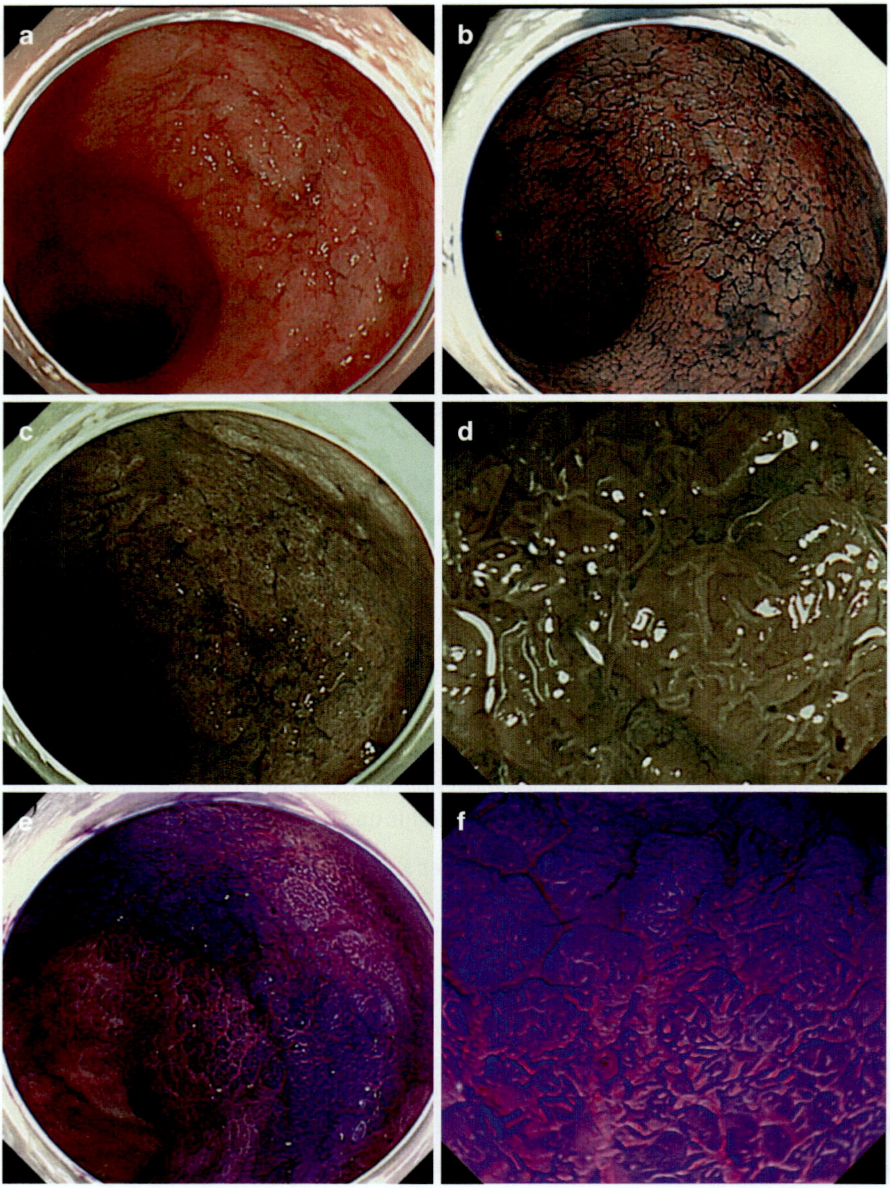

Abb. 12.5 CU Fall 1: (**a**) Leicht unregelmäßige, verfärbte Mukosa wurde bei einem Patienten mit langjähriger UC in Remission beobachtet. (**b**) Die unregelmäßige Mukosaoberfläche und der Tumor-Rand wurden durch Sprühen mit Indigo-Karmin-Färbung deutlich sichtbarer. (**c**) Der Tumorrand war mit NBI deutlich sichtbar. (**d**) Bei der Vergrößerung mit NBI wurde eine unregelmäßige Oberflächenstruktur mit weniger Gefäßnetzwerk beobachtet. (**e**) Kristallviolettfärbung. (**f**) Bei der Vergrößerung mit Kristallviolettfärbung wurden ungleichmäßige, unregelmäßige Pits beobachtet. Die Läsion wurde durch ESD entfernt, und die Histologie ergab ein tubuläres Adenom, 46 × 33 mm

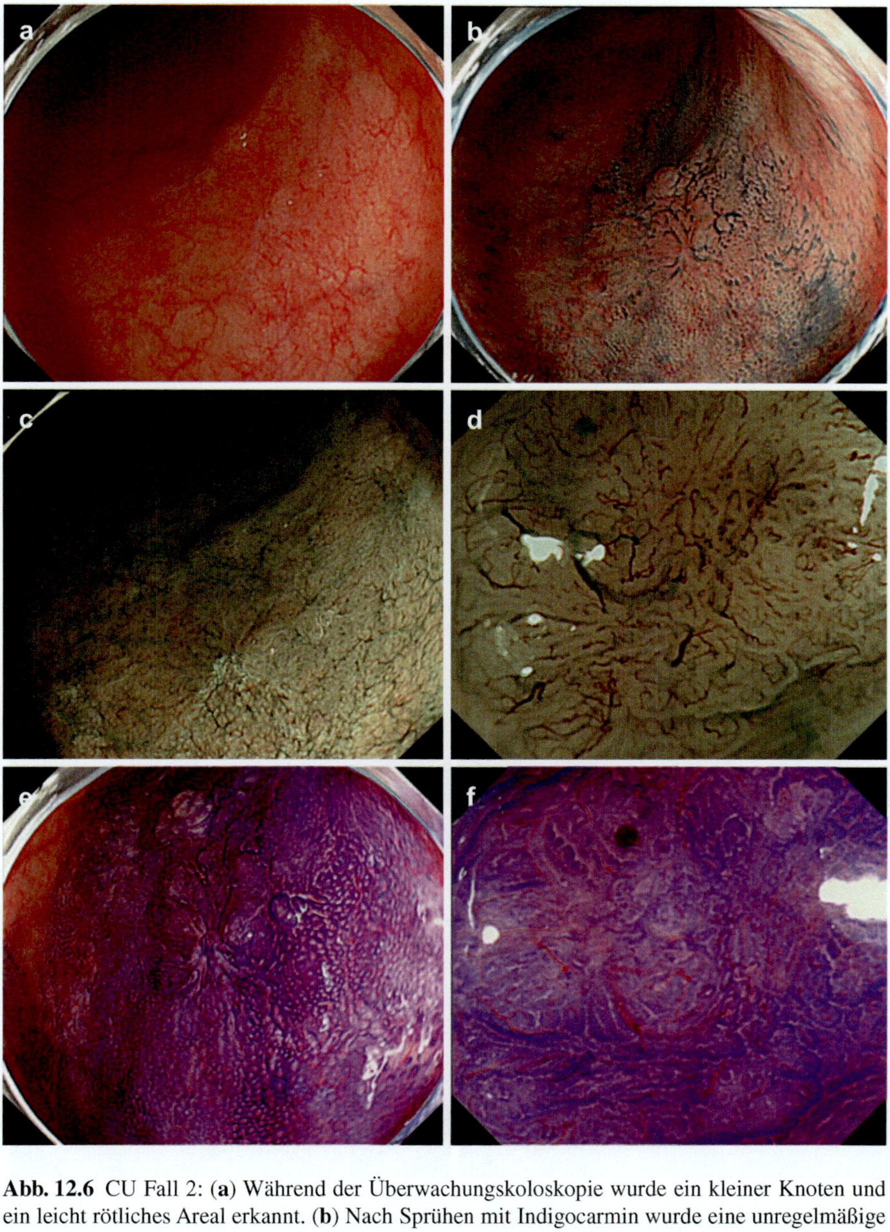

Abb. 12.6 CU Fall 2: (**a**) Während der Überwachungskoloskopie wurde ein kleiner Knoten und ein leicht rötliches Areal erkannt. (**b**) Nach Sprühen mit Indigocarmin wurde eine unregelmäßige Mukosaoberfläche und eine sehr flache Läsion sichtbar. (**c**, **d**) Bei der NBI-Vergrößerung wurde ein stark dilatiertes neoplastisches Gefäß beobachtet, das auf ein invasives Karzinom hindeutet. (**e**, **f**) Bei der Vergrößerung mit Kristallviolettfärbung wurde ein nahezu amorphes Pit Muster beobachtet, das ebenfalls auf ein invasives Karzinom hindeutet, im Knoten- Bereich der Läsion. Die Colektomie lieferte die endgültige Histologie: gut differenziertes, tubuläres Adenokarzinom (tub1), pSM (200 μm), 11 × 5 mm, int, INFb, ly (+), v (−)

Pancolitis ulcerosa und war seit 3 Jahren in Remission. Der rektale LST war viel größer als erwartet (Durchmesser 7 cm) und er hatte eine Vielzahl ungewöhnlich gefärbter Läsionen. Daher wurde er mit einem Vergrößerungsendoskop (100-fach) bis zur Flexura hepatica neu evaluiert, um weitere dysplastische Läsionen zu suchen. Er präsentierte eine Vielzahl erhöhter Läsionen mit unregelmäßiger Oberflächenstruktur und Gefäßmuster; die endoskopische Differentialdiagnose zwischen regenerativen und neoplastischen Läsionen wurde durch gezielte Biopsien geklärt (Abb. 12.7).

Diagnose: Multiple erhöhte Dysplasien (*raised dysplasia,* mit drei weit voneinander entfernten Läsionen mit HGIN) in der chronischen Pancolitis ulcerosa. Der Patient wurde zur sphincter-erhaltenden totalen Kolektomie mit ileoanaler Pouch-Anastomose vorgestellt.

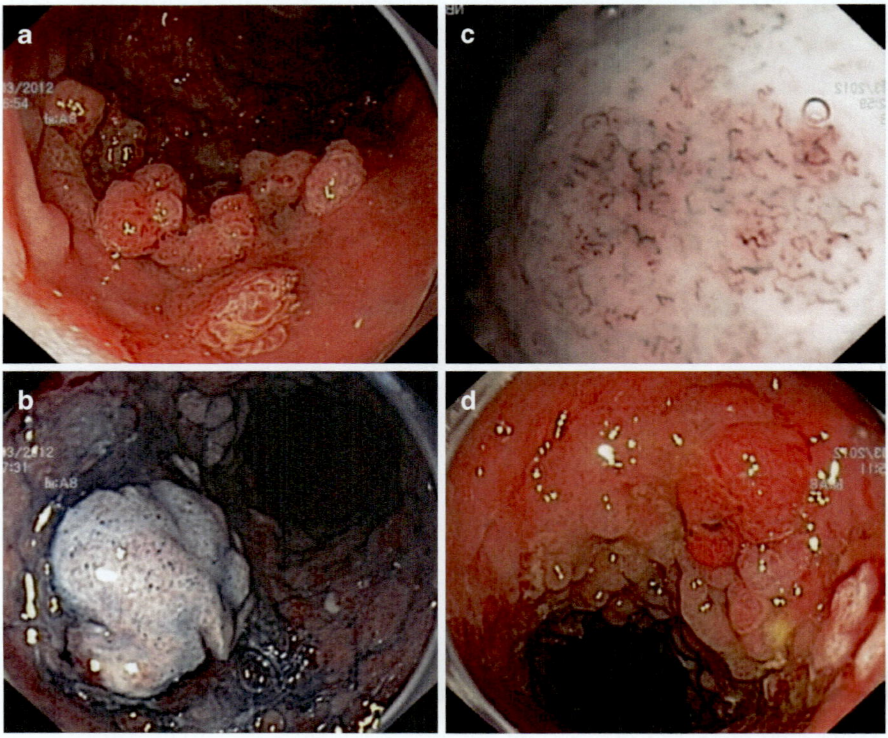

Abb. 12.7 CU Fall 3: (**a**) Rektaler LST-GM (75 × 35 mm; 0–7,5 cm p.a.) in chronischer Pancolitis in Remission. *Histologie*: polypoide Dysplasie mit fokaler HGIN (in zwei Bereichen). Erhöhte Läsion mit erhöhter LGIN + fokaler HGIN (raised dysplasia). (**b**) Sessile weißliche Läsion (0-Is, 15 mm) im absteigenden Kolon (60 cm p.a.), chronische Pancolitis ulcerosa. (**c**) Fehlendes SP, aber sehr glatte Oberfläche, verzerrte Gefäßstruktur (NBI 80×; gleiche Läsion wie in **b**).*Histologie*: nicht neoplastische fibrotische Mukosa und Submukosa mit Muzinophagen: *Fibrotischer Pseudopolyp.* (**d**)*Hervorstehende rötliche Läsion* (0-IIa + Is, 20 mm) im absteigenden Kolon (60 cm p.a.). Gleiche Läsion 0-Is wie in Abb. 12.3e, f (NBI 80×). *Gezielte Biopsie:* polypoide Dysplasie mit fokaler HGIN

Hinweis Vor diesem Hintergrund einer ausgedehnten regenerativen Mukosa und mehrerer endoskopischer Läsionen bei langjähriger (mild aktiver) CED-assoziierter Colitis:

- Die endoskopische Diagnose von Neoplasien und Malignität ist auch für erfahrene Endoskopiker extrem schwierig.
- Das Risiko eines fortgeschrittenen CRC ist bei einer endoskopischen Resektion von Läsionen und einer Nachsorge sehr hoch.
- Eine Koloskopie mit ileoanalem Pouch ist vorzuziehen.

Danksagung Der Beitrag eines Falles von Dr. Gerhard Kleber aus Aalen, Deutschland, und die Auswertung der Histologie durch Dr. Daniel Neureiter aus Salzburg, Österreich, werden dankend anerkannt.

Literatur

1. Eaden JA, et al. The risk of colorectal cancer in ulcerative colitis: a meta-analysis. Gut. 2001;48:526–35.
2. Jess T, et al. Increased risk of intestinal cancer in Crohn's disease: a meta-analysis of population-based cohort studies. Am J Gastroenterol. 2005;100:2724–9.
3. Watanabe T, et al. Ulcerative colitis-associated colorectal cancer shows a poorer survival than sporadic colorectal cancer: A nationwide Japanese study. Inflamm Bowel Dis 2011;17:802–808.
4. Farraye FA, et al. AGA technical review on the diagnosis and management of colorectal neoplasia in inflammatory bowel disease. Gastroenterology. 2010;138:746–74.
5. Bernstein CN, et al. Cancer risk in patients with inflammatory bowel disease: a population-based study. Cancer. 2001;91:854–62.
6. Rutter MD, et al. Thirty-year analysis of a colonoscopic surveillance program for neoplasia in ulcerative colitis. Gastroenterology. 2006;130:1030–8.
7. Lutgens MW, et al. High frequency of early colorectal cancer in inflammatory bowel disease. Gut. 2008;57:1246–51.
8. Beaugerie L, et al. Cancers complicating inflammatory bowel disease. N Engl J Med. 2015;372:1441–52.
9. Soetikno RM, et al. Increased risk of colorectal neoplasia in patients with primary sclerosing cholangitis and ulcerative colitis: a meta-analysis. Gastrointest Endosc. 2002;56:48–54.
10. Broome U, et al. Primary sclerosing cholangitis and ulcerative colitis: evidence for increased neoplastic potential. Hepatology. 1995;22:1404–8.
11. Lichtiger S, et al. Cyclosporine in severe ulcerative colitis refractory to steroid therapy. N Engl J Med. 1994;330:1841–5.
12. Laine L, et al. SCENIC international consensus statement on surveillance and management of dysplasia in inflammatory bowel disease. Gastrointest Endosc. 2015;81:489–501.
13. Magro F, et al. Third European evidence-based consensus on diagnosis and management of ulcerative colitis. Part 1: definitions, diagnosis, extra-intestinal manifestations, pregnancy, cancer surveillance, surgery, and ileo-anal pouch disorders. J Crohns Colitis. 2017;11:649–70.
14. Watanabe T, et al. Comparison of targeted vs random biopsies for surveillance of ulcerative colitis-associated colorectal cancer. Gastroenterology. 2016;151:1122–30.

15. Kiesslich R, et al. Methylene blue-aided chromoendoscopy for the detection of intraepithelial neoplasia and colon cancer in ulcerative colitis. Gastroenterology. 2003;124:880–8.
16. Marion JF, et al. Chromoendoscopy-targeted biopsies are superior to standard colonoscopic surveillance for detecting dysplasia in inflammatory bowel disease patients: a prospective endoscopic trial. Am J Gastroenterol. 2008;103:2342–9.
17. Bisschops R, et al. Chromoendoscopy versus narrow band imaging in UC: a prospective randomised controlled trial. Gut. 2018;67:1087–94.
18. Farraye FA, et al. AGA medical position statement on the diagnosis and management of colorectal neoplasia in inflammatory bowel disease. Gastroenterology. 2010;138:738–45.
19. Gumaste V, et al. Benign and malignant colorectal strictures in ulcerative colitis. Gut. 1992;33:938–41.
20. Soetikno R, et al. Paradigm shift in the surveillance and management of dysplasia in inflammatory bowel disease (West). Dig Endosc. 2016;28:266–73.
21. Chiu K, et al. DALM, rest in peace: a pathologist's perspective on dysplasia in inflammatory bowel disease in the post-DALM era. Mod Pathol. 2018;31:1180–90.
22. Sugimoto S, et al. Endoscopic morphologic features of ulcerative colitis-associated dysplasia classified according to the SCENIC consensus statement. Gastrointest Endosc. 2017;85:639–46.
23. Iacucci M, et al. A multimodal (FACILE) classification for optical diagnosis of inflammatory bowel disease associated neoplasia. Endosc 2019;51:133–41.
24. Rubio CA, et al. Villous and serrated adenomatous growth bordering carcinomas in inflammatory bowel disease. Anticancer Res. 2000;20:4761–4.
25. Lim CH, et al. Ten year follow up of ulcerative colitis patients with and without low grade dysplasia. Gut. 2003;52:1127–32.
26. Lee H, et al. Non-conventional dysplasia in inflammatory bowel disease is more frequently associated with advanced neoplasia and aneuploidy than conventional dysplasia. Histopathology 2021;78:814–830. https://doi.org/10.1111/his.14298.
27. Lauricella S, et al. Colorectal cancer risk of flat low-grade dysplasia in inflammatory bowel disease: a systematic review and proportion meta-analysis. Surg Endoscopy 2023;37:48–61. https://doi.org/10.1007/s00464-022-09462-w.
28. Kinoshita S, et al. The role of colorectal endoscopic submucosal dissection in patients with ulcerative colitis. Gastrointest Endosc. 2018;87:1079–84.

Anhang: Terminologie

Beobachtungsmethoden

1. Weißlicht-Endoskopie (WLI)
2. Chromoendoskopie (CE)
   - Lugol-Färbung (plattenepitheliale Mukosa, Hypo-/Pharynx, Oesophagus, Anoderm)
   - Indigokarmin (Zylinderepithelschleimhaut, Magen, Darm)
   - Kristallviolett (Zylinderepitheliale Npl im Dickdarm, amorphes Pit Pattern Typ V)
3. Narrow band imaging Endoskopie (NBI): spezifizieren Sie wie folgt
   - Nicht vergrößernde NBI
   - Vergrößernde NBI (M-NBI)
4. Vergrößernde (Vergrößerungs-) Endoskopie (M-E)

Endoskopisches Erscheinungsbild

1. **Makroskopisches Erscheinungsbild**
   (a) Oberflächliche Läsionen, Typ 0 (Paris-Klassifikation)
      - polypoide und erhabene 0-I
        - gestielt, 0-Ip
        - sessil, 0-Is
      - flache Läsionen (nicht-polypoide und nicht-exkavierte) 0-II
        - flach-erhaben (erhöht), 0-IIa
        - völlig flach (flach), 0-IIb
        - flach- eingesenkt (eingesenkt), 0-IIc

F. Berr et al. (Hrsg.), *Atlas Frühkarzinome des Gastrointestinaltrakts*, https://doi.org/10.1007/978-3-031-25623-3

- exkavierte Läsion
  - ulzerierter Typ, 0-III
  - ulzerierter/exkavierter und eingesenkter Typ, 0-IIc + III

Fortgeschrittenes Karzinom im oberen Gastrointestinaltrakt (GIT):
(b) Polypoides Karzinom, Typ 1
(c) Ulzeriertes Karzinom mit scharf abgegrenzten, erhabenen Rändern, Typ 2
(d) Ulzeriertes, infiltrierendes Karzinom ohne definierte Grenzen, Typ 3
(e) Nicht ulzeriertes, diffus infiltrierendes Karzinom, Typ 4

Makroskopisches Erscheinungsbild (Adenom, Karzinom) im unteren GI-Trakt
Oberflächliche Läsionen werden klassifiziert gemäß Paris (s. oben), zusätzlich gemäß LSTs
Lateralspreading-TypLäsionen = Lateral spreitende Tumore (LST, d > 10 mm), Subtypen:

- Granulär–homogen (LST-GH) (zusätzlich gemäß Paris Klassifikation: 0-IIa)
  - gemischte nodulär (LST-GM), (i.e. Paris 0-IIa + Is)
  - ganz nodulär (LST-GN, whole nodular), (i.e. Paris 0-Is)
- Nicht-Granulär LST (LST-NG)
  - nicht-granulär flach (LST-NGF) (i.e. Paris 0-IIa oder 0-IIb)
  - pseudodepressed (LST-NGPD), d.h. flach, pseudo-eingesenkt (i.e. Paris 0-IIa + c)

2. **Chromoendoskopie**
   - Lugol-ungefärbtes/negatives Areal(plattenepitheliale Neoplasie)
   - Multiple Lugol-Aussparungen / Lugol-negative Areale
3. **NBI**
   - bräunliches Areal (d. h. Mikrogefäß-reich)
4. **Magnifying endoscopy (M-E), magnifying NBI (M-NBI)**
   (a) **Abgrenzungslinie (DL)**
   (b) **Mikrogefäßmuster/-architektur (MVP)**
   - regelmäßig, unregelmäßig, fehlend
   - plattenepithelial
     - intrapapilläre Kapillarloops (IPCL)
       Dilatation
       Tortuosität
       Kaliberänderung
       Formvielfalt
       Avaskuläre Areale Typ 1–3
     - submuköse dendritische (gezweigte) Venen/Gefäße (Permeation = Durchscheinen; Verlust bei Npl)
   - zylinderepithelial
     - sammelnde Vene(n) (CV), submukosal
     - subepitheliales Kapillarnetz (SECN)

  - unregelmäßiges Mikrogefäßmuster (IMVP)
    feines Netzmuster
    nicht-netzartiges Muster (Korkenzieher-Muster)

(c) **mukosale/s (mikro-) Struktur/Oberflächenmuster**

- regelmäßig, unregelmäßig, fehlend
- Zylinderepithel/-Neoplasie
  - Pit, Tubulusdrüsenöffnung, Pit (Grübchen)
  - Pit Patterns (tubuläre Mukosadrüsen, im Colorectum)
  - Zottenmuster (villös, gyrös oder kammförmig)
  - Randständige Schicht des Kryptenepithels (MCE) = weiße Zone (WZ in NBI)
  - Unregelmäßiges Mikrooberflächenmuster (IMSP)
  - Abwesendes Mikrooberflächenmuster (AMSP)
  - Weiße opaque Substanz (WOS), d.h. intrazelluläre Lipide im Dünndarm
  - Hellblaue Kuppe (LBC, light blue crests, typisch für intestinale Metaplasie und Dünndarm-Neoplasien)

Subepitheliale Läsionen

- Die Differentialdiagnose erfolgt am besten im hr-EUS (12–30 MHz) mit folgenden Echoschichten der normalen Mukosa:
  - ep, epitheliales Echo an Mukosaoberfläche (1. Schicht, hyperechogen)
  - lpm, lamina propria mucosae (2. Schicht, hypoechogen)
  - sm, submucosa (3. Schicht, hyperechogen, manchmal mit Voraus-Echo der mm, muscularis mucosae)
  - mp, muscularis propria (engl.: pm, proper muscle)(4. Schicht, hypoechogen)
  - ad/ss, adventitia/subserosa
  - korreliert mit anatomischen/histopathologischen Wandschichten
- Ursprungsschicht im Echo:
  - ep, lpm: Adenom/Dysplasie und HGIN/Karzinom
  - lpm: MALT Lymphoma, NET
  - mm: (selten) GIST, Leiomyom
  - sm: GCT, (NET), Lipom, Lymphom, Fibrom, Lymphangiom, andere
  - mp(=pm), GIST, Leiomyom

Printed by Printforce, the Netherlands